뼈: 전면도

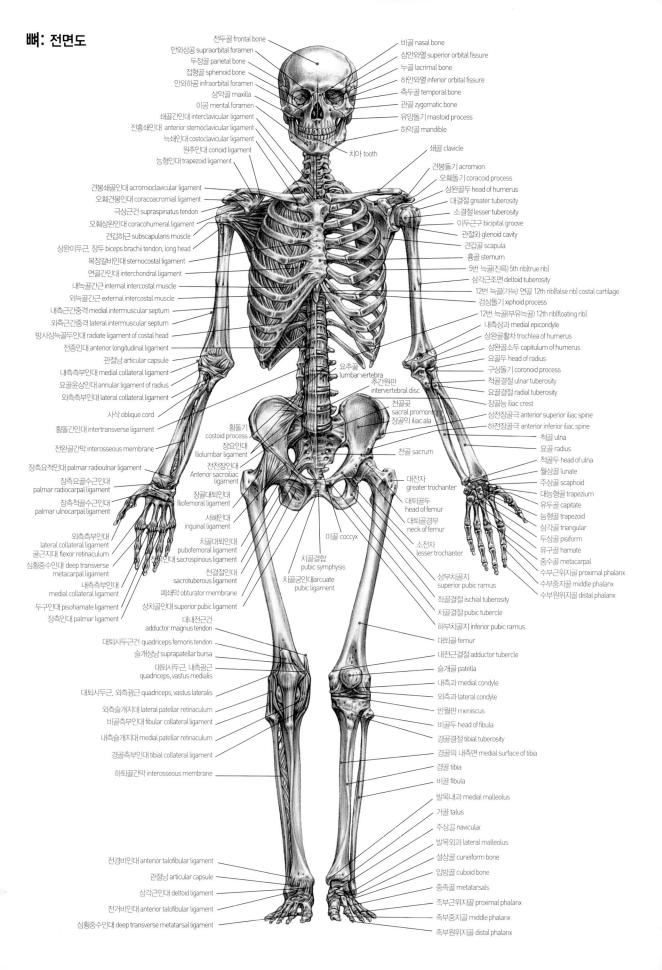

전두골 frontal bone
안와상공 supraorbital foramen
두정골 parietal bone
접형골 sphenoid bone
안와하공 infraorbital foramen
상악골 maxilla
이공 mental foramen
쇄골간인대 interclavicular ligament
전흉쇄인대 anterior sternoclavicular ligament
늑쇄인대 costoclavicular ligament
원추인대 conoid ligament
능형인대 trapezoid ligament

견봉쇄골인대 acromioclavicular ligament
오훼견봉인대 coracoacromial ligament
극상근건 supraspinatus tendon
오훼상완인대 coracohumeral ligament
견갑하근 subscapularis muscle
상완이두근, 장두 biceps brachii tendon, long head
복장갈비인대 sternocostal ligament
연골간인대 interchondral ligament
내늑골간근 internal intercostal muscle
외늑골간근 external intercostal muscle
내측근간중격 medial intermuscular septum
외측근간중격 lateral intermuscular septum
방사상늑골두인대 radiate ligament of costal head
전종인대 anterior longitudinal ligament
관절낭 articular capsule
내측측부인대 medial collateral ligament
요골윤상인대 annular ligament of radius
외측측부인대 lateral collateral ligament
사삭 oblique cord
횡돌기간인대 intertransverse ligament
전완골간막 interosseous membrane
장측요척인대 palmar radioulnar ligament
장측요골수근인대 palmar radiocarpal ligament
장측척골수근인대 palmar ulnocarpal ligament
외측측부인대 lateral collateral ligament
굴근지대 flexor retinaculum
심횡중수인대 deep transverse metacarpal ligament
내측측부인대 medial collateral ligament
두구인대 pisohamate ligament
장측인대 palmar ligament

비골 nasal bone
상안와열 superior orbital fissure
누골 lacrimal bone
하안와열 inferior orbital fissure
측두골 temporal bone
관골 zygomatic bone
유양돌기 mastoid process
하악골 mandible

치아 tooth

쇄골 clavicle
견봉돌기 acromion
오훼돌기 coracoid process
상완골두 head of humerus
대결절 greater tuberosity
소결절 lesser tuberosity
이두근구 bicipital groove
관절와 glenoid cavity
견갑골 scapula
흉골 sternum
5번 늑골(진륵) 5th rib(true rib)
삼각조근면 deltoid tuberosity
12번 늑골(가늑) 연골 12th rib(false rib) costal cartilage
검상돌기 xiphoid process
12번 늑골(부유늑골) 12th rib(floating rib)
내측상과 medial epicondyle
상완골활차 trochlea of humerus
상완골소두 capitulum of humerus
요골두 head of radius
구상돌기 coronoid process
척골결절 ulnar tuberosity
요골결절 radial tuberosity
장골능 iliac crest
상전장골극 anterior superior iliac spine
하전장골극 anterior inferior iliac spine
척골 ulna
요골 radius
척골두 head of ulna
월상골 lunate
주상골 scaphoid
대능형골 trapezium
유두골 capitate
능형골 trapezoid
삼각골 triangular
두상골 pisiform
유구골 hamate
중수골 metacarpal
수근위지골 proximal phalanx
수근중지골 middle phalanx
수부원위지골 distal phalanx

요추골
lumbar vertebra
추간원판
intervertebral disc
천골곶
sacral promontory
장골익 iliac ala
천골 sacrum

횡돌기
costoid process
장요인대
Iliolumbar ligament
전천장인대
Anterior sacroiliac
ligament
장골대퇴인대
Iliofemoral ligament
서혜인대
inguinal ligament
치골대퇴인대
pubofemoral ligament
천인대 sacrospinous ligament
천결절인대
sacrotuberous ligament
폐쇄막 obturator membrane
상치골인대 superior pubic ligament

대내전근건
adductor magnus tendon
대퇴사두근건 quadriceps femoris tendon
슬개상낭 suprapatellar bursa
대퇴사두근, 내측광근
quadriceps, vastus medialis
대퇴사두근, 외측광근 quadriceps, vastus lateralis
외측슬개지대 lateral patellar retinaculum
비골측부인대 fibular collateral ligament
내측슬개지대 medial patellar retinaculum
경골측부인대 tibial collateral ligament
하퇴골간막 interosseous membrane

미골 coccyx

치골결합
pubic symphysis
치골궁인대arcuate
pubic ligament

천골곶
sacral promontory

대전자
greater trochanter
대퇴골두
head of femur
대퇴골경부
neck of femur
소전자
lesser trochanter

상부치골지
superior pubic ramus
좌골결절 ischial tuberosity
치골결절 pubic tubercle
하부치골지 inferior pubic ramus
대퇴골 femur
내전근결절 adductor tubercle
슬개골 patella
내측과 medial condyle
외측과 lateral condyle
반월판 meniscus
비골두 head of fibula
경골결절 tibial tuberosity
경골의 내측면 medial surface of tibia
경골 tibia
비골 fibula
발목내과 medial malleolus
거골 talus
주상골 navicular
발목외과 lateral malleolus
설상골 cuneiform bone
입방골 cuboid bone
중족골 metatarsals
족부근위지골 proximal phalanx
족부중지골 middle phalanx
족부원위지골 distal phalanx

전경비인대 anterior talofibular ligament
관절낭 articular capsule
삼각근인대 deltoid ligament
전거비인대 anterior talofibular ligament
심횡중수인대 deep transverse metatarsal ligament

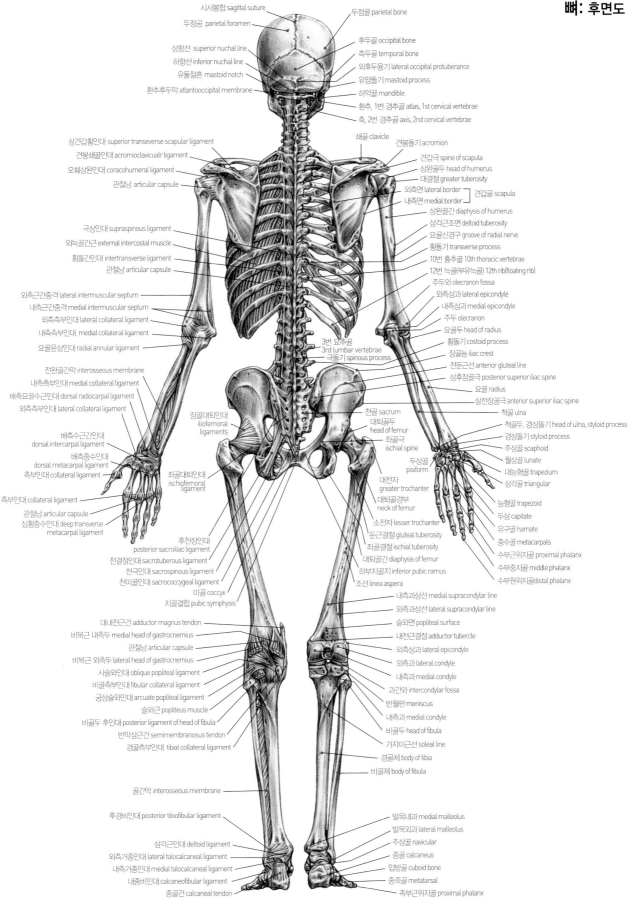

시상봉합 sagittal suture
두정골 parietal bone
두정공 parietal foramen
상항선 superior nuchal line
하항선 inferior nuchal line
유돌절흔 mastoid notch
환추후두막 atlantooccipital membrane
후두골 occipital bone
측두골 temporal bone
외후두융기 lateral occipital protuberance
유양돌기 mastoid process
하악골 mandible
환추, 1번 경추골 atlas, 1st cervical vertebrae
축, 2번 경추골 axis, 2nd cervical vertebrae

상견갑횡인대 superior transeverse scapular ligament
견봉쇄골인대 acromioclavicualr ligament
오훼상완인대 coracohumeral ligament
관절낭 articular capsule
쇄골 clavicle
견봉돌기 acromion
견갑극 spine of scapula
상완골두 head of humerus
대결절 greater tuberosity
외측연 lateral border
내측연 medial border
견갑골 scapula
상완골간 diaphysis of humerus
삼각근조면 deltoid tuberosity
요골신경구 groove of radial nerve
횡돌기 transverse process
10번 흉추골 10th thoracic vertebrae
12번 늑골(부유늑골) 12th rib(floating rib)
주두와 olecranon fossa
외측상과 lateral epicondyle
내측상과 medial epicondyle
주두 olecranon
요골두 head of radius
횡돌기 costoid process
장골능 iliac crest
전둔근선 anterior gluteal line
상후장골극 posterior superior iliac spine
요골 radius
상전장골극 anterior superior iliac spine
척골 ulna
척골두, 경상돌기 head of ulna, styloid process
경상돌기 styloid process
주상골 scaphoid
월상골 lunate
대능형골 trapezium
삼각골 triangular
능형골 trapezoid
두상 capitate
유구골 hamate
중수골 metacarpals
수부근위지골 proximal phalanx
수부중지골 middle phalanx
수부원위지골 distal phalanx

극상인대 supraspinous ligament
외늑골간근 external intercostal muscle
횡돌간인대 intertransverse ligament
관절낭 articular capsule

외측근간중격 lateral intermuscular septum
내측근간중격 medial intermuscular septum
외측측부인대 lateral collateral ligament
내측측부인대 medial collateral ligament
요골윤상인대 radial annular ligament

3번 요추골 3rd lumbar vertebrae
극돌기 spinous process

전완골간막 interosseous membrane
내측측부인대 medial collateral ligament
배측요수근인대 dorsal radiocarpal ligament
외측측부인대 lateral collateral ligament

장골대퇴인대 iliofemoral ligaments

천골 sacrum
대퇴골두 head of femur
좌골극 ischial spine
두상골 pisiform
대전자 greater trochanter
대퇴골경부 neck of femur
소전자 lesser trochanter
둔근결절 gluteal tuberosity
좌골결절 ischial tuberosity
대퇴골간 diaphysis of femur
하부치골지 inferior pubic ramus
조선 linea aspera

배측수근간인대 dorsal intercarpal ligament
배측중수인대 dorsal metacarpal ligament
측부인대 collateral ligament

좌골대퇴인대 ischiofemoral ligament

측부인대 collateral ligament
관절낭 articular capsule
심횡중수인대 deep transverse metacarpal ligament

후천장인대 posterior sacroiliac ligament
천결절인대 sacrotuberous ligament
천극인대 sacrospinous ligament
천미골인대 sacrococcygeal ligament
미골 coccyx
치골결합 pubic symphysis

내측과상선 medial supracondylar line
외측과상선 lateral supracondylar line
슬와면 popliteal surface
내전근결절 adductor tubercle
외측상과 lateral epicondyle
외측과 lateral condyle
내측과 medial condyle
과간와 intercondylar fossa
반월판 meniscus
내측과 medial condyle
비골두 head of fibula
가자미근선 soleal line
경골체 body of tibia
비골체 body of fibula

대내전근건 adductor magnus tendon
비복근 내측두 medial head of gastrocnemius
관절낭 articular capsule
비복근 외측두 lateral head of gastrocnemius
사슬와인대 oblique popliteal ligament
비골측부인대 fibular collateral ligament
궁상슬와인대 arcuate popliteal ligament
슬와근 popliteus muscle
비골두 후인대 posterior ligament of head of fibula
반막상근건 semimembranosus tendon
경골측부인대 tibial collateral ligament

골간막 interosseous membrane

후경비인대 posterior tibiofibular ligament

삼각근인대 deltoid ligament
외측거종인대 lateral talocalcaneal ligament
내측거종인대 medial talocalcaneal ligament
내종비인대 calcaneofibular ligament
종골건 calcaneal tendon

발목내과 medial malleolus
발목외과 lateral malleolus
주상골 navicular
종골 calcaneus
입방골 cuboid bone
중족골 metatarsal
족부근위지골 proximal phalanx

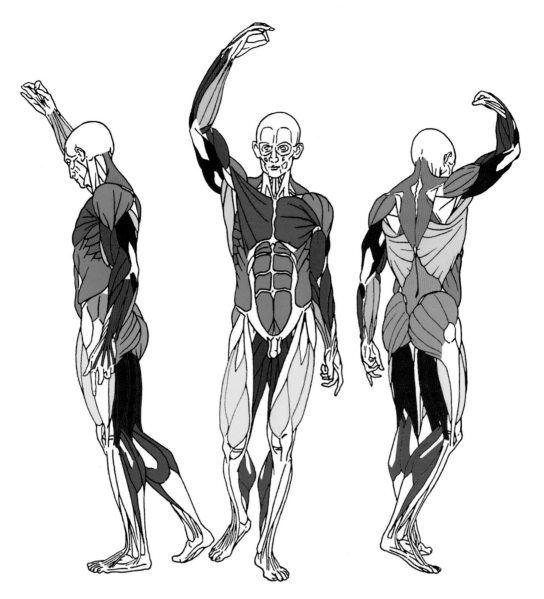

인체 주요 근육

 복근
Abdominalis

 상완신근
Arm extensors

 수근굴근
Wrist flexors

 하퇴삼두근
Surae

 내전근
Adductors

 수근신근
Wrist extensors

 견갑골 고정근
Scapulae fixers

 흉근
Pectorals

 등근육
Dorsal muscles

 둔근
Gluteals

 대퇴부 굴근
Thigh flexors

 대퇴사두근
Quadriceps

 어깨근육
Shoulders

 상완굴근
Arm flexors

 요추근
Lumbar muscles

 승모근
Trapezius

※운동방법 마다 표시되어 있는 컬러 표시로 운동 근육 부위 확인

NEW
근육운동가이드

4

FOURTH EDITION

최신개정판

NEW 근육운동가이드

해부학적으로 접근한 체계적인 근육 트레이닝

프레데릭 데라비에 지음 | 정구중·이창섭 옮김

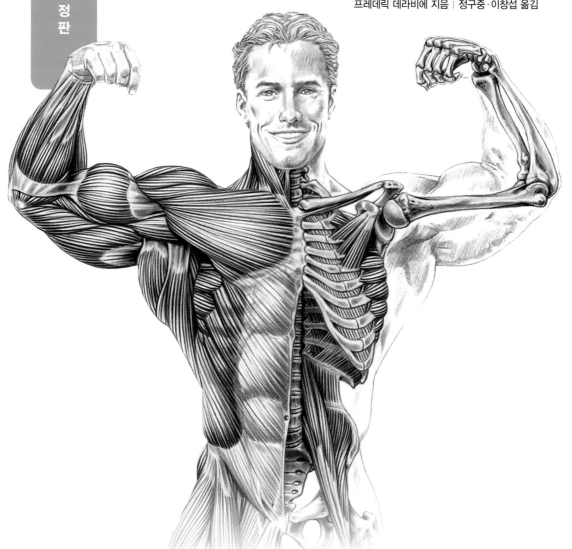

삼호미디어
samho MEDIA

남성의 표층 및 심부 근육 해부도: 전면도

심지굴근건 Flexor digitorum profundus, tendon
천지굴근건 Flexor digitorum superficialis, tendon
힘줄사이연결 Intertendinous connections
소지신근 Flexor digiti minimi brevis
척골, 경상돌기 Ulna, styloid process
두상골 Pisiform
방형회내근 Pronator quadratus
천지굴근 Flexor digitorum superficialis
척측수근신근 Extensor carpi ulnaris
장무지굴근 Flexor pollicis longus
상완요골근 Brachioradialis
척측수근굴근 Flexor carpi ulnaris
장장근 Palmans longus
요측수근굴근 Flexor carpi radialis
주두 Olecranon
상완이두근건막 Biceps brachii, aponeurosis
상완골, 내측상과 Humerus, medial epicondyle
원회내근 Pronator teres

대흉근 Pectoralis major
쇄골부 Clavicular part
흉늑골부 Sternocostal part
복부 Abdominal part

전거근 Serratus anterior
흉골 Sternum
늑골각 Costal angle

서혜인대 Inguinal ligament
각간섬유 Intercrural fibers
치골결절 Pubic tubercle

둔근 근막 하 중둔근 Gluteus medius (under the gluteal fascia)
대퇴근막장근 Tensor fasciae latae
치골근 Pectineus
장내전근 Adductor longus
단내전근 Adductor brevis
봉공근 Sartorius
장경인대, 대퇴근막 Iliotibial band, fasciae latae

후두전두근, 전두근 Occipitofrontalis, frontal belly
안륜근, 안검부 Orbicularis oculi, palpebral part
안륜근 Orbicularis oculi
측두두정근 Temporoparietalis
상순거근 Levator labii superioris
소관골근 Zygomaticus minor
대관골근 Zygomaticus major
구륜근 Orbicularis oris
교근 Masseter
협근 Buccinator
구각하제근 Depressor anguli oris
하순하제근 Depressor labii inferioris
흉쇄유돌근 Sternocleidomastoid
승모근 Trapezius

모상건막 Galea aponeurotica
미모하제근 Depressor supercilii
비근 Nasalis
상순비익거근 Levator labii superioris alaeque nasi
대비익연골 Major alar cartilage
관골궁 Zygomatic arch
이근 Mentalis
하악설골 Mandible
하악설골 Mylohyoid
설골 Hyoid bone
이복근 Digastric
갑상설골근 Thyrohyoid
견갑설골근 Omohyoid
흉골설골근 Sternohyoid

장측골간근건 Palmar interossei, tendon
배측골간근건 Dorsal interossei, tendon
중수골두 Head of metacarpal
중수골 Metacarpal
지신근건 Extensor digitorum, tendons
소지외전근 Abductor digiti minimi
단소지굴근 Flexor digiti minimi brevis
굴근지대 Flexor retinaculum
지절간관절 Interphalangeal joint
전면삼각근 Anterior deltoid
상완이두근 Biceps brachii
상완이두근건 Biceps brachii, tendon
상완근 Brachialis
내측근간격막 Medial intermuscular septum
상완삼두근건 Triceps brachii, tendon
내측두 Medial head
장두 Long head
외측두 Lateral head
상완삼두근 Triceps brachii
오훼완근 Coracobrachialis
견갑하근 Subscapularis
대원근 Teres major
광배근 Latissimus dorsi
백선 Linea alba
건막 하 복직근 Rectus abdominis (under the aponeurosis)
건막 하 복직근, 건획 Rectus abdominis, tendinous intersection (under the aponeurosis)
배꼽 Umbilicus
외복사근 External oblique
건막 하 내복사근 Internal oblique (under the aponeurosis)
건막 하 추체근 Pyramidalis (under the aponeurosis)
전상상골극 Anterior superior iliac spine
서혜륜 Superficial inguinal ring
장요근 Iliopsoas
치골결합 Pubic symphysis
박근 Gracilis
반막양근 Semimembranosus
대퇴직근 Rectus femoris
외측광근 Vastus lateralis
내측광근 Vastus medialis
중간광근 Vastus intermedius
대퇴사두근 Quadriceps

대퇴직근건 Rectus femoris, tendon
슬개골 Patella
대퇴골, 내측과 Femur, medial condyle
슬개골건 Patellar ligament
경골결절 Tibial tuberosity
전경골근 Tibialis anterior
경골, 내측면 Tibia, medial surface
지신근 Extensor digitorum
장지굴근 Flexor digitorum longus
장무지신근 Extensor hallucis longus

전경골근건 Tibialis anterior, tendon
하비골근지대 Inferior peroneal retinaculum
장무지신근건 Extensor hallucis longus, tendon
장지신근건 Extensor digitorum longus, tendons
족부 배측골간근 Dorsal interossei of the foot
후경골근건 Tibialis posterior, tendon
근위지골 Proximal phalanx
중위지골 Middle phalanx
원위지골 Distal phalanx
단무지굴근 Flexor hallucis brevis

박근건 Gracilis, tendon
반막양근건 Semimembranosus, tendon
반건양근건 Semitendinosus, tendon
아킬레스건 Achilles tendon
장무지굴근건 Flexor hallucis longus tendon
주상골 Navicular bone
종골결절 Calcaneal tuberosity
무지외전근 Abductor hallucis
장지굴근건 Flexor digitorum longus, tendon
후경골근건 Tibialis posterior, tendon

대내전근 Adductor magnus
슬개하 지방체 Infrapatellar fat pad
내측반월판 Medial meniscus
경골, 내측과 Tibia, medial condyle
근육 공동 정지부위(경골 내측과 아래) Common insertion (under the medial condyle of the tibia)
장비골근 Peroneus longus
비복근, 내측두 Gastrocnemius, medial head
가자미근 Soleus
하퇴삼두근 Triceps surae
경골, 내과 Tibia, medial malleolus
굴근지대 Flexor retinaculum
단무지신근 Extensor hallucis brevis
지신근 Extensor digitorum
중족골 Metatarsal
내측경상골 Medial cuneiform bone

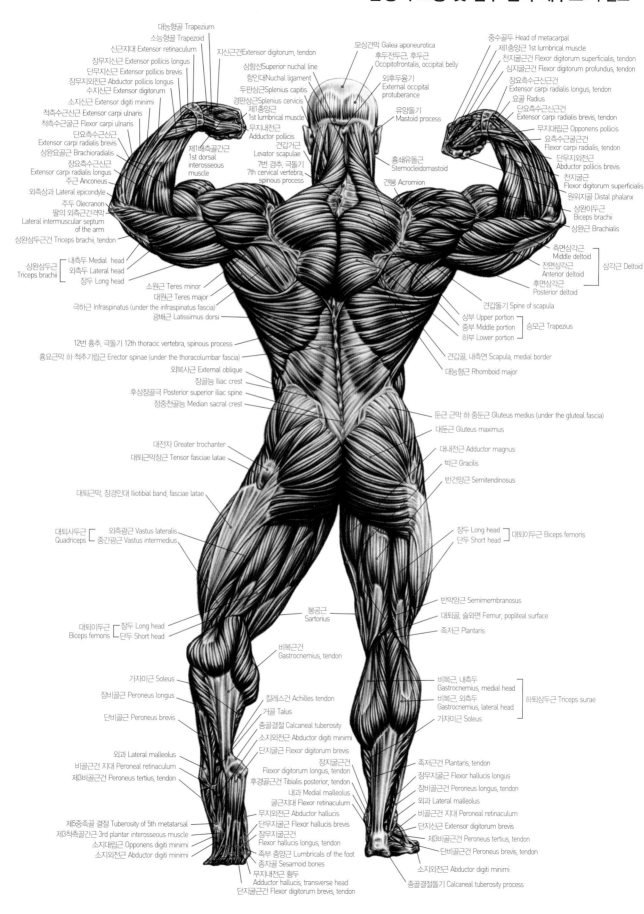

프레데릭 데라비에의 《근육운동가이드》 시리즈는 해부학적 근육 트레이닝의 세계적인 베스트셀러이자 퍼스널 트레이너들의 바이블이라고 할 수 있다. 그동안 출간된 《근육운동가이드》 시리즈는 다양한 종류의 운동 방법들을 근육해부도를 통해 체계적이고 과학적으로 설명하여 독자들로부터 많은 사랑을 받아 왔다. 이번 《NEW 근육운동가이드 4차 개정판》에서는 전편보다 더 다양한 종류의 운동 방법과 운동생리학, 재활, 근육의 움직임을 체계적이고 과학적으로 설명한다. 전편보다 더 완벽하게 번역하고 감수하였기에 독자들에게 만족감을 줄 것이다. 또한 부록으로 첨가되었던 스포츠지도사 보디빌딩 실기 및 구두시험에 관한 문제도 보강되어 실렸다.

현재 피트니스 관련 산업은 급속도로 발전하면서 엄청난 성장을 이루고 있다. 하지만 국민의 건강을 지키겠다는 사명감보다는 상업적인 이익만을 추구하는 데만 치중하고 있는 게 현실이다. 트레이너들은 공격적인 마케팅으로 많은 회원들을 가입시키고 이익을 내는 데만 급급해서는 안 된다. 올바른 웨이트트레이닝을 지도하여 멋진 몸과 건강한 정신을 만드는 데 기여할 수 있다면 트레이너에 대한 인식도 좋아질 것이고 그에 따라 자연스럽게 피트니스 산업도 성장할 것이다. 그러기 위해서는 트레이너들이 좋은 책을 많이 읽고 이론과 실기 능력을 고루 갖춘 전문가가 되어야 한다.

《NEW 근육운동가이드 4차 개정판》은 웨이트트레이닝 필독서로 조금도 손색이 없는 책이다. 보디빌더를 꿈꾸는 사람들이나 퍼스널

트레이너, 생활체육지도자들이 운동 전문가로서 역량을 강화하는 데 큰 도움을 줄 것이다. 스포츠 지도자, 퍼스널 트레이너를 희망하는 사람들은 물론, 멋진 몸을 만들어보고 싶은 사람이라면 이 책에서 제시하는 운동 방법과 지식을 하나도 빠짐없이 실행하고 공부해 볼 것을 권한다.

퍼스널 트레이너와 피트니스 선수들에게 진리처럼 전해지는 글이 있다.

"Crawling is acceptable. Falling is acceptable. Puking is acceptable. Crying is acceptable. Blood is acceptable. Pain is acceptable. Quiting is NOT"

넘어지는 것, 토하는 것, 우는 것, 피 나는 것, 아픈 것도 허용된다. 하지만 포기하는 건 안 된다.

이 말은 웨이트트레이닝에서 진리와 같은 명언으로 일컬어진다. 《NEW 근육운동가이드 4차 개정판》과 함께 포기하지 않고 공부한다면 여러분이 원하는 멋진 몸과 올바른 지식을 얻을 수 있을 것이다.

서울호서예술실용전문학교 교수
단국대학교 체육학 박사
NSCA-CPT(국제퍼스널트레이너)

정 구 중

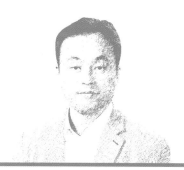

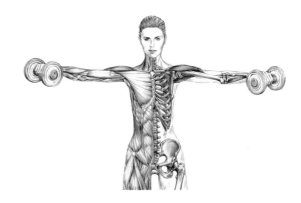

차 례

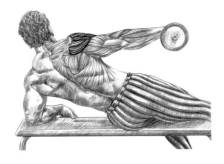

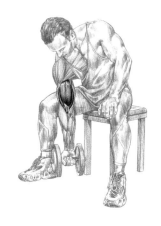

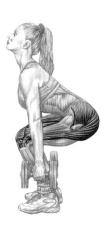

01
ARMS
상완·전완부 강화 운동

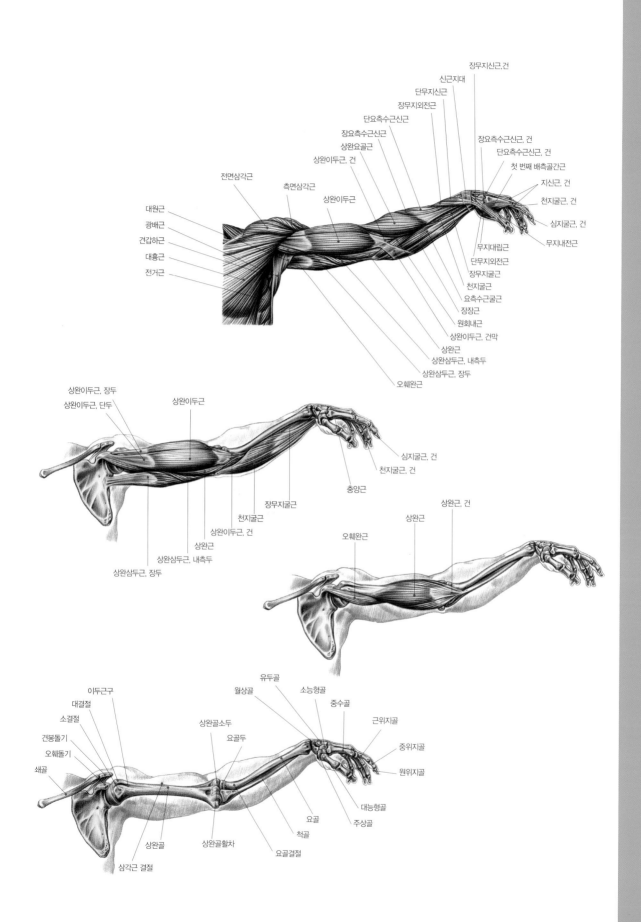

1 덤벨 컬 | 손목 회전 Dumbbell Curls

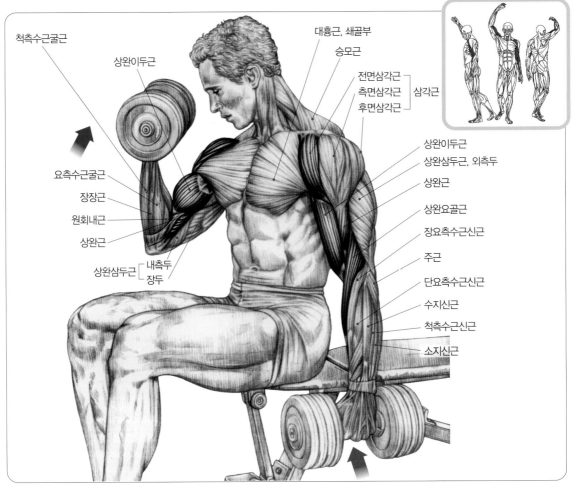

척측수근굴근
상완이두근
대흉근, 쇄골부
승모근
전면삼각근 ┐
측면삼각근 ├ 삼각근
후면삼각근 ┘
요측수근굴근
장장근
원회내근
상완근
상완삼두근 ┌ 내측두
└ 장두
상완이두근
상완삼두근, 외측두
상완근
상완요골근
장요측수근신근
주근
단요측수근신근
수지신근
척측수근신근
소지신근

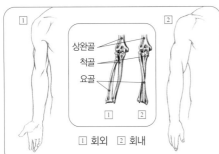

상완골
척골
요골

① 회외 ② 회내

Point 이 운동은 팔을 구부리는 동작, 손바닥을 바깥으로 돌리는 동작(회외), 손바닥을 안으로 돌리는 동작(회내)을 사용해 최대 가동범위로 이두근을 강화한다.

덤벨 컬의 세 가지 방법
① 이두근과 상완근을 단련하는 방법
② 상완요골근을 집중적으로 단련하는 방법
③ 이두근을 집중적으로 단련하는 방법

벤치에 앉아 양쪽 손바닥이 마주 보도록(뉴트럴 그립) 덤벨을 잡는다 :
• 숨을 내쉬면서 팔꿈치를 구부린다. 이때 전완이 수평이 될 때까지 손바닥이 위로 향하게 손목을 돌리면서 동작 끝까지 팔꿈치를 들어 올린다.
• 시작 자세로 돌아오며 숨을 들이마신다.

이 운동은 상완요골근(장회외근), 상완근, 상완이두근, 전면삼각근을 주로 자극하며, 오훼완근, 대흉근 쇄골부에도 약간의 자극을 가한다.

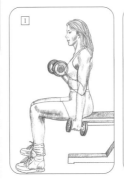
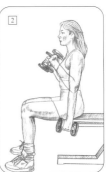
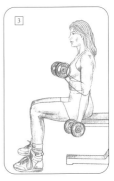

2 컨센트레이션 컬 | 대퇴부 안쪽에 팔꿈치 고정하기
Concentration Curls

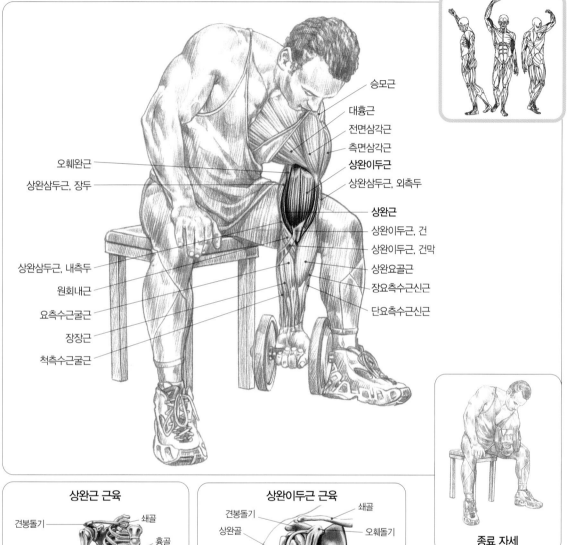

- 승모근
- 대흉근
- 전면삼각근
- 측면삼각근
- **상완이두근**
- 상완삼두근, 외측두
- **상완근**
- 상완이두근, 건
- 상완이두근, 건막
- 상완요골근
- 장요측수근신근
- 단요측수근신근

- 오훼완근
- 상완삼두근, 장두

- 상완삼두근, 내측두
- 원회내근
- 요측수근굴근
- 장장근
- 척측수근굴근

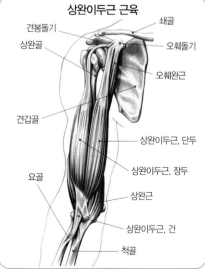

종료 자세

상완근 근육

- 견봉돌기
- 쇄골
- 흉골
- 상완골
- 상완근
- 늑연골
- 척골
- 늑골
- 요골
- 중수골
- 수근골
- 근위지골
- 원위지골
- 중위지골

상완이두근 근육

- 견봉돌기
- 쇄골
- 상완골
- 오훼돌기
- 오훼완근
- 견갑골
- 상완이두근, 단두
- 상완이두근, 장두
- 요골
- 상완근
- 상완이두근, 건
- 척골

손바닥이 앞을 보도록 덤벨을 잡고 벤치에 앉는다. 팔꿈치를 대퇴부 안쪽에 고정한다 :

- 숨을 내쉬면서 팔꿈치를 구부려 전완을 들어 올린다.
- 시작 자세로 천천히 돌아오며 숨을 들이마신다.

이러한 고립운동은 가동범위, 속도, 동작을 컨트롤할 수 있다. 이 운동은 상완이두근과 상완근을 집중적으로 강화한다.

긴 근육, 짧은 근육

긴 근육, 짧은 근육, 그리고 지렛대 법칙

지렛대가 길어질수록 근육은 가늘어진다. 따라서 같은 중량을, 같은 거리만큼 옮길 때 근육을 수축하는 힘은 더 적게 들어간다. 하지만 지렛대가 길어지면 근육이 더 먼 거리를 이동하면서 더 오래 수축해야 하므로 중량을 옮기는 속도는 느려진다.

1 짧은 근육
2 긴 근육

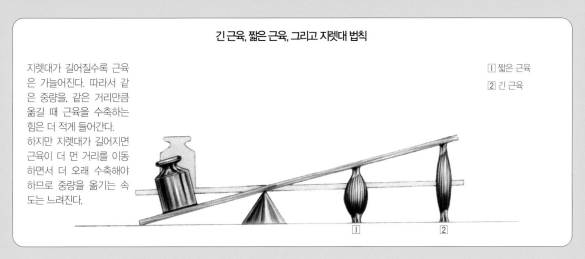

이두건 원위부의 부착점이 팔꿈치 관절과 가까운 곳에 위치한 짧은 상완이두근

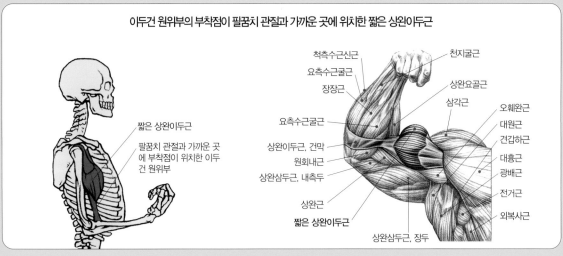

짧은 상완이두근

팔꿈치 관절과 가까운 곳에 부착점이 위치한 이두건 원위부

척측수근신근
요측수근굴근
장장근
요측수근굴근
상완이두근, 건막
원회내근
상완삼두근, 내측두
상완근
짧은 상완이두근
상완삼두근, 장두

천지굴근
상완요골근
삼각근
오훼완근
대원근
견갑하근
대흉근
광배근
전거근
외복사근

이두건 원위부의 부착점이 팔꿈치 관절과 멀리 떨어진 곳에 위치한 긴 상완이두근

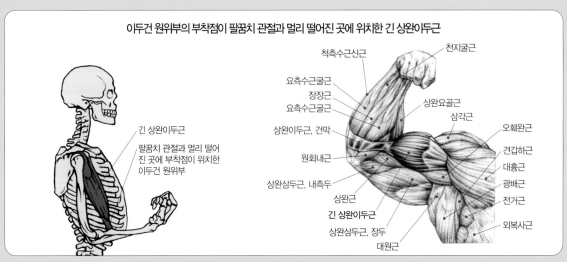

긴 상완이두근

팔꿈치 관절과 멀리 떨어진 곳에 부착점이 위치한 이두건 원위부

척측수근신근
요측수근굴근
장장근
요측수근굴근
상완이두근, 건막
원회내근
상완삼두근, 내측두
상완근
긴 상완이두근
상완삼두근, 장두
대원근

천지굴근
상완요골근
삼각근
오훼완근
견갑하근
대흉근
광배근
전거근
외복사근

근육의 길이가 관절의 가동범위에 미치는 영향

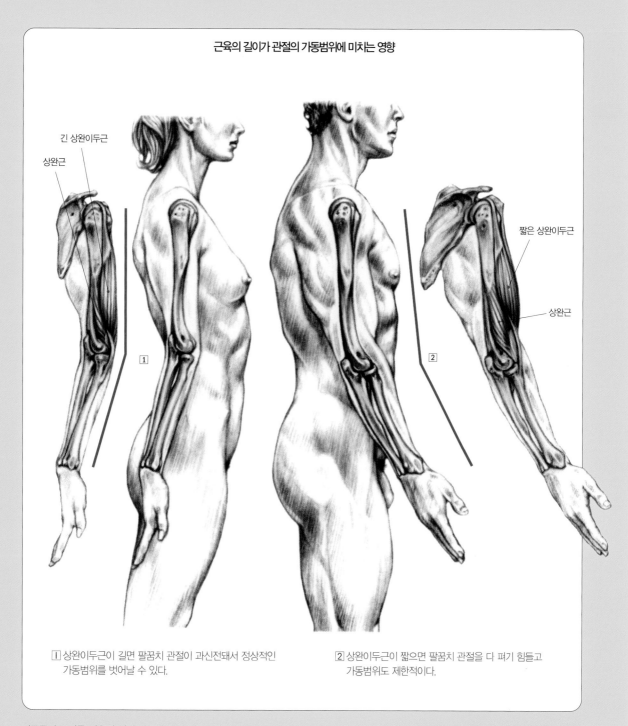

긴 상완이두근

상완근

짧은 상완이두근

상완근

1

2

1 상완이두근이 길면 팔꿈치 관절이 과신전돼서 정상적인 가동범위를 벗어날 수 있다.

2 상완이두근이 짧으면 팔꿈치 관절을 다 펴기 힘들고 가동범위도 제한적이다.

이두근의 크기를 키우기 위해 반드시 전체 가동범위를 다 사용해서 트레이닝해야 하는 것은 아니다. 근육의 성장은 무거운 중량을 들면 대부분 촉진된다. 이때 근육이나 힘줄의 파열을 방지하려면 근육을 늘이는 동작을 할 때 팔꿈치의 가동범위를 꼭 제한해야 한다. 또한 팔꿈치 관절을 오랫동안 건강하게 움직이고 싶으면 운동 초반엔 가벼운 중량으로 전체 가동범위를 사용해 동작을 연습해야 한다.

관절의 전체 가동범위를 오랫동안 사용하지 않으면 관절의 가동성이 떨어지고, 근육과 힘줄, 인대가 짧아진다. 이런 현상을 구축이라고 부른다. 구축은 주로 노인이나 장애인에게 발생하며, 근육이 오그라든 것처럼 보인다. 이두근을 단련하고, 크기를 키우고, 관절의 가동성을 유지하려면 처음엔 가벼운 중량으로 전체 가동범위를 사용해 운동하다가 점점 중량을 늘리면서 가동범위를 제한해야 한다.

3 인클라인 덤벨 컬 Incline Dumbbell Curls

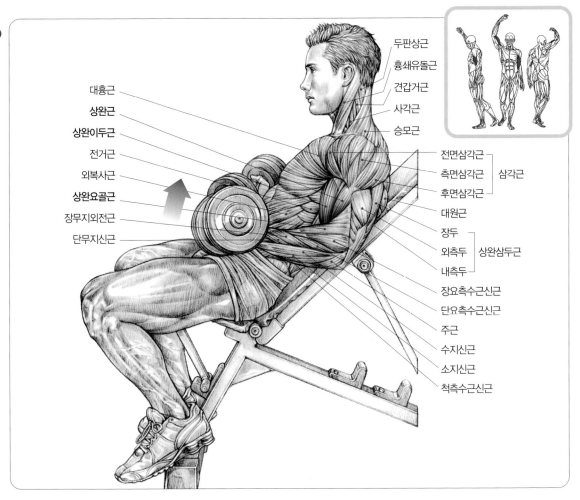

대흉근
상완근
상완이두근
전거근
외복사근
상완요골근
장무지외전근
단무지신근

두판상근
흉쇄유돌근
견갑거근
사각근
승모근

전면삼각근
측면삼각근 ─ 삼각근
후면삼각근
대원근
장두
외측두 ─ 상완삼두근
내측두
장요측수근신근
단요측수근신근
주근
수지신근
소지신근
척측수근신근

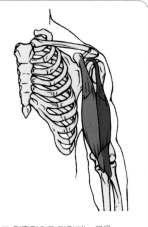

■ 집중적으로 단련되는 근육
■ 단련되는 근육

인클라인 벤치에 기대 앉아 양쪽 손바닥이 마주 보도록(뉴트럴 그립) 덤벨을 잡는다 :

• 숨을 내쉬면서 팔꿈치를 구부리고 손목을 바깥쪽으로 돌린다. 전완이 수평이 되기 전까지 손목을 바깥쪽으로 돌려 언더 그립(엄지손가락이 바깥쪽을 향하도록 잡는 그립)으로 동작을 마치도록 한다.
• 시작 자세로 천천히 돌아오며 숨을 들이마신다.

이 운동은 이두근 장두를 자극한다. 가슴을 뒤로 기댄 자세로 운동하기 때문에 전완을 구부리면 장두가 늘어난다. 또한 상완요골근과 상완근도 자극한다.

응용 동작 양손을 번갈아 운동해도 된다. 언더 그립으로 동작을 개시하면 이두근에 가해지는 자극을 증가시킬 수 있다.

⚠ **주의** 벤치 각도는 자신의 어깨 유연성에 맞게 조정한다. 팔을 너무 뒤로 뻗으면 상완골 이두근구에서 이두근 장두가 과도하게 마찰 돼 염증이 발생하거나 힘줄에 무리가 갈 수 있으니 주의하자.

응용 자세

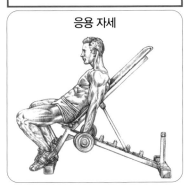

이두근 장두의 연약함

두 발로 거의 걷지 않는 침팬지와 두 발로만 걷는 인간의 상체 비교

침팬지는 나무를 타거나 땅 위를 걸을 때 몸 옆으로 팔을 붙이는 경우가 거의 없다. 즉 상완이두근 장두가 마찰을 받을 일이 거의 없다는 뜻이다. 침팬지의 힘줄은 인간과 달리 웬만하면 마모돼서 손상되지 않는다.

인간은 완벽한 이족 보행을 하기 때문에 몸 옆으로 늘 팔을 붙이고 다닌다. 그래서 상완이두근 장두가 상완골에 강하게 마찰된다. 마모를 막기 위해 뼈와 닿는 힘줄 표면이 연골로 덮여 있긴 하지만, 오히려 이것 때문에 힘줄이 자유롭게 움직일 공간이 더 줄어든다.

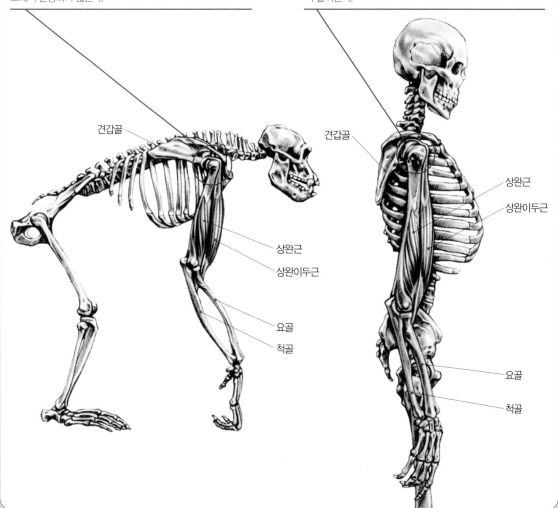

견갑골

견갑골

상완근

상완근

상완이두근

상완이두근

요골

척골

요골

척골

이두근 장두건은 부상에 매우 취약하며 마모로 인한 염증성 부상이 자주 발생한다. 원래 인간이 움직이던 방식이 진화를 거쳐 현재에 이르며 완전히 달라졌기 때문이다. 이두근 장두건은 네 발로 보행하던 인간의 몸에 완벽히 맞춰져 있었다. 하지만 인간이 이족 보행을 하게 되면서 이런 역학이 깨져버렸고, 시간이 흐를수록 마찰이 증가하면서 과사용 부상도 증가하게 된 것이다. 힘줄의 염증이나 완전 파열 같은 증상이 여기에 해당된다.

이두근 장두의 과사용 부상 및 파열

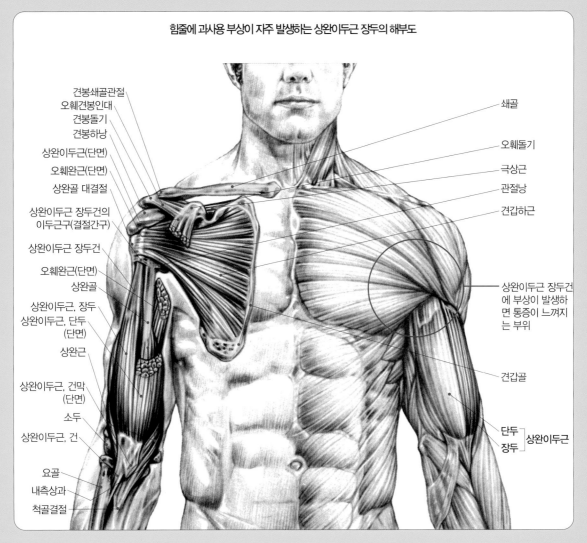

힘줄에 과사용 부상이 자주 발생하는 상완이두근 장두의 해부도

견봉쇄골관절
오훼견봉인대
견봉돌기
견봉하낭
상완이두근(단면)
오훼완근(단면)
상완골 대결절
상완이두근 장두건의
이두근구(결절간구)
상완이두근 장두건
오훼완근(단면)
상완골
상완이두근, 장두
상완이두근, 단두
(단면)
상완근
상완이두근, 건막
(단면)
소두
상완이두근, 건
요골
내측상과
척골결절

쇄골
오훼돌기
극상근
관절낭
견갑하근

상완이두근 장두건
에 부상이 발생하
면 통증이 느껴지
는 부위

견갑골

단두
장두 } 상완이두근

상완이두근 장두의 상부는 웨이트트레이닝을 할 때 특히 부상에 많이 노출된다. 반복적인 동작을 하다 보면 염증이나 힘줄의 완전 파열을 비롯한 다양한 과사용 부상이 발생한다. 상완이두근 장두에 부상을 입으면 대부분 어깨나 가슴 운동을 할 때, 인클라인 덤벨 컬 같은 이두근 운동을 할 때 고통스러운 통증을 느끼게 된다.

이두근 장두건은 전면삼각근 아래를 지나가기 때문에 사람들은 이두근 장두의 부상과 전면삼각근의 통증을 혼동하곤 한다. 해부학적 관점에서 보면 이두근 장두건은 이두근구(결절간구)라고 불리는 상완골의 깊은 홈을 지나간다. 윤활집과 견갑하근건으로 덮여 있는 이곳은 이두건을 제자리에 고정시켜 주는 구조물이라고 보면 된다. 이두근 장두건은 이 터널의 가장 위쪽에서 관절와상완관절을 꺾어서 통과하며, 견갑골

과 관절와순에 부착된다.

이처럼 이두근 장두건은 어깨 관절을 꺾어서 지나가기 때문에 우리가 팔을 움직이면 장두건과 상완골이 맞닿는 장두건 연결부에 압박과 마찰이 가해진다. 그래서 벤치프레스나 딥, 특히 인클라인 덤벨 컬 같은 운동을 할 땐 이두근 장두건이 상완골두의 이두근구에 강하게 짓눌려서 마찰이 증가한다. 이로 인해 힘줄에 염증이 발생하고, 마모되며, 이것이 누적되면 파열되기도 하는 것이다. 하지만 장두건의 구조가 마찰과 압력을 견디기 좋게 진화했기 때문에 무한정 마모되지는 않는다. 상완골과 맞닿아 있는 장두건은 마찰로 인한 마모를 견딜 수 있게 섬유연골로 덮여 있다.

이처럼 이두근 장두건은 마찰에 강하지만, 다른 힘줄보다 유연성이 많이 떨어진다. 나이가 들면 부상에 더 취약해져서 운동을 너무 빨리 하거나 무거운 중량을 들어서 갑작스러운 자극이 가해지면 힘줄이 파열될 수도 있다. 이러한 부상은 주로 40세 이후에 발생한다.

장두건에 염증이 발생해서 통증이 느껴진다면 불편함이나 통증을 유발하는 모든 움직임을 제한해서 과사용 부상을 방지해야 한다. 운동할 때도 통증을 유발하지 않는 가동범위나 운동 각도 내에서 하는 것이 좋다. 인클라인 덤벨 컬처럼 상완골을 뒤로 움직이는 운동은 당분간 피해야 한다. 이는 이두근구에서 이두근 장두건의 마찰을 증가시켜 염증을 유발하며, 장기간 이어지면 파열까지 유발하기 때문이다.

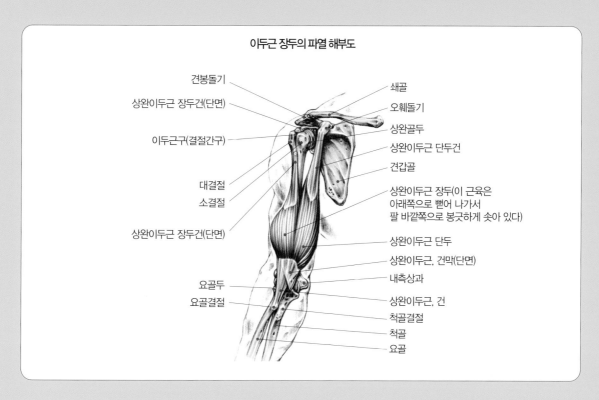

이두근 장두의 파열 해부도

- 견봉돌기
- 상완이두근 장두건(단면)
- 이두근구(결절간구)
- 대결절
- 소결절
- 상완이두근 장두건(단면)
- 요골두
- 요골결절

- 쇄골
- 오훼돌기
- 상완골두
- 상완이두근 단두건
- 견갑골
- 상완이두근 장두(이 근육은 아래쪽으로 뻗어 나가서 팔 바깥쪽으로 봉긋하게 솟아 있다)
- 상완이두근 단두
- 상완이두근, 건막(단면)
- 내측상과
- 상완이두근, 건
- 척골결절
- 척골
- 요골

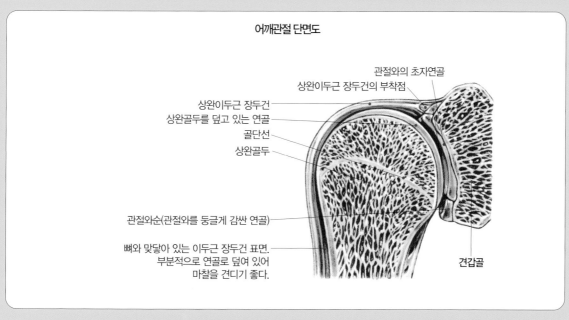

어깨관절 단면도

- 상완이두근 장두건
- 상완골두를 덮고 있는 연골
- 골단선
- 상완골두
- 관절와순(관절와를 둥글게 감싼 연골)
- 뼈와 맞닿아 있는 이두근 장두건 표면. 부분적으로 연골로 덮여 있어 마찰을 견디기 좋다.

- 관절와의 초자연골
- 상완이두근 장두건의 부착점
- 견갑골

4 해머 컬 Hammer Curls

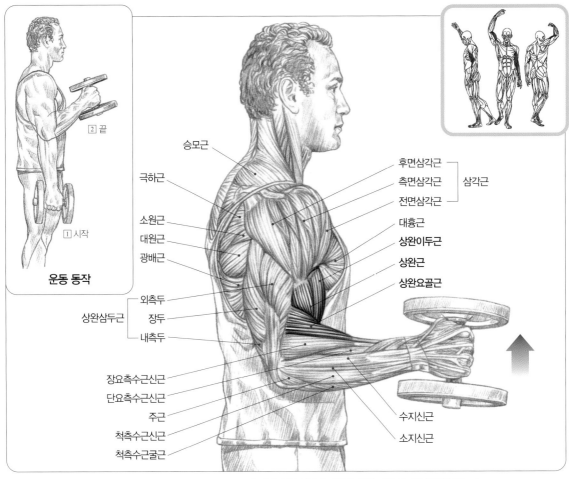

운동 동작

② 끝
① 시작

승모근
극하근
소원근
대원근
광배근
외측두
상완삼두근 — 장두
내측두
장요측수근신근
단요측수근신근
주근
척측수근신근
척측수근굴근

후면삼각근
측면삼각근 — 삼각근
전면삼각근
대흉근
상완이두근
상완근
상완요골근
수지신근
소지신근

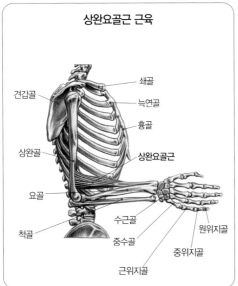

상완요골근 근육

견갑골
쇄골
늑연골
흉골
상완골
상완요골근
요골
척골
수근골
중수골
원위지골
중위지골
근위지골

앉거나 서서 양쪽 손바닥이 서로 마주 보도록 덤벨을 잡는다 :

• 숨을 내쉬며 양손을 동시에 혹은 한 손씩 번갈아가며 들어 올린다.
• 천천히 내리면서 자연스럽게 숨을 들이마신다.

상완요골근 발달에 가장 좋은 운동이다. 상완이두근과 상완근도 자극하며, 그보단 약하지만 장요측수근신근과 단요측수근신근도 자극한다.

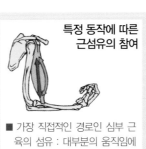

특정 동작에 따른 근섬유의 참여

■ 가장 직접적인 경로인 심부 근육의 섬유 : 대부분의 움직임에 관여한다.
■ 표층 근육의 섬유 : 강도가 높아짐에 따라 관여한다.

최소 노력의 법칙

동작 시행 시 근육은 힘을 최소화하기 위해 가장 직접적인 경로의 근섬유를 먼저 동원한다. 이는 근육 깊숙한 곳에 있는 가장 직선적인 경로이다. 일반적으로 더 큰 힘이 가해질수록 심부 근육이 많이 사용된다고 믿지만, 실제로는 목표 동작을 수행하기 위해 표층 근육이 더 많이 동원된다. 직선 경로의 심부 근육은 일반적으로 길이가 더 길고 구부러진 표층 근육보다 수축이 늦지만, 지구력은 더 뛰어나다.

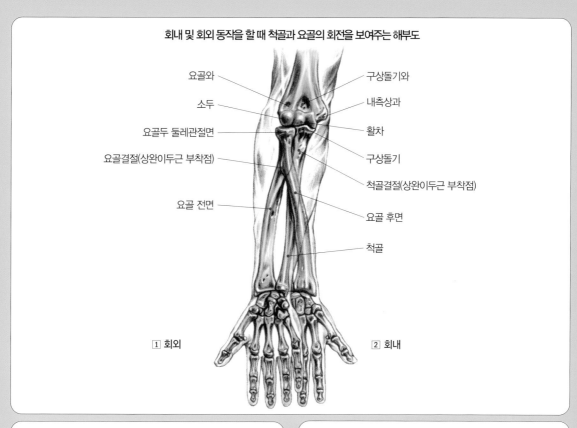

회내 및 회외 동작을 할 때 척골과 요골의 회전을 보여주는 해부도

요골와

소두

요골두 둘레관절면

요골결절(상완이두근 부착점)

요골 전면

구상돌기와

내측상과

활차

구상돌기

척골결절(상완이두근 부착점)

요골 후면

척골

1 회외

2 회내

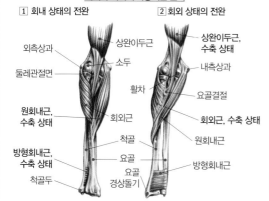

회내와 회외의 실생활 적용 :
왜 우리는 팔을 왼쪽에서 오른쪽으로 돌릴까?

회내와 회외에 사용되는 근육

1 회내 상태의 전완

외측상과

둘레관절면

원회내근,
수축 상태

방형회내근,
수축 상태

척골두

상완이두근

소두

활차

회외근

척골

요골

요골
경상돌기

2 회외 상태의 전완

상완이두근,
수축 상태

내측상과

요골결절

회외근, 수축 상태

원회내근

방형회내근

요골
결절

우리는 회외 자세에서 회내 자세로 옮겨갈 때보다 회내 자세에서 회외 자세로 옮겨갈 때 더 많은 힘을 낼 수 있다. 그래서 오른손잡이는 나사를 시계 방향으로 돌리는 게 더 편하다. 나사를 풀거나 조여보면 회외 자세에서 회내 자세로 옮겨갈 때 팔이 얼마나 약해지는지 알 수 있다(반시계 방향).
이런 차이가 발생하는 이유는 상완이두근이 가장 강력한 회외근이고, 전완의 회외근도 동작을 보조하기 때문이다. 반면에 회내 동작은 상대적으로 작은 근육들이 주로 담당한다(원회내근, 방형회내근).

상완요골근의 나선 모양을 보여주는 해부도

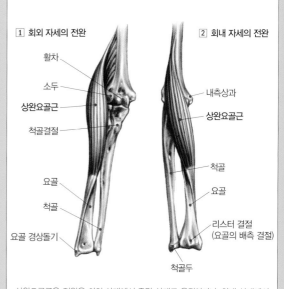

1 회외 자세의 전완

활차

소두

상완요골근

척골결절

요골

척골

요골 경상돌기

2 회내 자세의 전완

내측상과

상완요골근

척골

요골

리스터 결절
(요골의 배측 결절)

척골두

상완요골근은 전완을 회외 상태에서 중립 상태로 움직이거나, 회내 상태에서 중립 상태로 움직인다. 즉 회외근과 회내근 역할을 모두 하는 것이다.

5 로우-풀리 컬 Low-Pulley Curls

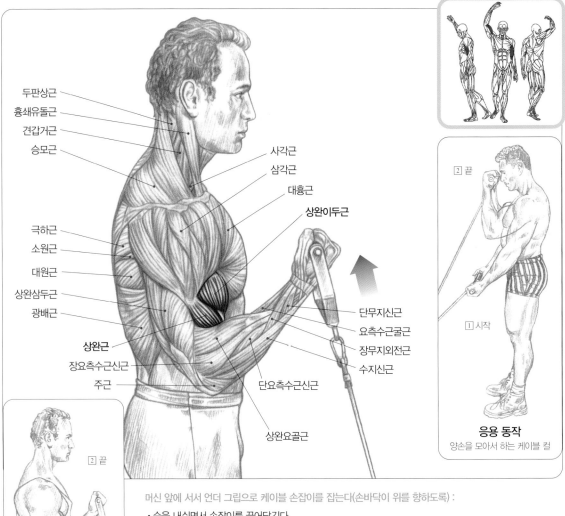

두판상근
흉쇄유돌근
견갑거근
승모근

사각근
삼각근
대흉근
상완이두근

극하근
소원근
대원근
상완삼두근
광배근

상완근
장요측수근신근
주근

단무지신근
요측수근굴근
장무지외전근
수지신근

단요측수근신근

상완요골근

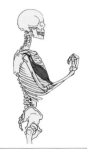

② 끝

① 시작

응용 동작
양손을 모아서 하는 케이블 컬

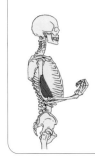

② 끝

① 시작

운동 동작

머신 앞에 서서 언더 그립으로 케이블 손잡이를 잡는다(손바닥이 위를 향하도록) :

• 숨을 내쉬면서 손잡이를 끌어당긴다.
• 시작 자세로 돌아가면서 숨을 들이마신다.

이 운동은 상완이두근을 집중적으로 자극하며, 이두근에 혈액을 강하게 유입시킨다.

단관절 근육과 다관절 근육

상완근은 단 하나의 관절(팔꿈치)만을 지나는 단관절 근육이다.
전완을 구부리는 단순한 동작만으로 팔꿈치 관절에 움직임을 줄 수 있다.

상완이두근은 팔꿈치와 어깨를 지나는 다관절 근육이다.
이러한 다관절 근육은 하나 이상의 관절에 움직임을 주며 복잡한 동작을 구현한다. 상완이두근은 팔꿈치를 구부리거나 들어 올리는 동작, 팔을 흉곽 쪽으로 당기거나 전완을 바깥쪽으로 돌리는 동작(언더 그립 자세)을 가능하게 한다.

6 하이-풀리 컬 High-Pully Curls

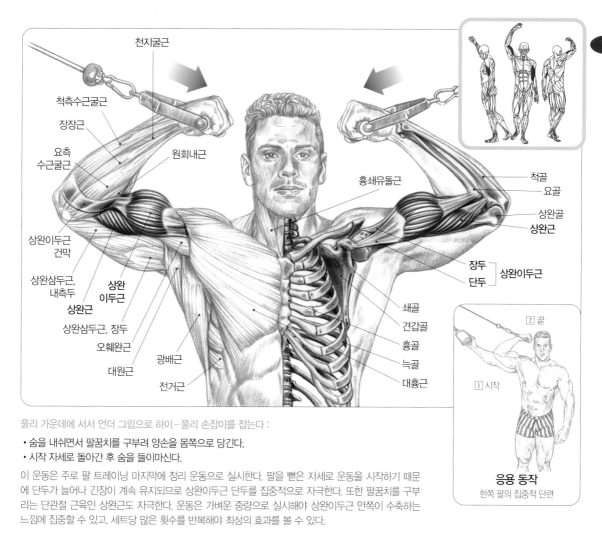

풀리 가운데에 서서 언더 그립으로 하이-풀리 손잡이를 잡는다 :

• 숨을 내쉬면서 팔꿈치를 구부려 양손을 몸쪽으로 당긴다.
• 시작 자세로 돌아간 후 숨을 들이마신다.

이 운동은 주로 팔 트레이닝 마지막에 정리 운동으로 실시한다. 팔을 뻗은 자세로 운동을 시작하기 때문에 단두가 늘어나 긴장이 계속 유지되므로 상완이두근 단두를 집중적으로 자극한다. 또한 팔꿈치를 구부리는 단관절 근육인 상완근도 자극한다. 운동은 가벼운 중량으로 실시해야 상완이두근 안쪽이 수축하는 느낌에 집중할 수 있고, 세트당 많은 횟수를 반복해야 최상의 효과를 볼 수 있다.

응용 동작
한쪽 팔의 집중적 단련

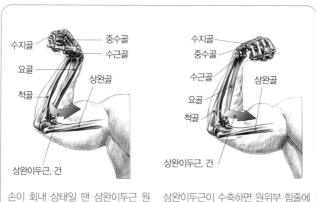

손이 회내 상태일 땐 상완이두근 원위부의 힘줄이 요골을 부분적으로 감싸고 있다.

상완이두근이 수축하면 원위부 힘줄에 힘이 들어가면서 요골이 축을 중심으로 회전해 손을 회외 상태로 만든다.

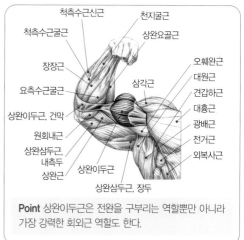

Point 상완이두근은 전완을 구부리는 역할뿐만 아니라 가장 강력한 회외근 역할도 한다.

7 스탠딩 바벨 컬 | 언더 그립으로 Standing Barbell Curls

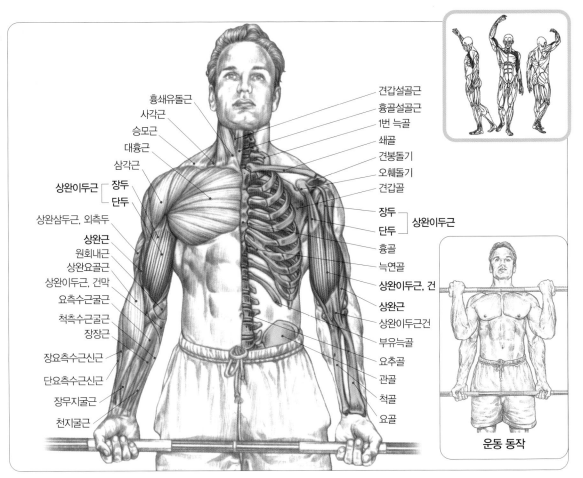

흉쇄유돌근
사각근
승모근
대흉근
삼각근
상완이두근 — **장두**
단두
상완삼두근, 외측두
상완근
원회내근
상완요골근
상완이두근, 건막
요측수근굴근
척측수근굴근
장장근
장요측수근신근
단요측수근신근
장무지굴근
천지굴근

견갑설골근
흉골설골근
1번 늑골
쇄골
견봉돌기
오훼돌기
견갑골
장두 — **상완이두근**
단두
흉골
늑연골
상완이두근, 건
상완근
상완이두근건
부유늑골
요추골
관골
척골
요골

운동 동작

상완근 근육

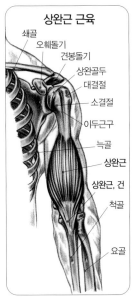

쇄골
오훼돌기
견봉돌기
상완골두
대결절
소결절
이두근구
늑골
상완근
상완근, 건
척골
요골

등을 곧게 펴고 서서 양손을 어깨보다 약간 넓게 벌린 채 언더 그립으로 바벨을 잡는다 :

• 둔근과 복근, 척추 주위근의 등척성 수축을 통해 상체와 척추를 안정시키고, 숨을 내쉬면서 팔꿈치를 구부려 바벨을 들어 올린다.
• 시작 자세로 돌아간 후 숨을 들이마신다.

이 운동은 상완이두근과 상완근을 주로 자극하며, 그보다는 약하지만 상완요골근, 원회내근, 수관절 굴곡근도 자극한다.

응용 동작 그립 너비에 변화를 주면 근육의 여러 부위를 자극할 수 있다.

• 양손을 넓게 벌려서 잡으면 상완이두근 단두를 집중적으로 단련할 수 있다.
• 양손을 좁게 벌려서 잡으면 상완이두근 장두를 집중적으로 단련할 수 있다.

바벨 컬

1 **내로우 그립** : 상완이두근 장두를 집중적으로 단련
2 **와이드 그립** : 상완이두근 단두를 집중적으로 단련

• 팔꿈치를 구부린 상태에서 팔을 좀 더 들어 올리면 상완이두근이 더 강하게 수축되며, 전면삼각근까지 수축된다.
• 운동 난이도를 높이려면 등을 벽에 붙이고 견갑골이 벽에서 떨어지지 않게 해보자.
• 바를 들 때 상체를 뒤로 젖히면(반동을 주듯이) 더 무거운 중량을 들 수 있고, 근력 성장에도 도움이 된다. 하지만 이 테크닉은 부상을 야기할 수 있어 초보자에게는 권하지 않는다. 복근과 허리 근육이 잘 발달된 상태에서만 시도하도록 하자.

팔꿈치 구조가 웨이트트레이닝에 미치는 영향

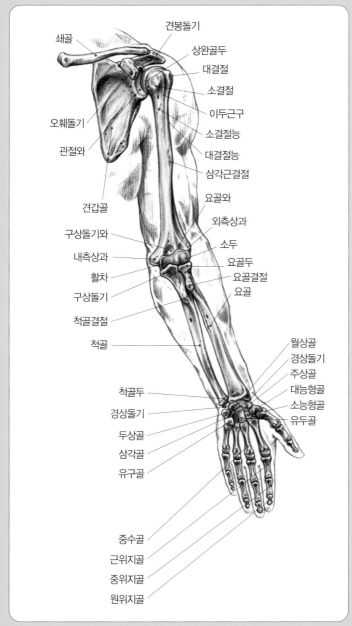

쇄골
견봉돌기
상완골두
대결절
소결절
이두근구
소결절능
대결절능
삼각근결절
오훼돌기
관절와
요골와
외측상과
소두
요골두
요골결절
요골
견갑골
구상돌기와
내측상과
활차
구상돌기
척골결절
척골
월상골
경상돌기
주상골
대능형골
소능형골
유두골
척골두
경상돌기
두상골
삼각골
유구골
중수골
근위지골
중위지골
원위지골

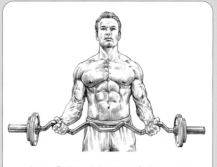

이두근 훈련에 이지 바를 사용하면 손목의 과도한 긴장을 완화할 수 있다.

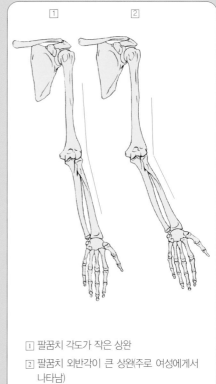

1 팔꿈치 각도가 작은 상완
2 팔꿈치 외반각이 큰 상완(주로 여성에게서 나타남)

바벨을 사용해서 상완이두근 운동을 할 때는 각자의 신체 구조 차이를 고려해야 한다. 상완과 전완 사이에서 팔꿈치가 형성하는 각도는 사람마다 다르다. 팔을 몸에 붙이고, 손바닥을 앞으로 펼쳐서 엄지손가락이 바깥쪽을 향하게 놓았을 때 팔꿈치가 유독 바깥쪽으로 많이 꺾이는 사람이 있다. 이런 사람은 전완의 외반각이 커서 밖으로 벌어져 있는 것이다. 외반각이 심한 사람이 바를 사용해 컬을 하려면 손목을 안쪽으로 꺾어야 하는데, 그러면 통증이 발생할 수 있다. 따라서 이 경우에는 손목의 부담을 덜어주는 EZ바를 사용하는 것이 좋다.

Point 팔꿈치의 외반각이 큰 경우는 여성에게서 보다 현저하게 나타난다.

8 머신 컬 Machine Curls

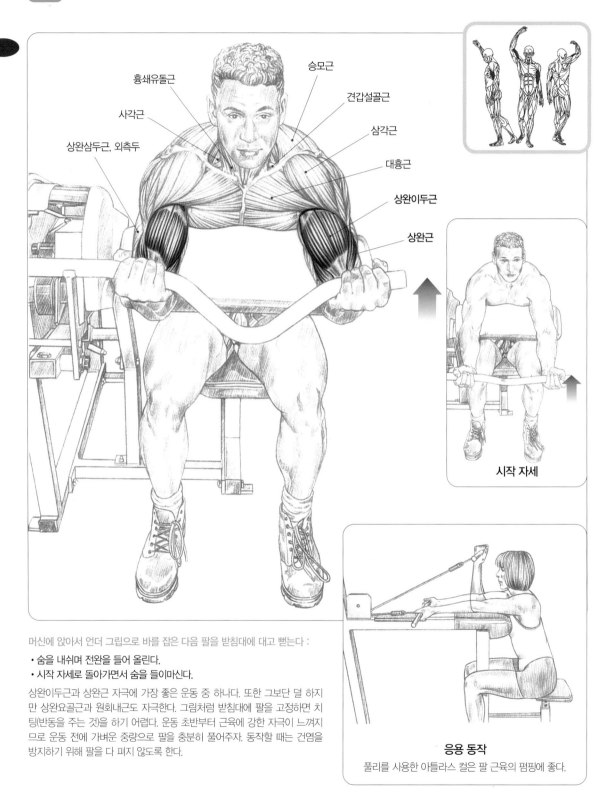

승모근

흉쇄유돌근

견갑설골근

사각근

삼각근

상완삼두근, 외측두

대흉근

상완이두근

상완근

시작 자세

응용 동작

머신에 앉아서 언더 그립으로 바를 잡은 다음 팔을 받침대에 대고 뻗는다 :

• 숨을 내쉬며 전완을 들어 올린다.
• 시작 자세로 돌아가면서 숨을 들이마신다.

상완이두근과 상완근 자극에 가장 좋은 운동 중 하나다. 또한 그보단 덜 하지
만 상완요골근과 원회내근도 자극한다. 그림처럼 받침대에 팔을 고정하면 치
팅(반동을 주는 것)을 하기 어렵다. 운동 초반부터 근육에 강한 자극이 느껴지
므로 운동 전에 가벼운 중량으로 팔을 충분히 풀어주자. 동작할 때는 건염을
방지하기 위해 팔을 다 펴지 않도록 한다.

응용 동작
풀리를 사용한 아틀라스 컬은 팔 근육의 펌핑에 좋다.

9 프리처 컬 Preacher Curls

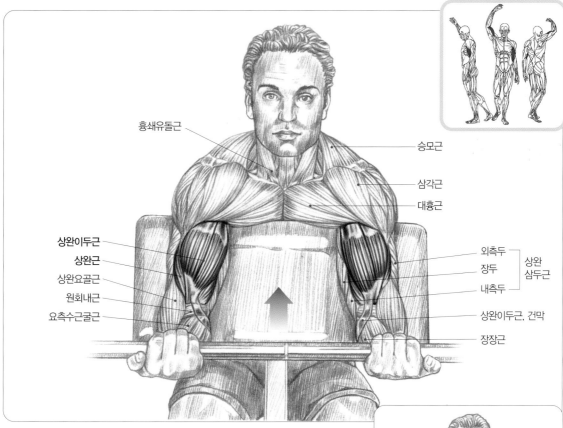

- 흉쇄유돌근
- 승모근
- 삼각근
- 대흉근
- 상완이두근
- 상완근
- 상완요골근
- 원회내근
- 요측수근굴근
- 외측두
- 장두
- 내측두
- 상완삼두근
- 상완이두근, 건막
- 장장근

자리에 앉아서 받침대에 팔을 올리고 언더 그립으로 바를 잡는다 :

- 숨을 내쉬면서 팔꿈치를 구부리고, 동작을 마무리하며 숨을 들이마신다.

이두근을 집중적으로 자극하기에 가장 좋은 운동 중 하나다.

⚠️ **주의** 받침대의 각도 때문에 팔을 완전히 다 폈을 때 전완의 긴장이 크게 증가한다. 따라서 운동 전에는 근육을 충분히 풀어주고, 처음엔 가벼운 중량으로 실시하자.

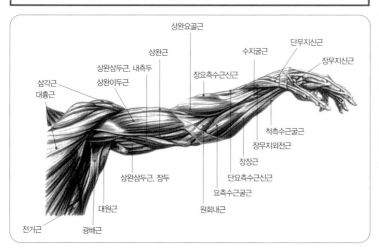

- 상완요골근
- 상완근
- 상완삼두근, 내측두
- 상완이두근
- 삼각근
- 대흉근
- 수지굴근
- 장요측수근신근
- 단무지신근
- 장무지신근
- 척측수근굴근
- 장무지외전근
- 장장근
- 단요측수근신근
- 요측수근굴근
- 원회내근
- 상완삼두근, 장두
- 대원근
- 광배근
- 전거근

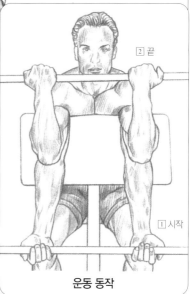

② 끝

① 시작

운동 동작

10 스탠딩 리버스 리스트 컬 Standing Reverse Wrist Curls

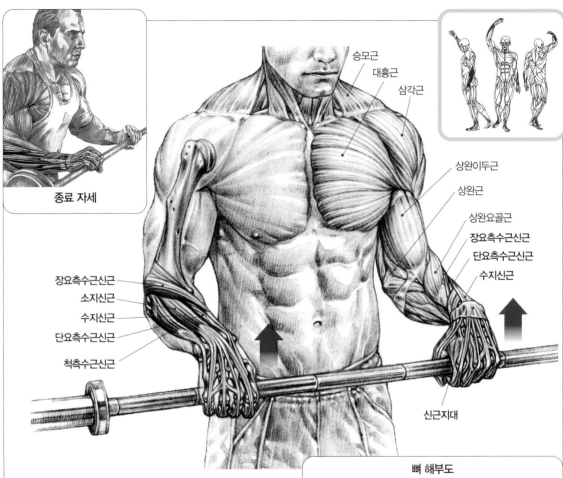

종료 자세

승모근
대흉근
삼각근

상완이두근
상완근
상완요골근
장요측수근신근
단요측수근신근
수지신근

장요측수근신근
소지신근
수지신근
단요측수근신근
척측수근신근

신근지대

제자리에 서서 오버 그립으로 바를 잡고 전완을 수평으로 든 다음 손목에 힘을 뺀다 :

• 숨을 내쉬면서 손목을 위로 든다.

이 운동은 장요측수근신근, 단요측수근신근, 수지신근, 소지신근, 척측수근 신근을 자극한다.

Point 이 운동은 손목을 펴는 근육을 강화하는 효과가 뛰어나다. 사람들은 손목을 굽히는 근육에만 집중하는 경향이 있어서 손목을 펴는 근육은 방치되곤 한다. 세트당 10~50회씩 고반복을 하면 손목을 펴는 근육을 강화해서 손목 관절에 자주 발생하는 통증을 줄일 수 있다.

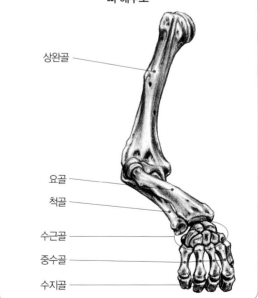

뼈 해부도

상완골

요골
척골

수근골
중수골
수지골

11 시티드 리버스 리스트 컬 Seated Reverse Wrist Curls

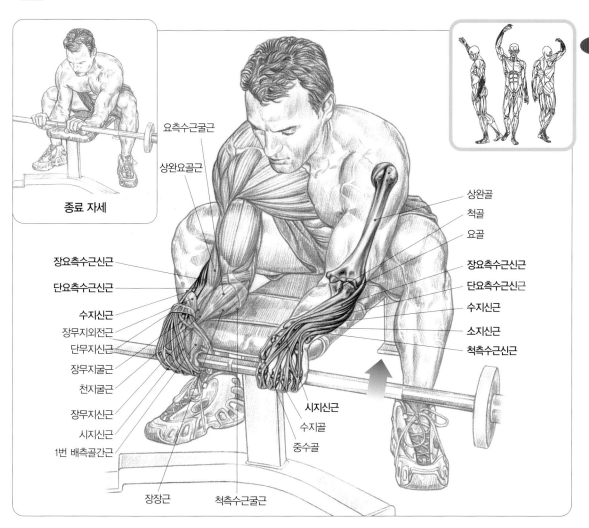

종료 자세

요측수근굴근
상완요골근

상완골
척골
요골

장요측수근신근
단요측수근신근
수지신근
장무지외전근
단무지신근
장무지굴근
천지굴근
장무지신근
시지신근
1번 배측골간근

장요측수근신근
단요측수근신근
수지신근
소지신근
척측수근신근

시지신근
수지골
중수골

장장근
척측수근굴근

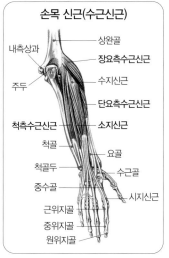

손목 신근(수근신근)

내측상과
주두

상완골
장요측수근신근
수지신근
단요측수근신근
소지신근

척측수근신근
척골
척골두
중수골

요골
수근골
시지신근

근위지골
중위지골
원위지골

벤치에 앉아서 대퇴부나 벤치 위에 전완을
올린 다음, 오버 그립으로 바를 잡고 손목
에 힘을 뺀다 :

• 숨을 내쉬면서 손목을 이용하여 바벨을
들어 올린다.

이 운동은 장요측수근신근, 단요측수근신
근, 수지신근, 척측수근신근을 단련하는 데
좋은 운동이다.

Point 손목을 펴는 근육이 약해서 부상
을 자주 당하는 사람이 많은데, 이 운
동은 손목을 강화하는 데 효과적이다.

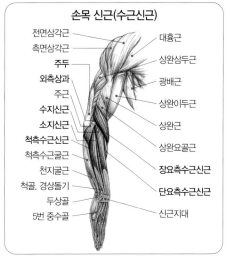

손목 신근(수근신근)

전면삼각근
측면삼각근
주두
외측상과
주근
수지신근
소지신근
척측수근신근
척측수근굴근
천지굴근
척골, 경상돌기
두상골
5번 중수골

대흉근
상완삼두근
광배근
상완이두근
상완근
상완요골근
장요측수근신근
단요측수근신근
신근지대

12 리스트 컬 Wrist Curls

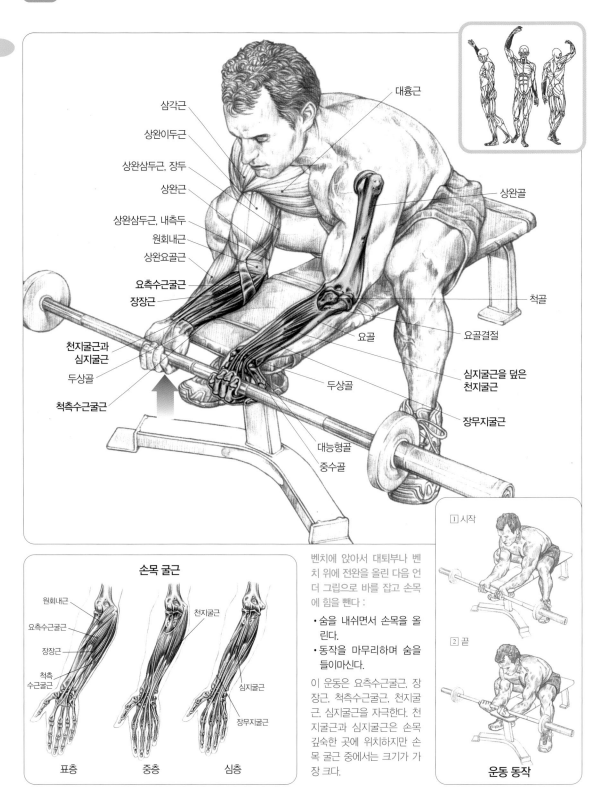

삼각근
대흉근
상완이두근
상완삼두근, 장두
상완근
상완골
상완삼두근, 내측두
원회내근
상완요골근
요측수근굴근
장장근
척골
천지굴근과
심지굴근
두상골
요골
요골결절
심지굴근을 덮은
천지굴근
척측수근굴근
두상골
대능형골
중수골
장무지굴근

손목 굴근

원회내근
요측수근굴근
천지굴근
장장근
척측
수근굴근
심지굴근
장무지굴근

표층   중층   심층

벤치에 앉아서 대퇴부나 벤치 위에 전완을 올린 다음 언더 그립으로 바를 잡고 손목에 힘을 뺀다 :

• 숨을 내쉬면서 손목을 올린다.
• 동작을 마무리하며 숨을 들이마신다.

이 운동은 요측수근굴근, 장장근, 척측수근굴근, 천지굴근, 심지굴근을 자극한다. 천지굴근과 심지굴근은 손목 깊숙한 곳에 위치하지만 손목 굴근 중에서는 크기가 가장 크다.

1 시작

2 끝

운동 동작

13 핑거 컬 Finger Curls

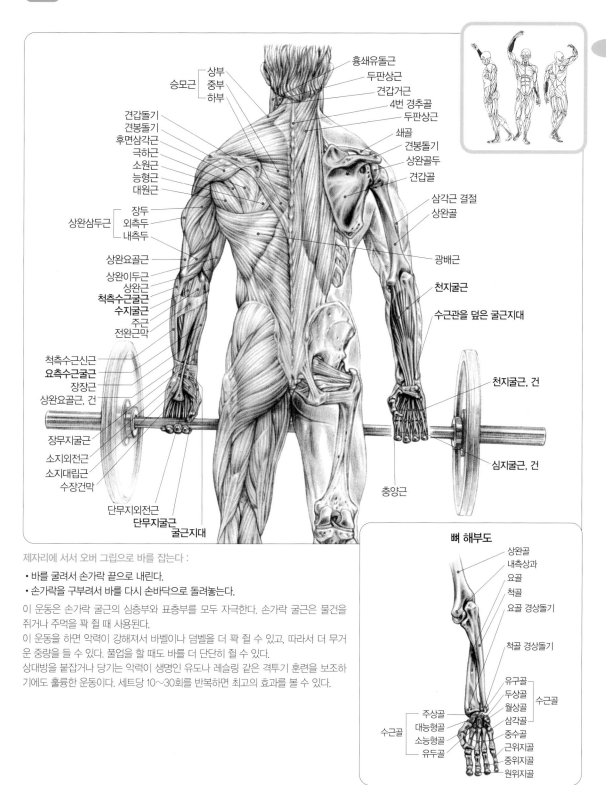

흉쇄유돌근
두판상근
견갑거근
4번 경추골
두판상근
쇄골
견봉돌기
상완골두
견갑골
삼각근 결절
상완골
광배근
천지굴근
수근관을 덮은 굴근지대
천지굴근, 건
심지굴근, 건
충양근

상부
승모근 중부
하부

견갑돌기
견봉돌기
후면삼각근
극하근
소원근
능형근
대원근

장두
상완삼두근 외측두
내측두

상완요골근
상완이두근
상완근
척측수근굴근
수지굴근
주근
전완근막

척측수근신근
요측수근굴근
장장근
상완요골근, 건

장무지굴근
소지외전근
소지대립근
수장건막

단무지외전근
단무지굴근
굴근지대

제자리에 서서 오버 그립으로 바를 잡는다 :

• 바를 굴려서 손가락 끝으로 내린다.
• 손가락을 구부려서 바를 다시 손바닥으로 돌려놓는다.

이 운동은 손가락 굴근의 심층부와 표층부를 모두 자극한다. 손가락 굴근은 물건을 쥐거나 주먹을 꽉 쥘 때 사용된다.

이 운동을 하면 악력이 강해져서 바벨이나 덤벨을 더 꽉 쥘 수 있고, 따라서 더 무거운 중량을 들 수 있다. 풀업을 할 때도 바를 더 단단히 쥘 수 있다.

상대방을 붙잡거나 당기는 악력이 생명인 유도나 레슬링 같은 격투기 훈련을 보조하기에도 훌륭한 운동이다. 세트당 10~30회를 반복하면 최고의 효과를 볼 수 있다.

뼈 해부도

상완골
내측상과
요골
척골
요골 경상돌기

척골 경상돌기

유구골
두상골
월상골 } 수근골
삼각골

주상골
대능형골
소능형골
유두골

수근골

중수골
근위지골
중위지골
원위지골

손의 진화

바에 매달리는 능력이 다르다

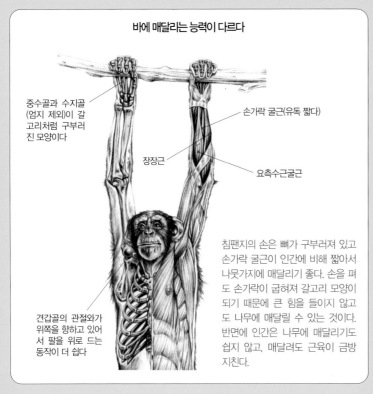

중수골과 수지골 (엄지 제외)이 갈 고리처럼 구부러 진 모양이다

장장근

손가락 굴근(유독 짧다)

요측수근굴근

견갑골의 관절와가 위쪽을 향하고 있어 서 팔을 위로 드는 동작이 더 쉽다

침팬지의 손은 뼈가 구부러져 있고 손가락 굴근이 인간에 비해 짧아서 나뭇가지에 매달리기 좋다. 손을 펴 도 손가락이 굽혀져 갈고리 모양이 되기 때문에 큰 힘을 들이지 않고 도 나무에 매달릴 수 있는 것이다. 반면에 인간은 나무에 매달리기도 쉽지 않고, 매달려도 근육이 금방 지친다.

인간의 손가락은 매달리기에 적합하지 않다

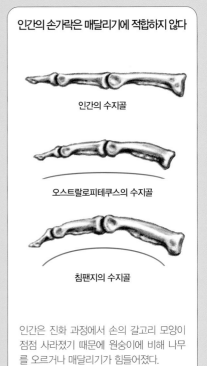

인간의 수지골

오스트랄로피테쿠스의 수지골

침팬지의 수지골

인간은 진화 과정에서 손의 갈고리 모양이 점점 사라졌기 때문에 원숭이에 비해 나무 를 오르거나 매달리기가 힘들어졌다.

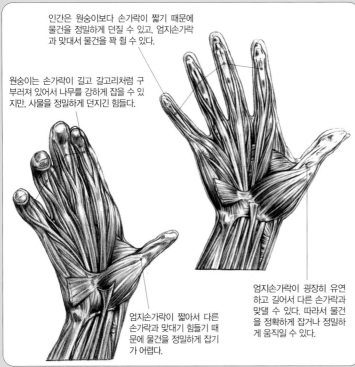

인간은 원숭이보다 손가락이 짧기 때문에 물건을 정밀하게 던질 수 있고, 엄지손가락 과 맞대서 물건을 꽉 쥘 수 있다.

원숭이는 손가락이 길고 갈고리처럼 구 부러져 있어서 나무를 강하게 잡을 수 있 지만, 사물을 정밀하게 던지긴 힘들다.

엄지손가락이 짧아서 다른 손가락과 맞대기 힘들기 때 문에 물건을 정밀하게 잡기 가 어렵다.

엄지손가락이 굉장히 유연 하고 길어서 다른 손가락과 맞댈 수 있다. 따라서 물건 을 정확하게 잡거나 정밀하 게 움직일 수 있다.

수지골의 손가락 굴근 부착점

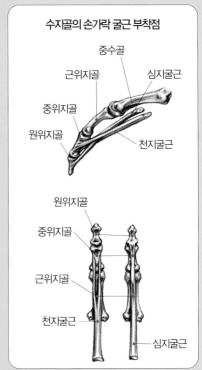

중수골

근위지골

심지굴근

중위지골

원위지골

천지굴근

원위지골

중위지골

근위지골

천지굴근

심지굴근

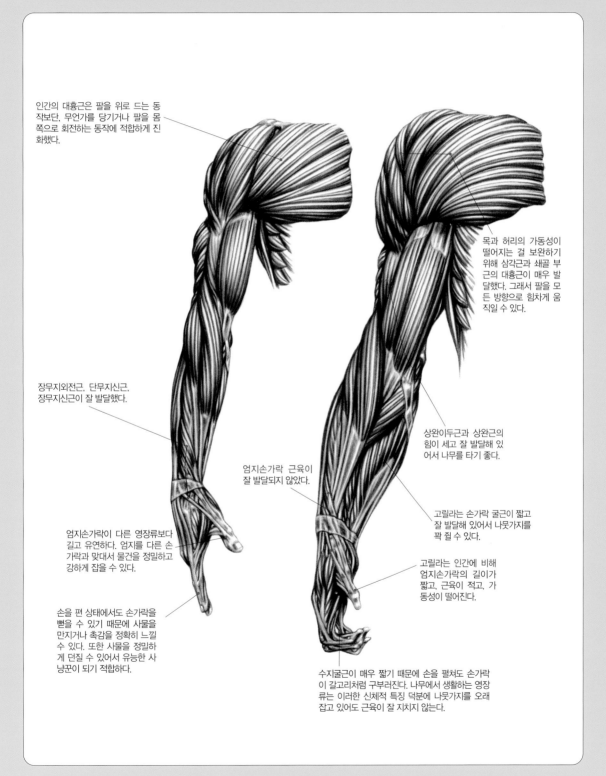

인간의 대흉근은 팔을 위로 드는 동작보단, 무언가를 당기거나 팔을 몸쪽으로 회전하는 동작에 적합하게 진화했다.

장무지외전근, 단무지신근, 장무지신근이 잘 발달했다.

엄지손가락이 다른 영장류보다 길고 유연하다. 엄지를 다른 손가락과 맞대서 물건을 정밀하고 강하게 잡을 수 있다.

손을 편 상태에서도 손가락을 뻗을 수 있기 때문에 사물을 만지거나 촉감을 정확히 느낄 수 있다. 또한 사물을 정밀하게 던질 수 있어서 유능한 사냥꾼이 되기 적합하다.

목과 허리의 가동성이 떨어지는 걸 보완하기 위해 삼각근과 쇄골 부근의 대흉근이 매우 발달했다. 그래서 팔을 모든 방향으로 힘차게 움직일 수 있다.

상완이두근과 상완근의 힘이 세고 잘 발달해 있어서 나무를 타기 좋다.

엄지손가락 근육이 잘 발달되지 않았다.

고릴라는 손가락 굴근이 짧고 잘 발달해 있어서 나뭇가지를 꽉 쥘 수 있다.

고릴라는 인간에 비해 엄지손가락의 길이가 짧고, 근육이 적고, 가동성이 떨어진다.

수지굴근이 매우 짧기 때문에 손을 펼쳐도 손가락이 갈고리처럼 구부러진다. 나무에서 생활하는 영장류는 이러한 신체적 특징 덕분에 나뭇가지를 오래 잡고 있어도 근육이 잘 지치지 않는다.

14 리버스 바벨 컬 | 오버 그립으로 Reverse Barbell Curls

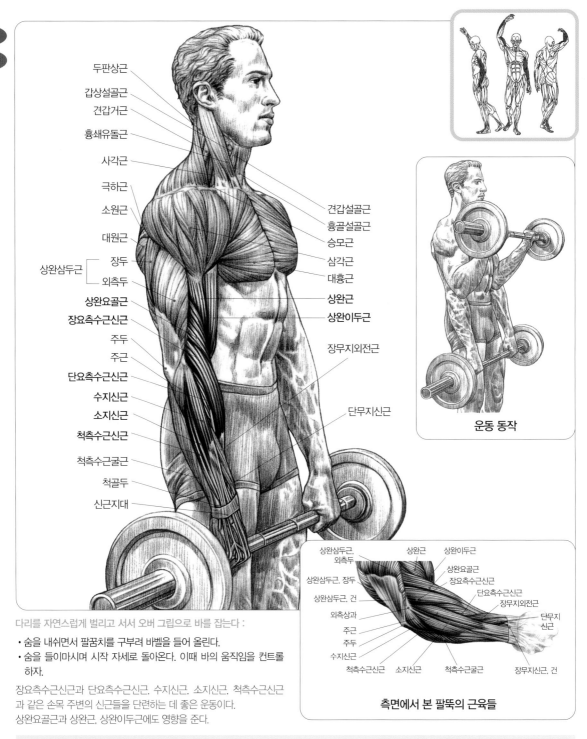

두판상근
갑상설골근
견갑거근
흉쇄유돌근
사각근
극하근
소원근
대원근
상완삼두근 { 장두
외측두
상완요골근
장요측수근신근
주두
주근
단요측수근신근
수지신근
소지신근
척측수근신근
척측수근굴근
척골두
신근지대

견갑설골근
흉골설골근
승모근
삼각근
대흉근
상완근
상완이두근
장무지외전근
단무지신근

운동 동작

상완삼두근, 외측두   상완근   상완이두근
상완요골근
장요측수근신근
상완삼두근, 장두   단요측수근신근
상완삼두근, 건   장무지외전근
외측상과   단무지신근
주근
주두
수지신근   장무지신근, 건
척측수근신근   소지신근   척측수근굴근

측면에서 본 팔뚝의 근육들

다리를 자연스럽게 벌리고 서서 오버 그립으로 바를 잡는다 :

• 숨을 내쉬면서 팔꿈치를 구부려 바벨을 들어 올린다.
• 숨을 들이마시며 시작 자세로 돌아온다. 이때 바의 움직임을 컨트롤 하자.

장요측수근신근과 단요측수근신근, 수지신근, 소지신근, 척측수근신근 과 같은 손목 주변의 신근들을 단련하는 데 좋은 운동이다.
상완요골근과 상완근, 상완이두근에도 영향을 준다.

Point 근육의 불균형으로 인해 다치기 쉬운 손목 주변의 관절을 단련하는 데 매우 효과적인 운동이다. 그래서 권투 선수들의 트레이닝 프로그램 에도 많이 이용된다. 파워 리프터들이 벤치 프레스 경기 중 손목 떨림을 방지하기 위해 이 운동으로 손목을 단련하기도 한다.

전완근 스트레칭

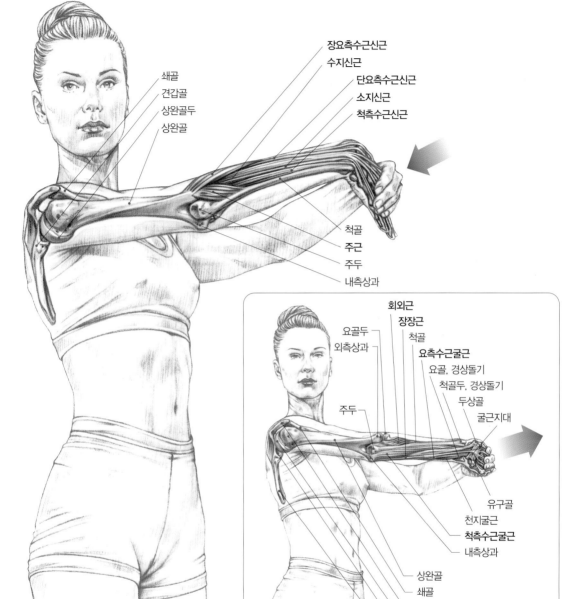

장요측수근신근
수지신근
단요측수근신근
소지신근
척측수근신근

쇄골
견갑골
상완골두
상완골

척골
주근
주두
내측상과

회외근
장장근
척골
요측수근굴근
요골, 경상돌기
척골두, 경상돌기
두상골
굴근지대

요골두
외측상과

주두

유구골
천지굴근
척측수근굴근
내측상과

상완골
쇄골
견봉돌기
상완골두
관절와
견갑골

손목 신전근 스트레칭

한쪽 팔을 앞으로 쭉 펴고 손바닥이 아래를 향하도록 한다.
그다음 반대쪽 손으로 손등을 안쪽으로 당겨 손목을 구부린
다. 팔꿈치를 쭉 펴면서 손이 전완 앞쪽에 닿는다는 느낌으
로 최대한 안쪽으로 당겨주자.
장요측수근신근과 단요측수근신근, 수지신근, 소지신근, 척
측수근신근, 주근을 집중적으로 늘여주는 스트레칭이다.

손목 굴곡근 스트레칭

손바닥이 위를 향하도록 한쪽 팔을 앞으로 쭉 펴고 반대쪽 손으로 손을 지긋
이 눌러 손등과 손끝이 몸 쪽을 향하도록 끌어당긴다. 동시에 손바닥은 최대
한 바깥쪽으로 밀어내려고 노력한다. 장장근, 요측수근굴근, 척측수근굴근,
회외근 그리고 수지굴곡근의 표층과 심부가 집중적으로 스트레칭된다.

15 트라이셉스 푸시-다운 | 오버 그립으로 Triceps Push-Downs

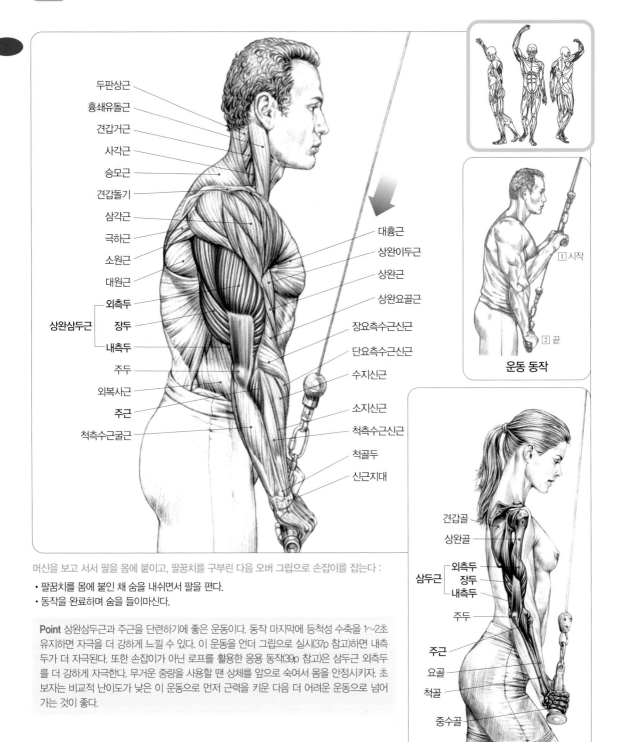

두판상근
흉쇄유돌근
견갑거근
사각근
승모근
견갑돌기
삼각근
극하근
소원근
대원근
외측두
상완삼두근   장두
내측두
주두
외복사근
주근
척측수근굴근

대흉근
상완이두근
상완근
상완요골근
장요측수근신근
단요측수근신근
수지신근
소지신근
척측수근신근
척골두
신근지대

1 시작
2 끝
운동 동작

견갑골
상완골
외측두
삼두근   장두
내측두
주두
주근
요골
척골
중수골

머신을 보고 서서 팔을 몸에 붙이고, 팔꿈치를 구부린 다음 오버 그립으로 손잡이를 잡는다 :

• 팔꿈치를 몸에 붙인 채 숨을 내쉬면서 팔을 편다.
• 동작을 완료하며 숨을 들이마신다.

Point 상완삼두근과 주근을 단련하기에 좋은 운동이다. 동작 마지막에 등척성 수축을 1~2초 유지하면 자극을 더 강하게 느낄 수 있다. 이 운동을 언더 그립으로 실시(37p 참고)하면 내측 두가 더 자극된다. 또한 손잡이가 아닌 로프를 활용한 응용 동작(39p 참고)은 삼두근 외측두 를 더 강하게 자극한다. 무거운 중량을 사용할 땐 상체를 앞으로 숙여서 몸을 안정시키자. 초 보자는 비교적 난이도가 낮은 이 운동으로 먼저 근력을 키운 다음 더 어려운 운동으로 넘어 가는 것이 좋다.

16 리버스 트라이셉스 푸시-다운 | 언더 그립으로
Reverse Triceps Push-Downs

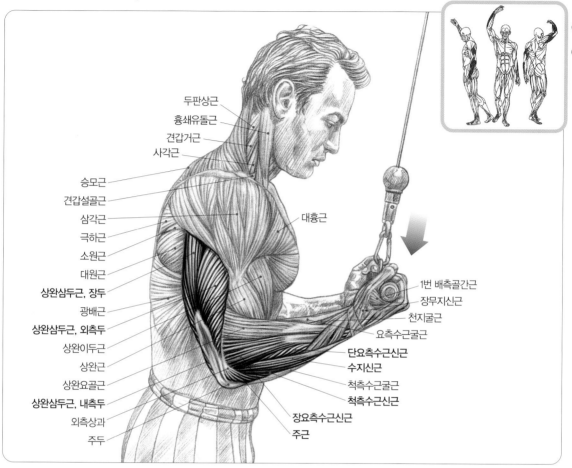

두판상근
흉쇄유돌근
견갑거근
사각근
승모근
견갑설골근
삼각근
극하근
소원근
대원근
상완삼두근, 장두
광배근
상완삼두근, 외측두
상완이두근
상완근
상완요골근
상완삼두근, 내측두
외측상과
주두

대흉근

1번 배측골간근
장무지신근
천지굴근
요측수근굴근
단요측수근신근
수지신근
척측수근굴근
척측수근신근
장요측수근신근
주근

머신을 보고 서서 팔을 몸에 붙이고, 팔꿈치를 구부린 다음 언더 그립으로 손잡이를 잡는다 :

- 팔꿈치를 몸에 붙인 채 숨을 내쉬면서 팔을 편다. 동작할 때 팔이 흔들리지 않도록 주의하자.
- 동작을 완료하며 숨을 들이마신다.

언더 그립은 상완삼두근 내측두를 고립하므로 이 운동은 무거운 중량으로 할 수 없다.

전완을 뻗을 때는 주근과 손목의 신근도 수축된다. 척측수근신근, 소지신근, 장요측수근신근, 단요측수근신근과 같은 신근들은 등척성 수축을 하며 운동 내내 손목을 곧게 유지시켜 준다.

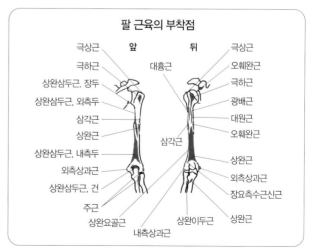

팔 근육의 부착점

앞	뒤
극상근	극상근
극하근	오훼완근
상완삼두근, 장두	극하근
상완삼두근, 외측두	광배근
삼각근	대원근
상완근	오훼완근
상완이두근, 내측두	상완근
외측상과근	외측상과근
상완삼두근, 건	장요측수근신근
주근	상완근
상완요골근	상완이두근
내측상과근	

대흉근

삼각근

37

17 원-암 리버스 트라이셉스 푸시-다운 | 언더 그립으로
One-Arm Reverse Triceps Push-Downs

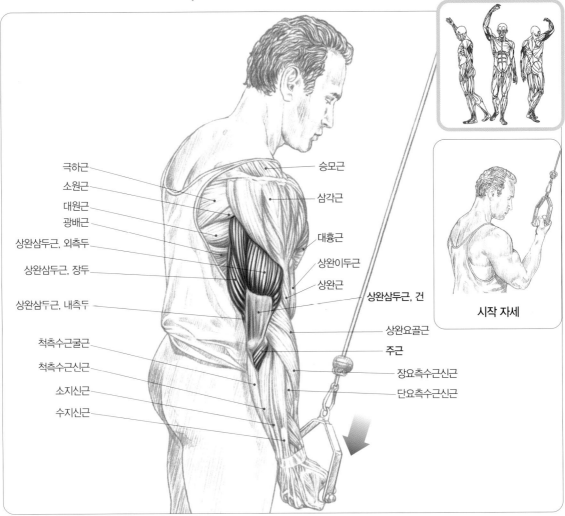

극하근
소원근
대원근
광배근
상완삼두근, 외측두
상완삼두근, 장두
상완삼두근, 내측두
척측수근굴근
척측수근신근
소지신근
수지신근

승모근
삼각근
대흉근
상완이두근
상완근
상완삼두근, 건
상완요골근
주근
장요측수근신근
단요측수근신근

시작 자세

머신을 보고 서서 언더 그립으로 손잡이를 잡는다 :
• 숨을 내쉬며 전완을 뻗는다.
• 동작을 마무리하며 숨을 들이마신다.
상완삼두근 외측두와 내측두를 집중적으로 단련하는 운동이다.

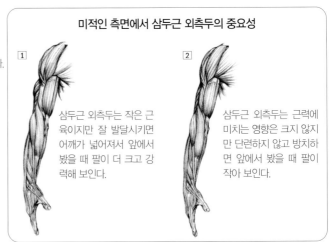

미적인 측면에서 삼두근 외측두의 중요성

1

삼두근 외측두는 작은 근
육이지만 잘 발달시키면
어깨가 넓어져서 앞에서
봤을 때 팔이 더 크고 강
력해 보인다.

2

삼두근 외측두는 근력에
미치는 영향은 크지 않
지만 단련하지 않고 방치하
면 앞에서 봤을 때 팔이
작아 보인다.

18 트라이셉스 로프 푸시-다운 Triceps Rope Push-Down

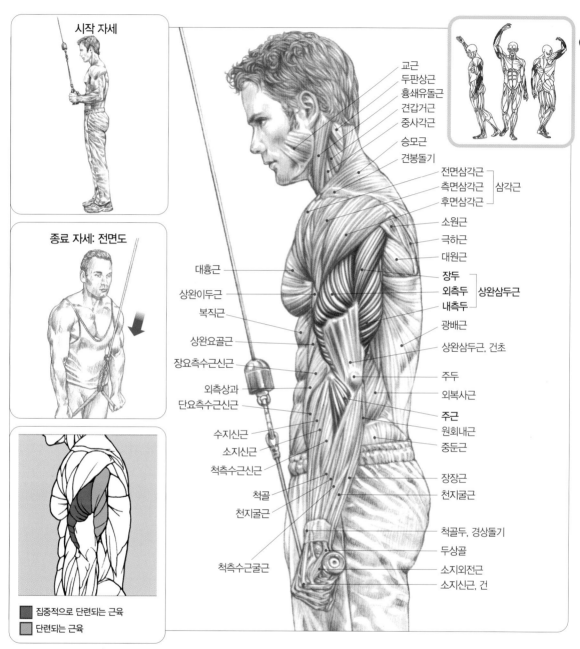

시작 자세

종료 자세: 전면도

■ 집중적으로 단련되는 근육
■ 단련되는 근육

교근
두판상근
흉쇄유돌근
견갑거근
중사각근
승모근
견봉돌기

전면삼각근
측면삼각근 } 삼각근
후면삼각근

소원근
극하근
대원근

장두
외측두 } 상완삼두근
내측두

광배근

상완삼두근, 건초

주두
외복사근

주근
원회내근
중둔근

장장근
천지굴근

척골두, 경상돌기
두상골
소지외전근
소지신근, 건

대흉근
상완이두근
복직근

상완요골근
장요측수근신근

외측상과
단요측수근신근

수지신근
소지신근
척측수근신근

척골
천지굴근

척측수근굴근

Point 로프나 케이블을 사용해 전완을 뻗는 운동을 하면 삼두근 외측두가 강하게 자극된다. 특히 로프를 사용하면 근육의 자극을 가장 잘 느낄 수 있다. 로프가 길수록 동작을 마무리하며 손잡이를 더 당길 수 있기 때문에 삼두근 외측두를 더 강하게 수축할 수 있다.

머신을 마주 보고 서서 로프나 손잡이를 뉴트럴 그립으로 잡는다. 팔꿈치는 몸에 붙인다 :
• 숨을 내쉬면서 전완을 펴고, 팔을 바깥쪽으로 뻗는다.
• 팔을 다 뻗었으면 숨을 들이마시면서 시작 자세로 돌아온다.

이 운동은 삼두근 외측두를 강하게 자극한다. 삼두근 외측두는 팔을 뻗는 힘엔 큰 영향을 미치지 않지만, 팔을 앞에서 봤을 때 더 멋있게 보이게 하는 역할을 한다. 외측두가 발달하면 팔이 더 두껍고 강력해 보인다. 그래서 보디빌더의 트레이닝 루틴엔 트라이셉스 로프(또는 케이블) 푸시다운이 빠지지 않고 등장한다.
최상의 효과를 보려면 근육에 불타는 느낌이 들도록 가벼운 중량으로 세트당 많은 횟수를 반복하자.

19 스탠딩 케이블 오버헤드 트라이셉스 익스텐션
Standing Cable Overhead Triceps extensions

척측수근굴근
천지굴근
척측수근신근
척골

견갑돌기
승모근
삼각근
소원근
대원근
극하근
두판상근
능형근
광배근

장무지신근   단무지신근
소지신근
굴근지대

배측골간근
장무지신근

주두
주근
장요측수근신근
수지신근

대흉근

외측두
상완삼두근   장두
내측두

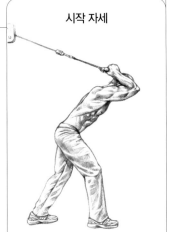

시작 자세

머신을 등지고 선다. 양손으로 손잡이를 잡고 팔을 구부린 다음 팔꿈치를 들고 한쪽 발을 앞으로 내 딛어서 안정감을 높인다 :

- 코어를 꽉 조이고 상체를 앞으로 숙인 채로 팔을 뻗는다.
- 동작을 컨트롤하며 시작 자세로 돌아간다.

이 운동은 삼두근을 전체적으로 잘 자극하는데, 특히 팔꿈치를 들고 실시하기 때문에 장두가 잘 늘 어나고 수축도 잘 느껴진다.

이 운동은 다른 손잡이를 사용해서 실시할 수도 있지만, 그러면 손목을 움직이기가 불편하고 케이블 이 머리에 걸리지 않도록 팔꿈치를 더 높이 들어야 한다.

Point 이 운동은 삼두근 장두의 근섬유가 많이 동원되기 때문에 머신을 마주 보고 하는 삼두근 운 동보다 중량을 훨씬 많이 사용할 수 있다. 팔꿈치를 높이 들수록 삼두근 장두가 강하게 자극된다. 투척 경기나 격투기 종목에서 쓰이는 팔 동작과 운동 동작이 비슷하기 때문에 해당 선수의 웨이트 트레이닝 프로그램에 활용하기 좋은 운동이다.

20 시티드 케이블 오버헤드 트라이셉스 익스텐션

Seated Cable Overhead Triceps Extensions

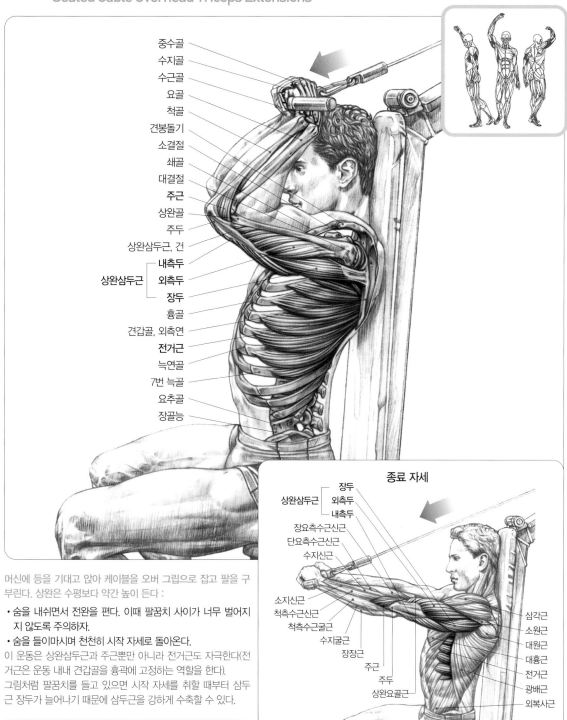

중수골
수지골
수근골
요골
척골
견봉돌기
소결절
쇄골
대결절
주근
상완골
주두
상완삼두근, 건
내측두
상완삼두근 **외측두**
장두
흉골
견갑골, 외측연
전거근
늑연골
7번 늑골
요추골
장골능

종료 자세

장두
상완삼두근 외측두
내측두
장요측수근신근
단요측수근신근
수지신근
소지신근
척측수근신근
척측수근굴근
수지굴근
장장근
주근
주두
상완요골근

삼각근
소원근
대원근
대흉근
전거근
광배근
외복사근

머신에 등을 기대고 앉아 케이블을 오버 그립으로 잡고 팔을 구부린다. 상완은 수평보다 약간 높이 든다 :

• 숨을 내쉬면서 전완을 편다. 이때 팔꿈치 사이가 너무 벌어지지 않도록 주의하자.
• 숨을 들이마시며 천천히 시작 자세로 돌아온다.
이 운동은 상완삼두근과 주근뿐만 아니라 전거근도 자극한다(전거근은 운동 내내 견갑골을 흉곽에 고정하는 역할을 한다).
그림처럼 팔꿈치를 들고 있으면 시작 자세를 취할 때부터 삼두근 장두가 늘어나기 때문에 삼두근을 강하게 수축할 수 있다.

Point 이 운동은 벤치에 누워서 바를 들고 실시하는 라잉 바벨 트라이셉스 익스텐션(42p 참고)을 풀리로 재현한 좀 더 쉬운 버전의 운동이다.

21 라잉 바벨 트라이셉스 익스텐션 Lying Barbell Triceps Extensions

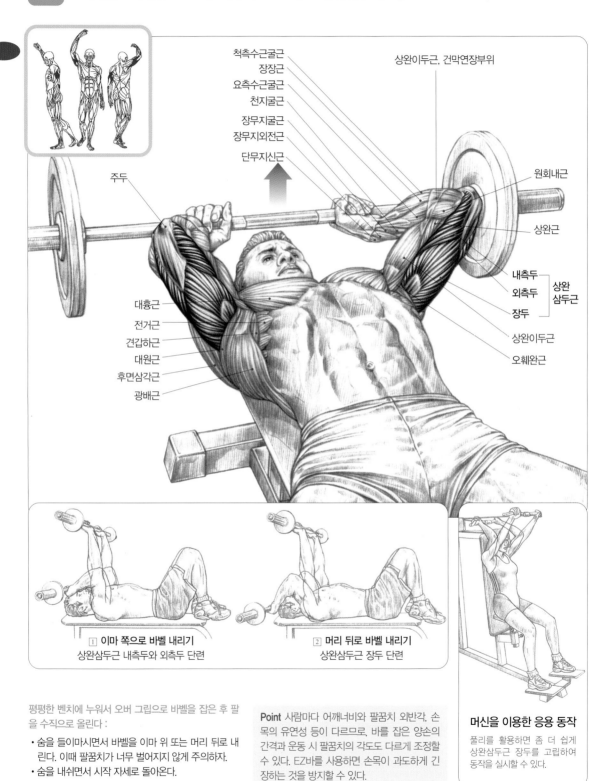

척측수근굴근
장장근
요측수근굴근
천지굴근
장무지굴근
장무지외전근
단무지신근

상완이두근, 건막연장부위

주두

원회내근

상완근

내측두
외측두   상완삼두근
장두

상완이두근

오훼완근

대흉근
전거근
견갑하근
대원근
후면삼각근
광배근

1 이마 쪽으로 바벨 내리기
상완삼두근 내측두와 외측두 단련

2 머리 뒤로 바벨 내리기
상완삼두근 장두 단련

평평한 벤치에 누워서 오버 그립으로 바벨을 잡은 후 팔을 수직으로 올린다 :

• 숨을 들이마시면서 바벨을 이마 위 또는 머리 뒤로 내린다. 이때 팔꿈치가 너무 벌어지지 않게 주의하자.
• 숨을 내쉬면서 시작 자세로 돌아온다.

Point 사람마다 어깨너비와 팔꿈치 외반각, 손목의 유연성 등이 다르므로, 바를 잡은 양손의 간격과 운동 시 팔꿈치의 각도도 다르게 조정할 수 있다. EZ바를 사용하면 손목이 과도하게 긴장하는 것을 방지할 수 있다.

머신을 이용한 응용 동작

풀리를 활용하면 좀 더 쉽게 상완삼두근 장두를 고립하여 동작을 실시할 수 있다.

웨이트트레이닝으로 인해 삼두근이나 팔꿈치에 부상이 발생하는 가장 큰 이유는 너무 무거운 중량을 들거나, 전완을 신전하는 동작을 반복적으로 하거나, 선천적으로 부상에 취약하기 때문이다.

평소 무거운 중량을 반복적으로 들거나 삼두근 힘줄이 약한 사람은 나이가 들면 염증이나 근육 석회화로 괴로워하곤 한다. 혹은 힘줄의 부착점을 약화시키거나 힘줄 파열을 유발하는 골극으로 고생하기도 한다.

통증이 느껴지면 삼두근을 사용하는 모든 운동을 즉각 중단해야 한다. 그리고 자신의 체형에 더 잘 맞는 운동과 운동 각도를 찾아야 한다. 삼두근 힘줄이 파열된 것 같으면 (통증은 심하게 느껴지지 않을 수도 있다) 최대한 빨리 정확한 진단을 받아서 힘줄을 주두에 다시 부착해야 한다. 똑바로 서 있을 땐 이두근의 힘으로 팔을 굽히고 중력의 힘으로 팔을 펼 수 있기 때문에 힘줄이 파열된 걸 모를 수도 있다. 정확히 확인하려면 침대에 팔을 얹고 엎드려서 팔을 굽혔다가 펴 보자. 팔을 똑바로 펴기 힘들다면 삼두근 힘줄이 완전히 파열된 것이다.

Point 상완이두근은 수축을 통해 중력에 저항하며 팔을 굽히거나, 나무에 살던 우리 조상들처럼 체중을 지탱하며 무언가에 매달리는 데 도움을 준다. 반면에 상완삼두근은 팔뚝이 밑으로 떨어지는 것을 붙잡기 위해 만들어진 근육이며, 작은 돌이나 막대기처럼 가벼운 물건을 팔로 던지거나, 뻗어서 때릴 수 있게 설계됐다. 원래 삼두근(장두 부분)은 몸 쪽으로 팔을 강하게 당길 때 도움을 주지만, 팔을 힘껏 뻗기 좋게 만들어진 근육은 아니다. 팔을 뻗는 기능은 사냥으로 먹고 살던 우리 조상들에 맞춰 근육이 진화한 것이다. 즉, 무거운 물건을 반복적으로 던지거나, 강한 저항을 받으며 팔을 반복적으로 뻗는 동작은 삼두근에 부자연스러운 동작이란 뜻이다. 따라서 이런 동작을 장기간 반복하면 팔꿈치에 염증이 발생하거나, 삼두근 힘줄의 부착점이 빨리 마모되어 결국 완전 파열로 이어진다.

삼두근 원위부 힘줄의 파열

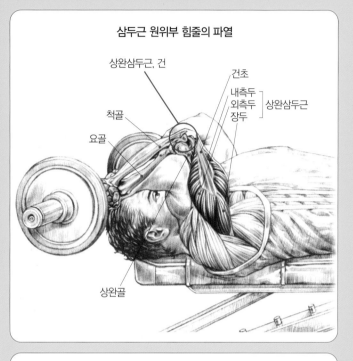

상완삼두근, 건
건초
내측두
외측두 } 상완삼두근
장두
척골
요골
상완골

염증성 석회화

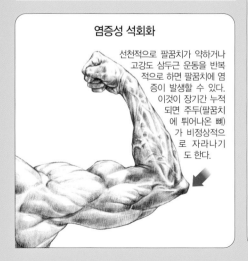

선천적으로 팔꿈치가 약하거나 고강도 삼두근 운동을 반복적으로 하면 팔꿈치에 염증이 발생할 수 있다. 이것이 장기간 누적되면 주두(팔꿈치에 튀어나온 뼈)가 비정상적으로 자라나기도 한다.

약해진 삼두근 힘줄

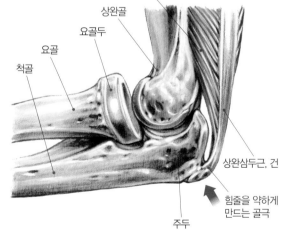

상완삼두근 원위부 힘줄의 건초 밑으로 지나가는 상완삼두근 내측두
상완골
요골두
요골
척골
상완삼두근, 건
힘줄을 약하게 만드는 골극
주두

선천적으로 팔꿈치가 약한 사람이 고강도 삼두근 운동을 반복적으로 수행하면 상완삼두근 힘줄에 염증과 함께 골극(뼈가 비정상적으로 자라나는)이 발생한다. 그러면 힘줄이 약해져서 무거운 중량을 들다가 파열될 수도 있다.

22 라잉 덤벨 트라이셉스 익스텐션 Lying Dumbbell Triceps Extensions

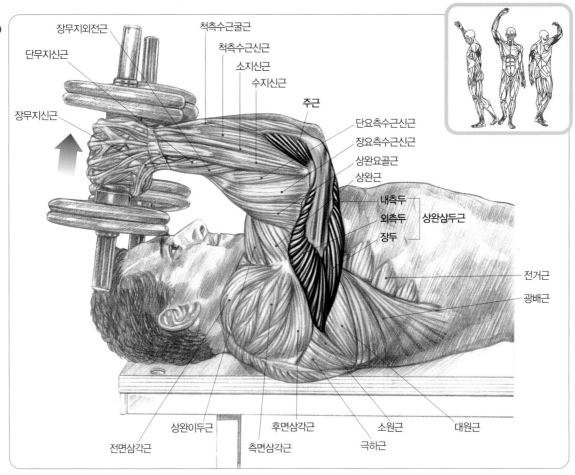

장무지외전근
단무지신근
장무지신근
척측수근굴근
척측수근신근
소지신근
수지신근
주근
단요측수근신근
장요측수근신근
상완요골근
상완근
내측두
외측두 상완삼두근
장두
전거근
광배근
상완이두근
전면삼각근
후면삼각근
측면삼각근
극하근
소원근
대원근

평평한 벤치에 누워 양손에 각각 덤벨을 잡고 팔을 수직으로 올린다 :

• 숨을 들이마시면서 덤벨을 내린다. 이때 팔꿈치 사이가 너무 벌어
지지 않도록 주의한다.
• 시작 자세로 돌아오면서 숨을 내쉰다.

이 운동은 상완삼두근의 세 부분에 각각 동일한 부하를 가한다.

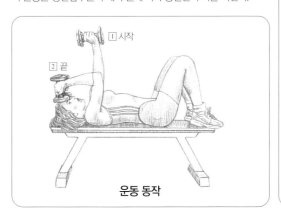

1 시작
2 끝

운동 동작

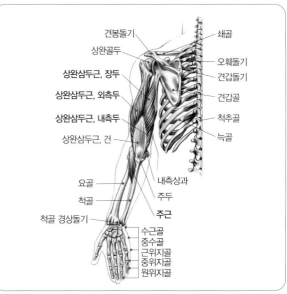

견봉돌기
상완골두
상완삼두근, 장두
상완삼두근, 외측두
상완삼두근, 내측두
상완삼두근, 건
요골
척골
척골 경상돌기
쇄골
오훼돌기
견갑돌기
견갑골
척추골
늑골
내측상과
주두
주근
수근골
중수골
근위지골
중위지골
원위지골

23 원-암 오버헤드 덤벨 트라이셉스 익스텐션

One-Arm Overhead Dumbbell Triceps Extensions

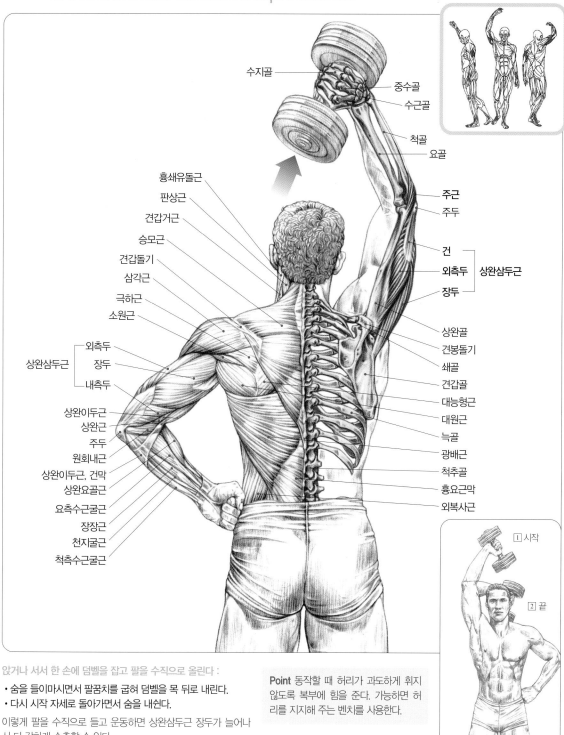

수지골
중수골
수근골
척골
요골
흉쇄유돌근
판상근
견갑거근
승모근
견갑돌기
삼각근
극하근
소원근
주근
주두
건
외측두 상완삼두근
장두
상완골
견봉돌기
쇄골
견갑골
대능형근
대원근
늑골
광배근
척추골
흉요근막
외복사근

상완삼두근
외측두
장두
내측두

상완이두근
상완근
주두
원회내근
상완이두근, 건막
상완요골근
요측수근굴근
장장근
천지굴근
척측수근굴근

앉거나 서서 한 손에 덤벨을 잡고 팔을 수직으로 올린다 :

• 숨을 들이마시면서 팔꿈치를 굽혀 덤벨을 목 뒤로 내린다.
• 다시 시작 자세로 돌아가면서 숨을 내쉰다.

이렇게 팔을 수직으로 들고 운동하면 상완삼두근 장두가 늘어나서 더 강하게 수축할 수 있다.

Point 동작할 때 허리가 과도하게 휘지 않도록 복부에 힘을 준다. 가능하면 허리를 지지해 주는 벤치를 사용한다.

1 시작
2 끝

운동 동작

24 트라이셉스 킥 백 | 상체 앞으로 기울이기 Triceps Kickbacks

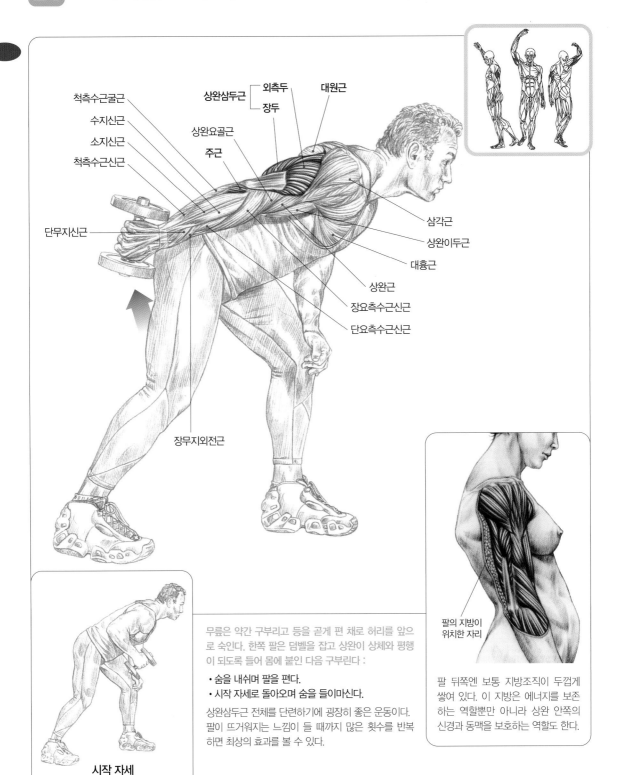

척측수근굴근
수지신근
소지신근
척측수근신근
단무지신근

상완삼두근 ─ 외측두
├ 장두
상완요골근
주근

대원근

삼각근
상완이두근
대흉근
상완근
장요측수근신근
단요측수근신근

장무지외전근

팔의 지방이
위치한 자리

시작 자세

무릎은 약간 구부리고 등을 곧게 편 채로 허리를 앞으로 숙인다. 한쪽 팔은 덤벨을 잡고 상완이 상체와 평행이 되도록 들어 몸에 붙인 다음 구부린다 :

• 숨을 내쉬며 팔을 편다.
• 시작 자세로 돌아오며 숨을 들이마신다.

상완삼두근 전체를 단련하기에 굉장히 좋은 운동이다. 팔이 뜨거워지는 느낌이 들 때까지 많은 횟수를 반복하면 최상의 효과를 볼 수 있다.

팔 뒤쪽엔 보통 지방조직이 두껍게 쌓여 있다. 이 지방은 에너지를 보존하는 역할뿐만 아니라 상완 안쪽의 신경과 동맥을 보호하는 역할도 한다.

25 시티드 덤벨 트라이셉스 익스텐션 | 양손을 모아
Seated Dumbbell Triceps Extensions

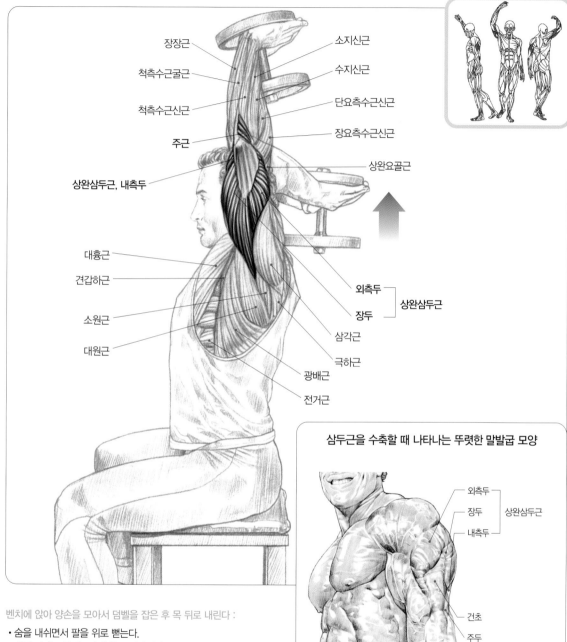

장장근
소지신근
척측수근굴근
수지신근
척측수근신근
단요측수근신근
주근
장요측수근신근
상완삼두근, 내측두
상완요골근
대흉근
견갑하근
소원근
대원근
외측두 ┐ 상완삼두근
장두 ┘
삼각근
극하근
광배근
전거근

삼두근을 수축할 때 나타나는 뚜렷한 말발굽 모양

외측두 ┐
장두 │ 상완삼두근
내측두 ┘
건초
주두

벤치에 앉아 양손을 모아서 덤벨을 잡은 후 목 뒤로 내린다 :

· 숨을 내쉬면서 팔을 위로 뻗는다.
· 시작 자세로 돌아오며 숨을 들이마신다.

이렇게 팔을 수직으로 들고 운동하면 상완삼두근 장두가 늘어나서 강하게 수축할 수 있다.
동작 시 허리가 휘지 않도록 복부에 힘을 주거나 등받이 의자를 이용하도록 한다.

삼두근의 세 머리를 이루고 있는 근섬유들은 하나의 건초에 부착돼 있는데, 이 건초는 주두와 힘줄로 연결돼 있다. 삼두근이 수축하면 이 힘줄 섬유들이 근육 속으로 빨려 들어가는데, 이때 수축한 근육이 밖으로 튀어나오면서 삼두근 특유의 말발굽 모양이 나타난다.

26 시티드 EZ바 트라이셉스 익스텐션
Seated EZ Bar Triceps Extensions

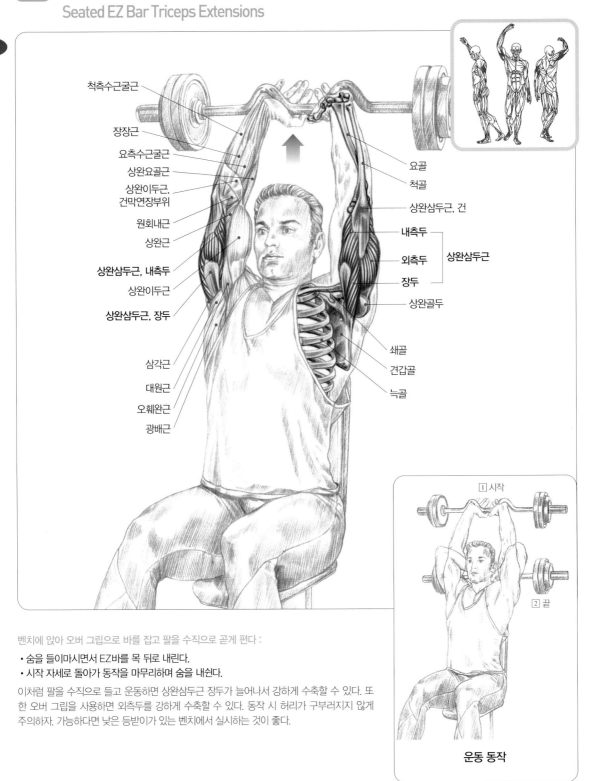

척측수근굴근
장장근
요측수근굴근
상완요골근
상완이두근, 건막연장부위
원회내근
상완근
상완삼두근, 내측두
상완이두근
상완삼두근, 장두
삼각근
대원근
오훼완근
광배근

요골
척골
상완삼두근, 건
내측두
외측두   **상완삼두근**
장두
상완골두
쇄골
견갑골
늑골

① 시작
② 끝

운동 동작

벤치에 앉아 오버 그립으로 바를 잡고 팔을 수직으로 곧게 편다 :

• 숨을 들이마시면서 EZ바를 목 뒤로 내린다.
• 시작 자세로 돌아가 동작을 마무리하며 숨을 내쉰다.

이처럼 팔을 수직으로 들고 운동하면 상완삼두근 장두가 늘어나서 강하게 수축할 수 있다. 또한 오버 그립을 사용하면 외측두를 강하게 수축할 수 있다. 동작 시 허리가 구부러지지 않게 주의하자. 가능하다면 낮은 등받이가 있는 벤치에서 실시하는 것이 좋다.

27 트라이셉스 딥 Triceps Dips

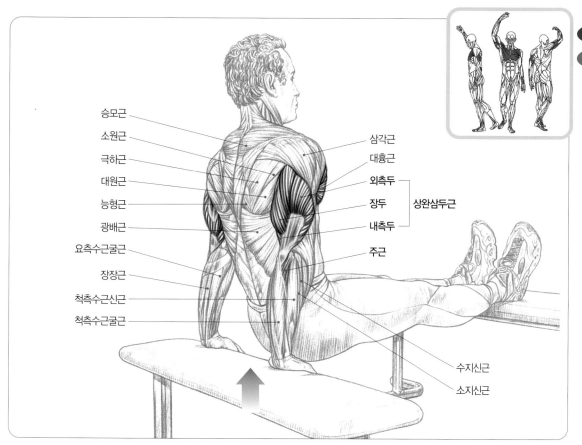

승모근
소원근
극하근
대원근
능형근
광배근
요측수근굴근
장장근
척측수근신근
척측수근굴근

삼각근
대흉근
외측두
장두 } 상완삼두근
내측두
주근
수지신근
소지신근

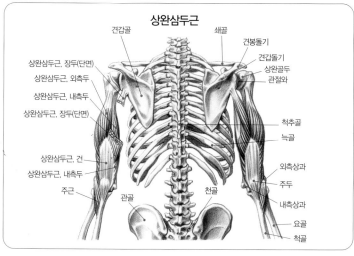

상완삼두근

견갑골
쇄골
견봉돌기
견갑돌기
상완골두
관절와

상완삼두근, 장두(단면)
상완삼두근, 외측두
상완삼두근, 내측두
상완삼두근, 장두(단면)

척추골
늑골

상완삼두근, 건
상완삼두근, 내측두

외측상과
주두
내측상과

주근
관골
천골
요골
척골

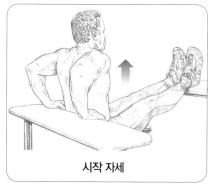

시작 자세

한쪽 벤치의 가장자리를 양손으로 잡고, 다른 쪽 벤치의 가장자리에 양발을 올린다 :

• 숨을 내쉬며 팔이 쭉 펴질 때까지 몸을 들어 올린다. 다시 시작 자세로 돌아가며 숨을 들이마신다.

이 운동은 삼두근과 흉근뿐만 아니라 전면삼각근도 자극한다.
운동 난이도와 강도를 높이고 싶다면 대퇴부에 중량을 올려서 실시한다.

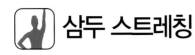 # 삼두 스트레칭

등을 최대한 곧게 펴고 앉거나 선다. 한쪽 팔을 똑바로 들어서 머리 옆으로 뻗은 다음
팔꿈치를 90도로 구부린다 :

• 반대쪽 손으로 손목을 잡아서 천천히 당긴다. 머리 뒤로 팔꿈치를 가져오려고 노력하자.
• 천천히 호흡하면서 스트레칭을 몇 초간 유지한다.

이 스트레칭은 삼두근과 대원근, 광배근을 주로 늘여준다.

응용 동작 삼두근을 중점적으로 스트레칭하려면 오른쪽 그림과 같이 팔을 더 구부린 다음
반대쪽 손으로 팔꿈치를 잡고 머리 뒤로 천천히 당긴다.

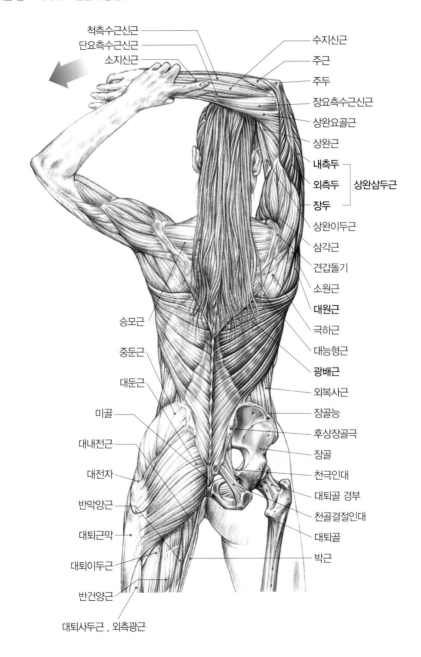

척측수근신근
단요측수근신근
소지신근
수지신근
주근
주두
장요측수근신근
상완요골근
상완근
내측두
외측두 ┐ 상완삼두근
장두 ┘
상완이두근
삼각근
견갑돌기
소원근
대원근
극하근
대능형근
광배근
외복사근
승모근
중둔근
대둔근
미골
대내전근
대전자
반막양근
대퇴근막
대퇴이두근
반건양근
대퇴사두근 , 외측광근
장골능
후상장골극
장골
천극인대
대퇴골 경부
천골결절인대
대퇴골
박근

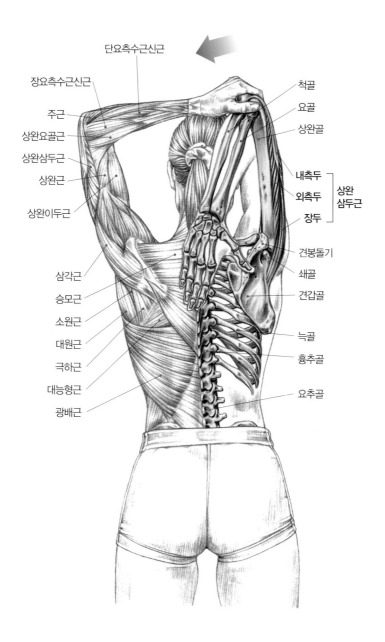

단요측수근신근

장요측수근신근

주근

상완요골근

상완삼두근

상완근

상완이두근

삼각근

승모근

소원근

대원근

극하근

대능형근

광배근

척골

요골

상완골

내측두 ⎤
외측두 ⎥ 상완
장두 ⎦ 삼두근

견봉돌기

쇄골

견갑골

늑골

흉추골

요추골

등을 곧게 펴고 앉거나 선다. 한쪽 팔을 들어서 머리 옆으로 뻗은 다음 팔꿈치를 구부려 등 상부에 손이 닿게 한다 :

• 반대쪽 손으로 팔꿈치를 잡아서 머리 뒤로 천천히 당긴다.
• 천천히 호흡하면서 스트레칭을 몇 초간 유지한다.

이 스트레칭은 대원근, 상완삼두근 장두를 늘여주며, 그보단 약하지만 광배근도 늘여준다.

응용 동작 운동 강도를 높이고 싶다면 위로 든 팔을 벽에 대고 당겨보자.

Point 여기 소개한 삼두근 스트레칭을 하면 고중량을 사용한 삼두근 운동이나 풀오버, 업라이트 로우 등을 할 때 근육이 파열되는 것을 방지할 수 있다. 업라이트 로우를 하면 삼두근 장두가 특히 강하게 늘어난다.

02 어깨 강화 운동
SHOULDERS

앞

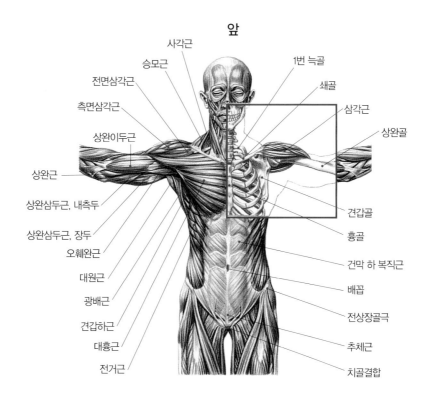

사각근
승모근
전면삼각근
측면삼각근
상완이두근
상완근
상완삼두근, 내측두
상완삼두근, 장두
오훼완근
대원근
광배근
견갑하근
대흉근
전거근

1번 늑골
쇄골
삼각근
상완골
견갑골
흉골
건막 하 복직근
배꼽
전상장골극
추체근
치골결합

뒤

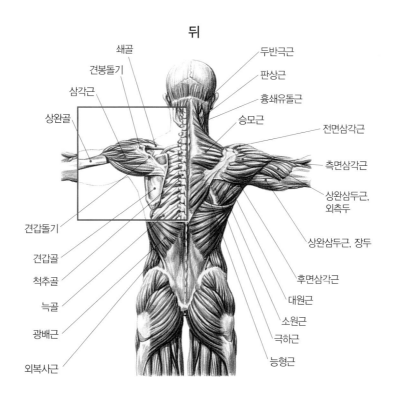

쇄골
견봉돌기
삼각근
상완골
견갑돌기
견갑골
척추골
늑골
광배근
외복사근

두반극근
판상근
흉쇄유돌근
승모근
전면삼각근
측면삼각근
상완삼두근, 외측두
상완삼두근, 장두
후면삼각근
대원근
소원근
극하근
능형근

1 백 프레스 Back Presses

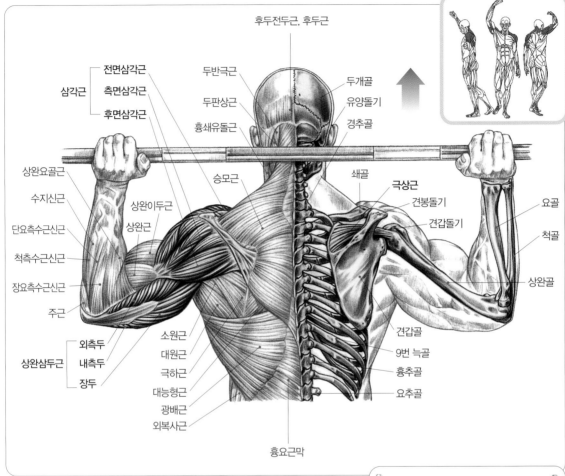

후두전두근, 후두근

두반극근
두판상근
흉쇄유돌근

두개골
유양돌기
경추골

전면삼각근
삼각근 측면삼각근
후면삼각근

상완요골근
수지신근
단요측수근신근
척측수근신근
장요측수근신근
주근

상완삼두근 외측두
내측두
장두

상완이두근
상완근

승모근

쇄골
극상근
견봉돌기
견갑돌기

요골
척골

상완골

소원근
대원근
극하근
대능형근
광배근
외복사근

견갑골
9번 늑골
흉추골
요추골

흉요근막

자리에 앉아 등을 곧게 펴고 오버 그립으로 바를 잡아 목 뒤에 놓는다 :

• 숨을 내쉬며 수직으로 바를 들어 올린다. 동작 시 등을 최대한 곧게 편다.
• 동작을 마무리하며 숨을 들이마신다.

이 운동은 삼각근, 특히 측면 및 후면삼각근을 강하게 자극한다. 또한 이보단 약하지만 승모근과 상완삼두근, 전거근, 능형근, 극하근, 소원근도 자극하며 깊숙한 곳에 위치한 극상근도 자극한다. 이 운동은 서서 하거나, 랙에서 해도 된다. 이 운동만을 위해 개발된 머신도 많다.

 주의 바를 목 뒤에 놓을 때 부상을 입을 수 있다. 어깨 관절의 부상을 방지하기 위해서는 자신의 체형이나 유연성을 고려하여 적절한 높이로 내리도록 한다.

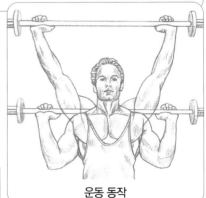

운동 동작

2 시티드 프런트 프레스 Seated Front Presses

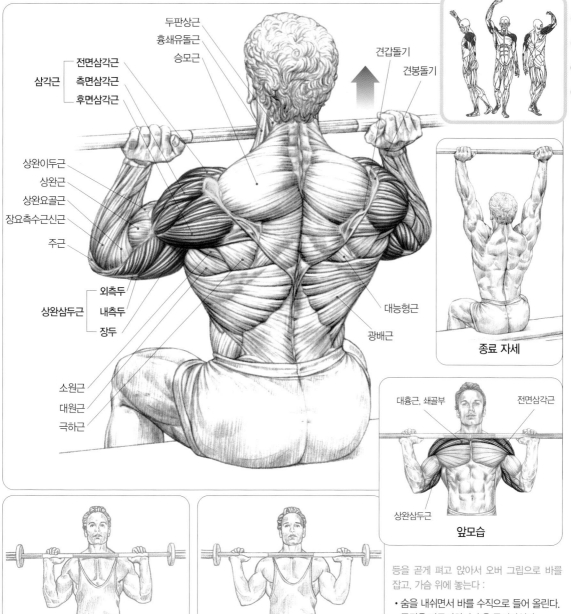

두판상근
흉쇄유돌근
승모근
견갑돌기
견봉돌기

전면삼각근
삼각근 측면삼각근
후면삼각근

상완이두근
상완근
상완요골근
장요측수근신근
주근

외측두
상완삼두근 내측두
장두

소원근
대원근
극하근

대능형근
광배근

종료 자세

대흉근, 쇄골부
전면삼각근

상완삼두근

앞모습

팔꿈치를 앞으로 한다 : 내로우 그립
전면삼각근, 대흉근 쇄골부 단련

팔꿈치를 벌린다 : 와이드 그립
전면삼각근, 측면삼각근 단련

등을 곧게 펴고 앉아서 오버 그립으로 바를 잡고, 가슴 위에 놓는다 :

• 숨을 내쉬면서 바를 수직으로 들어 올린다.
• 동작을 마무리하며 숨을 들이마신다.

이 운동은 전면 및 측면삼각근, 대흉근 쇄골부, 상완삼두근, 전거근, 승모근, 심부의 극상근까지 자극한다.

이 운동은 서서 실시할 수도 있다. 동작 시 요추가 아치 모양으로 구부러지지 않도록 등을 곧게 펴자. 다양한 머신이나 랙을 활용해서 운동하면 자세를 잡기가 수월하기 때문에 좀 더 삼각근에 집중할 수 있다.
그립을 잡은 손의 폭에 따라 각기 다른 근육을 발달시킬 수 있다. 팔꿈치를 앞으로 하여 내로우 그립으로 잡으면 전면삼각근이 단련되고, 팔꿈치를 벌려서 와이드 그립으로 실시하면 측면삼각근이 집중적으로 단련된다.

3 시티드 덤벨 프레스 Seated Dumbbell Presses

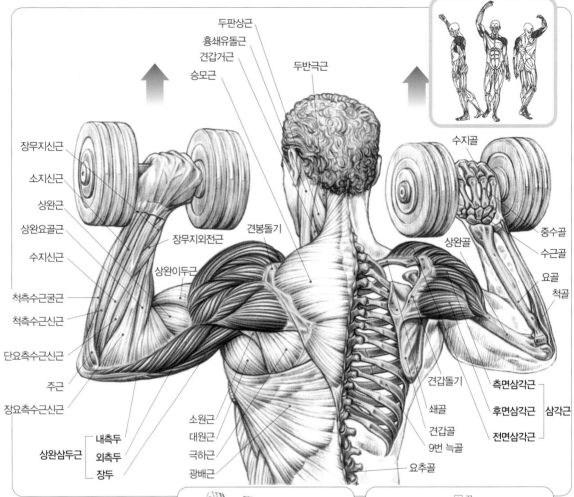

두판상근
흉쇄유돌근
견갑거근
승모근
두반극근

장무지신근
소지신근
상완근
상완요골근
수지신근
척측수근굴근
척측수근신근
단요측수근신근
주근
장요측수근신근
상완삼두근 ┌ 내측두
       │ 외측두
       └ 장두

장무지외전근
상완이두근
견봉돌기

소원근
대원근
극하근
광배근

수지골
상완골
중수골
수근골
요골
척골
견갑돌기
쇄골
견갑골
9번 늑골
요추골

측면삼각근
후면삼각근 삼각근
전면삼각근

벤치에 앉아 등을 곧게 펴고 오버 그립(엄지 손가락이 안쪽을 향하게)으로 덤벨을 잡은 후 어깨 높이로 들어 올린다 :

• 숨을 내쉬면서 팔을 수직으로 들어 올린다.
• 동작을 마무리하며 숨을 들이마신다.

이 운동은 삼각근(주로 측면삼각근)뿐만 아니 라 승모근, 전거근, 상완삼두근까지 자극한다. 서서 실시해도 되고, 양팔을 번갈아 운동해도 된다. 등받이 의자를 활용하면 허리가 구부러 지는 걸 방지할 수 있다.

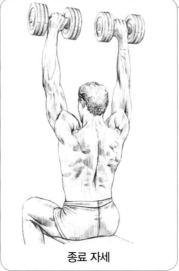

종료 자세

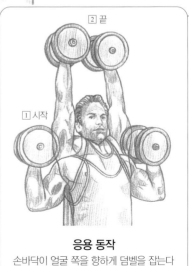

2 끝
1 시작

응용 동작
손바닥이 얼굴 쪽을 향하게 덤벨을 잡는다

라잉 덤벨 프레스를 활용하면 어깨 부상을 당해도 트레이닝을 지속할 수 있다

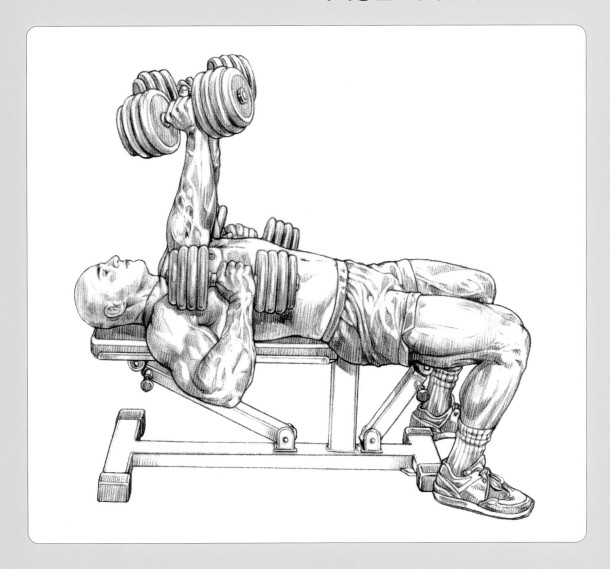

포착 증후군을 앓는 사람을 주변에서 흔히 볼 수 있는데, 이 운동은 그런 사람들이 할 수 있는 몇 안 되는 운동이다.
벤치에 누워서 팔꿈치를 몸에 붙이고 덤벨 프레스를 하면 전면삼각근이 강하게 자극되고, 그보단 약하지만 측면삼각근도 자극되며, 어깨 전면의 과도한 마찰도 방지할 수 있다.
이 운동을 꾸준히 실시하면 부상 중에도 삼각근의 크기와 탄력을 유지할 수 있다. 또한 대흉근이 파열된 후 트레이닝을 재개할 때 가슴 근육의 움직임을 다시 익히기에도 좋은 운동이다. 팔꿈치를 몸에 붙인 채로 덤벨을 밀면 대흉근이 많이 늘어나지 않기 때문에 부상 부위가 다시 파열될 위험이 없다.

운동 동작

벤치에 누워서 가슴을 펴고 등을 약간 아치형으로 만든 다음 발을 바닥에 댄다. 양손에 각각 덤벨을 잡고 팔꿈치를 몸 옆으로 붙인 다음 구부린다.

• 숨을 내쉬면서 팔을 수직으로 편다.
• 숨을 들이마시고 동작을 천천히 컨트롤하면서 시작 자세로 돌아온다.

✚ 어깨 부상

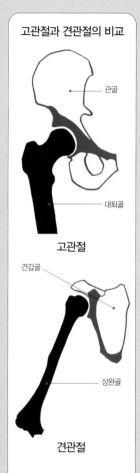

고관절과 견관절의 비교

고관절

- 관골
- 대퇴골

견관절

- 견갑골
- 상완골

골반뼈와 대퇴골이 이루는 관절이 상대적으로 견고한 것에 비해 어깨 관절은 깊게 안착되어 있지는 않다 (대신 가동성이 우수하다). 이런 구조로 인해 견관절은 쉽게 부상을 입게 되는 것이다.

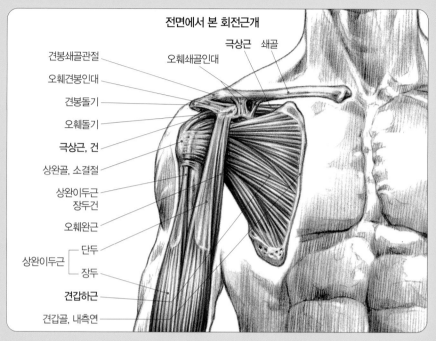

전면에서 본 회전근개

- 극상근
- 쇄골
- 견봉쇄골관절
- 오훼쇄골인대
- 오훼견봉인대
- 견봉돌기
- 오훼돌기
- 극상근, 건
- 상완골, 소결절
- 상완이두근 장두건
- 오훼완근
- 상완이두근 — 단두, 장두
- 견갑하근
- 견갑골, 내측연

웨이트트레이닝을 하다 보면 어깨 부상이 자주 발생하게 된다. 삼각근을 전체적으로 고르게 발달시키려면 다양한 운동을 많은 횟수로 반복해야 하기 때문에 부상 위험이 그만큼 배가된다.

고관절은 대퇴골두가 골반 관절와의 깊숙한 곳에 박혀 있기 때문에 매우 안정적이다. 하지만 견관절은 팔을 넓은 범위로 움직일 수 있도록 가동성이 뛰어나지만 안정감은 떨어진다. 어깨는 여러 근육에 의해 고정된 절구관절이다. 즉, 복잡하게 엮여 있는 근육과 힘줄들이 견갑골 관절와에 상완골두를 고정해 놓은 구조다.

대부분 웨이트트레이닝 부상은 어깨 트레이닝 중에 발생하지만, 어깨 근육을 직접적으로 다치는 경우는 드물다. 일반적으로 깊숙한 곳(뼈나 속근육)에 부상이 발생하기 때문에 평소와 다른 특이한 동작을 하다가 그제야 부상을 감지하곤 한다. 관절낭 주변 힘줄에 장기간 마찰이 누적돼서 발생하는 부상은 부상의 정도가 더 심각하다고 볼 수 있다.

미식축구처럼 신체를 격렬하게 접촉하거나 야구의 투수처럼 팔을 갑자기 움직이는 동작을 하면 어깨가 탈구되거나 힘줄이 찢어지는 심각한 부상을 당할 수 있다. 이와는 달리 웨이트트레이닝 중에 발생할 수 있는 가장 심각한 부상은 포착 증후군이다. 다른 말로 어깨충돌증후군이라고도 한다. 이런 부상을 당한 사람들은 비하인드 넥 프레스나 래터럴 레이즈처럼 팔을 드는 운동을 할 때 극상근의 힘줄이 마찰되거나 짓눌린다. 이는 견봉 아랫면과 오훼견봉인대가 만나서 형성된 아치와 상완골두 사이에 힘줄이 끼어서 발생하는 현상이다.

그러면 염증이 발생하는데, 처음엔 활액낭에 염증이 생긴다. 활액낭은 평소엔 과도한 마찰로부터 극상근을 보호하는 역할을 한다. 증상이 심하면 극상근 힘줄까지 염증이 퍼지는데, 치료하지 않고 방치하면 주변에 있는 극하근 힘줄 뒤쪽과 상완이두근 장두 앞쪽까지 영향을 미친다. 이 상태에서는 팔을 들기가 매우 고통스럽고, 결국 석회화나 파열로 이어져서 극상근 힘줄이 돌이킬 수 없을 만큼 심하게 손상된다(이런 증상은 보통 40세 이후에 나타난다).

한편 오훼견봉 아치와 상완골 사이의 공간은 사람마다 다른데, 어떤 사람은 팔을 옆으로 들기만 해도 이곳에서 심한 마찰이 발생한다. 이런 사람은 목에서 동작이 시작되는 프레스, 팔을 지나치게 높이 드는 래터럴 레이즈, 백 프레스를 하면 안 된다. 또한 어깨를 사용하는 모든 바벨 프레스는 팔꿈치를 약간 앞으로 모아서 몸 앞쪽에서 실시해야 한다. 래터럴 덤벨 레이즈를 할 땐 자신에게 맞는 각도를 찾아야 한다. 통증이 없는 동작이 올바른 동작이다.

동일한 어깨 부상을 당해도 사람마다 반응이 제각각이라는 흥미로운 보고가 있다. 어떤 사람은 다양한 레이즈 동작을 하다가 힘줄이 짓눌리거나 변형이 일어나도 염증으로 인한 통증을 전혀 못 느끼다가 건강 검진 과정에서 극상근 힘줄이 파열됐다는 사실을 알게 되는 경우도 있다. 관절낭 주변 근육들의 긴장도에 불균형이 발생해 어깨 부상이 발생하기도 한다. 상완골두는 여러 근육(견갑하근, 이두근 장두, 극상근, 극하근, 소원근)에 의해 견갑골 관절와에 단단히 고정돼 있는데, 이 근육들의 힘줄은 관절낭에 부착되거나 관절낭을 지나간다. 이 근육들에 경련이 발생하거나 과긴장 혹은 저긴장 상태가 되면 어깨 관절이 당겨져 비틀어질 수 있다. 이렇게 어깨가 틀어지면 팔을 움직이는 과정에서 마찰이 발생해 염증으로 이어진다.

후면에서 본 회전근개

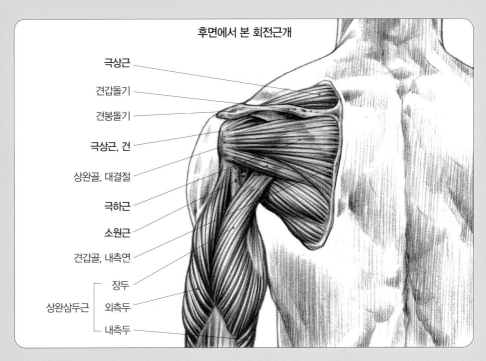

- 극상근
- 견갑돌기
- 견봉돌기
- 극상근, 건
- 상완골, 대결절
- 극하근
- 소원근
- 견갑골, 내측연
- 상완삼두근
  - 장두
  - 외측두
  - 내측두

예를 들어 소원근과 극하근이 짧아지거나 경련을 일으키면 상완골두가 과도하게 돌아가서 팔 운동을 할 때 어깨 앞쪽에 마찰이 발생한다. 이것이 장기간 누적되면 상완이두근 장두 힘줄에 부상이 발생한다.
이를 방지하기 위해서는 어깨의 모든 근육을 균형 있게 트레이닝하고, 어색하거나 통증이 느껴지는 동작은 피하는 것이 좋다.

활액낭을 보여주는 견관절 관상 절단면

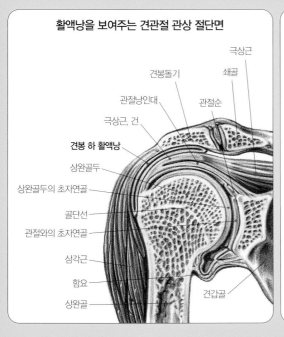

- 견봉돌기
- 관절낭인대
- 극상근, 건
- 견봉 하 활액낭
- 상완골두
- 상완골두의 초자연골
- 골단선
- 관절와의 초자연골
- 삼각근
- 함요
- 상완골
- 극상근
- 쇄골
- 관절순
- 견갑골

오훼견봉인대의 천정 부위를 보여주는 견갑골 측면

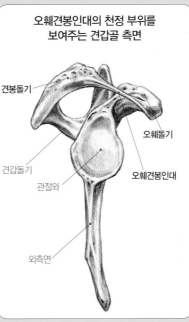

- 견봉돌기
- 오훼돌기
- 오훼견봉인대
- 견갑돌기
- 관절와
- 외측연

Point 소원근과 극하근이 짧아지거나 경련을 일으키는 것을 방지하기 위해 손으로 마사지를 하는 것도 좋은 방법이다. 전동 마사지 기구나 전기 자극을 주는 방법도 경련을 줄이거나 제거하는 데 효과적이다.

59

체형에 따른 백 프레스 훈련

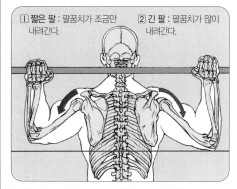

백 프레스 시 팔꿈치를 내릴 때 팔의 길이가 미치는 영향

1 짧은 팔 : 팔꿈치가 조금만 내려간다.
2 긴 팔 : 팔꿈치가 많이 내려간다.

1 삼각근이 최적으로 스트레칭되어 파워풀한 동작 시작점에서 근섬유를 최대한 많이 동원시킬 수 있다.
2 근섬유가 과하게 스트레칭되어 파워풀한 동작 시작점에서 충분한 근육을 동원할 수 없다.

백 프레스 시 바를 내리는 동작에 쇄골의 길이가 미치는 영향

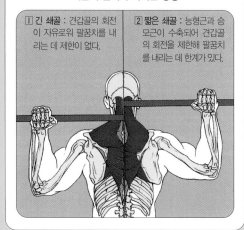

1 긴 쇄골 : 견갑골의 회전이 자유로워 팔꿈치를 내리는 데 제한이 없다.
2 짧은 쇄골 : 능형근과 승모근이 수축되어 견갑골의 회전을 제한해 팔꿈치를 내리는 데 한계가 있다.

백 프레스로 어깨를 트레이닝할 때는 자신의 골격을 고려하는 것이 중요하다.

팔의 길이 팔의 길이, 특히 전완의 길이는 이 운동을 실행하는 데 있어서 중요한 역할을 한다.

바벨을 귀 아래쪽으로 내릴 때 몸에 비해 긴 길이의 전완을 가진 사람은 짧은 전완을 가진 사람보다 팔꿈치를 훨씬 더 낮게 내린다. 이렇게 팔꿈치를 낮게 내리면 삼각근이 과하게 스트레칭되어 자세가 불편하고, 파워풀한 밀기 동작을 할 때 근섬유를 최대한으로 동원하는 것이 불가능해진다.

긴 전완을 가진 사람들을 위한 최적의 트레이닝 방법은 중량을 무겁게 하고, 바를 귀 아래쪽으로 너무 내리지 않게 동작하는 것이다. 중요한 것은 삼각근이 높은 강도를 느끼도록 만드는 것이다.

쇄골의 길이 쇄골의 길이는 목 뒤로 바벨을 정확하게 내리는 능력에 상당한 영향을 미친다. 쇄골이 짧으면 견갑골은 불가피하게 척추의 중심으로 모이게 되는데, 목 뒤쪽으로 바벨을 내리면 능형근과 승모근 또한 등 중심 쪽으로 지나치게 수축되어 견갑골의 가동범위가 크게 줄어든다. 이 때문에 쇄골이 짧은 사람은 바벨을 정확한 위치로 내려 삼각근의 자극을 느끼며 운동하는 것이 어려운 것이다. 또한 등 중심에 위치한 근육들이 발달한 사람일수록 두 견갑골이 서로 가까이 접근할 수 없으므로 목 뒤쪽으로 바벨을 내리기가 어려워진다.

Point 전완이 길고 쇄골이 짧은 사람들에게는 삼각근 강화를 위해 백 프레스하는 것을 권장하지 않는다.

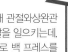

주의

1 팔을 수직으로 들어 올리면 상완골이 외회전하게 된다. 이때 관절와상완관절과 뼈 인대성 오훼견봉 천장의 공간이 좁으면 과도한 마찰을 일으키는데, 이는 극상근건의 손상 또는 파열을 일으킬 수 있다. 그러므로 백 프레스를 하는 도중에 어깨나 승모근이 조금이라도 불편하거나 아프다면 퇴행성 회전근개염으로 진행되지 않도록 움직임에 변화를 줘야 한다.

2 덤벨로 래터럴 레이즈를 할 때처럼 팔을 들면 상완골이 내회전하게 된다. 이때 관절와상완관절과 뼈 인대성 오훼견봉 천장의 공간이 너무 좁으면 과도한 마찰로 인해 극하근건이 손상될 수 있다. 따라서 이 경우에도 동작할 때 어깨에 불편함이 있다면 움직임에 변화를 줘야 한다.

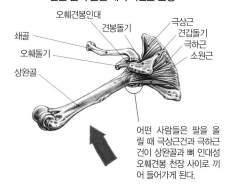

팔을 들어 올릴 때의 회전근 손상

오훼견봉인대
견봉돌기
극상근
쇄골
극하근
오훼돌기
견갑돌기
상완골
소원근

어떤 사람들은 팔을 올릴 때 극상근건과 극하근건이 상완골과 뼈 인대성 오훼견봉 천장 사이로 끼어 들어가게 된다.

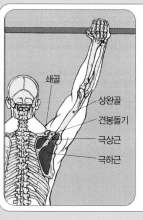

백 프레스 시 극상근 끼임 현상

백 프레스를 하는 동안 극상근건이 견봉돌기와 상완골 사이에 낄 수 있다.

쇄골
상완골
견봉돌기
극상근
극하근

4 아놀드 프레스 | 손목 회전하기 Arnold Presses

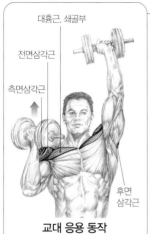

교대 응용 동작

벤치에 앉아서 등을 곧게 편다. 언더 그립으로 덤벨을 잡은 후 어깨 높이로 들고, 팔을 구부려 팔꿈치가 앞을 향하게 한다 :

- 숨을 내쉬면서 수직으로 팔을 뻗는다. 이때 손목을 180도 회전하여 오버 그립으로 전환한다(양쪽 엄지손가락이 마주보도록).
- 동작을 마무리하며 숨을 들이마신다.

이 운동은 삼각근(특히 전면 삼각근)뿐만 아니라 대흉근 쇄골부, 상완삼두근, 승모근, 전거근도 자극한다.

응용 동작 허리가 과도하게 구부러지지 않게 등받이 의자를 이용하여 실시할 수도 있다. 또한 서서하거나 양팔을 교대로 번갈아 실시할 수도 있다.

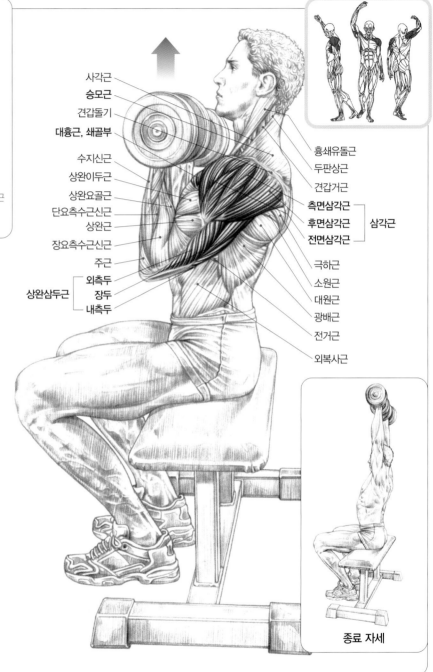

종료 자세

Point 팔꿈치가 앞을 향하게 놓고 운동하면 견관절의 과도한 마찰을 방지할 수 있다. 마찰로 인한 염증이 장기간 누적되면 심각한 부상으로 이어질 수 있으니 주의하자.
이 운동은 어깨가 약한 사람들에게 권장한다. 팔꿈치를 바깥쪽으로 벌리고 실시하는 일반적인 덤벨 프레스나 백 프레스 같은 고강도 운동을 이 운동으로 대체하자.

5 래터럴 덤벨 레이즈 Lateral Dumbbell Raises

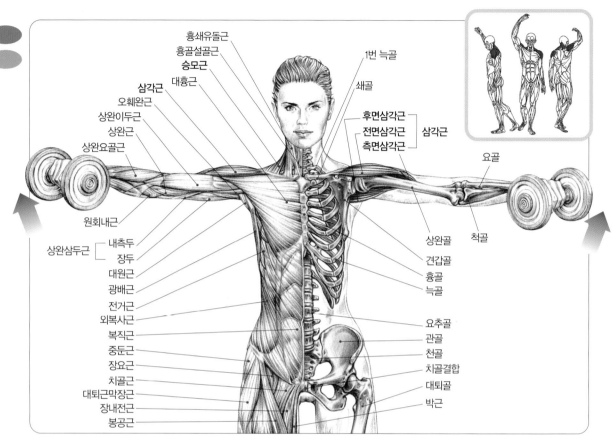

흉쇄유돌근
흉골설골근
승모근
삼각근   대흉근
오훼완근
상완이두근
상완근
상완요골근

원회내근

상완삼두근 ⌈ 내측두
          ⌊ 장두
대원근
광배근
전거근
외복사근
복직근
중둔근
장요근
치골근
대퇴근막장근
장내전근
봉공근

1번 늑골
쇄골

후면삼각근
전면삼각근 삼각근
측면삼각근

요골

상완골
견갑골
흉골
늑골

척골

요추골
관골
천골
치골결합
대퇴골
박근

등을 곧게 펴고 서서 다리를 자연스럽게 벌린다. 팔은 몸 옆에 두고 양손으로 덤벨을 잡는다 :

• 팔꿈치를 약간 구부린 상태에서 양팔이 수평이 될 때까지 들어 올린다.
• 시작 자세로 돌아온다.

이 운동은 측면삼각근을 중점적으로 자극한다. 측면삼각근은 근육을 이루는 섬유들이 상완골에 모여 있는 다익상근

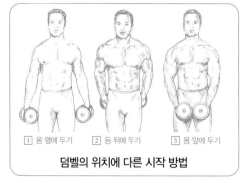

① 몸 옆에 두기   ② 등 뒤에 두기   ③ 몸 앞에 두기

덤벨의 위치에 다른 시작 방법

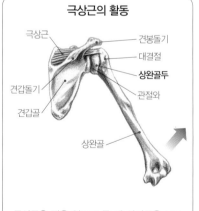

극상근의 활동

극상근
견봉돌기
대결절
상완골두
견갑돌기
관절와
견갑골
상완골

극상근은 팔을 옆으로 들 때 삼각근을 보조하며, 상완골두를 관절와에 고정하는 역할도 한다.

이다. 측면삼각근의 역할은 비교적 무거운 중량을 지탱하면서 최대 가동범위를 따라 팔을 정교하게 움직이는 것이다. 따라서 측면삼각근 섬유를 골고루 자극하려면 이런 근육의 성질에 맞게 운동 시작 자세에 다양한 변화를 줘야 한다(양손을 등 뒤에 놓기, 몸 옆에 놓기, 몸 앞에 놓기).

신체 구조는 사람마다 다르기 때문에(쇄골의 길이, 견봉의 형태, 상완골의 삼각근 부착점 등) 자신의 체형에 가장 잘 맞는 각도를 찾아야 한다. 래터럴 레이즈는 극상근도 자극하는데, 극상근은 견갑골의 극상와 깊숙한 곳에 있는 상완골 소결절에 부착돼 있기 때문에 눈에는 보이지 않는다. 팔을 수평보다 높이 들면 승모근 상부까지 자극할 수 있지만, 대부분 보디빌더는 측면삼각근에 자극을 집중하기 위해서 팔을 수평보다 높이 들진 않는다.

이 운동은 절대 고중량으로 해선 안 된다. 최상의 효과를 보려면 세트당 10〜25회를 반복하고, 운동 각도에 다양한 변화를 주고, 휴식 시간을 최소화해서 근육이 불타는 느낌을 극대화하자. 운동 강도를 높이려면 팔을 수평 지점까지 들고 몇 초간 등척성 수축을 유지해 보자.

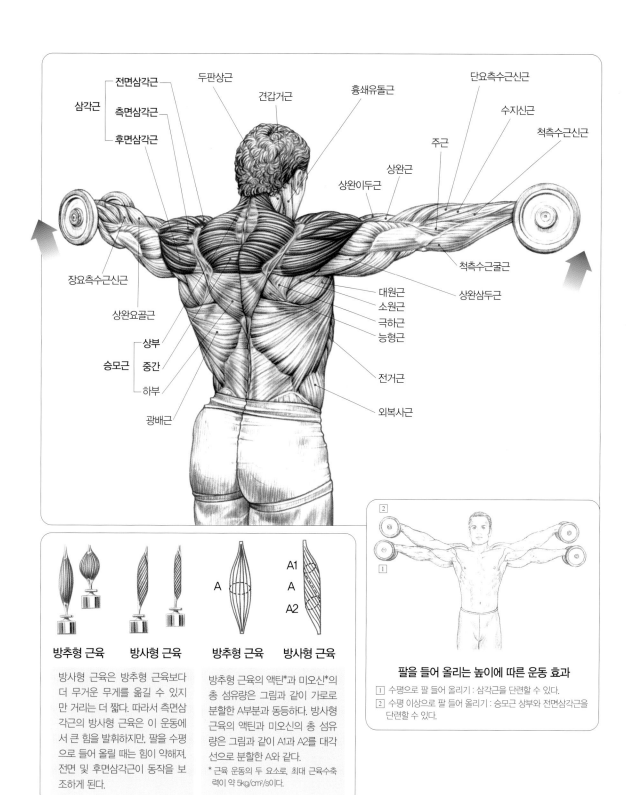

삼각근
　전면삼각근
　측면삼각근
　후면삼각근
두판상근
건갑거근
흉쇄유돌근
단요측수근신근
수지신근
척측수근신근
주근
상완근
상완이두근
상완요골근
장요측수근신근
척측수근굴근
상완삼두근
대원근
소원근
극하근
능형근
전거근
외복사근
승모근
　상부
　중간
　하부
광배근

방추형 근육　　**방사형 근육**

방사형 근육은 방추형 근육보다 더 무거운 무게를 옮길 수 있지만 거리는 더 짧다. 따라서 측면삼각근의 방사형 근육은 이 운동에서 큰 힘을 발휘하지만, 팔을 수평으로 들어 올릴 때는 힘이 약해져, 전면 및 후면삼각근이 동작을 보조하게 된다.

A

A1
A
A2

방추형 근육　　**방사형 근육**

방추형 근육의 액틴*과 미오신*의 총 섬유량은 그림과 같이 가로로 분할한 A부분과 동등하다. 방사형 근육의 액틴과 미오신의 총 섬유량은 그림과 같이 A1과 A2를 대각선으로 분할한 A와 같다.
* 근육 운동의 두 요소로, 최대 근육수축력이 약 5kg/cm²/s이다.

팔을 들어 올리는 높이에 따른 운동 효과

1 수평으로 팔 들어 올리기 : 삼각근을 단련할 수 있다.
2 수평 이상으로 팔 들어 올리기 : 승모근 상부와 전면삼각근을 단련할 수 있다.

6 벤트오버 래터럴 덤벨 레이즈 Bent-Over Lateral Dumbbell Raises

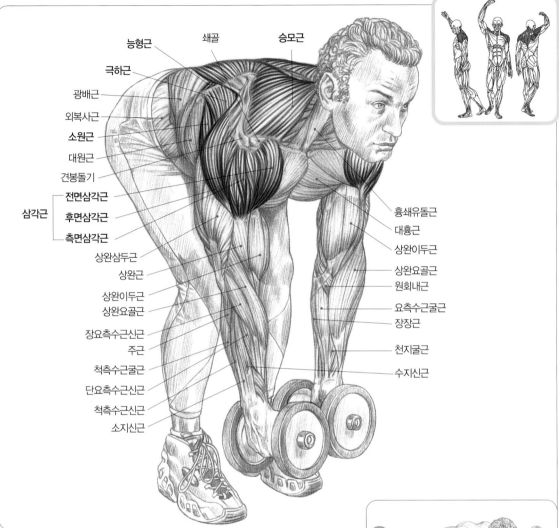

능형근
쇄골
승모근
극하근
광배근
외복사근
소원근
대원근
견봉돌기
삼각근
전면삼각근
후면삼각근
측면삼각근
상완삼두근
상완근
상완이두근
상완요골근
장요측수근신근
주근
척측수근굴근
단요측수근신근
척측수근신근
소지신근

흉쇄유돌근
대흉근
상완이두근
상완요골근
원회내근
요측수근굴근
장장근
천지굴근
수지신근

삼각근 근육

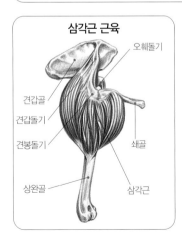

오훼돌기
견갑골
견갑돌기
견봉돌기
쇄골
상완골
삼각근

다리를 자연스럽게 벌린 채 무릎을 약간 구부린다. 등은 곧게 펴고 상체를 앞으로 기울인다. 팔을 앞으로 늘어뜨리고 팔꿈치를 약간 구부린 채로 덤벨을 잡는다 :

- 숨을 내쉬면서 양팔이 수평이 될 때까지 들어 올린다.
- 동작을 마무리하며 숨을 들이마신다.

이 운동은 어깨 전체, 그중에서도 후면삼각근을 중점적으로 자극한다. 정점에서 견갑골을 쥐어짜면 승모근 상부와 중부, 능형근, 소원근, 극하근까지 자극할 수 있다.

응용 동작 인클라인 벤치에 엎드려서 상체를 지탱하고 실시할 수도 있다.

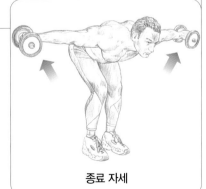

종료 자세

7 얼터네이팅 프런트 덤벨 레이즈
Alternating Front Dumbbell Raises

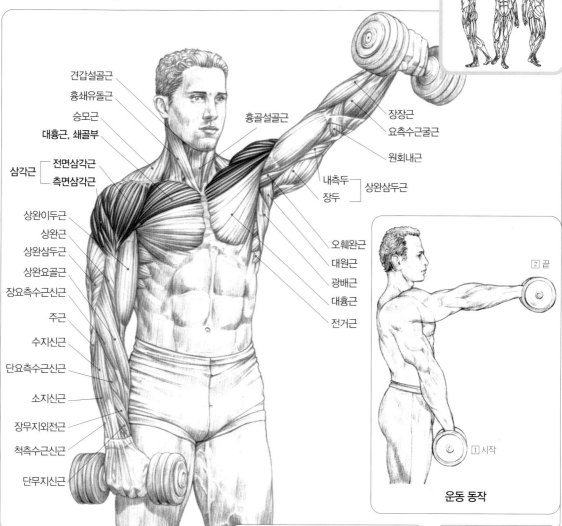

견갑설골근
흉쇄유돌근
승모근
대흉근, 쇄골부
삼각근 [**전면삼각근**
          측면삼각근
상완이두근
상완근
상완삼두근
상완요골근
장요측수근신근
주근
수지신근
단요측수근신근
소지신근
장무지외전근
척측수근신근
단무지신근

흉골설골근

장장근
요측수근굴근
원회내근
내측두] 상완삼두근
장두

오훼완근
대원근
광배근
대흉근
전거근

2 끝

1 시작

운동 동작

다리를 자연스럽게 벌리고 서서 팔은 대퇴부의 앞이나 옆쪽에 놓은 채 오버 그립으로 덤벨을 잡는다 :

• 양팔을 번갈아 눈높이까지 들어 올리면서 숨을 내쉰다.
• 동작을 마무리하며 숨을 들이마신다.

이 운동은 주로 전면삼각근과 대흉근 쇄골부를 자극하며 그보단 약하지만 삼각근의 다른 부위도 자극한다.
팔을 위로 드는 모든 운동은 전거근이나 능형근처럼 견갑골을 흉곽에 고정시키는 근육도 함께 자극한다. 이런 근육이 발달하면 상완골을 더 안정적으로 움직일 수 있다.

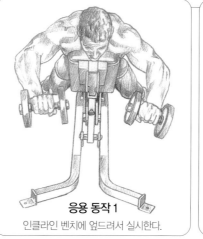

응용 동작 1
인클라인 벤치에 엎드려서 실시한다.

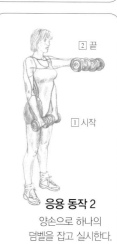

2 끝

1 시작

응용 동작 2
양손으로 하나의 덤벨을 잡고 실시한다.

8 사이드 라잉 래터럴 덤벨 레이즈
Side-Lying Lateral Dumbbell Raises

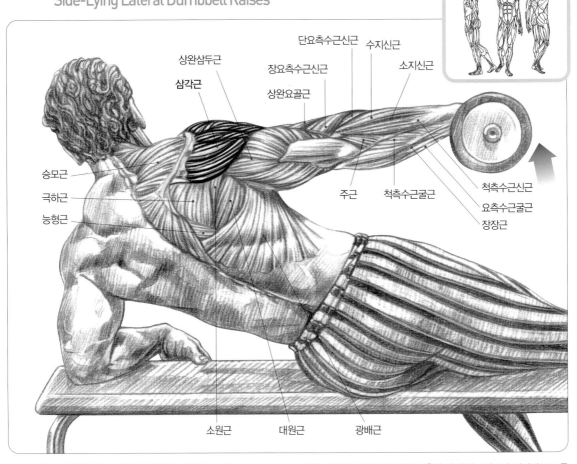

- 단요측수근신근
- 수지신근
- 장요측수근신근
- 소지신근
- 상완요골근
- 상완삼두근
- 삼각근
- 승모근
- 극하근
- 능형근
- 주근
- 척측수근굴근
- 척측수근신근
- 요측수근굴근
- 장장근
- 소원근
- 대원근
- 광배근

오버 그립으로 덤벨을 잡고 바닥이나 벤치에 옆으로 눕는다 :

- 숨을 내쉬면서 팔을 수직으로 들어 올린다.
- 동작을 마무리하며 숨을 들이마신다.

스탠딩 래터럴 레이즈를 하면 근육에 가해지는 자극이 점진적으로 증가하다가 팔이 수평이 되는 지점에서 극대화되지만, 이 운동은 동작 초반에 가장 많은 힘을 써야 하기 때문에 삼각근을 색다르게 자극할 수 있다. 세트당 10~20회가 가장 좋다.

Point 이 운동은 팔을 드는 동작을 할 때 쓰이는 극상근도 자극한다. 또한 운동 시작 자세에 다양한 변화를 주면(덤벨을 몸 앞에서 들기, 다리 옆에서 들기, 몸 뒤에서 들기) 삼각근을 전체적으로 고르게 자극할 수 있다. 운동 강도를 높이려면 덤벨을 다리에 올리지 말고 긴장을 끊임없이 유지해 보자.

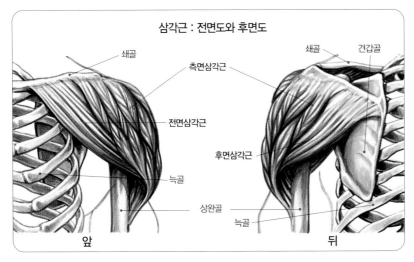

삼각근 : 전면도와 후면도

- 쇄골
- 측면삼각근
- 전면삼각근
- 늑골
- 상완골
- 쇄골
- 견갑골
- 후면삼각근
- 늑골

앞 · 뒤

9 로우 – 풀리 얼터네이팅 프런트 레이즈 | 오버핸드 그립
Low-Pulley Alternating Front Raises

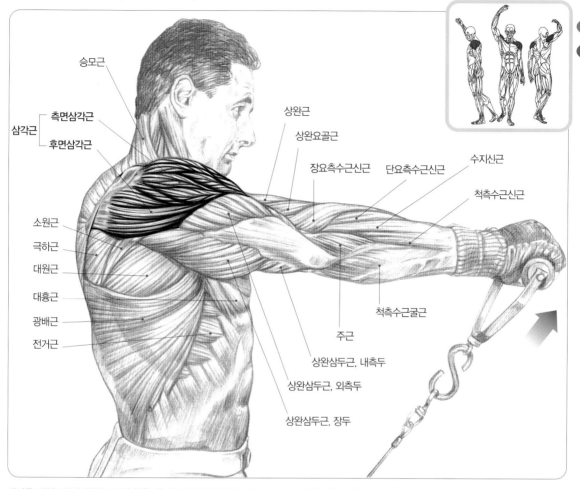

- 승모근
- 삼각근
  - 측면삼각근
  - 후면삼각근
- 소원근
- 극하근
- 대원근
- 대흉근
- 광배근
- 전거근
- 상완근
- 상완요골근
- 장요측수근신근
- 단요측수근신근
- 수지신근
- 척측수근신근
- 척측수근굴근
- 주근
- 상완삼두근, 내측두
- 상완삼두근, 외측두
- 상완삼두근, 장두

다리를 자연스럽게 벌리고 서서 팔을 몸 옆에 붙인 채 오버 그립으로 손잡이를 잡는다 :

- 숨을 내쉬면서 팔을 눈높이까지 들어 올린다.
- 동작을 마무리하며 숨을 들이마신다.

이 운동은 삼각근(주로 전면삼각근)뿐만 아니라 대흉근 쇄골부도 자극하며, 그보단 약하지만 상완이두근 단두도 자극한다.

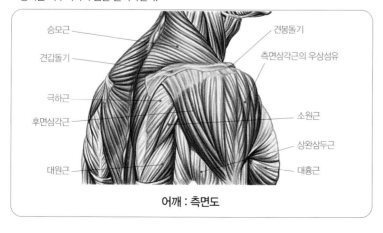

- 승모근
- 견갑돌기
- 극하근
- 후면삼각근
- 대원근
- 견봉돌기
- 측면삼각근의 우상섬유
- 소원근
- 상완삼두근
- 대흉근

어깨 : 측면도

⑩ 로우 – 풀리 프런트 레이즈 | 뉴트럴 그립 Low-Pulley Front Raises

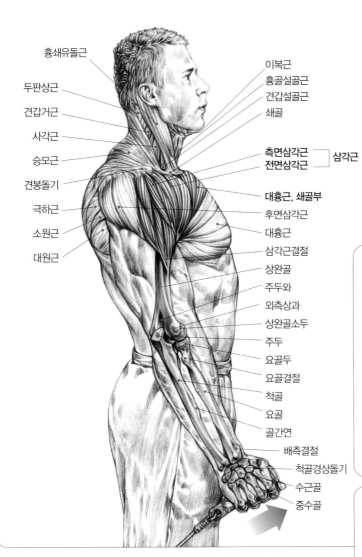

흉쇄유돌근

두판상근

견갑거근

사각근

승모근

견봉돌기

극하근

소원근

대원근

이복근

흉골설골근

견갑설골근

쇄골

측면삼각근 ⌉ 삼각근
전면삼각근 ⌋

대흉근, 쇄골부

후면삼각근

대흉근

삼각근결절

상완골

주두와

외측상과

상완골소두

주두

요골두

요골결절

척골

요골

골간연

배측결절

척골경상돌기

수근골

중수골

종료 자세

덤벨을 이용한 동작

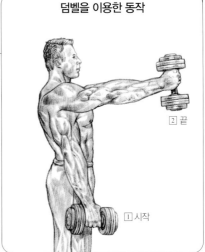

② 끝

① 시작

다리를 자연스럽게 벌리고 팔을 몸 옆에 붙인다. 로우 풀리 손잡이를 뉴트럴 그립으로 잡고 팔을 몸 옆에 둔다(뉴트럴 그립용 손잡이를 사용) :

- 숨을 내쉬면서 팔을 눈높이까지 들어 올린다.
- 천천히 시작 자세로 돌아가면서 숨을 들이마시고, 동작을 반복한다.

이 운동은 전면삼각근과 대흉근 쇄골부를 주로 자극하며, 그보단 약하지만 측면삼각근과 이두근 단두도 자극한다.

세트당 많은 횟수를 반복하는 것이 좋다.

응용 동작 같은 운동을 덤벨로도 실시할 수 있다.

Point 전면삼각근 발달에 어려움을 겪는 사람들에게 좋은 운동이다. 뉴트럴 그립을 사용하면 상완골이 바깥쪽으로 돌아가는데, 그러면 운동을 시작할 때부터 전면삼각근 섬유가 늘어나서 자극을 더 강하게 느낄 수 있다.

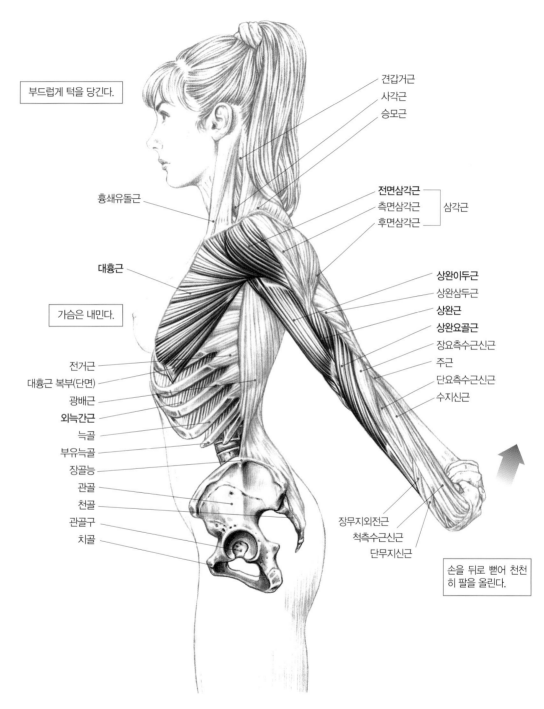

부드럽게 턱을 당긴다.

견갑거근
사각근
승모근

흉쇄유돌근

전면삼각근
측면삼각근] 삼각근
후면삼각근

대흉근

상완이두근
상완삼두근
상완근
상완요골근
장요측수근신근
주근
단요측수근신근
수지신근

가슴은 내민다.

전거근
대흉근 복부(단면)
광배근
외늑간근
늑골
부유늑골
장골능
관골
천골
관골구
치골

장무지외전근
척측수근신근
단무지신근

손을 뒤로 뻗어 천천히 팔을 올린다.

다리를 어깨너비로 벌리고 서서 한쪽 손으로 반대쪽 손을 잡고 팔을 등 뒤로 뻗는다 :

• 팔을 뒤로 최대한 뻗고, 천천히 들어 올린다. 이때 가슴을 내밀고, 턱은 당긴다.
• 자세를 10초간 유지한다.

이 스트레칭은 전면삼각근과 대흉근, 상완이두근을 주로 늘여준다. 상완근, 상완요골근,
손목의 모든 신전근도 함께 늘여주는 효과도 있다.

11 하이 – 풀리 래터럴 익스텐션 High-Pulley Lateral Extensions

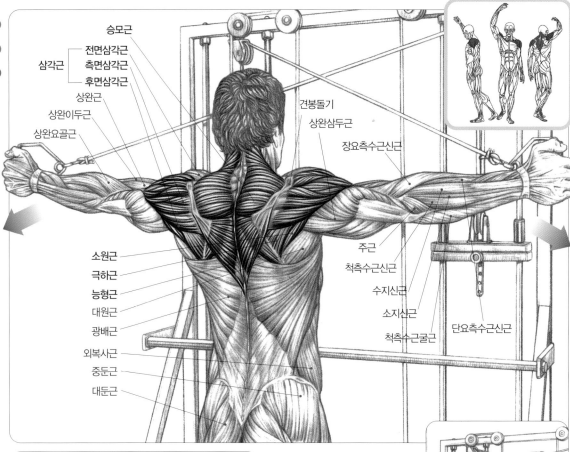

승모근
삼각근
　전면삼각근
　측면삼각근
　후면삼각근
상완근
상완이두근
상완요골근
견봉돌기
상완삼두근
장요측수근신근
소원근
극하근
능형근
대원근
광배근
외복사근
중둔근
대둔근
주근
척측수근신근
수지신근
소지신근
척측수근굴근
단요측수근신근

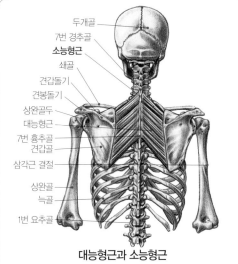

두개골
7번 경추골
소능형근
쇄골
견갑돌기
견봉돌기
상완골두
대능형근
7번 흉추골
견갑골
삼각근 결절
상완골
늑골
1번 요추골

대능형근과 소능형근

승모근 깊숙한 곳에 위치한 능형근은 척추를 향해 견갑골을 당겨서 흉곽으로 모아준다.
대능형근과 소능형근이 하나의 근육으로 합쳐진 사람도 있다.

머신을 보고 서서 팔을 뻗어 왼손으로 는 오른쪽 손잡이를 잡고, 오른손으로 는 왼쪽 손잡이를 잡는다 :

• 숨을 내쉬면서 팔을 몸 옆으로, 뒤로 뻗는다.
• 천천히 시작 자세로 돌아가면서 숨 을 들이마신다.

이 운동은 주로 후면삼각근. 극하근, 소원근을 자극한다. 동작의 정점에서 견갑골이 모일 때는 승모근과 함께 심 부의 능형근까지 자극한다.

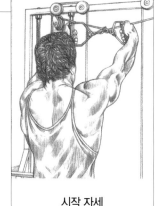

시작 자세

Point 가슴 근육이 과도하게 발달해서 어깨가 앞으로 굽은 사람은 이 운동 과 함께 머신을 활용한 후면삼각근 운동을 실시하여 자세의 균형을 맞춰야 한다. 어깨의 정렬을 올바르게 맞추려면 적당한 중량을 사용하고 매회 정점 에서 견갑골을 쥐어짜자.

12 풀리 익스터널 암 로테이션 Pulley External Arm Rotations

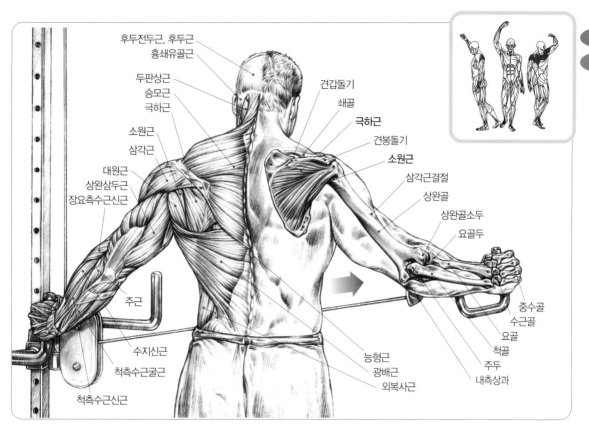

후두전두근, 후두근
흉쇄유골근
두판상근
승모근
극하근
소원근
삼각근
대원근
상완삼두근
장요측수근신근
주근
수지신근
척측수근굴근
척측수근신근

견갑돌기
쇄골
극하근
견봉돌기
소원근
삼각근결절
상완골
상완골소두
요골두
중수골
수근골
요골
척골
주두
내측상과

능형근
광배근
외복사근

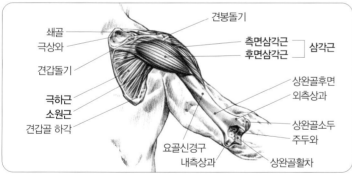

쇄골
극상와
견갑돌기
극하근
소원근
견갑골 하각
요골신경구
내측상과

견봉돌기
측면삼각근 ┐ **삼각근**
후면삼각근 ┘
상완골후면
외측상과
상완골소두
주두와
상완골활차

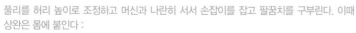

운동 동작

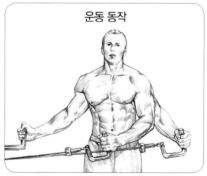

풀리를 허리 높이로 조정하고 머신과 나란히 서서 손잡이를 잡고 팔꿈치를 구부린다. 이때 상완은 몸에 붙인다 :

• 팔꿈치를 구부리고, 상완은 몸에 붙인 상태를 유지하며 팔을 바깥쪽으로 회전한다.

이 운동은 극하근, 소원근, 후면삼각근을 중점적으로 자극한다. 동작의 정점에서 견갑골을 몸의 중심을 향해 당기면 능형근과 승모근 중부, 하부까지 자극된다.

또한 이 운동은 주로 극하근 단련에 활용된다. 극하근에 자주 발생하는 고통스러운 경련이나 부상을 방지할 수 있기 때문이다. 극하근의 부분 파열이나 완전 파열을 겪은 후 재활 중인 사람에게도 풀리를 사용한 팔의 외회전 운동을 권장한다. 처음엔 아주 가벼운 중량으로 실시하자.

Point 평소에 동원하기 힘든 후면삼각근 발달에만 초점을 맞추고 실시할 수도 있다. 이때는 팔을 몸에서 약간 떨어트리고 동작의 정점에서 팔꿈치를 펴자.

71

13 로우-풀리 벤트오버 래터럴 레이즈
Low-Pulley Bent-Over Lateral Raises

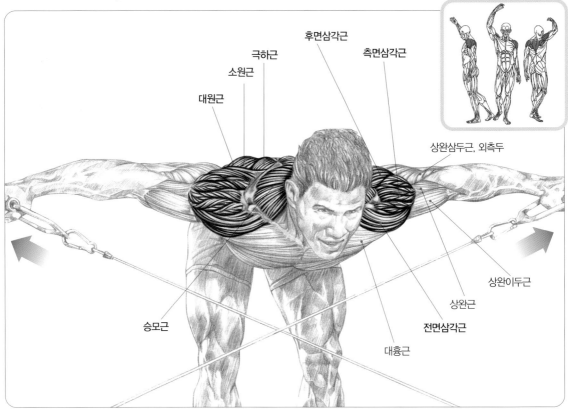

후면삼각근
극하근
소원근
측면삼각근
대원근
상완삼두근, 외측두
승모근
상완이두근
상완근
전면삼각근
대흉근

다리는 자연스럽게 벌리고 무릎을 약간 구부린다. 등을 곧게 유지하면서 상체를 앞으로 숙인다. 팔을 늘어뜨린 다음 케이블이 교차되게 손잡이를 잡는다 :

• 숨을 내쉬면서 양팔이 수평이 될 때까지 올린다.
• 천천히 시작 자세로 돌아가면서 숨을 들이마신다.

이 운동은 후면삼각근을 중점적으로 자극한다. 동작의 정점에서 견갑골을 쥐어짜면 능형근과 승모근 중하부도 함께 수축된다.

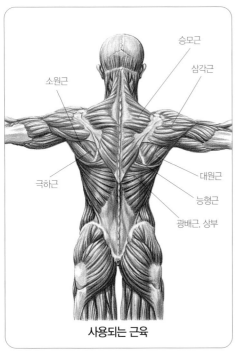

소원근
극하근
승모근
삼각근
대원근
능형근
광배근. 상부

사용되는 근육

14 로우 – 풀리 래터럴 레이즈 Low-Pulley Lateral Raises

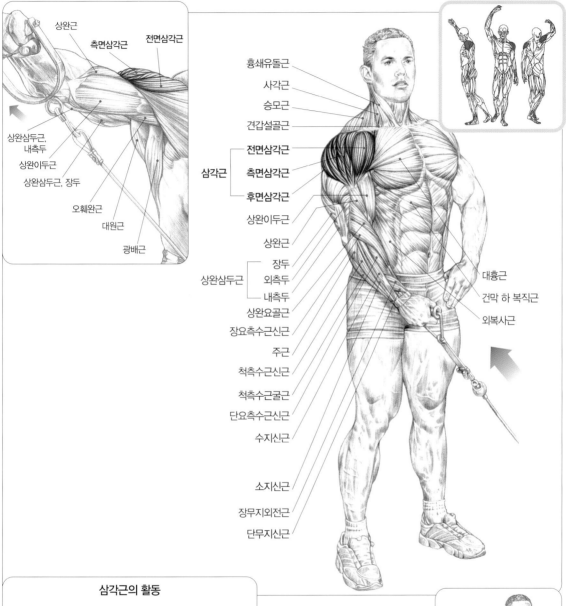

상완근
측면삼각근
전면삼각근
상완삼두근, 내측두
상완이두근
상완삼두근, 장두
오훼완근
대원근
광배근

흉쇄유돌근
사각근
승모근
견갑설골근
삼각근
전면삼각근
측면삼각근
후면삼각근
상완이두근
상완근
상완삼두근
장두
외측두
내측두
상완요골근
장요측수근신근
주근
척측수근신근
척측수근굴근
단요측수근신근
수지신근
소지신근
장무지외전근
단무지신근

대흉근
건막 하 복직근
외복사근

삼각근의 활동

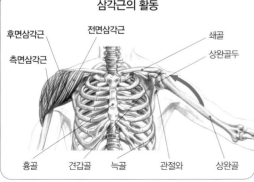

후면삼각근
측면삼각근
전면삼각근
쇄골
상완골두

흉골　견갑골　늑골　관절와　상완골

손잡이를 잡고 팔을 몸 옆에 둔다 :

• 숨을 내쉬면서 팔이 수평이 될 때까지 올린다.
• 동작을 마무리하며 숨을 들이마신다.

이 운동은 측면삼각근을 중점적으로 자극한다. 삼각근은 여러 근섬유가 깃털 모양으로 모여 있는 다익상근이기 때문에 모든 근섬유를 골고루 자극하려면 운동 각도를 다양하게 해야 한다.

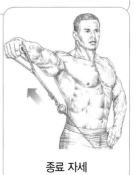

종료 자세

73

어깨 뒤로 당기기의 중요성

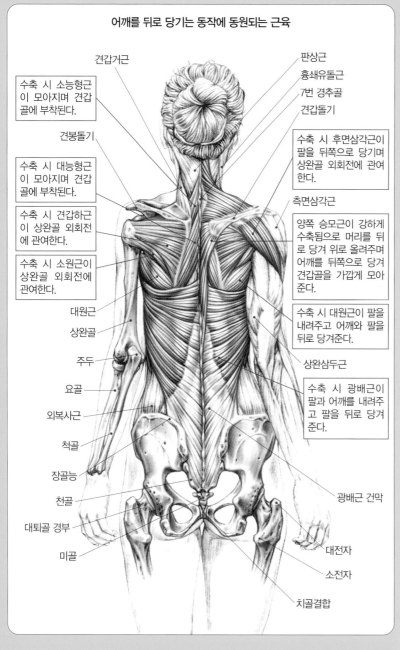

어깨를 뒤로 당기는 동작에 동원되는 근육

견갑거근

판상근
흉쇄유돌근
7번 경추골
견갑돌기

수축 시 소능형근이 모아지며 견갑골에 부착된다.

견봉돌기

수축 시 대능형근이 모아지며 견갑골에 부착된다.

수축 시 견갑하근이 상완골 외회전에 관여한다.

수축 시 소원근이 상완골 외회전에 관여한다.

수축 시 후면삼각근이 팔을 뒤쪽으로 당기며 상완골 외회전에 관여한다.

측면삼각근

양쪽 승모근이 강하게 수축됨으로 머리를 뒤로 당겨 위로 올려주며 어깨를 뒤쪽으로 당겨 견갑골을 가깝게 모아준다.

수축 시 대원근이 팔을 내려주고 어깨와 팔을 뒤로 당겨준다.

대원근
상완골
주두
요골
외복사근
척골
장골능
천골
대퇴골 경부
미골

상완삼두근

수축 시 광배근이 팔과 어깨를 내려주고 팔을 뒤로 당겨준다.

광배근 건막

대전자
소전자

치골결합

과도한 시간을 자리에 앉아서 보내는 현대인들에게 가장 많이 볼 수 있는 문제는 척추후만증(흉추 상부가 구부러지는 증상)이다. 상체가 이렇게 흐트러지는 이유는 견갑골 주변 근육과 팔 외회전근의 긴장이 저하됐기 때문이다.

한편 남성은 가슴 근육이 과도하게 발달하거나 과긴장 상태가 돼서 자세가 흐트러지기도 한다. 즉, 웨이트트레이닝을 할 때 흉근 운동에 지나치게 집착하거나 벤치프레스를 너무 많이 해도 이런 문제가 발생할 수 있다는 것이다.

어떤 경우든 어깨를 펴는 근육 운동을 실시해서 이런 자세의 불균형을 바로잡는 것이 중요하다. 관련 운동으로 펙덱 리어-델트 래터럴(81p), 하이-풀리 래터럴 익스텐션(70p), 벤트오버 래터럴 덤벨 레이즈(64p)를 추천한다.

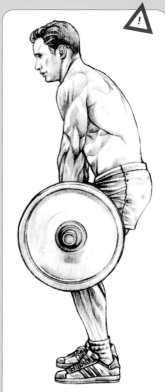

데드리프트를 할 때 등 상부를 구부리면 중량을 드는 힘이 약해진다. 등 상부가 구부러지지 않게 하려면, 어깨를 펴는 데 도움을 주는 근육 운동을 실시해야 한다.

Point 파워리프팅이나 고중량 데드리프트를 할 땐 절대로 어깨를 앞으로 굽히거나 상체가 앞으로 쏠리면 안 된다. 중량을 드는 힘이 약해지기 때문이다. 운동 중엔 항상 어깨를 뒤로 펴도록 하자. 고중량 리프팅 전에는 어깨 운동을 실시해서 어깨를 먼저 단련하는 것이 좋다.

15 원 – 덤벨 프런트 레이즈 One-Dumbbell Front Raises

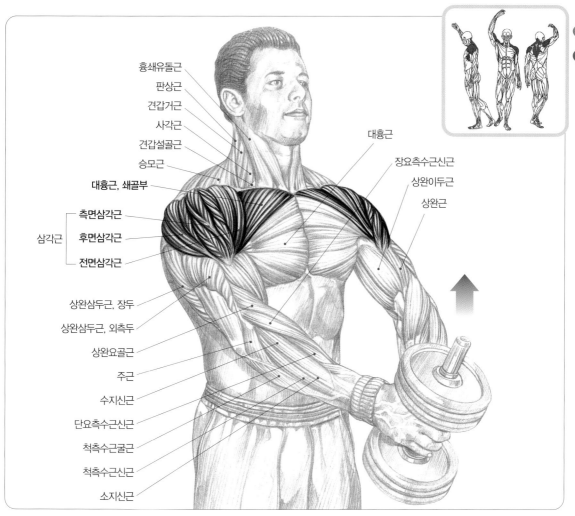

- 흉쇄유돌근
- 판상근
- 견갑거근
- 사각근
- 견갑설골근
- 승모근
- **대흉근, 쇄골부**
- **측면삼각근**
- 삼각근 **후면삼각근**
- **전면삼각근**
- 상완삼두근, 장두
- 상완삼두근, 외측두
- 상완요골근
- 주근
- 수지신근
- 단요측수근신근
- 척측수근굴근
- 척측수근신근
- 소지신근

- 대흉근
- 장요측수근신근
- 상완이두근
- 상완근

다리를 자연스럽게 벌리고 서서 등을 곧게 편 채 배에 힘을 준다. 손바닥이 마주 보도록 양손으로 깍지를 껴서 덤벨을 잡은 다음 대퇴부 앞에 놓는다 :

- 숨을 내쉬면서 덤벨을 눈높이까지 들어 올린다.
- 숨을 들이마시고 몸이 흔들리지 않도록 주의하면서 천천히 덤벨을 내린다.

이 운동은 전면삼각근, 대흉근 쇄골부. 이두근 단두를 주로 자극한다. 운동 중 등척성 수축을 할 땐 견갑골 고정근이 모두 동원돼서 상완골의 움직임에 안정감을 더해 준다.

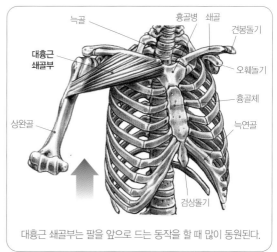

- 늑골
- 흉골병
- 쇄골
- 견봉돌기
- 대흉근 쇄골부
- 오훼돌기
- 흉골체
- 상완골
- 늑연골
- 검상돌기

대흉근 쇄골부는 팔을 앞으로 드는 동작을 할 때 많이 동원된다.

75

16 바벨 프런트 레이즈 Barbell Front Raises

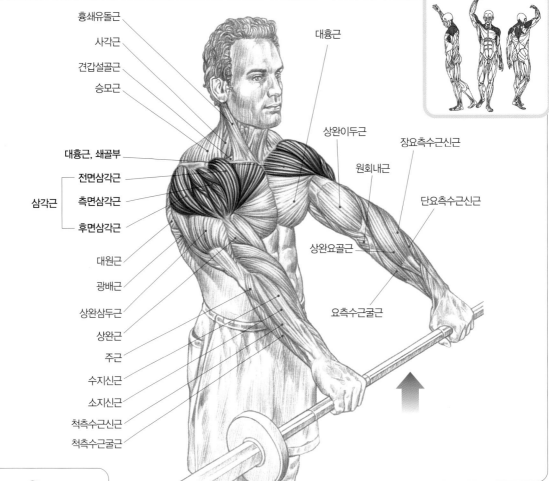

흉쇄유돌근
사각근
견갑설골근
승모근

대흉근, 쇄골부
전면삼각근
삼각근 { **측면삼각근**
후면삼각근

대원근
광배근
상완삼두근
상완근
주근
수지신근
소지신근
척측수근신근
척측수근굴근

대흉근
상완이두근
장요측수근신근
원회내근
단요측수근신근
상완요골근
요측수근굴근

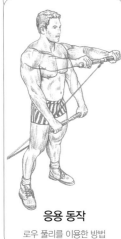

응용 동작
로우 풀리를 이용한 방법

다리를 자연스럽게 벌리고 서서 등을 곧게 편 채 배에 힘을 준다. 오버 그립으로 바벨을 잡고 대퇴부 앞에 놓는다 :

• 숨을 내쉬면서 팔을 쭉 뻗어 눈높이까지 올린다.
• 동작을 마무리하며 숨을 들이마신다.

이 운동은 전면삼각근, 대흉근 쇄골부, 극하근을 자극하며, 그보단 약하지만 승모근, 전거근, 이두근 단두도 자극한다.

팔을 눈높이보다 높이 들면 후면삼각근이 수축해서 다른 근육을 보조하기 때문에 후면삼각근도 자극된다.

이 운동은 로우 풀리로도 실시할 수 있다. 머신을 등지고 다리 사이로 케이블이 지나가게 서서 실시하자.

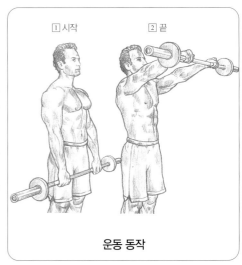

① 시작   ② 끝

운동 동작

Point 모든 프런트 레이즈 동작에서는 상완이두근도 적게나마 동원된다.

상완이두근 단두건의 파열 ✚

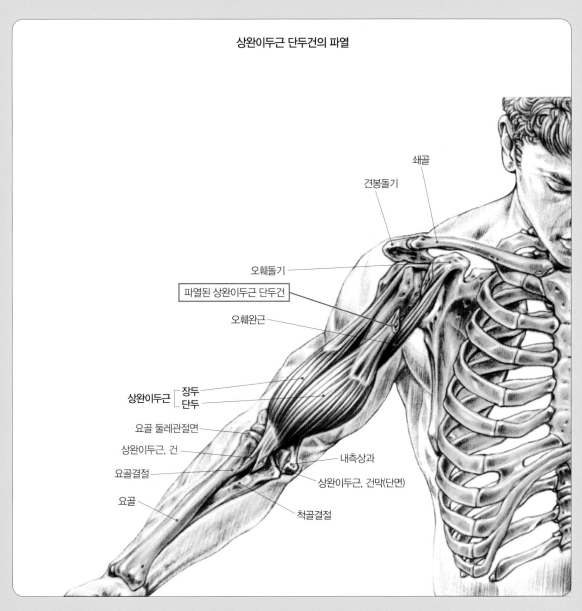

상완이두근 단두건의 파열

쇄골

견봉돌기

오훼돌기

파열된 상완이두근 단두건

오훼완근

상완이두근　장두
　　　　　단두

요골 둘레관절면

상완이두근, 건

요골결절

요골

내측상과

상완이두근, 건막(단면)

척골결절

이두근 단두 상부가 손상되거나 파열되는 경우는 극히 드물다. 이는 상완이두근 장두나 이두건 원위부가 파열되는 경우보다도 드물다. 단두 부상을 유발하는 대표적인 운동은 2가지가 있는데, 바로 스내치와 업라이트 로우다. 업라이트 로우를 할 때는 중량이 무거울수록, 양손 사이의 거리가 멀수록, 팔꿈치가 밖으로 벌어질수록 이두근 안쪽에 받는 부담이 커진다.

이 두 운동을 제외하면 해당 부위에 부상을 당할 일은 거의 없지만, 아틀라스 스톤 들기 같은 파워리프팅 운동을 하다가 부상을 당하는 경우가 있긴 하다.
업라이트 로우를 할 때 이두근 안쪽이나 위쪽에 불편함이 느껴지면 운동을 중단하고, 양손을 더 가깝게 모아서 바를 잡자.

17 업라이트 로우 Upright Rows

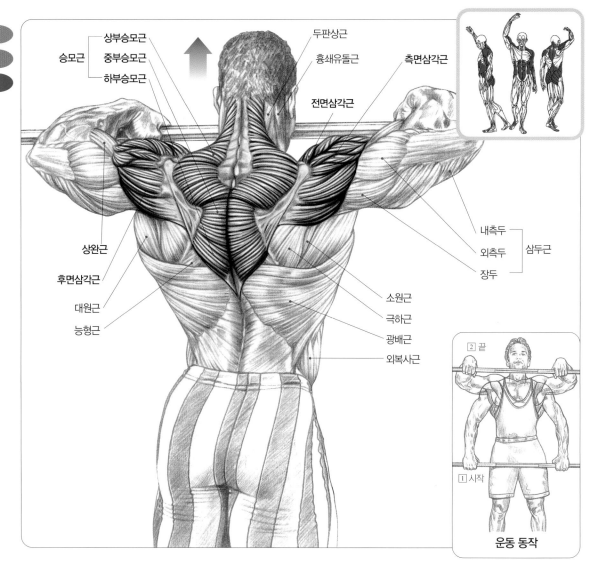

상부승모근
승모근 중부승모근
하부승모근

두판상근

흉쇄유돌근

측면삼각근

전면삼각근

상완근

후면삼각근

대원근

능형근

소원근

극하근

광배근

외복사근

내측두
외측두 삼두근
장두

② 끝

① 시작

운동 동작

다리를 자연스럽게 벌리고 서서 등을 곧게 펴며 팔은 어깨너비보다 약간 넓게 벌린다. 오버 그립으로 바벨을 잡고 대퇴부 앞쪽에 놓는다 :

• 숨을 내쉬면서 팔꿈치를 가능한 한 높게 올려 바벨을 턱까지 끌어당긴다.
• 동작을 마무리하며 숨을 들이마신다. 바를 내릴 때는 몸이 흔들리지 않게 주의하며 천천히 내려온다.

이 운동은 삼각근, 승모근, 이두근을 주로 자극하고 전완, 요추와 천추 주변 근육, 둔근, 복근도 함께 자극한다.

등 상부와 어깨 주변 근육을 종합적으로 자극하는 핵심 운동이며, 헤라클레스처럼 떡 벌어진 어깨를 만들어 준다.

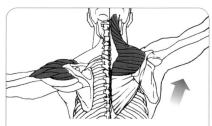

팔을 수평 지점까지 들면 삼각근이 사용되고, 그 이상으로 들어 올리면 승모근이 개입되어 견갑골을 회전시키게 된다.

체형이 업라이트 로우에 미치는 영향

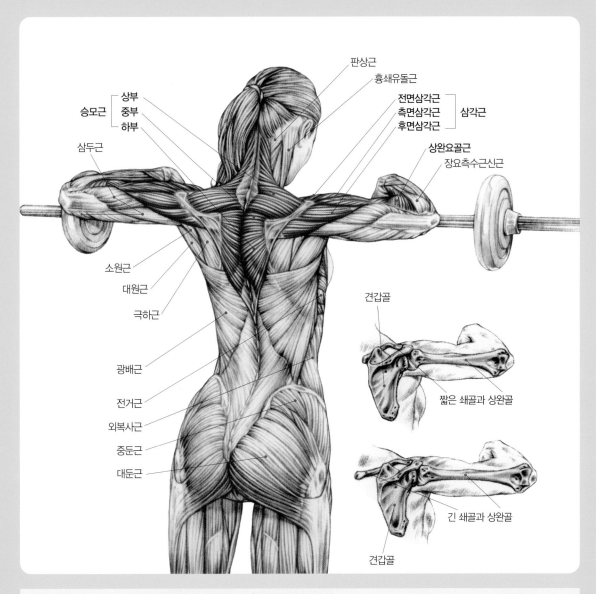

판상근
흉쇄유돌근
전면삼각근
측면삼각근 　삼각근
후면삼각근
상완요골근
장요측수근신근

승모근 　상부
　　　　중부
　　　　하부

삼두근

소원근
대원근
극하근

광배근
전거근
외복사근
중둔근
대둔근

견갑골
짧은 쇄골과 상완골

긴 쇄골과 상완골
견갑골

Point 웨이트트레이닝에선 지렛대 역할을 하는 신체 기관의 형태와 크기가 고중량을 드는 능력에 큰 영향을 미친다. 업라이트 로우를 예로 들면 상완골과 쇄골이 길수록 무거운 중량을 들기 힘들다. 무거운 중량을 수직으로 들어야 하는 업라이트 로우를 하기에 가장 적합한 체형은 쇄골과 상완골이 짧은 체형이다.

18 머신 래터럴 레이즈 Machine Lateral Raises

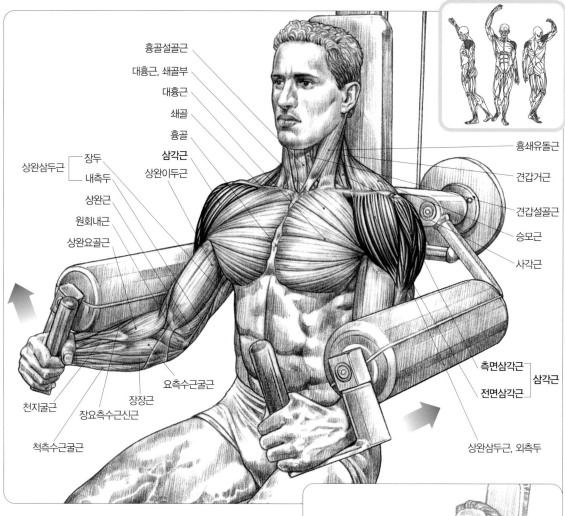

흉골설골근
대흉근, 쇄골부
대흉근
쇄골
흉골
삼각근
상완이두근

상완삼두근 ─┐ 장두
         └ 내측두
상완근
원회내근
상완요골근

천지굴근
척측수근굴근
장요측수근신근
장장근
요측수근굴근

흉쇄유돌근
견갑거근
견갑설골근
승모근
사각근

측면삼각근 ─┐
         │ 삼각근
전면삼각근 ─┘

상완삼두근, 외측두

머신에 앉아 손잡이를 잡는다 :

• 숨을 내쉬면서 팔꿈치를 수평으로 들어 올린다.
• 동작을 마무리하며 숨을 들이마신다.

이 운동은 삼각근(주로 측면삼각근)과 삼각근 밑에 있는 극상근을 자극한다.
팔을 수평 지점보다 높이 들어 올리면 승모근 상부도 개입된다.

Point 초보자에게 정말 좋은 운동이다. 자세를 크게 신경 쓸 필요도 없고,
세트당 많은 횟수를 반복할 수 있다.

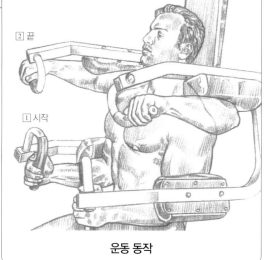

② 끝

① 시작

운동 동작

19 펙 덱 리어 델트 래터럴 Pec Deck Rear Delt Laterals

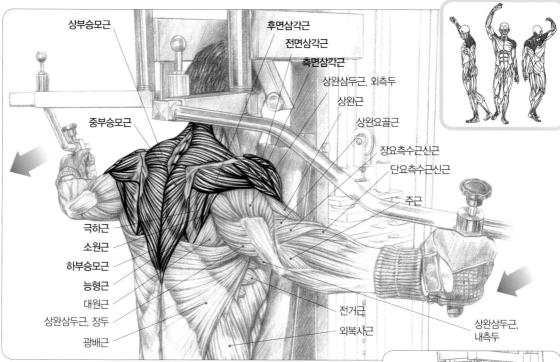

상부승모근
후면삼각근
전면삼각근
측면삼각근
상완삼두근, 외측두
상완근
상완요골근
중부승모근
장요측수근신근
단요측수근신근
주근
극하근
소원근
하부승모근
능형근
대원근
상완삼두근, 장두
광배근
전거근
외복사근
상완삼두근, 내측두

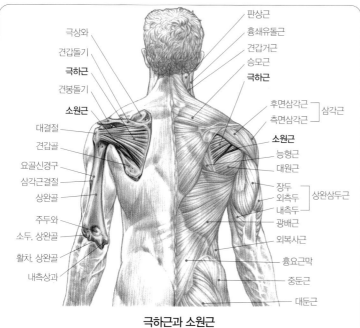

극상와
판상근
견갑돌기
흉쇄유돌근
극하근
견갑거근
견봉돌기
승모근
소원근
극하근
대결절
견갑골
후면삼각근 ┐삼각근
측면삼각근 ┘
요골신경구
소원근
삼각근결절
능형근
상완골
대원근
주두와
장두 ┐
소두. 상완골
외측두 │ 상완삼두근
활차. 상완골
내측두 ┘
광배근
내측상과
외복사근
흉요근막
중둔근
대둔근

극하근과 소원근

극하근과 소원근은 견갑골의 후면에서 시작하여 견갑골과 상완골이 이루는 관절 위를 지나(관절낭에 일부가 붙는다) 상완골 대결절에서 끝난다. 팔의 외회전에 중요한 역할을 하며, 팔이 가슴에 부착되는 기전(메커니즘)에 관여함으로써 어깨 인대의 활동을 지원한다.

Point 사람에 따라서는 극하근과 소원근이 하나로 합쳐진 경우도 있다.

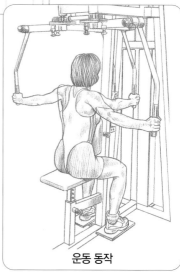

운동 동작

머신을 정면으로 보고 앉아서 등받이에 상체를 붙인다. 팔을 앞으로 뻗어 손잡이를 잡는다 :

• 숨을 내쉬면서 견갑골이 서로 조여질 만큼 팔을 뒤로 벌린다. 동작의 정점에서 견갑골을 쥐어짠다. 숨을 들이마시면서 시작 자세로 돌아온다.

이 운동은 후면삼각근, 극하근, 소원근을 중점적으로 자극하며, 동작의 정점에서 견갑골이 모일 땐 승모근과 능형근도 자극한다.

후면회전근 스트레칭

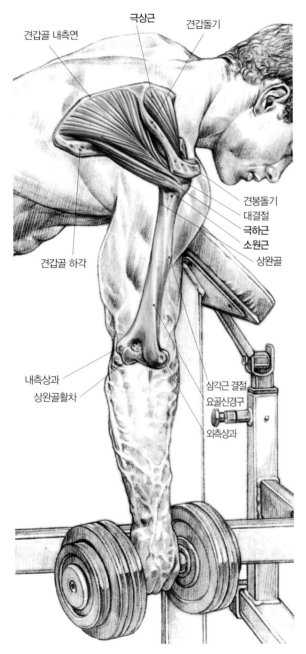

- 견갑골 내측연
- 극상근
- 견갑돌기
- 견봉돌기
- 대결절
- **극하근**
- **소원근**
- 상완골
- 견갑골 하각
- 내측상과
- 상완골활차
- 삼각근 결절
- 요골신경구
- 외측상과

덤벨을 잡고 선 후 상체를 앞으로 숙여 머신에 기댄다 :

- 팔에 힘을 빼고 어깨를 이완하려고 노력하면서 1분간 덤벨을 들고 있는다.

이 스트레칭은 극하근, 소원근을 늘여주며, 그보단 약하지만 극상근 도 늘여준다. 모두 견갑골 후면에 부착되는 근육들이다.

웨이트트레이닝을 하다 보면 이 근육들이 뭉치거나 경련이 일어나서 어깨의 자세가 틀어지곤 한다. 이것이 장기간 반복되면 힘줄에 과사 용 부상이 발생하여 정상적인 운동이 힘들어진다.

> **Point** 소원근과 극하근이 뭉치거나 경련이 일어나면, 상완골이 과 도하게 바깥으로 회전하여 팔 앞쪽(이두근구)의 이두근 장두건에 마찰이 발생한다. 이를 방치하면 힘줄에 염증이 발생하거나 파열 될 수도 있다. 따라서 조금이라도 뭉친 느낌이 들면 여기 소개한 스트레칭을 실시해서 해당 근육을 이완해야 한다.

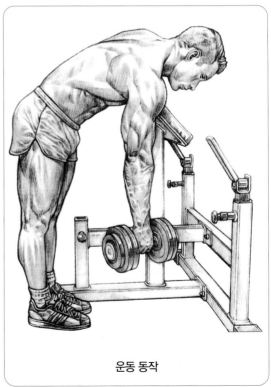

운동 동작

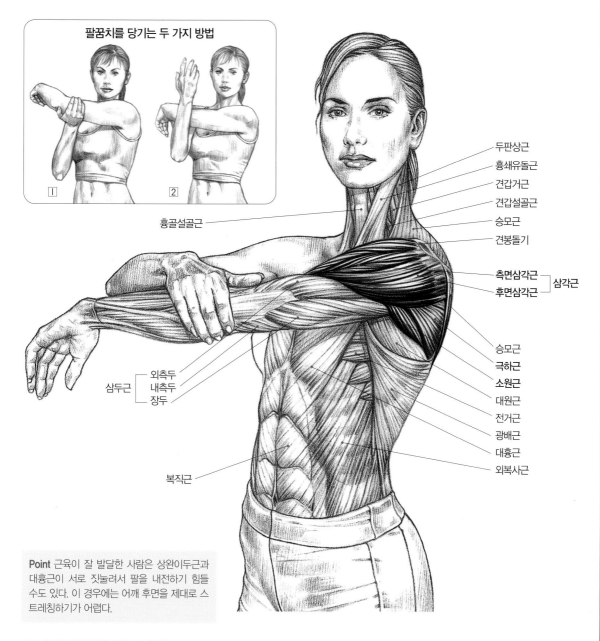

팔꿈치를 당기는 두 가지 방법

①　②

두판상근
흉쇄유돌근
견갑거근
견갑설골근
승모근
견봉돌기
측면삼각근 ┐삼각근
후면삼각근 ┘

승모근
극하근
소원근
대원근
전거근
광배근
대흉근
외복사근

흉골설골근

삼두근 ┌ 외측두
　　　│ 내측두
　　　└ 장두

복직근

Point 근육이 잘 발달한 사람은 상완이두근과 대흉근이 서로 짓눌려서 팔을 내전하기 힘들 수도 있다. 이 경우에는 어깨 후면을 제대로 스트레칭하기가 어렵다.

바르게 서서 한쪽 팔을 수평으로 든다 :
- 반대쪽 손으로 팔꿈치를 잡고 팔을 당겨서 반대쪽 어깨를 향해 팔꿈치를 천천히 늘여준다.
- 스트레칭을 10~20초 유지한다.

이 스트레칭은 승모근 중부와 하부, 대능형근, 후면삼각근, 측면삼각근, 그리고 특히 소원근과 극하근을 늘여준다. 소원근과 극하근은 상완골을 바깥으로 회전하는 역할을 하는데, 근수축(뭉침)이 자주 발생한다. 근육이 뭉치면 어깨 기능에 불균형이 생겨서(상완골 이두근구에서 이두근 장두건이 과도하게 마찰되는) 염증이나 부상이 발생할 수 있으니 여기 소개한 스트레칭으로 해당 근육을 잘 풀어주도록 하자.

응용 동작 상단 박스의 그림 ②와 같이 팔꿈치 부분에 반대쪽 팔을 교차시켜서 실시할 수도 있다.

03 CHEST

가슴 강화 운동

물건을 던질 때 대흉근이 수행하는 중요한 역할

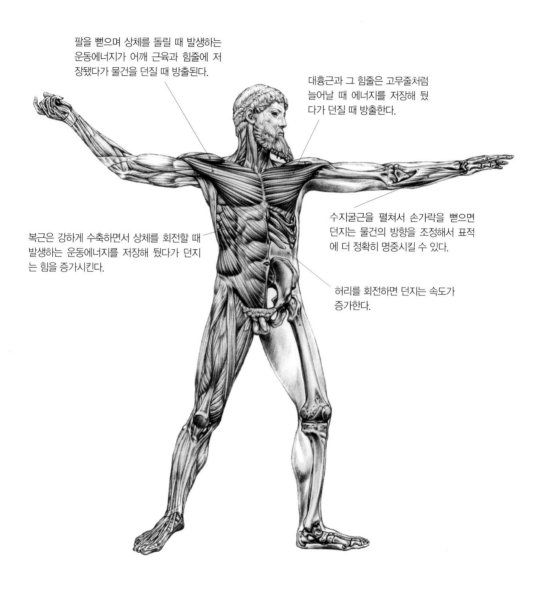

팔을 뻗으며 상체를 돌릴 때 발생하는
운동에너지가 어깨 근육과 힘줄에 저
장됐다가 물건을 던질 때 방출된다.

대흉근과 그 힘줄은 고무줄처럼
늘어날 때 에너지를 저장해 뒀
다가 던질 때 방출한다.

복근은 강하게 수축하면서 상체를 회전할 때
발생하는 운동에너지를 저장해 뒀다가 던지
는 힘을 증가시킨다.

수지굴근을 펼쳐서 손가락을 뻗으면
던지는 물건의 방향을 조정해서 표적
에 더 정확히 명중시킬 수 있다.

허리를 회전하면 던지는 속도가
증가한다.

1 인클라인 벤치 프레스 Incline Bench Presses

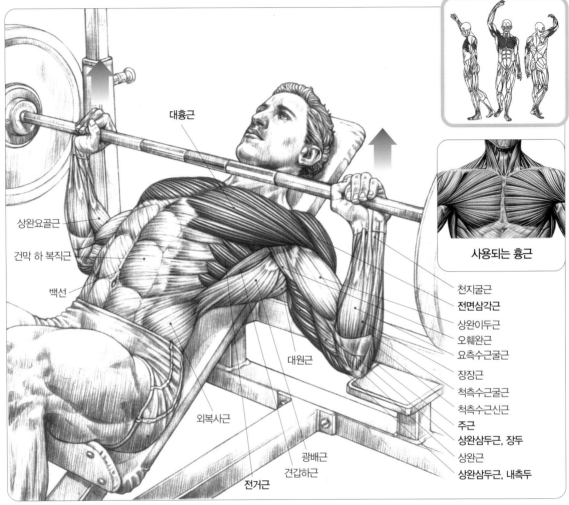

대흉근

상완요골근

건막 하 복직근

백선

대원근

외복사근

광배근
견갑하근

전거근

사용되는 흉근

천지굴근
전면삼각근
상완이두근
오훼완근
요측수근굴근
장장근
척측수근굴근
척측수근신근
주근
상완삼두근, 장두
상완근
상완삼두근, 내측두

인클라인 벤치프레스가 가슴에 미치는 영향

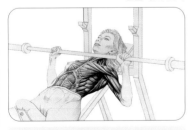

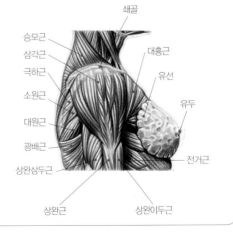

쇄골

승모근
삼각근
극하근
소원근
대원근
광배근
상완삼두근

대흉근
유선
유두
전거근

상완근
상완이두근

Point 통념과 달리 여성이 이 운동을 한다고 해서 가슴에 탄력이 생기거나, 처짐이 방지되진 않는다. 유방은 젖샘을 비롯해 모두 지방조직으로 이루어져 있는데, 이들 조직은 그물처럼 짜인 결합조직에 감싸여 대흉근 위에 자리 잡고 있기 때문이다.

45~60도로 세팅한 인클라인 벤치에 앉은 다음 양손을 어깨너비보다 넓게 벌려 오버그립으로 바벨을 잡는다 :

• 숨을 들이마시면서 바벨을 흉골 절흔까지 내린다.
• 팔을 펴면서 동작을 마무리하며 숨을 내쉰다.

이 운동은 대흉근 쇄골부, 전면삼각근, 상완삼두근, 전거근, 소흉근을 중점적으로 자극한다. 랙에서 실시해도 좋다.

대흉근 스트레칭

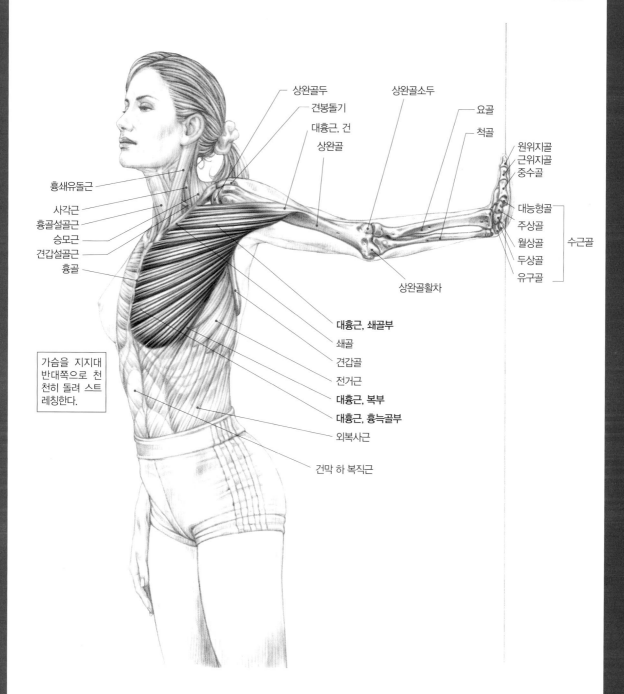

상완골두
견봉돌기
대흉근, 건
상완골

상완골소두
요골
척골

원위지골
근위지골
중수골

대능형골
주상골
월상골
두상골
유구골

수근골

흉쇄유돌근
사각근
흉골설골근
승모근
견갑설골근
흉골

상완골활차

대흉근, 쇄골부
쇄골
견갑골
전거근
대흉근, 복부
대흉근, 흉늑골부
외복사근

건막 하 복직근

> 가슴을 지지대 반대쪽으로 천천히 돌려 스트레칭한다.

팔을 쭉 펴고 선다. 한쪽 손으로 지지대를 잡고 가슴을 반대쪽으로 천천히 돌린다.
최대한 가슴을 밀어 멀리 보내도록 한다.
이 스트레칭은 대흉근, 전면삼각근, 상완이두근을 중점적으로 늘여준다.

응용 동작 지지대를 잡은 손의 높이를 다양하게 바꾸면 대흉근의 모든 근섬유를 스트레칭할 수 있다.

Point 이 스트레칭은 벤치프레스, 투척 경기, 야구나 소프트볼, 테니스, 배구, 핸드볼처럼 손을 머리 위로 드는 동작이 많은 스포츠를 하기 전에 실시하면 좋다.

87

2 벤치 프레스 Bench Presses

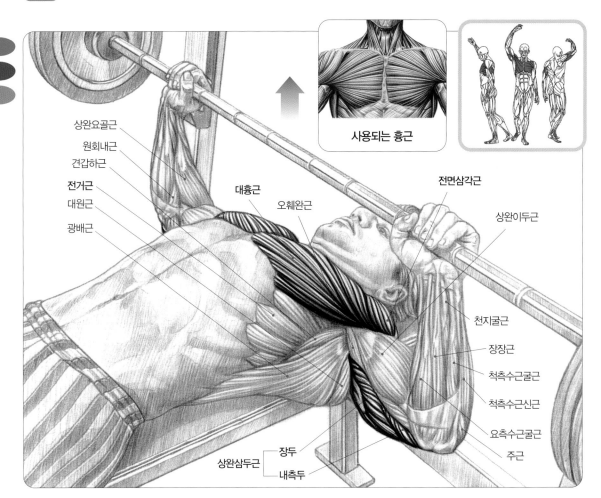

상완요골근
원회내근
견갑하근
전거근
대원근
광배근

대흉근
오훼완근

전면삼각근
상완이두근

천지굴근
장장근
척측수근굴근
척측수근신근
요측수근굴근
주근

장두
내측두
상완삼두근

사용되는 흉근

평평한 벤치에 누워 엉덩이는 벤치에 붙이고 발은 바닥에 고정한다 :

• 손은 어깨보다 넓게 벌려 오버 그립으로 바벨을 잡는다.
• 숨을 들이마시면서 동작을 컨트롤하며 바벨을 가슴까지 내린다. 팔을 펴서 시작 자세로 돌아가면서 숨을 내쉰다.

이 운동은 대흉근 전체와 소흉근, 전면삼각근, 전거근, 삼두근, 오훼완근을 자극한다.

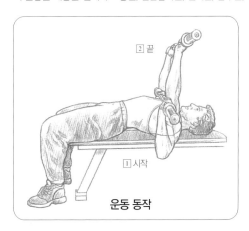

2 끝

1 시작

운동 동작

응용 동작

• 파워리프팅 스타일로 허리를 아치로 만들고 실시해도 된다. 이런 자세로 운동하면 힘이 센 흉근 하부가 동원돼서 더 무거운 중량을 들 수 있다. 하지만 허리를 보호하고 부상을 방지하려면 신중하게 시도해야 한다.
• 팔꿈치를 몸 옆으로 모으고 실시하면 전면삼각근에 자극을 집중할 수 있다.
• 손 너비에 변화를 주면 근육을 다양하게 자극할 수 있다.
  − 손을 가까이 모으면 흉근 중앙이 자극된다.
  − 손을 멀리 벌리면 흉근 바깥쪽이 자극된다.
• 바벨 각도에 변화를 줘도 근육을 다양하게 자극할 수 있다.
  − 흉곽의 늑연골연을 향해 바를 내리면 흉근 하부를 고립할 수 있다.
  − 흉근 중앙을 향해 바를 내리면 중앙부의 섬유를 고립할 수 있다.
  − 흉골 절흔을 향해 바를 내리면 흉근 쇄골부가 자극된다.
• 허리에 문제가 있거나 오직 흉근만 고립하고 싶다면 다리를 들고 운동해도 된다.
• 랙을 이용해서 운동을 할 수도 있다.

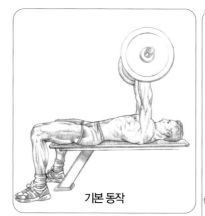

기본 동작

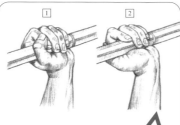

주의

① 최대한 안전하게 운동하려면 바를 쥘 때 엄지손가락으로 다른 손가락들을 감싸 쥐자.

② 완전히 바를 감싸 잡지 않으면, 바가 손에서 미끄러져 턱이나 목에 떨어질 수 있다. 심각한 부상을 유발할 수 있으니 주의하자.

허리를 아치로 만든 응용 동작

파워리프터처럼 허리를 아치로 만들고 벤치프레스를 실시하면 가동범위가 좁아지고 더 무거운 중량을 들 수 있다. 힘이 매우 센 흉근 하부가 주로 사용되기 때문이다.
동작 시 발이나 머리를 움직여선 안 되며, 엉덩이를 벤치에 붙이고 있어야 한다. 허리에 문제가 있다면 이 응용 동작을 해선 안 된다.

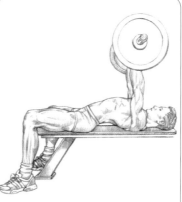

다리를 올린 응용 동작

벤치에 다리를 올린 상태에서 벤치프레스를 실시하면 허리 통증을 유발할 수 있는 과도한 아치 발생을 방지할 수 있다. 또한 이 자세로 운동하면 흉근 하부의 개입이 줄어들고, 흉근 중앙이나 쇄골부로 자극점이 이동한다.

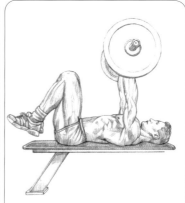

고중량 벤치프레스를 할 때 광배근의 역할

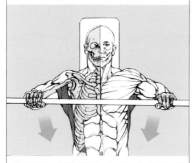

광배근은 고중량 벤치프레스를 할 때 중요한 역할을 한다. 광배근은 팔이 몸에서 과도하게 멀어지는 걸 방지해 주는데, 그러면 흉근이 파열될 위험도 없고 더 안정적으로 힘차게 프레스를 할 수 있다.

파워리프팅식 벤치프레스 자세 잡는 법

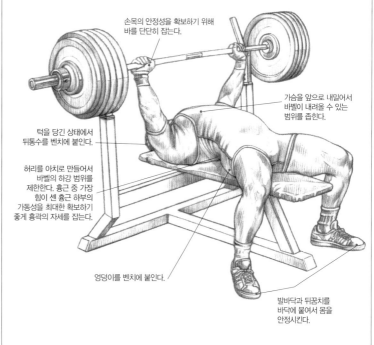

손목의 안정성을 확보하기 위해 바를 단단히 잡는다.

가슴을 앞으로 내밀어서 바벨이 내려올 수 있는 범위를 좁힌다.

턱을 당긴 상태에서 뒤통수를 벤치에 붙인다.

허리를 아치로 만들어서 바벨의 하강 범위를 제한한다. 흉근 중 가장 힘이 센 흉근 하부의 가동성을 최대한 확보하기 좋게 흉곽의 자세를 잡는다.

엉덩이를 벤치에 붙인다.

발바닥과 뒤꿈치를 바닥에 붙여서 몸을 안정시킨다.

견봉쇄골인대 손상

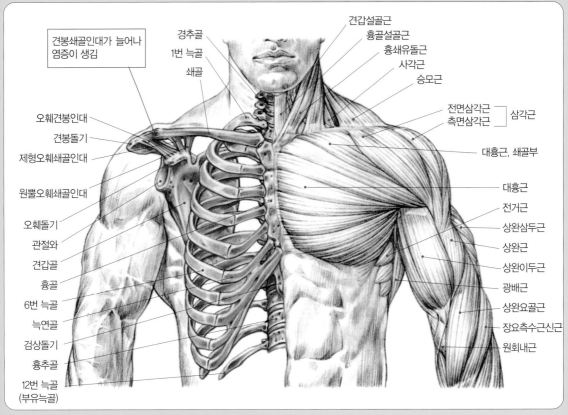

견봉쇄골인대가 늘어나 염증이 생김

오훼견봉인대
견봉돌기
제형오훼쇄골인대

원뿔오훼쇄골인대

오훼돌기
관절와
견갑골
흉골
6번 늑골
늑연골
검상돌기
흉추골
12번 늑골
(부유늑골)

경추골
1번 늑골
쇄골

견갑설골근
흉골설골근
흉쇄유돌근
사각근
승모근
전면삼각근
측면삼각근 ┐ 삼각근
대흉근, 쇄골부

대흉근
전거근
상완삼두근
상완근
상완이두근
광배근
상완요골근
장요측수근신근
원회내근

웨이트트레이닝 마니아들에게 견봉쇄골인대 손상은 흔한 부상이다.

레슬링, 유도, 럭비, 축구와 같은 스포츠에서는 인대 파열로 인한 견봉쇄골탈구를 포함해 극심한 어깨 관절 부상이 발생할 수 있는 반면, 웨이트트레이닝에서 일어나는 견봉쇄골 병리현상은 주로 어깨 관절에 반복적이고 과도한 스트레스를 주거나 조정 능력이 좋지 못해 발생하는 외상인 경우가 많다.

통증은 초기에는 참을 만하지만, 시간이 지나면 서서히 악화되어 웨이트트레이닝에 장해가 되고, 결국 벤치 프레스나 딥과 같은 여러 운동들을 수행하는 능력이 저하된다. 내리는 동작을 할 때마다 고통을 느끼게 되며 팔꿈치로 기대는 것조차 고통스러워질 수 있다.

염증이 발생했을 때 견봉쇄골관절을 검사하면 대부분 약간의 부기가 있는 것을 알 수 있고, 만졌을 때 통증이 느껴진다. 이러한 종류의 부상은 심각하지는 않지만 일반적으로 치료하는 데 오랜 시간이 걸린다. 다시 말해 염증을 가라앉히고 견봉쇄골인대가 늘어난 관절낭을 본래의 크기로 돌려 관절의 기능이 정상화되기까지 많은 시간이 필요하다. 만약 통증이 느껴진다면 2주간은 상체 훈련을 중단해야 한다.

견봉쇄골관절 절단면

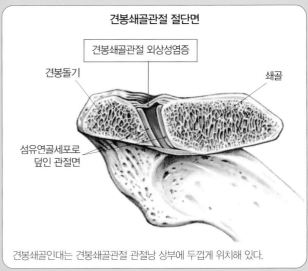

견봉쇄골관절 외상성염증

견봉돌기

쇄골

섬유연골세포로 덮인 관절면

견봉쇄골인대는 견봉쇄골관절 관절낭 상부에 두껍게 위치해 있다.

Point 팔은 흉골에서부터 날개뼈까지 이어져 있는 쇄골에 붙어 있다. 쇄골 관절은 움직임이 크진 않지만, 과도한 사용이나 염증으로 인해 마모되는 경우가 많다.

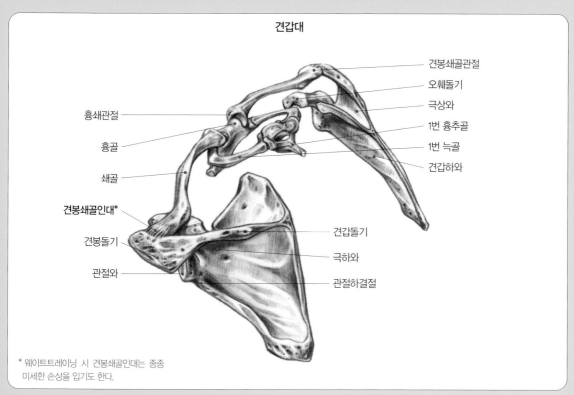

견갑대

견봉쇄골관절
오훼돌기
극상와
1번 흉추골
1번 늑골
견갑하와

흉쇄관절
흉골
쇄골

견봉쇄골인대*
견봉돌기
관절와

견갑돌기
극하와
관절하결절

* 웨이트트레이닝 시 견봉쇄골인대는 종종
  미세한 손상을 입기도 한다.

이후에 상체 트레이닝을 재개하더라도 적어도 2달 동안은 디클라인 벤치프레스, 딥처럼 아래로 미는 동작을 하면 안 된다. 견봉쇄골인대가 다시 늘어날 위험이 있기 때문이다. 이를 무시하고 운동하면 관절의 염증이 낫지 않아서 결국 관절 내 석회화가 진행돼 선수 경력에 치명타를 입을 수 있으니 주의하자.
반면, 인클라인 벤치프레스나 바벨/덤벨 숄더 프레스처럼 위로 미는 동작은 부상 위험 없이 실시할 수 있다. 견봉쇄골관절이 안정돼서 인대가 늘어날 위험이 적기 때문이다.

부상을 예방하는 방법

웨이트트레이닝을 할 때 견봉쇄골관절에 염증이 발생하는 가장 큰 이유는 벤치프레스를 너무 많이 반복해서 오버트레이닝이 되거나 동작이 어설프기 때문이다(바를 너무 빨리 내리거나, 몸을 비틀거나, 가슴에 바를 튕기는 등). 허리를 아치로 만들고 벤치프레스를 하는 파워리프터도 견봉쇄골인대에 가해지는 압력 때문에 염증이 잘 발생한다.
조금이라도 통증이 느껴지면 몸에 충격을 주는 이런 테크닉을 즉각 중단하고, 스탠딩 케이블 플라이(113p)나 덤벨을 사용한 다른 흉근 운동으로 대체해야 한다. 벤치는 항상 인클라인 벤치를 사용하는 것이 좋다.

미는 동작에 따라 달라지는 부상당한 견봉쇄골관절의 가동성

불안정한 관절

1

안정적인 관절

2

1 딥처럼 아래로 미는 동작이나 파워리프터처럼 허리를 아치로 만들고 벤치프레스를 하면 견봉이 위로 밀려난다. 이때 인대가 늘어나 견봉쇄골관절을 다친 상태라면 관절이 과도하게 위로 밀려나서 통증이 발생할 수 있다.

2 인클라인 벤치프레스나 바를 사용한 프런트 프레스처럼 위로 미는 동작을 하면 견봉쇄골관절이 아래로 눌려서 안정된다.

흉쇄관절에 발생하는 문제들

흉쇄관절 주변에 복잡하게 얽혀 있는 뼈와 근육들

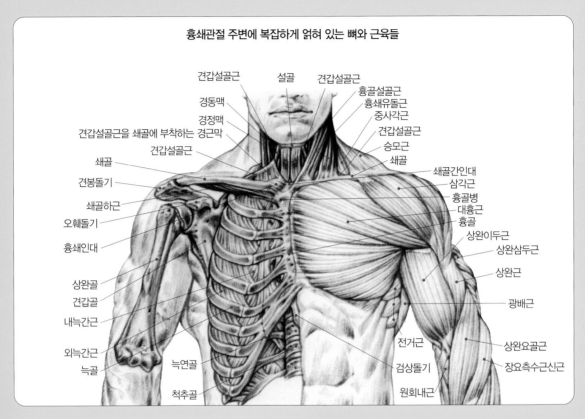

견갑설골근 / 설골 / 견갑설골근 / 경동맥 / 흉골설골근 / 경정맥 / 흉쇄유돌기 / 중사각근 / 견갑설골근을 쇄골에 부착하는 경근막 / 견갑설골근 / 승모근 / 쇄골 / 쇄골 / 쇄골간인대 / 견봉돌기 / 삼각근 / 쇄골하근 / 흉골병 / 오훼돌기 / 대흉근 / 흉쇄인대 / 흉골 / 상완이두근 / 상완삼두근 / 상완골 / 상완근 / 견갑골 / 광배근 / 내늑간근 / 외늑간근 / 상완요골근 / 늑골 / 늑연골 / 전거근 / 장요측수근신근 / 검상돌기 / 척추골 / 원회내근

흉쇄관절의 부분 절단면

전흉쇄인대 / 흉쇄관절의 관절원반 / 늑쇄인대 / 쇄골 / 흉쇄관절의 관절강 / 1번 늑골 / 쇄골간인대 / 1번 늑골의 연골결합 / 늑연골 / 흉골병 / 2번 늑골 / 흉늑관절 / 방사상흉늑인대 / 흉골병 연골결합

웨이트트레이닝을 할 때 흉쇄관절 부상은 견쇄관절 부상보다 빈도가 적지만, 그럼에도 부상을 당하는 사람이 있다. 흉쇄관절 부상은 주로 중량 딥, 디클라인 벤치프레스, 허리를 아치로 만들고 하는 벤치프레스(파워리프터식), 저항 밴드를 사용한 바벨 벤치프레스를 할 때 발생한다.

이런 운동은 흉쇄관절에 강한 압박을 준다. 이 부위가 선천적으로 약한 사람(저항력이 약하거나 인대가 너무 느슨하거나)이 이런 압박을 받으면 흉쇄인대가 늘어나서 관절낭이 손상될 수 있다. 그러면 흉쇄관절이 점점 느슨해져서 과운동성 증후군이 발생하는데, 이로 인해 주변이 붓거나 통증이 생기면 다양한 운동을 하기 어렵다.

흉쇄관절의 이러한 점진적 탈구는 웨이트트레이닝을 하다 보면 자주 발생하는 증상이다. 물론 넘어지거나 과격하게 부딪혀서 발생하는 외상성 탈구보단 증상이 덜 심각하다(쇄골이 탈구되면 경동맥이나 경정맥이 눌려서 합병증으로 이어지기도 한다). 하지만 쇄골의 가동 범위가 과도하게 넓어지면 쇄골하근이 늘어나기 때문에 고통스럽긴 하다. 또한 흉골설골근, 견갑설골근, 흉쇄유돌근이 모두 흉쇄관절에 부착되어 있기 때문에 고개를 돌리거나, 숙이거나, 음식을 삼키기가 힘들 수도 있다. 또한 목 아래쪽이 붓기도 한다.

이러한 증상은 수평이나 아래쪽으로 미는 동작만 하지 않으면 대부분 저절로 낫는다. 딥, 벤치프레스, 디클라인 벤치프레스처럼 관절에 과도한 부담을 주는 운동이 여기에 해당된다. 반면에 인클라인이나 프런트 프레스처럼 위로 미는 동작을 하면 쇄골이 흉골을 눌러주기 때문에 부상 위험 없이 운동을 지속할 수 있다.

Point 흉쇄관절은 팔과 가슴을 이어주는 유일한 골 연결 부다.

대흉근 파열 ✚

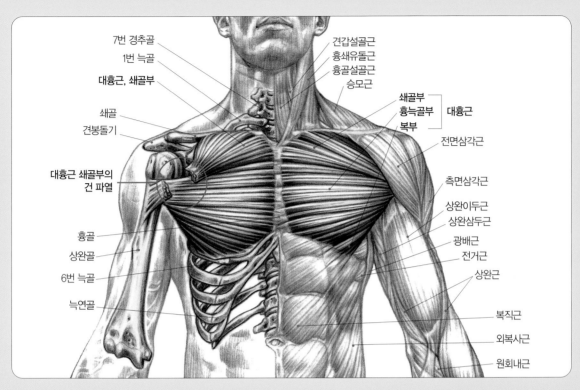

7번 경추골
1번 늑골
대흉근, 쇄골부
쇄골
견봉돌기
**대흉근 쇄골부의
건 파열**
흉골
상완골
6번 늑골
늑연골

견갑설골근
흉쇄유돌근
흉골설골근
승모근
쇄골부
흉늑골부 } 대흉근
복부
전면삼각근
측면삼각근
상완이두근
상완삼두근
광배근
전거근
상완근
복직근
외복사근
원회내근

대흉근은 흉곽 전면에서 시작되어 상완골 상단 전면에 붙는다. 이는 양팔을 흉곽 앞으로 모으는 것(무언가를 끌어안듯)이 주요 기능인 강력한 근육이다.

대부분 스포츠에선 대흉근 부상을 당할 일이 거의 없지만 웨이트트레이닝, 그중에서도 벤치프레스를 하다 보면 대흉근이 조금씩 찢어지거나 힘줄이 부분적으로 파열되기도 한다. 이러한 부분 파열은 비교적 힘이 센 사람들이

너무 빠른 속도와 힘으로 운동하는 바람에 힘줄이 그것을 따라가지 못해 발생한다. 혹은 근육의 선명도를 살리려고 저열량 다이어트를 할 때 발생하기도 한다. 이러한 다이어트를 하면 근육, 힘줄, 관절이 약해지기 때문이다.

대흉근 파열은 주로 고중량 벤치프레스를 할 때 발생하는데, 대흉근 쇄골부의 힘줄이 주로 영향을 받는다. 힘줄이 파열되면 매우 고통스럽기 때문에 기절할 수도 있다. 팔 앞쪽이 붓

거나 멍이 들 수도 있고, 대흉근 쇄골부가 오그라들면서 전면 삼각근 아래쪽이 움푹 파일 수도 있다.

이 부상의 문제점은 의사들이 자주 오진한다는 것이다. 안타깝긴 하지만 충분히 이해할 수 있는 실수다. 부상을 당한 후에 검진을 해봐도 환자가 거의 대부분의 동작을 잘 수행하기 때문에 대흉근의 운동 기능에 문제가 없다고 생각하기 때문이다. 예를 들면 대흉근 쇄골부가 파열돼도 대흉근의 기능 중 하나인 팔을 앞으로 들어 올리는 동작은 전면삼각근의 도움을 받아 수행할 수 있고, 팔을 외전하는 동작도 대흉근의 흉늑골부나 복부의 도움을 받아 수행할 수 있다.

대흉근 쇄골부 힘줄이 파열되면 수술로 상완골에 다시 부착해야 한다. 즉각 수술하지 않으면 근육이 오그라들거나 섬유증이 발생해서 수술이 불가능해질 수도 있다. 물론 대흉근 상부 부상을 당한 채로도 팔을 최대 가동범위로 움직일 수는 있지만, 예전의 근력을 되찾긴 힘들고 고중량 웨이트트레이닝을 할 때도 남들보다 불리해질 수밖에 없다.

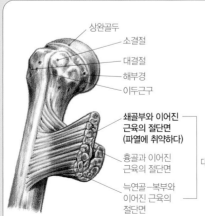

상완골두
소결절
대결절
해부경
이두근구
**쇄골부와 이어진
근육의 절단면
(파열에 취약하다)**
흉골과 이어진
근육의 절단면
늑연골−복부와
이어진 근육의
절단면

대흉근의 부착점

U자 모양을 형성하며 꼬인 형태로 상완골에 붙는 대흉근의 모습

벤치 프레스나 플라이 동작을 할 때는, 대흉근의 가장 바깥 부분인 쇄골부 부위의 건에 가장 큰 스트레스가 가해진다.

그렇기 때문에, 무거운 중량을 들어 올릴 때, 이 부위의 건이 파열되거나 일부가 끊어져 말려 올라갈 수 있다

대근육 파열과 힘줄 부착부 파열

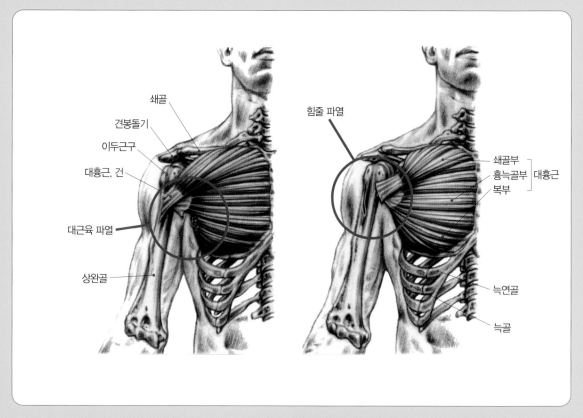

쇄골
견봉돌기
이두근구
대흉근, 건
대근육 파열
상완골

힘줄 파열
쇄골부
흉늑골부 | 대흉근
복부
늑연골
늑골

웨이트트레이닝의 목표는 반복 횟수와 무게를 점진적으로 늘려서 근육의 크기와 근력을 키우는 것이기 때문에 늦든 빠르든 결국엔 부상을 당할 수밖에 없다.

흉근, 이두근, 삼두근, 대퇴사두근, 고관절 내전근, 슬와부 근육에 주로 부상이 발생하긴 하지만, 사실 부상은 모든 근육에 발생할 수 있다. 이런 부상을 최대한 합리적으로 치료하려면 대근육 파열과 힘줄 부착부 파열의 차이를 이해해야 한다.

웨이트트레이닝 중에 발생하는 근육 부상은 근육이 과도하게 늘어나거나, 중량이 너무 무겁거나, 동작을 통제하지 못하거나, 근육과 힘줄이 손상된 채로 회복되지 않았거나, 근육이 지쳐서 뭉쳤을 때 발생한다. 이런 상태로 운동하면 모든 근섬유에 동일한 부하가 가해지지 않는다. 그중 가장 많은 부하를 받는 근섬유가 파열되거나 혹은 힘줄에 불균형한 자극이 가해져서 힘줄이 부착점에서 부분적으로 혹은 완전히 떨어져 나간다. 이런 힘줄 부착부 파열은 매우 충격적인 부상이다. 근육이 공 모양으로 오그라들어서 기존의 운동 기능을 전혀 하지 못하기 때문

이다.

일반적으로 힘줄은 나사를 이용해서 원래 부착점에 그대로 다시 부착할 수 있다. 그래서 최대한 빨리 병원에 가보는 것이 좋다. 부상을 제때 치료하면 부착점에서 떨어져 나갔던 힘줄이 치유되어 근육이 원래 기능을 완전히 회복하기도 한다. 하지만 제때 진단이나 수술을 받지 않으면 근위축과 섬유증이 발생해 나중엔 치료가 힘들어진다.

반면에 근섬유는 파열되면 다시 부착하기가 사실상 어렵다. 파열된 근섬유는 오그라들어서 작은 섬유 뭉치로 변해 버리며, 원래 근육이 있던 자리엔 구멍만 남는다. 이렇게 대근육이 파열되면 일반적으로 건초에 부착된 근섬유들도 함께 떨어져 나간다. 이런 부상이 주로 발생하는 부위는 대흉근의 건, 상완삼두근 원위부 건초, 상완이두근 단두 건초, 아킬레스건 건초 아래쪽이다.

근육 파열이나 힘줄 부착부 파열을 방지하려면 근육이 지쳐서 뭉치고 아플 땐 무거운 중량을 들어선 안 된다. 트레이닝을 시작하기 전엔 스트레칭을 실시해서 근육을 풀어주자.

3 내로우 그립 벤치 프레스 | 좁게 잡은 그립으로

Narrow-Grip Bench Presses

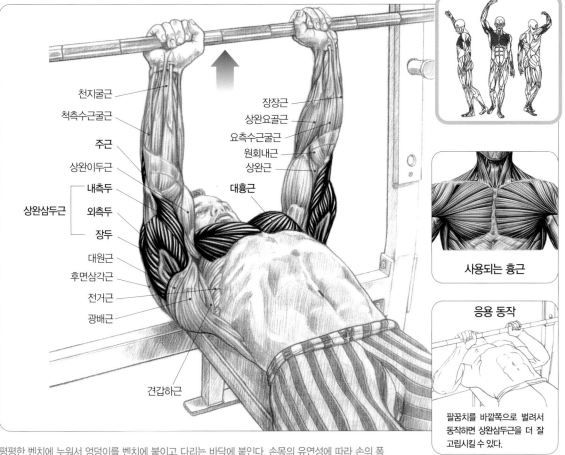

천지굴근
척측수근굴근
주근
상완이두근

상완삼두근
내측두
외측두
장두

대원근
후면삼각근
전거근
광배근

견갑하근

장장근
상완요골근
요측수근굴근
원회내근
상완근

대흉근

사용되는 흉근

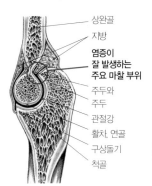

응용 동작

팔꿈치를 바깥쪽으로 벌려서
동작하면 상완삼두근을 더 잘
고립시킬 수 있다.

평평한 벤치에 누워서 엉덩이를 벤치에 붙이고 다리는 바닥에 붙인다. 손목의 유연성에 따라 손의 폭을 10~40cm 정도로 벌려 오버 그립으로 바벨을 잡는다 :

- 숨을 내쉬면서 팔꿈치를 편다.
- 숨을 들이마시면서 팔꿈치를 양 옆으로 내리고, 바를 가슴까지 내린다.

흉골 주변의 흉근과 상완삼두근을 집중적으로 단련하기에 좋은 운동이다. 또한 팔꿈치를 모으면서 바벨을 올리는 동작은 전면삼각근에 매우 효과적이다. 바벨 받침대를 사용해도 된다.

 주의 개인의 신체 구조적 차이로 인해서, 그립을 좁게 잡았을 때 손목에 통증이 느껴질 수도 있다. 이 경우에는 넓은 그립으로 하는 것이 좋다.

 벤치 프레스와 팔꿈치 통증

팔꿈치 통증은 주로 벤치프레스를 하고 나서 발생한다. 너무 많은 세트를 반복하는 오버트레이닝으로 인한 과사용 부상이라고 볼 수 있다.

벤치프레스를 할 때 동작의 정점에서 팔을 다 펴면 팔꿈치에 마찰이 발생하고 미세 손상이 생겨서 염증으로 이어질 수 있다. 이런 부상이 관절 내 석회화로 이어지는 경우는 드물지만, 석회화가 진행되면 매우 고통스럽다. 이 정도까지 진행되었다면 예전처럼 팔을 완전히 뻗기 위해서는 수술밖엔 답이 없다.

팔꿈치 통증이 감지되면 팔을 뻗는 운동을 즉각 중단해야 한다. 합병증이 발생하지 않도록 며칠만이라도 운동을 멈추자. 벤치프레스를 할 때는 동작의 정점에서 팔을 다 펴지 않는 것이 좋다.

팔꿈치 관절 절단면

상완골
지방
염증이 잘 발생하는 주요 마찰 부위
주두와
주두
관절강
활차, 연골
구상돌기
척골

전완을 펴는 동작이 반복되면 주두가 상완골의 주두와에 반복적으로 부딪힌다. 이로 인해 관절에 미세한 상처가 생길 수 있는데, 이런 상황이 반복되면 팔꿈치 뒤쪽에 통증을 동반한 염증이 발생할 수 있다.

골격에 따른 벤치 프레스의 차이

벤치프레스는 사람들이 가장 많이 하는 웨이트 트레이닝 운동이자 매년 가장 많은 부상이 발생하는 운동이다. 따라서 운동을 올바르게 수행하고 부상 위험을 줄이기 위해선 각자의 골격 차이에 따른 훈련 방식을 이해해야 한다.

팔 길이

근육의 단순한 마모를 제외하면 대흉근에 가장 흔하게 발생하는 부상은 근육과 힘줄의 파열이다. 이런 부상은 벤치프레스 네거티브 동작(바벨을 내릴 때)을 할 때 주로 발생한다.

대흉근은 상완골에 부착돼 있는데, 바벨을 가슴으로 내리면 대흉근이 강하게 늘어나 부상에 노출된다. 그런데 팔을 내릴 때 대흉근이 늘어나는 정도는 사람마다 큰 차이가 있다. 팔, 특히 전완이 길수록 상완골이 더 깊숙이 내려가서 대흉근이 위험할 정도로 늘어난다. 그래서 대부분 벤치프레스 부상은 팔이 긴 사람에게 발생한다.

흉곽의 두께

흉곽이 두꺼울수록 바벨을 밑으로 많이 못 내리기 때문에 대흉근도 그만큼 적게 늘어난다. 따라서 이론상으로 흉곽이 두꺼운 사람은 대흉근 부상에 대한 큰 걱정 없이 벤치프레스를 할 수 있다.

그래서인지 대부분의 벤치프레스 챔피언은 상대적으로 팔다리가 짧고 가슴이 두껍다. 이런 2가지 특징 덕분에 대흉근이나 힘줄 부착부가 파열될 위험이 적고, 안전하게 신기록을 세울 수 있는 것이다.

부상은 운동선수의 성장을 제한하는 큰 변수다. 트레이닝 방법, 식단, 마음가짐뿐만 아니라 개인별 골격 차이도 선수의 성공에 큰 영향을 미친다. 따라서 타인의 운동법을 무작정 따라하지 말고 자신의 골격에 맞는 운동법을 찾아야 한다.

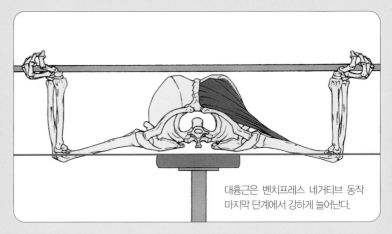

대흉근은 벤치프레스 네거티브 동작 마지막 단계에서 강하게 늘어난다.

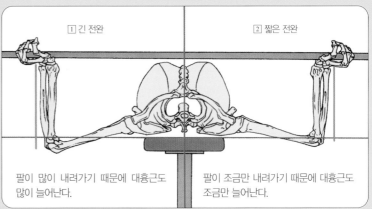

① 긴 전완　　②짧은 전완

팔이 많이 내려가기 때문에 대흉근도 많이 늘어난다.

팔이 조금만 내려가기 때문에 대흉근도 조금만 늘어난다.

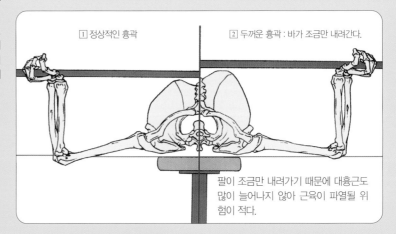

① 정상적인 흉곽　　②두꺼운 흉곽 : 바가 조금만 내려간다.

팔이 조금만 내려가기 때문에 대흉근도 많이 늘어나지 않아 근육이 파열될 위험이 적다.

부상 위험 줄이기

양손을 가까이 모으고 벤치프레스를 해도 된다. 이 응용 동작은 팔이 내려가는 범위를 제한하기 때문에 대흉근도 그만큼 적게 늘어나고 부상 위험도 적다. 이렇게 하면 가동범위가 좁아지고, 삼두근이 더 강하게 자극되며, 운동 수행 능력도 감소한다. 하지만 팔이 긴 벤치프레스 선수들은 부상 위험을 줄이기 위해 이렇게 실시하기도 한다.

대흉근이 과도하게 늘어나는 걸 방지하기 위해 바를 가슴에 닿지 않는 범위까지만 내리는 부분 반복을 실시하는 것도 좋다.

> ⚠️ **주의** 저항 밴드를 사용한 벤치프레스는 근육이 늘어났을 때 받는 부하가 가장 적기 때문에 근육이나 힘줄의 부상 위험이 적다. 하지만 관절이 심한 부하를 받기 때문에 장기적으로는 관절이나 인대가 심하게 손상될 수 있다.

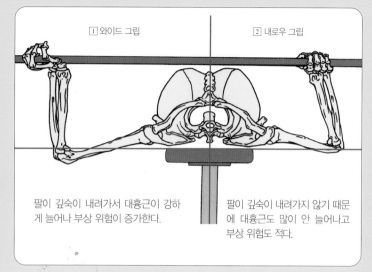

1 와이드 그립 2 내로우 그립

팔이 깊숙이 내려가서 대흉근이 강하게 늘어나 부상 위험이 증가한다.

팔이 깊숙이 내려가지 않기 때문에 대흉근도 많이 안 늘어나고 부상 위험도 적다.

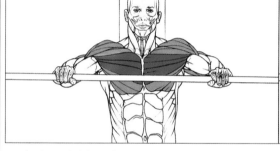

팔꿈치를 벌리고 실시하는 벤치프레스   팔꿈치를 모으고 실시하는 벤치프레스

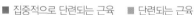

■ 집중적으로 단련되는 근육 ■ 단련되는 근육

우세한 근육에 따른 자세 차이

개인별 근력 차이에 따라 벤치프레스를 하는 방법도 크게 2가지로 나뉜다.

• 팔꿈치를 벌리고 벤치프레스를 한다. 이 테크닉은 대부분의 자극을 대흉근에 집중시킨다.

• 팔꿈치를 모아서 팔과 가슴의 각도를 좁혀 벤치프레스를 한다. 대흉근보다 삼각근의 힘이 센 사람은 본능적으로 이 자세로 프레스를 한다.

대흉근(팔꿈치를 벌리고)과 삼각근(팔꿈치를 모으고) 중 어디에 자극을 더 집중할 것인지에 따라서 둘 중 하나의 테크닉을 골라 사용해도 된다.

> ⚠️ **주의** 벤치프레스를 할 땐 개인별 골격의 차이를 꼭 고려해야 한다.
>
> A. 흉곽이 작고 팔이 길면 바의 이동 범위가 커져서 운동 난이도가 높아지고, 근력 성장에도 제한이 생긴다. 또한 바를 가슴으로 내렸을 때 대흉근이 위험할 정도로 늘어나기 때문에 고중량을 사용하면 근육이나 힘줄이 파열될 수 있다.
>
> B. 가슴이 두껍고 팔이 짧으면 아주 안전하게 프레스를 할 수 있다. 가동범위가 제한되고, 바를 다 내렸을 때(가슴에 닿았을 때) 대흉근이 늘어나는 범위도 한정적이기 때문이다. 훌륭한 벤치프레스 챔피언들은 대부분 이런 체형이다.

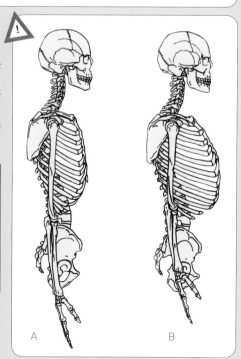

A   B

벤치프레스 중의 부상 위험

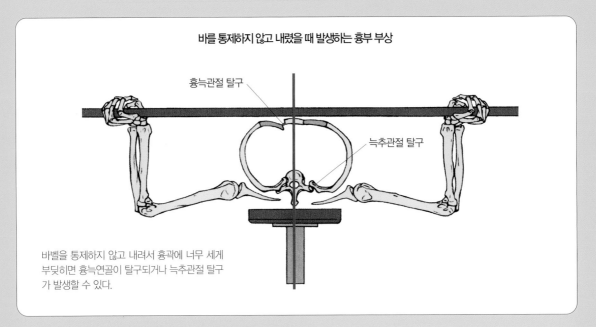

바를 통제하지 않고 내렸을 때 발생하는 흉부 부상

흉늑관절 탈구

늑추관절 탈구

바벨을 통제하지 않고 내려서 흉곽에 너무 세게
부딪히면 흉늑연골이 탈구되거나 늑추관절 탈구
가 발생할 수 있다.

벤치프레스는 상체, 그중에서도 흉근, 삼두근, 전면삼각근 발달에 매우
좋은 운동이지만 부상 위험도 있다. 중량을 통제하고 자세를 의식하며
수행해야 통증이 발생했을 때 바로 자세를 수정해서 부상을 방지할 수
있다.

와이드 그립 벤치프레스를 할 때 바벨을 밑으로 다 내린 지점(바가 가
슴에 닿는 지점)에서 대흉근이 특히 많이 늘어난다. 바로 이때 근육이
나 힘줄이 파열될 가능성이 가장 크다.

위험을 줄이려면 운동 전에 몸을 충분히 풀어야 한다. 가벼운 중량으
로 벤치프레스를 많이 반복하거나, 흉근 스트레칭을 실시해서 흉근 근
섬유에 가해질 자극에 미리 대비해야 한다. 바벨을 내렸을 때 대흉근
이 위험할 정도로 많이 늘어나는 것 같으면 고중량을 사용할 땐 손을
더 가까이 모아서 바를 잡자. 그래야 근육의 부담을 줄이고 부상 위험
을 낮출 수 있다.

체형적으로 전완이 길고, 흉곽이 작고, 쇄골이 짧을수록 대흉근을 다칠
위험이 크다. 내로우 그립으로 벤치프레스를 하면 대흉근이 적게 늘어
나서 근육이나 힘줄이 파열될 위험은 줄어들지만, 동작을 개시할 때(
팔을 다 뻗은 상태) 관절와상완관절의 위치 때문에 관절이 불안정해질
수 있다. 관절이 불안정해지면 상완골두가 관절와에서 빠져나오고 관
절낭이 뒤로 늘어나서 견관절의 전후 균형이 깨져 통증을 느낄 수 있다.
따라서 내로우 그립 벤치프레스를 할 때 어깨 뒤쪽에 찌르는 듯한 통
증이 느껴지면 몇 주간 벤치프레스를 중단하고 견관절 인대가 회복할
시간을 주자. 이렇게 해야 관절와상완관절의 전후 탈구를 방지할 수
있다.

또한 바벨의 하강을 컨트롤해서 흉곽에 바를 댔다가 튕겨 올리는 동작
을 하지 않도록 주의하자. 바벨을 통제하지 못하고 가슴에 갑자기 내
리면 흉골의 늑연골이 짓눌려서 빠져버리거나 늑추관절이 탈구될 수
있다.

이런 2가지 유형의 부상을 방지하려면 바벨이 흉곽에 갑자기 떨어지
는 것을 막아주는 특별한 안전장치가 마련된 벤치에서 벤치프레스를
실시하는 것이 좋다.

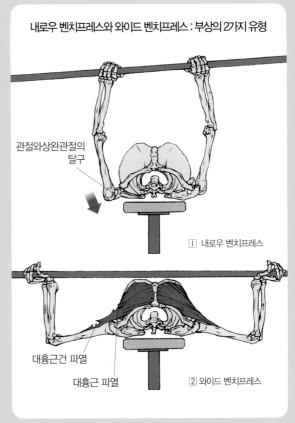

내로우 벤치프레스와 와이드 벤치프레스 : 부상의 2가지 유형

관절와상완관절의
탈구

1 내로우 벤치프레스

대흉근건 파열

대흉근 파열

2 와이드 벤치프레스

상완골 이두근구의 이상으로 늘어나버린 결절간 섬유집

벤치프레스, 체스트 프레스, 숄더 프레스, 인클라인 벤치프레스, 인클라인 숄더 프레스를 하다가 어깨 앞쪽에 약한 통증이 느껴지면서 '딱' 소리가 나고 무언가 탈구되는 느낌이 드는 경우가 있다. 이런 통증과 소리를 유발하는 건 어깨를 덮고 있는 삼각근이 아니며, 다른 2가지 원인이 있다. 첫째, 이두근구가 충분히 깊지 않다. 둘째, 이두근구를 덮은 결절간 섬유집이 늘어나 버렸다(보통 전자가 후자를 유발한다). 인간은 태어날 때부터 이두근구를 가지고 있진 않다. 자라나면서 상완이두근 장두건이 반복적으로 마찰되며 뼈가 점점 파여 이두근구가 되는 것이다.

하지만 성인이 돼도 이두근구가 얕은 사람은 팔을 움직이다가 상완이두근 건이 이두근구에서 빠져 이두근구를 덮고 있는 섬유집이 과도하게 늘어나기도 한다. 그러면 상완이두근 장두건이 마모돼 고통스러운 건염이 유발될 수 있고, 이게 누적되면 힘줄이 파열되기도 한다.

따라서 어깨 앞쪽에 통증이 느껴지면서 '딱' 소리가 나면 당분간 이런 현상을 유발하는 운동을 중단해야 한다. 혹은 운동 각도나 가동범위, 손의 위치에 변화를 줘 보자. 이렇게 해야 이두근구를 덮은 섬유집이 제 기능을 되찾아서 이두근 장두를 제자리에 묶어 둘 수 있다.

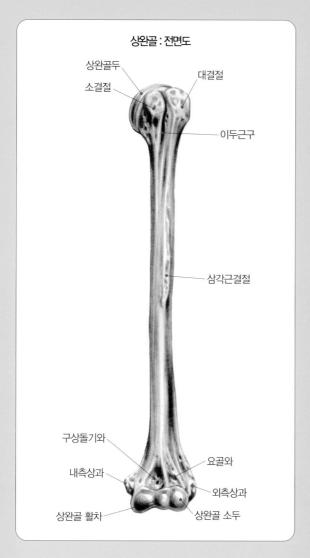

상완골 : 전면도

- 상완골두
- 소결절
- 대결절
- 이두근구
- 삼각근결절
- 구상돌기와
- 요골와
- 내측상과
- 외측상과
- 상완골 활차
- 상완골 소두

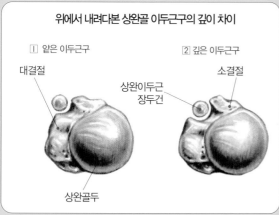

위에서 내려다본 상완골 이두근구의 깊이 차이

① 얕은 이두근구
- 대결절
- 상완이두근 장두건
- 상완골두

② 깊은 이두근구
- 소결절

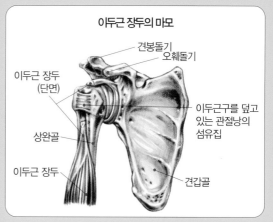

이두근 장두의 마모

- 견봉돌기
- 오훼돌기
- 이두근 장두 (단면)
- 상완골
- 이두근 장두
- 이두근구를 덮고 있는 관절낭의 섬유집
- 견갑골

쇄골의 길이가 벤치프레스에 미치는 영향

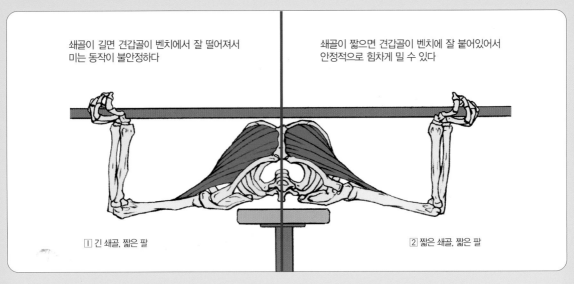

쇄골이 길면 견갑골이 벤치에서 잘 떨어져서 미는 동작이 불안정하다

쇄골이 짧으면 견갑골이 벤치에 잘 붙어있어서 안정적으로 힘차게 밀 수 있다

① 긴 쇄골, 짧은 팔

② 짧은 쇄골, 짧은 팔

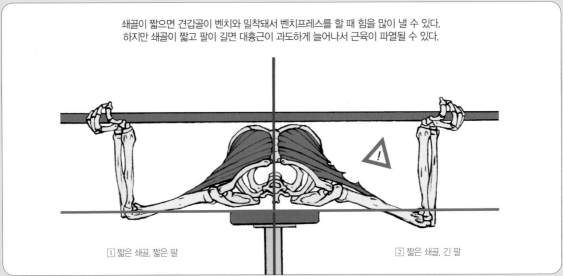

쇄골이 짧으면 견갑골이 벤치와 밀착돼서 벤치프레스를 할 때 힘을 많이 낼 수 있다.
하지만 쇄골이 짧고 팔이 길면 대흉근이 과도하게 늘어나서 근육이 파열될 수 있다.

① 짧은 쇄골, 짧은 팔

② 짧은 쇄골, 긴 팔

어깨너비는 골격에 의해 결정되며, 특히 쇄골 길이가 좌우한다. 쇄골의 길이나 굽은 정도는 사람마다 다르다. 일반적으로 여성은 흉곽이 둥근 원뿔 모양이기 때문에 쇄골이 짧고 곡선형이다. 쇄골이 크면 체격이 건장해 보이고 많은 스포츠를 할 때 유리하지만, 바벨이나 덤벨 벤치프레스를 할 땐 불리한 점도 있다.

사실 쇄골이 긴 사람에겐 벤치프레스 등받이의 좁은 너비가 가장 큰 문제다. 벤치프레스를 할 때 견갑골이 벤치 밖으로 벗어나서 어깨가 바깥으로 빠져나오기 때문이다. 그러면 어깨가 고정되지 않아 불안정하기 때문에 중량을 수직으로 힘차게 밀 수 없다. 또한 어깨가 벤치 좌우로 빠져나오면 대흉근이 과도하게 늘어나서 수축력이 감소하고 고중량을 들기가 어렵다.

반면에 쇄골이 짧은 사람은 견갑골이 등받이에 잘 밀착돼서 고중량을 더 쉽고 힘차게 밀 수 있다.

넓은 쇄골, 넓고 평평한 대흉근

짧은 쇄골, 짧고 둥근 대흉근

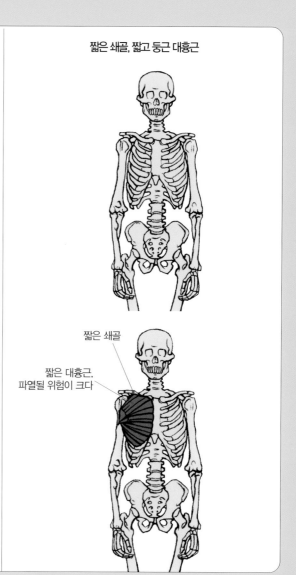

긴 쇄골

긴 대흉근,
파열될 위험이
적다

짧은 쇄골

짧은 대흉근,
파열될 위험이 크다

Point 안정적으로 힘차게 프레스를 하려면 견갑골을 가운데로 모아서 벤치에 닿는 접촉면을 늘려야 한다. 사람의 어깨너비는 대부분 쇄골 길이로 좌우되기 때문에 쇄골이 짧은 사람이 고중량 벤치프레스를 할 때 유리하다.

주의
쇄골이 짧은 사람은 고중량 벤치프레스를 할 때 유리하지만, 대흉근이 짧기 때문에 과도하게 늘어나 파열될 위험이 크다. 팔이 굵은 사람일수록 더 그렇다.

긴 쇄골, 짧은 쇄골

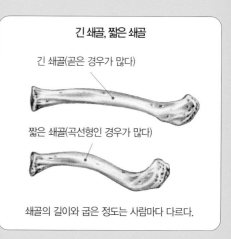

긴 쇄골(곧은 경우가 많다)

짧은 쇄골(곡선형인 경우가 많다)

쇄골의 길이와 굽은 정도는 사람마다 다르다.

4 디클라인 벤치 프레스 Decline Bench Presses

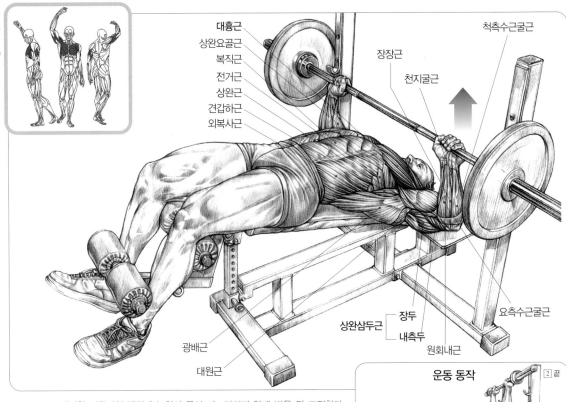

대흉근
상완요골근
복직근
전거근
상완근
견갑하근
외복사근
장장근
천지굴근
척측수근굴근
요측수근굴근
장두
내측두
상완삼두근
원회내근
광배근
대원근

20~40도로 세팅한 디클라인 벤치에 누워서 몸이 미끄러지지 않게 발을 잘 고정한다.
팔은 어깨너비나 그 이상으로 벌리고, 오버 그립으로 바벨을 잡는다 :

• 숨을 내쉬면서 팔을 뻗는다.
• 숨을 들이마시며 가슴 하단으로 천천히 바를 내린다.

이 운동은 대흉근(주로 하부 섬유)과 상완삼두근, 전면삼각근을 주로 자극한다. 또한 대흉
근 아래쪽의 입체감을 살리기 좋은 운동이다. 가벼운 중량을 사용해서 목을 향해 바를 내
리는 방식으로 운동하면 대흉근을 더 유연하게 늘일 수 있다. 랙에서 실시해도 좋다.

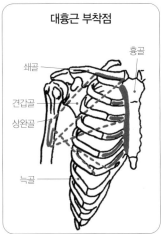

운동 동작
2 끝
1 시작

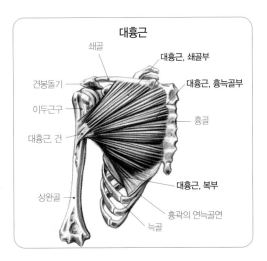

대흉근
쇄골
견봉돌기
이두근구
대흉근, 건
상완골
대흉근, 쇄골부
대흉근, 흉늑골부
흉골
대흉근, 복부
흉곽의 연늑골연
늑골

대흉근 부착점
흉골
쇄골
견갑골
상완골
늑골

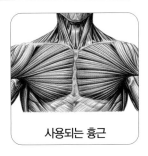

사용되는 흉근

5 머신 벤치 프레스 Machine Bench Presses

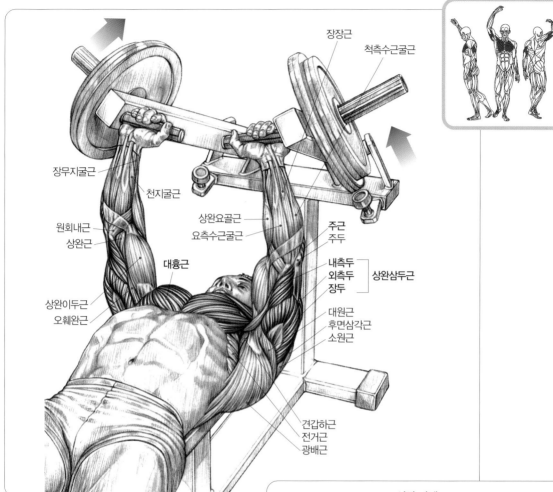

장장근
척측수근굴근

장무지굴근
천지굴근
상완요골근
요측수근굴근
주근
주두
원회내근
상완근
대흉근
내측두
외측두
장두
상완삼두근
상완이두근
오훼완근
대원근
후면삼각근
소원근
견갑하근
전거근
광배근

머신에 누워서 벤치에 엉덩이를 붙이고 발을 바닥에 고정한다.
손잡이를 잡는다 :

· 숨을 내쉬면서 민다.
· 다시 돌아오면서 숨을 들이마신다.

이 머신 운동은 덤벨 벤치프레스와 유사하며 주로 흉골 주변의
대흉근을 자극한다.
또한 그보다 약하지만 삼두근과 전면삼각근도 자극한다.

응용 동작 허리를 아치로 만들고 가슴을 앞으로 내밀면 대흉근
하부에 자극을 더 집중할 수 있다. 단, 요통이 있는 사람은 절대
해선 안 된다.

시작 자세

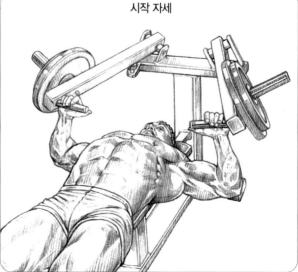

6 파라렐 바 딥 Parallel Bar Dips

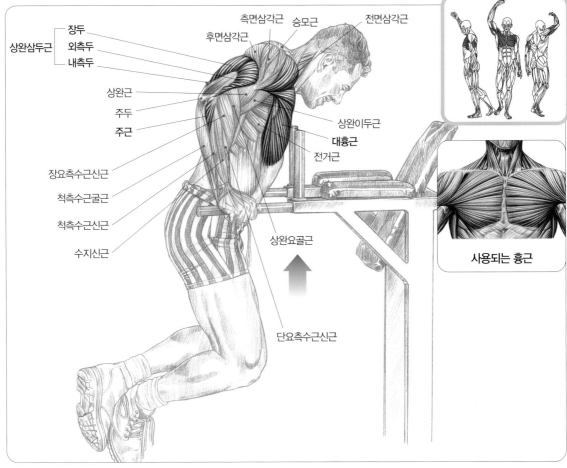

상완삼두근
　　장두
　　외측두
　　내측두

상완근
주두
주근

장요측수근신근
척측수근굴근
척측수근신근
수지신근

측면삼각근　승모근　전면삼각근
후면삼각근

상완이두근
대흉근
전거근

상완요골근

단요측수근신근

사용되는 흉근

평행봉을 잡고 올라가 팔을 뻗고 매달린다 :

• 숨을 들이마시면서 팔꿈치를 구부려 가슴을 바 높이까지 낮춘다.
• 팔이 다 펴질 때까지 밀고 올라와서 정점에서 숨을 내쉰다.

동작 시 가슴을 앞으로 숙일수록 흉근 하부가 더 자극된다. 반대로 가슴을 수직으로 세울수록 상완삼두근이 자극된다.

이 운동은 대흉근 스트레칭이나 견갑대 유연성 향상에도 도움을 주지만, 일정 수준 이상의 근력이 필요하기 때문에 초보자에겐 권장하지 않는다. 초보자라면 딥 머신에서 먼저 동작을 익히자.

세트당 10~20회를 반복하면 최상의 효과를 볼 수 있다. 이 운동에 익숙해진 사람은 근력과 사이즈 성장을 위해 중량 벨트를 착용하거나 다리 사이에 중량을 끼우고 실시해 보자.

Point 견관절을 다치지 않게 조심해서 동작을 실시하자.

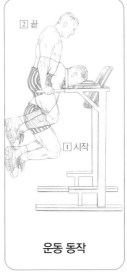

② 끝

① 시작

운동 동작

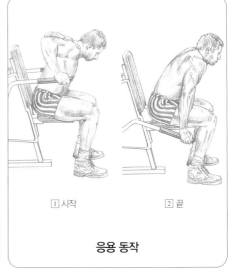

① 시작　　　② 끝

응용 동작

딥과 흉골 통증 ✚

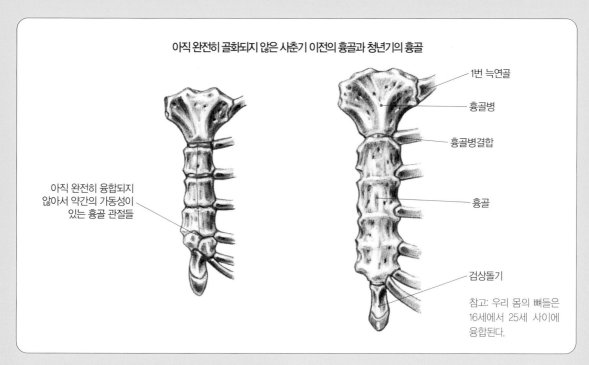

아직 완전히 골화되지 않은 사춘기 이전의 흉골과 청년기의 흉골

아직 완전히 융합되지 않아서 약간의 가동성이 있는 흉골 관절들

1번 늑연골
흉골병
흉골병결합
흉골
검상돌기

참고: 우리 몸의 뼈들은 16세에서 25세 사이에 융합된다.

흉골은 고정돼 있는 뼈가 아니다. 늑골처럼 움직이며 호흡에 중요한 역할을 하는 관절이다. 다른 관절처럼 흉골에도 통증이 자주 발생하는데, 특히 사춘기나 청년기에 통증이 자주 발생한다. 어릴 땐 흉골이 완전히 골화되지 않은 상태라서 여러 부분으로 나뉘어 있는데, 이것들을 연결하는 연골은 나이를 먹으면서 점차 사라진다.

딥을 하면 흉곽이 당겨져서 열린다. 흉골이 다 골화되지 않은 어린 사람이 딥을 하면 흉골을 이루는 여러 부분이나 늑연골이 삐뚤어질 수도 있다. 그러면 심한 통증이 발생해서 숨을 깊이 쉬기 힘들다. 흉곽을 확장하거나 허리를 아치 모양으로 만들면 '우드득' 소리가 나기도 한다.

벤치프레스나 인클라인 벤치프레스를 할 때 바벨을 컨트롤하지 않고 흉곽에 강하게 부딪혀도 이런 증상이 발생할 수 있다. 통증을 완화하려면 딥이나 바벨 벤치프레스를 당분간 중단하는 게 좋다.

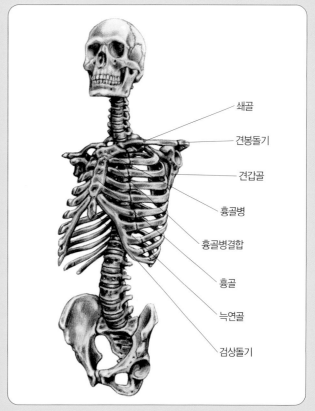

쇄골
견봉돌기
견갑골
흉골병
흉골병결합
흉골
늑연골
검상돌기

목 자세를 주의하라!

상지 신경의 모습

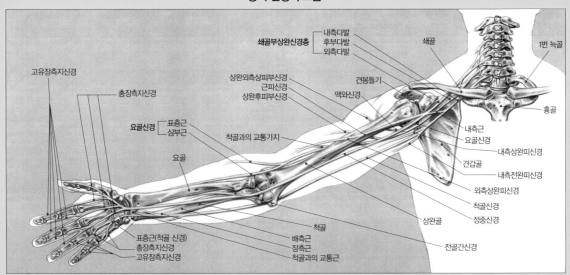

웨이트트레이닝을 할 때 목의 자세를 잘못 잡으면 신경통이 발생해 트레이닝이나 일상생활에 지장을 받을 수 있다. 목 신경통이 발생하면 팔의 감각이 둔해지거나, 바늘로 찌르는 느낌이 들기도 하고, 국부적으로 감각이 사라지기도 한다. 파라렐 바 딥(104p), 펙덱 리어 델트 래터럴(81p), 스쿼트(172p), 데드리프트(144p)를 할 때 목을 신전해서 고개를 뒤로 젖히면 이런 증상이 나타날 수 있으니 주의하자.

고개를 뒤로 젖히면 목 심부 근육에 경련이나 수축이 발생해서 척추신경이 짓눌릴 수 있다. 그러면 신경통이 발생하여 경추 4, 5, 6, 7, 8번과 흉추 1번의 상완신경총까지 영향을 받는다. 통증이 발생한 신경이 척추의 어느 부분에 있는지 찾고 싶다면 해부학 도표를 보고 콕콕 찌르는 느낌, 무감각한 느낌을 따라 올라가 보자.

신경통을 예방하려면 딥이나 머신에서 후면삼각근 운동을 할 때 고개를 앞으로 숙이고 턱을 가슴 쪽으로 당기는 것이 좋다. 스쿼트나 데드리프트를 할 때는 목을 곧게 세우고 전방을 주시하자.

만약 신경통이 발생했다면 목을 신전하거나 고개를 뒤로 젖히는 모든 운동을 중단해야 한다.

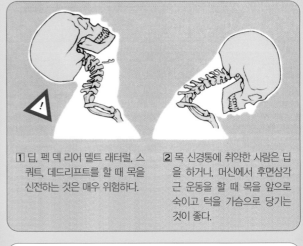

1 딥, 펙 덱 리어 델트 래터럴, 스쿼트, 데드리프트를 할 때 목을 신전하는 것은 매우 위험하다.

2 목 신경통에 취약한 사람은 딥을 하거나, 머신에서 후면삼각근 운동을 할 때 목을 앞으로 숙이고 턱을 가슴으로 당기는 것이 좋다.

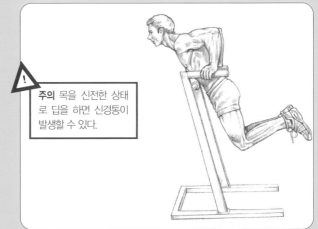

주의 목을 신전한 상태로 딥을 하면 신경통이 발생할 수 있다.

7 푸쉬업 Push-Ups

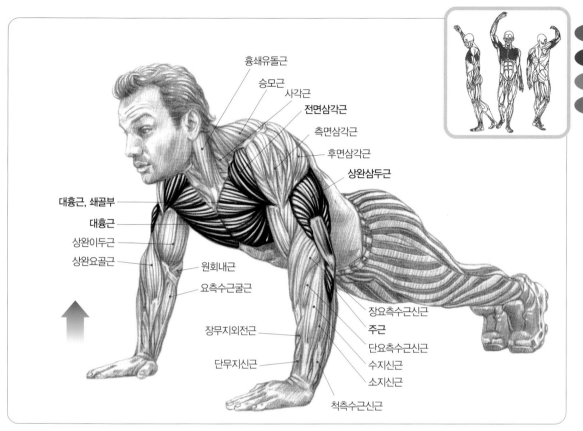

흉쇄유돌근
승모근
사각근
전면삼각근
측면삼각근
후면삼각근
상완삼두근
대흉근, 쇄골부
대흉근
상완이두근
상완요골근
원회내근
요측수근굴근
장무지외전근
단무지신근
장요측수근신근
주근
단요측수근신근
수지신근
소지신근
척측수근신근

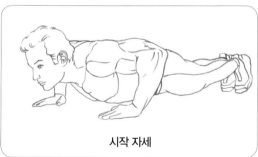

시작 자세

양팔은 어깨너비 혹은 그보다 넓게 벌리고 뻗어 몸을 지탱한다. 다리는 모으거나 약간 벌린다 :

• 숨을 들이마시면서 팔꿈치를 굽혀 흉곽을 바닥으로 내린다. 이때 허리가 지나치게 휘지 않도록 주의한다.

• 팔이 완전히 펴지도록 바닥을 밀고, 동작을 마무리하며 숨을 내쉰다.

대흉근과 상완삼두근을 자극하는, 어디서든 실시할 수 있는 훌륭한 운동이다.

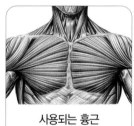

사용되는 흉근

응용 동작

• 가슴의 각도에 변화를 주면 대흉근의 여러 부위를 자극할 수 있다.
 – 발을 가슴보다 높이 들고 실시하면 쇄골부가 고립된다.
 – 가슴을 발보다 높이 들고 실시하면 흉근 하부가 고립된다.

• 손의 너비에 변화를 주면 대흉근의 여러 부위를 자극할 수 있다.
 – 손을 넓게 벌리면 가슴 바깥쪽이 고립된다.
 – 손을 가까이 모으면 흉골 주변이 고립된다.

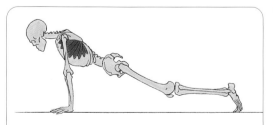

푸시업을 하는 동안에는 전거근이 수축돼서 견갑골이 흉곽에 고정되고, 팔이 상체에 고정된다.

8 덤벨 프레스 Dumbbell Presses

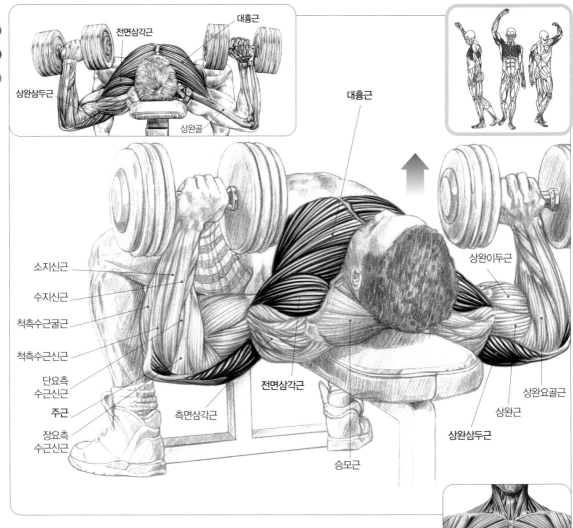

대흉근
전면삼각근
대흉근
상완삼두근
상완골
소지신근
수지신근
척측수근굴근
척측수근신근
단요측
수근신근
주근
장요측
수근신근
측면삼각근
전면삼각근
승모근
상완이두근
상완요골근
상완근
상완삼두근

평평한 벤치에 누워 발을 바닥에 놓는다. 팔꿈치를 구부리고 오버 그립으로 덤벨을 잡은 후 가슴 높이까지 들어 올린다 :

• 숨을 내쉬면서 양팔이 11자가 되게 팔을 수직으로 뻗는다. 팔을 뻗을 때는 전완을 돌려 양손이 서로 마주 보도록 한다.
• 동작의 정점에서 손바닥이 마주 보면 등척성 수축을 실시해서 흉골 주변의 대흉근에 자극을 집중한다.
• 동작을 마무리하며 숨을 들이마신다

이 운동은 바벨 벤치프레스와 비슷하지만 가동범위가 더 넓어서 대흉근이 더 잘 늘어난다. 또한 흉근보다 덜하지만 상완삼두근과 전면삼각근도 수축된다.

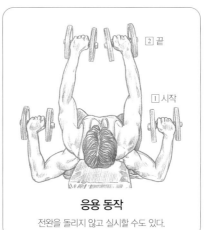

2 끝
1 시작

응용 동작
전완을 돌리지 않고 실시할 수도 있다.

사용되는 흉근

9 덤벨 플라이 | Dumbbell Flys

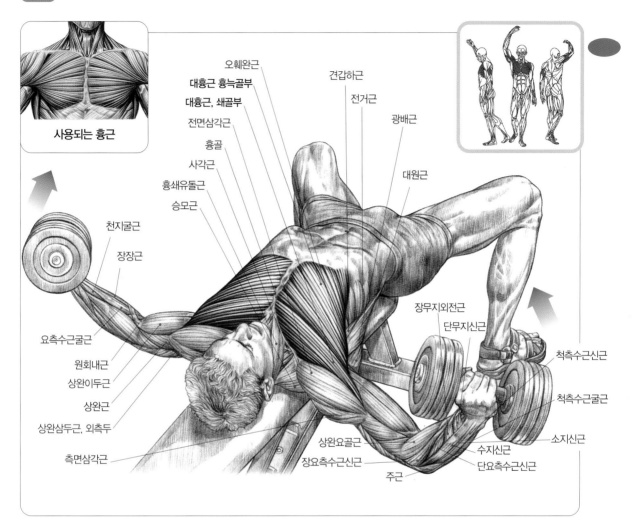

사용되는 흉근

오훼완근
대흉근 흉늑골부
대흉근, 쇄골부
전면삼각근
흉골
사각근
흉쇄유돌근
승모근
천지굴근
장장근
요측수근굴근
원회내근
상완이두근
상완근
상완삼두근, 외측두
측면삼각근

견갑하근
전거근
광배근
대원근
장무지외전근
단무지신근
척측수근신근
척측수근굴근
소지신근
수지신근
단요측수근신근
상완요골근
장요측수근신근
주근

어깨를 움직이는 데 방해가 되지 않도록 좁은 벤치에 누워 덤벨을 잡고 팔을 올린다. 이때 팔은 쭉 펴거나 관절에 무리가 가지 않게 약간 구부린다 :

· 숨을 들이마시면서 팔을 수평으로 벌린다.
· 숨을 내쉬면서 다시 수직이 되게 팔을 올린다.
· 팔을 올린 자세에서 흉골 주변 대흉근에 자극을 집중하는 등척성 근수축을 실시한다.

이 운동은 절대 무거운 중량으로 실시해서는 안 된다. 대흉근을 강화하고 폐의 기능을 향상시키는 데 좋은 운동이다. 근육의 유연성을 기르는 데도 효과적이다.

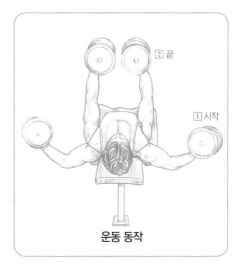

2 끝

1 시작

운동 동작

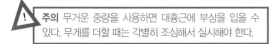

⚠️ **주의** 무거운 중량을 사용하면 대흉근에 부상을 입을 수 있다. 무게를 더할 때는 각별히 조심해서 실시해야 한다.

10 인클라인 덤벨 프레스 Incline Dumbbell Presses

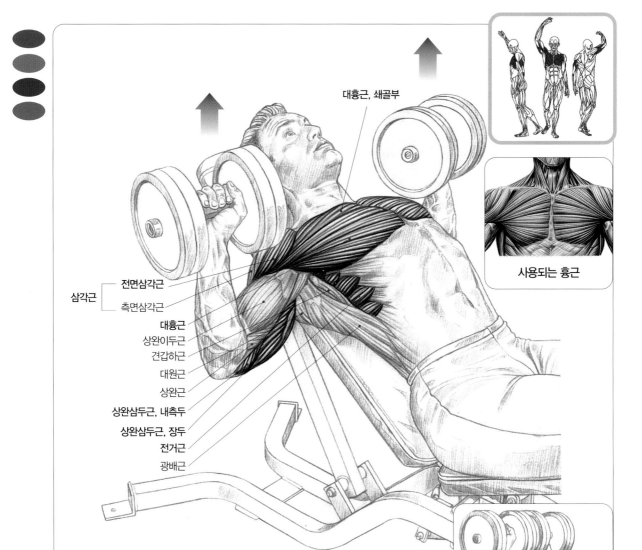

대흉근, 쇄골부

사용되는 흉근

삼각근
전면삼각근
측면삼각근
대흉근
상완이두근
견갑하근
대원근
상완근
상완삼두근, 내측두
상완삼두근, 장두
전거근
광배근

종료 자세

60도 이하로 세팅한 벤치(삼각근의 과도한 개입을 막기 위해)에 앉아서 오버 그립으로 덤벨을 잡은 다음 팔꿈치를 구부린다 :

• 숨을 내쉬면서 팔을 수직으로 뻗어 덤벨을 모은다.
• 다시 돌아오며 숨을 들이마신다.

이 운동은 인클라인 프레스와 인클라인 덤벨 플라이의 중간이라고 보면 되는데, 대흉근 쇄골부를 자극하고 흉근의 유연성을 키워준다. 또한 전면삼각근, 전거근, 소흉근도 자극한다(전거근과 소흉근은 견갑골을 고정시켜 팔이 상체에 고정되게 한다). 상완삼두근도 자극되지만, 바벨 프레스를 할 때처럼 많이 개입되진 않는다.

응용 동작 오버 그립으로 프레스 동작을 시작했다가 중간쯤에서 손목을 돌려 동작의 정점에서 손바닥이 마주 보게 하면, 흉골 주변의 대흉근에 자극을 집중할 수 있다.

110

11 인클라인 덤벨 플라이 | Incline Dumbbell Flys

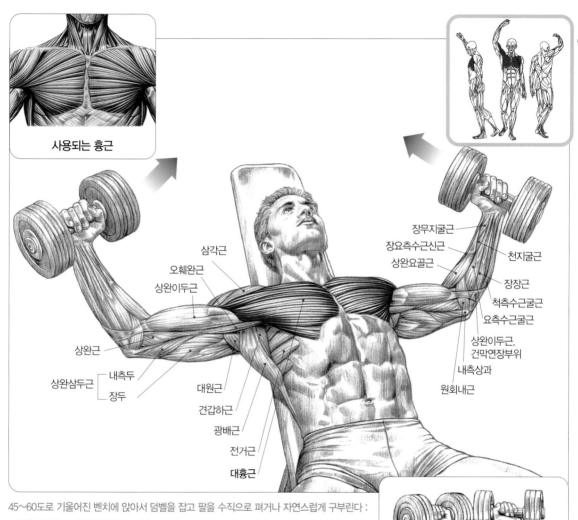

사용되는 흉근

삼각근
오훼완근
상완이두근
상완근
상완삼두근 ─ 내측두
─ 장두
대원근
견갑하근
광배근
전거근
대흉근

장무지굴근
장요측수근신근
상완요골근
천지굴근
장장근
척측수근굴근
요측수근굴근
상완이두근,
건막연장부위
내측상과
원회내근

45~60도로 기울어진 벤치에 앉아서 덤벨을 잡고 팔을 수직으로 펴거나 자연스럽게 구부린다 :

• 숨을 내쉬면서 양팔을 수직으로 든다.
• 숨을 들이마시면서 양팔을 수평 지점까지 내린다.

이 운동은 고중량으로 실시하면 안 된다. 주로 대흉근 쇄골부에 자극을 집중하는 운동이고, 흉곽을 확장하려면 풀오버와 함께 반드시 실시해야 하는 운동이다.

인간과 고릴라의 비교

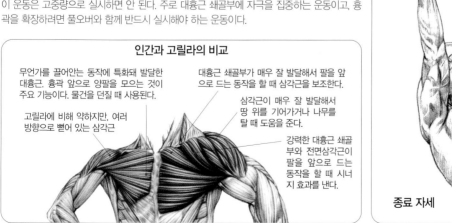

무언가를 끌어안는 동작에 특화돼 발달한 대흉근. 흉곽 앞으로 양팔을 모으는 것이 주요 기능이다. 물건을 던질 때 사용된다.

고릴라에 비해 약하지만, 여러 방향으로 뻗어 있는 삼각근

대흉근 쇄골부가 매우 잘 발달해서 팔을 앞으로 드는 동작을 할 때 삼각근을 보조한다.

삼각근이 매우 잘 발달해서 땅 위를 기어가거나 나무를 탈 때 도움을 준다.

강력한 대흉근 쇄골부와 전면삼각근이 팔을 앞으로 드는 동작을 할 때 시너지 효과를 낸다.

종료 자세

12 펙 덱 플라이 Pec Deck Flys

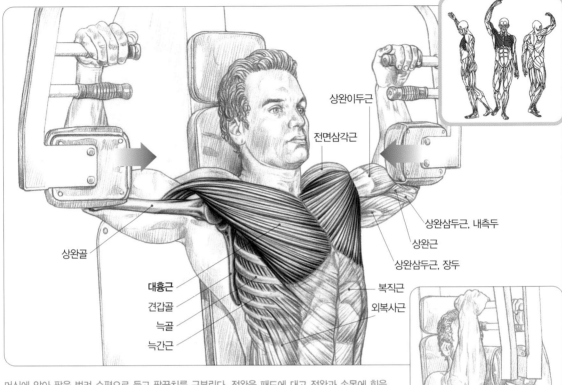

상완이두근

전면삼각근

상완삼두근, 내측두

상완근

상완삼두근, 장두

복직근

외복사근

상완골

대흉근

견갑골

늑골

늑간근

머신에 앉아 팔을 벌려 수평으로 들고 팔꿈치를 구부린다. 전완을 패드에 대고 전완과 손목에 힘을 뺀다 :

• 숨을 내쉬면서 양팔을 안으로 모은다.
• 숨을 들이마시면서 다시 돌아온다.

이 운동은 대흉근을 자극하고 늘려준다. 팔꿈치를 모을 땐 흉골 주변의 대흉근이 주로 자극되고, 오훼완근과 상완이두근 단두도 동원된다. 긴 세트를 실시하면 강렬한 펌핑을 느낄 수 있다.
초보자는 이 운동으로 근력을 키운 다음 더 어려운 운동으로 넘어가면 좋다.

종료 자세

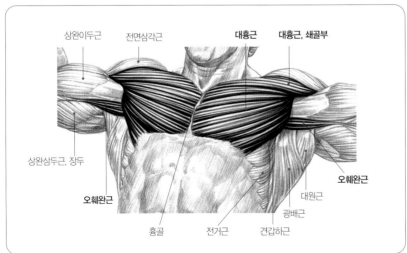

상완이두근

전면삼각근

대흉근

대흉근, 쇄골부

상완삼두근, 장두

오훼완근

오훼완근

대원근

광배근

흉골

전거근

견갑하근

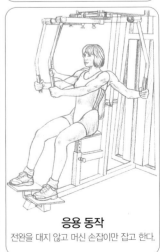

응용 동작
전완을 대지 않고 머신 손잡이만 잡고 한다.

13 스탠딩 케이블 플라이 Standing Cable Flys

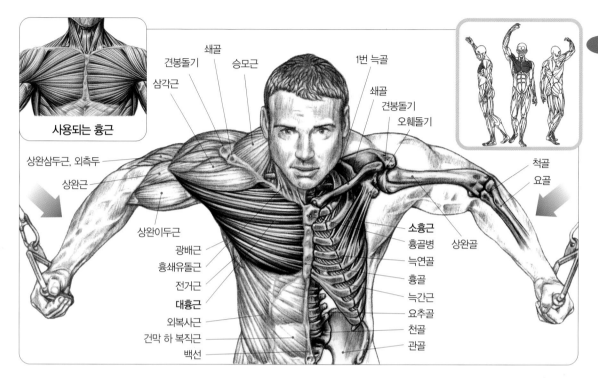

사용되는 흉근

상완삼두근, 외측두
상완근
상완이두근
광배근
흉쇄유돌근
전거근
대흉근
외복사근
건막 하 복직근
백선

견봉돌기
쇄골
삼각근
승모근

1번 늑골
쇄골
견봉돌기
오훼돌기

척골
요골

소흉근
흉골병
상완골
늑연골
흉골
늑간근
요추골
천골
관골

다리를 자연스럽게 벌리고 서서 상체를 약간 앞으로 숙인다. 팔을 넓게 벌린 다음 팔꿈치를 약간 구부려서 손잡이를 잡는다 :

• 숨을 내쉬면서 양쪽 손잡이가 맞닿을 때까지 팔을 모은다.
• 반동없이 동작을 마무리하며 숨을 들이마신다.

이 운동은 대흉근 발달에 매우 좋다. 긴 세트로 실시하면 펌핑도 잘 된다. 가슴과 팔의 각도(팔을 모으는 높이)에 변화를 주면 흉근의 다양한 부위를 자극할 수 있다.

Point 이 운동은 대흉근뿐만 아니라 대흉근 깊숙한 곳에 위치한 소흉근도 자극할 수 있다. 소흉근은 견갑골을 안정시키고 어깨를 앞으로 당기는 기능을 한다.

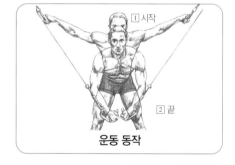

1 시작
2 끝

운동 동작

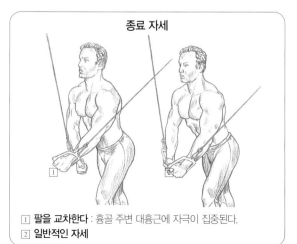

종료 자세

1 **팔을 교차한다** : 흉골 주변 대흉근에 자극이 집중된다.
2 일반적인 자세

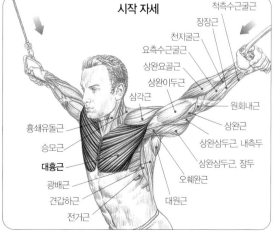

시작 자세

척측수근굴근
장장근
천지굴근
요측수근굴근
상완요골근
상완이두근
삼각근
원회내근
상완근
상완삼두근, 내측두
상완삼두근, 장두
오훼완근
대원근

흉쇄유돌근
승모근
대흉근
광배근
견갑하근
전거근

113

14 덤벨 풀오버 Dumbbell Pullovers

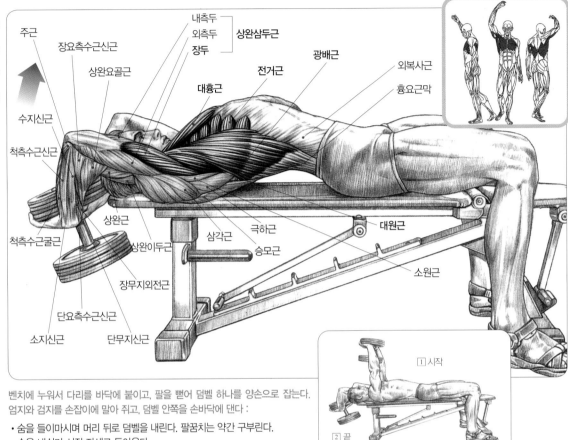

벤치에 누워서 다리를 바닥에 붙이고, 팔을 뻗어 덤벨 하나를 양손으로 잡는다. 엄지와 검지를 손잡이에 말아 쥐고, 덤벨 안쪽을 손바닥에 댄다 :

- 숨을 들이마시며 머리 뒤로 덤벨을 내린다. 팔꿈치는 약간 구부린다.
- 숨을 내쉬며 시작 자세로 돌아온다.

이 운동은 대흉근, 상완삼두근 장두, 대원근, 광배근, 전거근, 능형근, 소흉근 매스 발달에 도움을 준다. 전거근, 능형근, 소원근은 견갑골을 고정해서 상완골이 안정적으로 움직이게 한다. 이 운동으로 흉곽을 팽창시키는 연습을 하려면 가벼운 중량을 사용하는데, 동작 시 팔꿈치를 과하게 구부려선 안 된다. 가능하다면 수평 벤치와 몸이 교차되게 누워서 골반이 견갑대보다 아래에 위치하게 하자. 운동을 개시할 때 숨을 깊이 들이마시고 정점에서 숨을 내쉰다.

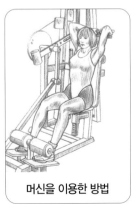

머신을 이용한 방법

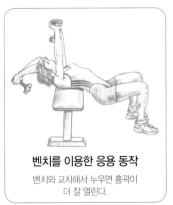

벤치를 이용한 응용 동작
벤치와 교차해서 누우면 흉곽이
더 잘 열린다.

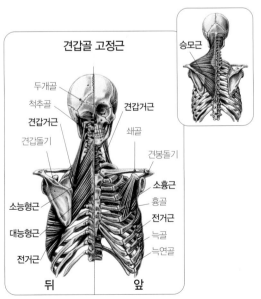

운동 동작

견갑골 고정근

15 바벨 풀오버 Barbell Pullovers

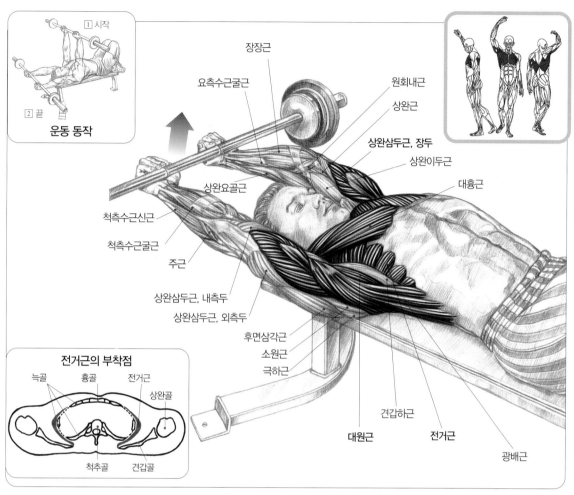

① 시작
② 끝
운동 동작

장장근
요측수근굴근
원회내근
상완근
상완삼두근, 장두
상완이두근
대흉근
상완요골근
척측수근신근
척측수근굴근
주근
상완삼두근, 내측두
상완삼두근, 외측두
후면삼각근
소원근
극하근
견갑하근
대원근
전거근
광배근

전거근의 부착점

늑골　흉골　전거근
상완골
척추골　견갑골

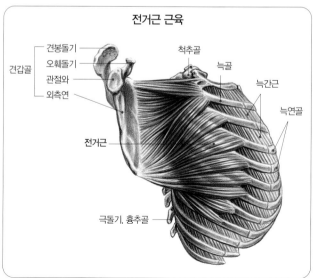

전거근 근육

견봉돌기
오훼돌기
관절와
외측연
견갑골
척추골
늑골
늑간근
늑연골
전거근
극돌기, 흉추골

팔을 어깨너비로 벌린 다음 오버 그립으로 바벨을 잡는다 :

• 숨을 들이마시면서 가슴을 최대한 팽창시키고, 머리 뒤로 바벨을 내리며 팔꿈치를 약간 구부린다.
• 시작 자세로 돌아오며 숨을 내쉰다.

이 운동은 대흉근, 상완삼두근 장두, 대원근, 광배근, 전거근 소흉근 발달에 도움을 준다. 또한 유연성을 키워서 흉곽을 확장하기 좋은 운동이다. 가벼운 중량을 사용해 올바른 자세로 제대로 호흡하며 실시하자.

04 등 강화 운동
BACK

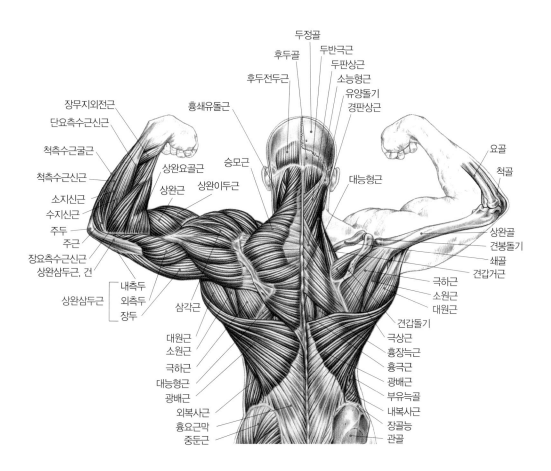

두정골

후두골

두반극근

후두전두근

두판상근

소능형근

유양돌기

경판상근

장무지외전근

흉쇄유돌근

단요측수근신근

척측수근굴근

승모근

상완요골근

척측수근신근

상완근

상완이두근

소지신근

수지신근

대능형근

주두

주근

장요측수근신근

상완삼두근, 건

요골

척골

상완골

견봉돌기

쇄골

견갑거근

극하근

소원근

대원근

내측두

외측두

장두

삼각근

상완삼두근

대원근

소원근

극하근

대능형근

광배근

외복사근

흉요근막

중둔근

견갑돌기

극상근

흉장늑근

흉극근

광배근

부유늑골

내복사근

장골능

관골

1 친 업 Chin-Ups

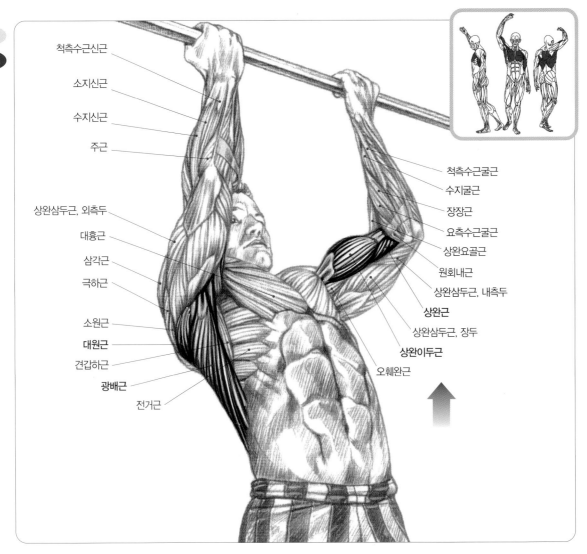

척측수근신근
소지신근
수지신근
주근
상완삼두근, 외측두
대흉근
삼각근
극하근
소원근
대원근
견갑하근
광배근
전거근

척측수근굴근
수지굴근
장장근
요측수근굴근
상완요골근
원회내근
상완삼두근, 내측두
상완근
상완삼두근, 장두
상완이두근
오훼완근

팔을 어깨너비로 벌려 언더 그립으로 바를 잡고 매달린다 :

• 숨을 내쉬면서 가슴을 편 채로 바까지 턱을 당긴다.
• 동작을 완료하며 숨을 들이마신다.

이 운동은 광배근과 대원근뿐만 아니라 상완이두근과 상완근도 강하게 자극하기 때문에 팔 운동 루틴에 포함시켜도 된다. 또한 승모근 중부와 하부, 능형근, 흉근도 개입된다. 이 운동을 하려면 일정 수준 이상의 근력이 필요하다. 하이 풀리를 사용하면 난이도를 낮출 수 있다.

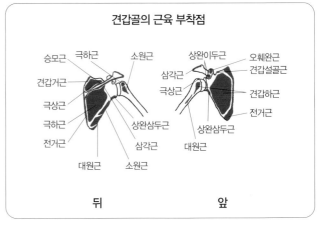

견갑골의 근육 부착점

승모근
극하근
소원근
견갑거근
극상근
극하근
전거근
상완삼두근
삼각근
대원근
소원근

상완이두근
오훼완근
삼각근
견갑설골근
극상근
견갑하근
전거근
상완삼두근
대원근

뒤   앞

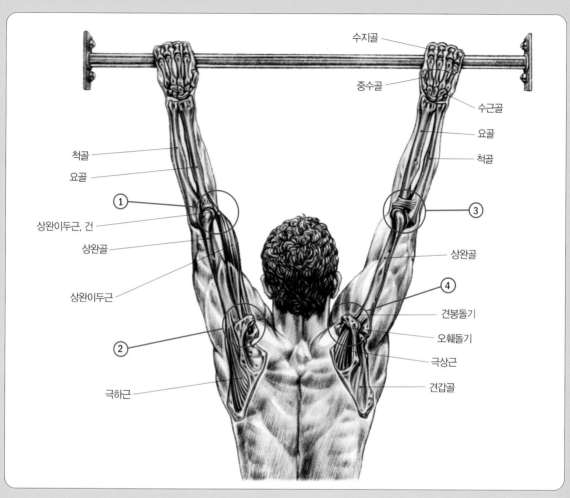

수지골

중수골

수근골

요골

척골

척골

요골

① 상완이두근, 건

상완골

상완이두근

③

상완골

④

견봉돌기

오훼돌기

극상근

견갑골

② 극하근

1. 풀업을 할 때 동작 하위 지점에서 몸을 컨트롤하지 못하거나, 중량을 달고 운동하면 이두근 힘줄 원위부가 손상되거나 파열될 수 있다.
2. 친업바나 머신에서 중량을 사용해 풀업을 하거나, 하강 동작을 너무 빠르게 실시하면 극하근 힘줄과 견관절 관절낭이 늘어나서 탈구가 발생해 통증이 느껴질 수 있고, 관절도 불안정해진다.
3. 하강 동작을 컨트롤하지 못하거나 팔을 너무 곧게 뻗으면, 팔꿈치 인대가 과도하게 늘어나서 팔꿈치 관절이 손상되거나 불안정해진다.
4. 풀업을 반복적으로 실시하거나 오훼견봉궁 밑의 공간이 너무 좁은 사람은 극상근 힘줄이 마모되거나 손상될 수 있다.

요골두 탈구

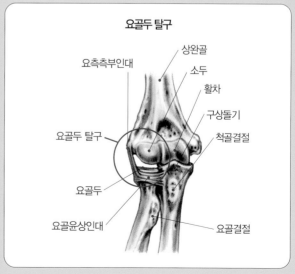

요측측부인대

상완골

소두

활차

구상돌기

요골두 탈구

척골결절

요골두

요골윤상인대

요골결절

2 풀 업 Pull-Ups

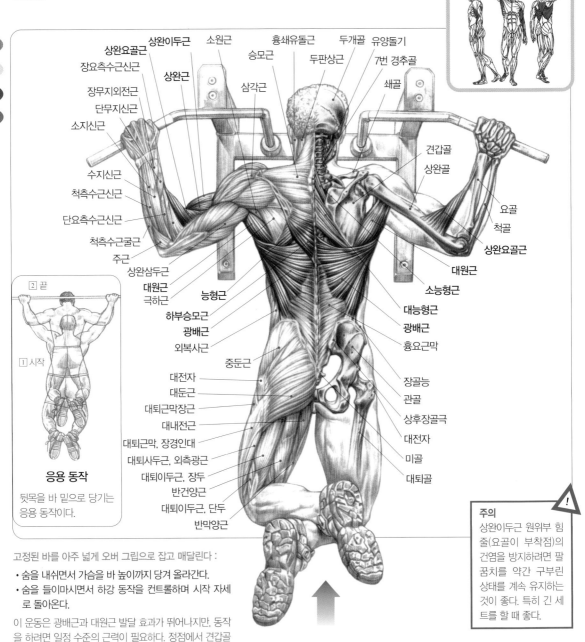

상완요골근　상완이두근　소원근　　흉쇄유돌근　두개골　유양돌기
장요측수근신근　　상완근　승모근　　두판상근　　7번 경추골
장무지외전근　　　삼각근　　　　　　　　　쇄골
단무지신근
소지신근
　　　　　　　　　　　　　　　　　　　　　　　견갑골
수지신근　　　　　　　　　　　　　　　　　　상완골
척측수근신근
단요측수근신근　　　　　　　　　　　　　　　　요골
척측수근굴근　　　　　　　　　　　　　　　　　척골
주근　　　　　　　　　　　　　　　　　상완요골근
상완삼두근
대원근　　　　　　　　　　　　　　　대원근
극하근　　　능형근　　　　　　소능형근
하부승모근　　　　　　　　　대능형근
광배근　　　　　　　　　　광배근
외복사근　　　　　　　　　흉요근막
　　　　　　중둔근
대전자　　　　　　　　　　장골능
대둔근　　　　　　　　　관골
대퇴근막장근　　　　　　상후장골극
대내전근　　　　　　　　대전자
대퇴근막, 장경인대　　　미골
대퇴사두근, 외측광근　　대퇴골
대퇴이두근, 장두
반건양근
대퇴이두근, 단두
반막양근

응용 동작

뒷목을 바 밑으로 당기는
응용 동작이다.

② 끝

① 시작

주의
상완이두근 원위부 힘
줄(요골이 부착점)의
건염을 방지하려면 팔
꿈치를 약간 구부린
상태를 계속 유지하는
것이 좋다. 특히 긴 세
트를 할 때 좋다.

고정된 바를 아주 넓게 오버 그립으로 잡고 매달린다 :

• 숨을 내쉬면서 가슴을 바 높이까지 당겨 올라간다.
• 숨을 들이마시면서 하강 동작을 컨트롤하며 시작 자세
　로 돌아온다.

이 운동은 광배근과 대원근 발달 효과가 뛰어나지만, 동작
을 하려면 일정 수준의 근력이 필요하다. 정점에서 견갑골
이 모일 땐 능형근과 승모근 중하부, 상완이두근, 상완근,
상완요골근도 자극된다.

응용 동작

• 강도를 높이려면 중량 벨트를 차자.
• 팔꿈치를 몸 쪽으로 모으고 실시하면 광배근 바깥쪽 섬유가 자극돼서 등의 너
　비가 넓어진다.
• 팔꿈치를 뒤로 빼고 가슴을 내밀고 동작을 실시하면 광배근과 대원근 상부, 중
　부가 주로 자극된다. 이 동작은 등의 두께 발달에 좋다. 견갑골이 모일 땐 능형
　근과 승모근 하부도 동원된다.

Point 대흉근과 광배근, 대원근은 등 근육만큼 많이 동
원되진 않지만, 팔과 상체의 각도를 좁히는 동작을 할 때
개입된다.

응용 동작 : 팔을 몸 옆으로 모으고 목을 바 밑으로 집어넣기

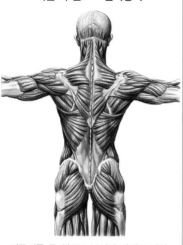

팔꿈치를 몸 옆으로 붙이면 광배근 바깥쪽 섬유가 주로 동원되어 등 너비 발달에 좋다.

응용 동작 : 팔꿈치를 뒤로 당기며 턱을 바까지 당기기

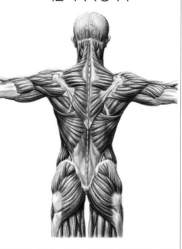

팔꿈치를 뒤로 당기고 가슴을 내밀면서 바까지 턱을 당기면 광배근 상부와 중부 섬유가 주로 동원된다. 등 두께 발달에 좋다.

대원근

광배근

원숭이와 인간은 모두 대원근과 광배근이 잘 발달되어 있다.

인간과 고릴라의 비교 해부도

견관절이 높은 곳에 위치하고 견봉이 작아서 팔의 원회전 운동 범위가 넓기 때문에 더 넓은 범위의 물건을 손으로 잡을 수 있다. 나무를 탈 때 꼭 필요한 능력이다.

거대한 하부 승모근이 견갑골과 팔을 신체 중앙으로 당겨주기 때문에 나무를 타기 좋다.

삼두근 장두가 잘 발달해서 움직일 때 등 근육과 시너지 효과를 낸다.

대원근이 거대하다.

후면삼각근이 거대하고 아래쪽에 위치해 있어서 대원근, 광배근과 더 효과적으로 협력하며, 나무를 탈 때 아래쪽으로 당기는 동작을 보조한다.

거대한 광배근이 상완골 아래쪽에 위치해 있어서 당기는 힘을 더 강하게 낼 수 있다.

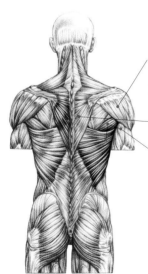

후면삼각근이 작고, 위쪽에 위치해 있으며, 당기는 동작 마지막 구간에만 개입한다.

하부 승모근이 많이 발달하지 않았다.

삼두근, 대원근, 광배근이 고릴라에 비해 덜 발달되어 힘은 약하지만, 견관절 근처에 붙어있어서 빠르게 움직일 수 있다. 따라서 팔을 효율적으로 사용할 수 있지만, 나무를 타는 힘은 상대적으로 약하다.

Point 원래 인간의 대원근과 광배근은 앞발로 땅을 미는 동작을 보조해서 네 발로 기어다닐 수 있게 해줬다. 이후 나무를 타게 되면서 이 근육들은 점점 더 강해졌고, 특히 수직 이동에 특화됐다. 그러다가 땅으로 내려와서 이족보행을 하게 됐지만 나무를 타는 능력은 퇴화하지 않았다. 그래서 우리는 지금도 강력한 등 근육을 갖고 있기 때문에 몸을 위로 끌어올려 나무를 탈 수 있는 것이다.
운동 능력 면에서 유인원과 인간의 가장 큰 차이점은, 인간은 하지가 발달해서 두 다리로 걸을 수 있다는 것이다. 인간과 고릴라는 가슴과 상지의 구조가 거의 똑같지만, 고릴라는 팔이 굵고 인간은 다리가 굵다.

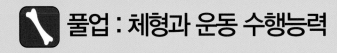

풀업 : 체형과 운동 수행능력

풀업 가동범위와 견갑골의 높이

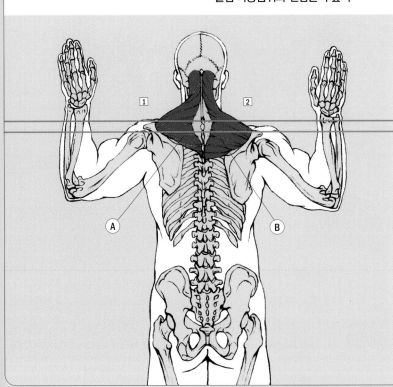

척추 길이가 동일하다는 전제하에:

1. 견갑골이 높은 곳에 있을수록(목은 거의 없다시피하다) 바 위로 머리를 당기기 힘들다.
2. 견갑골이 낮은 곳에 있을수록(목이 길어 보인다) 바 위로 턱을 당기기 쉽다.

Ⓐ 짧은 승모근, 높은 견갑골
Ⓑ 긴 승모근, 낮은 견갑골

전체 가동범위(턱을 바 위로 올리는)를 제한하는 2가지 변수

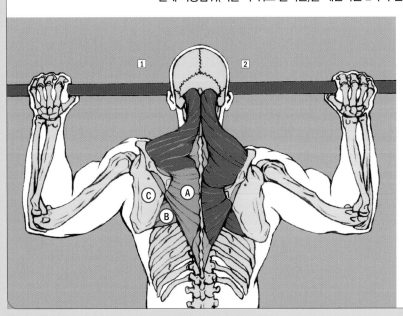

1. 하부 승모근과 능형근의 근력이 약하면 견갑골을 안쪽으로 완전히 당기기 힘들기 때문에 바 위로 턱을 올리기가 어렵다.
2. 쇄골이 좁고 등 중앙부 근육이 과도하게 발달한 사람은 등 중앙부 근육이 서로 압박해서 바 위로 턱을 올리기가 어렵다.

Ⓐ 하부 및 중부 승모근
Ⓑ 능형근
Ⓒ 견갑골

① 풀업을 하기 쉬운 체형

- 전완이 짧을수록 바와 턱 사이의 거리가 줄어든다.
- 쇄골이 좁을수록 견갑골의 가동범위가 좁아진다. 즉 하부 승모근과 능형근도 많이 동원되지 않는다는 것이다. 그러면 에너지가 절약돼서 세트를 더 오래 할 수 있다.
- 손가락이 길고, 굽었고, 유연하지 않을수록 갈고리 같은 역할을 해서 바를 더 쉽게 잡을 수 있다.
- 광배근의 부착점이 어깨와 멀리 떨어져 있을수록 지렛대의 힘(올라갈 때)을 더 강하게 쓸 수 있지만 팔을 아래로 내리는 동작은 느려진다. 등 근육의 원래 기능(나무를 기어오르는)과도 관련이 있는 이야기다.
- 하체가 가벼울수록 풀업 세트를 더 많이 할 수 있다.
- 손가락 굴근이 강할수록 바를 오래 붙잡고 있을 수 있다.

② 풀업을 하기 힘든 체형

- 전완이 길수록 가동범위가 넓어진다.
- 쇄골이 넓으면 견갑골의 가동범위도 넓어지기 때문에 풀업을 개시하기가 힘들고, 승모근과 능형근이 개입된다. 이러면 에너지가 낭비돼서 많은 횟수를 반복하긴 힘들다.
- 몸, 특히 하체의 무게가 무거울수록 풀업이 힘들어진다.
- 손가락이 짧고 유연할수록 바를 붙잡고 있기 힘들다.
- 광배근의 부착점이 어깨와 가까울수록 지렛대의 힘(올라갈 때)을 쓰기 힘들지만 팔을 아래로 내리는 동작은 빠르다. 하지만 결과적으로 많은 횟수를 하긴 어렵다.

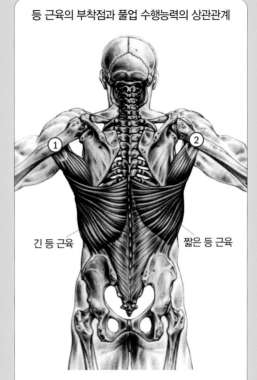

등 근육의 부착점과 풀업 수행능력의 상관관계

긴 등 근육　　　　　　　　　짧은 등 근육

① 광배근과 대원근의 부착점이 견관절과 멀리 떨어져 있을수록 등 근육이 길어지고, 풀업을 더 잘할 수 있다.
② 광배근과 대원근의 부착점이 견관절과 가까울수록 풀업 동작을 빠르게 할 수 있지만, 연속으로 많은 횟수를 하긴 힘들다.

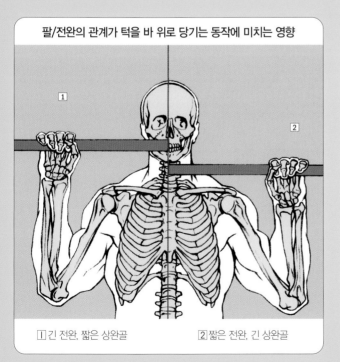

팔/전완의 관계가 턱을 바 위로 당기는 동작에 미치는 영향

① 긴 전완, 짧은 상완골　　　② 짧은 전완, 긴 상완골

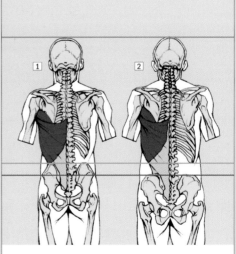

등 근육의 길이가 동일하더라도 가슴의 길이에 따라 더 길거나 짧아질 수 있다.

① 짧은 가슴　② 긴 가슴

풀업과 장흉신경 부상

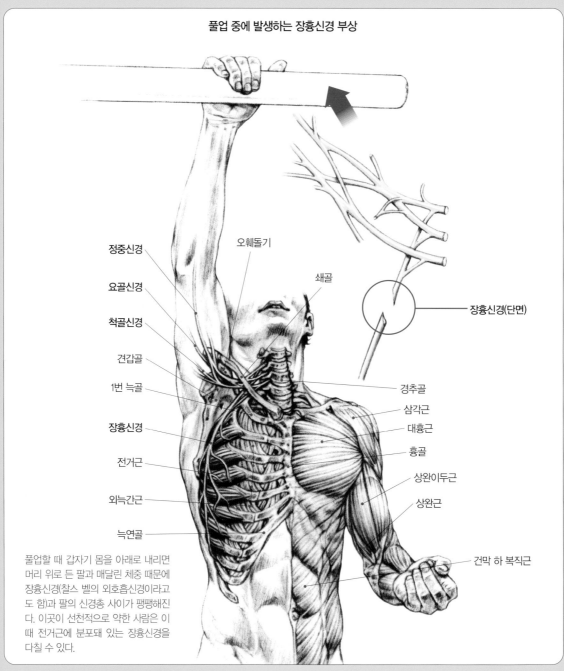

풀업 중에 발생하는 장흉신경 부상

정중신경

요골신경

척골신경

견갑골

1번 늑골

장흉신경

전거근

외늑간근

늑연골

오훼돌기

쇄골

경추골

삼각근

대흉근

흉골

상완이두근

상완근

장흉신경(단면)

건막 하 복직근

풀업할 때 갑자기 몸을 아래로 내리면 머리 위로 든 팔과 매달린 체중 때문에 장흉신경(찰스 벨의 외호흡신경이라고도 함)과 팔의 신경총 사이가 팽팽해진다. 이곳이 선천적으로 약한 사람은 이때 전거근에 분포돼 있는 장흉신경을 다칠 수 있다.

선천적으로 신경이 약한 사람은 풀업을 하다가 신경이 손상될 수도 있다. 가장 많이 발생하는 부상은 전거근에 분포돼 있는 운동신경인 장흉신경(찰스 벨의 외호흡신경이라고도 함)의 부분 혹은 완전 파열이다. 장흉신경은 경추 C5, C6, C7 신경근에서 뻗어 나와서 전거근 전체에 분포해 있다.

풀업할 때 하강 동작을 컨트롤하지 않고 거칠게 하면 상완신경총(팔 위쪽에 주로 분포해 있는 신경들)과 장흉신경(상완신경총 아래쪽으로 분포해 있는) 사이가 팽팽해져서 장흉신경이 부분 혹은 완전 파열될 수 있다. 그러면 전거근이 부분적으로 혹은 완전히 마비된다. 신경이 부분적으로만 손상됐다면 전거근의 운동 기능이 곧 회복되기도 한다.

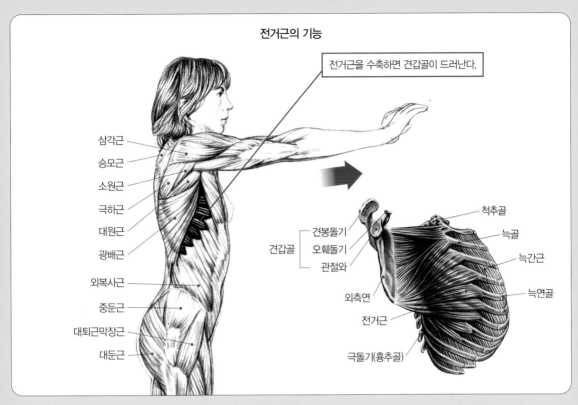

전거근의 기능

전거근을 수축하면 견갑골이 드러난다.

삼각근
승모근
소원근
극하근
대원근
광배근
외복사근
중둔근
대퇴근막장근
대둔근

견봉돌기
견갑골 { 오훼돌기
관절와
외측연
전거근
극돌기(흉추골)

척추골
늑골
늑간근
늑연골

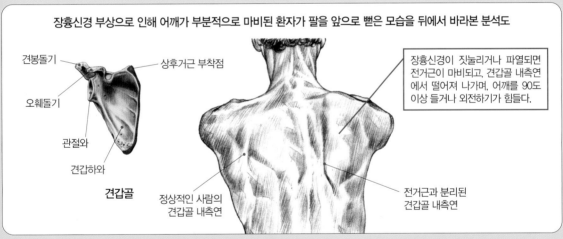

장흉신경 부상으로 인해 어깨가 부분적으로 마비된 환자가 팔을 앞으로 뻗은 모습을 뒤에서 바라본 분석도

견봉돌기
상후거근 부착점
오훼돌기
관절와
견갑하와
견갑골

정상적인 사람의
견갑골 내측연

장흉신경이 짓눌리거나 파열되면 전거근이 마비되고, 견갑골 내측연에서 떨어져 나가며, 어깨를 90도 이상 들거나 외전하기가 힘들다.

전거근과 분리된
견갑골 내측연

전거근의 기능은 견갑골을 흉곽에 고정하고 어깨를 뻗는 것인데, 신경이 완전히 파열되면 이 기능을 하지 못한다. 즉 견갑골 내측연에서 전거근이 떨어져 나가면, 전거근이 점점 돌이킬 수 없을 정도로 위축되며 어깨도 불안정해진다. 이는 능형근이나 승모근 중하부를 단련하면 증상을 완화할 수 있다.

일상생활에서는 뭔가에 과격하게 매달릴 일이 많지 않기 때문에 이런 부상이 흔하진 않다. 하지만 보디빌딩, 크로스핏, 군사 훈련 중엔 풀업 관련 동작을 하다가 부상당하는 경우가 많다.

장흉신경 파열이 잘 발생하는 사람은 보통 쇄골이 넓다. 이런 체형인 사람은 팔을 수직으로 드는 동작을 할 때 상완신경총과 장흉신경이 만나는 지점에서 더 강한 긴장이 발생한다.

마지막으로 장흉신경 파열이 발생하는 또 하나의 이유는 근막과 근육

사이에 생긴 비정상적인 유착이 신경의 자유로운 움직임을 방해하기 때문이다. 이런 유착이 생기면 신경근의 긴장이 증가해 파열될 위험이 커진다.

부상 위험을 최소화하려면 풀업 중에 몸을 갑자기 떨어트리지 말고, 하강 동작을 컨트롤하자. 또한 평소에 바에 편안히 매달리는 연습을 해서 신경 주변의 유착을 제거해 놔야 한다.

Point 장흉신경은 바에 과격하게 매달릴 때도 손상되지만, 오버헤드 프레스를 할 때 쇄골과 1번 늑골 사이가 압박돼 손상되기도 한다. 후자는 신경이 파열됐을 때랑 증상이 비슷하지만 예후가 많이 나쁘진 않고 완전히 회복도 가능하다.

광배근과 대원근 스트레칭

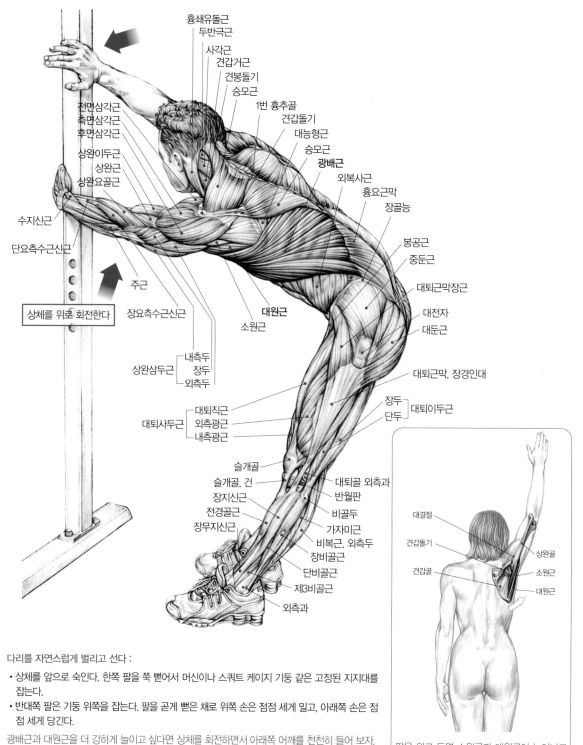

흉쇄유돌근
두반극근
사각근
견갑거근
견봉돌기
승모근
1번 흉추골
견갑돌기
대능형근
승모근
광배근
외복사근
흉요근막
장골능

봉공근
중둔근
대퇴근막장근
대전자
대둔근

대퇴근막, 장경인대

장두
단두
대퇴이두근

전면삼각근
측면삼각근
후면삼각근
상완이두근
상완근
상완요골근

수지신근

단요측수근신근

상체를 위로 회전한다

주근

장요측수근신근

대원근
소원근

상완삼두근 — 내측두 / 장두 / 외측두

대퇴사두근 — 대퇴직근 / 외측광근 / 내측광근

슬개골
슬개골, 건
장지신근
전경골근
장무지신근

대퇴골 외측과
반월판
비골두
가자미근
비복근, 외측두
장비골근
단비골근
제3비골근
외측과

다리를 자연스럽게 벌리고 선다 :

- 상체를 앞으로 숙인다. 한쪽 팔을 쭉 뻗어서 머신이나 스쿼트 케이지 기둥 같은 고정된 지지대를 잡는다.
- 반대쪽 팔은 기둥 위쪽을 잡는다. 팔을 곧게 뻗은 채로 위쪽 손은 점점 세게 밀고, 아래쪽 손은 점점 세게 당긴다.

광배근과 대원근을 더 강하게 늘이고 싶다면 상체를 회전하면서 아래쪽 어깨를 천천히 들어 보자. 이 스트레칭을 평소에 꾸준히 하고, 등 운동 세트 사이에 실시하면 광배근과 대원근의 파열을 막을 수 있다. 이런 부상은 하이 풀리에서 고중량 운동을 하거나 중량 풀업을 할 때 주로 발생한다.

대결절
견갑돌기
견갑골

상완골
소원근
대원근

팔을 위로 들면 소원근과 대원근이 늘어나고 견갑골 내측연이 몸 바깥쪽으로 당겨진다.

상완골에 부착된 광배근과 대원근의 모습 : 전면도

광배근   대원근

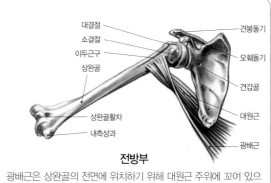

대결절
소결절
이두근구
상완골
상완골활차
내측상과

견봉돌기
오훼돌기
견갑골
대원근
광배근

전방부

광배근은 상완골의 전면에 위치하기 위해 대원근 주위에 꼬여 있으며 평평한 건으로 이어져 있다.

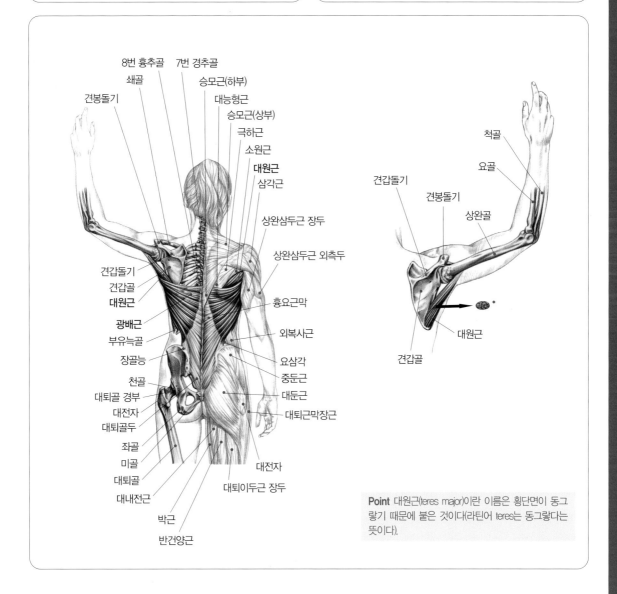

8번 흉추골   7번 경추골
쇄골   승모근(하부)
견봉돌기   대능형근
승모근(상부)
극하근
소원근
대원근
삼각근
상완삼두근 장두
상완삼두근 외측두
견갑돌기
견갑골
대원근
광배근
부유늑골
장골능
천골
대퇴골 경부
대전자
대퇴골두
좌골
미골
대퇴골
대내전근
박근
반건양근

흉요근막
외복사근
요삼각
중둔근
대둔근
대퇴근막장근
대전자
대퇴이두근 장두

척골
요골
견갑돌기
견봉돌기
상완골
대원근
견갑골

Point 대원근(teres major)이란 이름은 횡단면이 동그랗기 때문에 붙은 것이다(라틴어 teres는 동그랗다는 뜻이다).

127

3 렛 풀 다운 Lat Pull-Downs

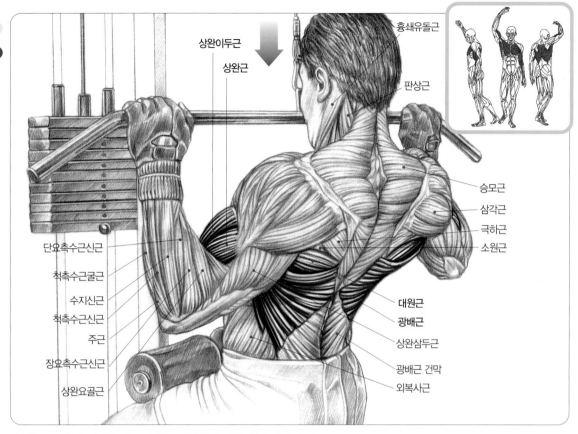

상완이두근
상완근
흉쇄유돌근
판상근
승모근
삼각근
극하근
소원근
단요측수근신근
척측수근굴근
수지신근
척측수근신근
주근
장요측수근신근
상완요골근
대원근
광배근
상완삼두근
광배근 건막
외복사근

머신을 보고 앉아 다리를 패드 아래에 고정시킨다. 팔을 넓게 벌려 오버 그립으로 바를 잡는다 :

- 숨을 내쉬며 흉골 절흔을 향해 바를 당긴다. 이때 가슴을 앞으로 밀고, 팔꿈치를 뒤로 당긴다.
- 동작을 완료하며 숨을 들이마신다.

이 운동은 등 너비 발달에 좋고, 광배근 상부와 중부 섬유를 주로 자극한다. 승모 근 중하부, 능형근, 상완이두근, 상완근도 자극하며 그보단 약하지만 흉근도 자극 한다.

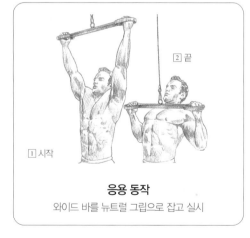

1 시작
2 끝

응용 동작
와이드 바를 뉴트럴 그립으로 잡고 실시

떨어져 나간 관절와순 ✚

관절와순은 관절와 테두리를 감싸고 있는 연골이다. 관절와는 상완골두를 감싸서 안정성을 높여주는 역할을 하는데, 관절와순은 이 홈을 깊게 만들어 준다.

특정한 웨이트트레이닝 운동을 장기간 반복하면 관절와순이 손상돼서 팔의 안정감이 떨어지는데, 그러면 견관절이 약간 탈구된 느낌이 든다. 이런 느낌은 대부분 관절와순 상부와 붙어 있는 이두근 장두건에 과도한 자극이 가해져 관절와순이 박리돼서 발생한다. 이런 병변을 상부 관절와순 전후 파열(superior labrum anterior posterior tear), 줄여서 SLAP 파열이라고 한다.

이런 관절와순 부상은 이두근 장두건을 과도하게 늘이는 풀업과 풀다운(팔을 뻗은 채로 몸을 과격하게 비틀며 동작을 개시할 때), 업라이트 로우, 고중량 데드리프트를 할 때 주로 발생한다.

가벼운 관절와순 박리는 휴식하면 저절로 낫기도 하지만 심각할 경우엔 수술을 받아도 완전히 치료하기가 어렵다. 따라서 견관절에서 팔이 약간이라도 탈구된 느낌이 들면 관절와순 박리를 악화시킬 수 있는 운동을 당분간 중지해야 한다. 대신 회전근개 운동을 실시해서 관절와 속 상완골의 안정감을 높이고, 이두근과 어깨를 늘이는 모든 운동을 할 땐 운동 강도를 낮추자.

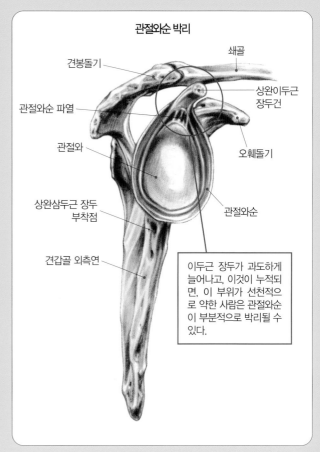

관절와순 박리

쇄골
견봉돌기
상완이두근 장두건
관절와순 파열
오훼돌기
관절와
관절와순
상완삼두근 장두 부착점
견갑골 외측연

이두근 장두가 과도하게 늘어나고, 이것이 누적되면, 이 부위가 선천적으로 약한 사람은 관절와순이 부분적으로 박리될 수 있다.

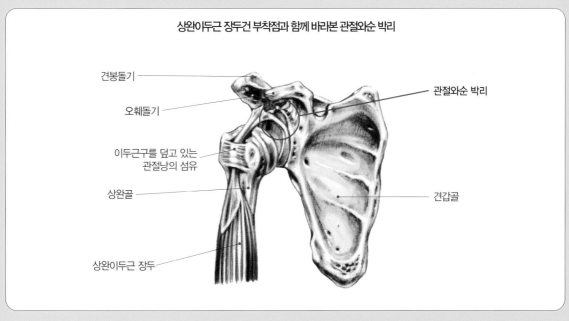

상완이두근 장두건 부착점과 함께 바라본 관절와순 박리

견봉돌기
오훼돌기
이두근구를 덮고 있는 관절낭의 섬유
상완골
상완이두근 장두
관절와순 박리
견갑골

4 비하인드 더 넥 풀 다운 Behind The Neck Pull-Downs

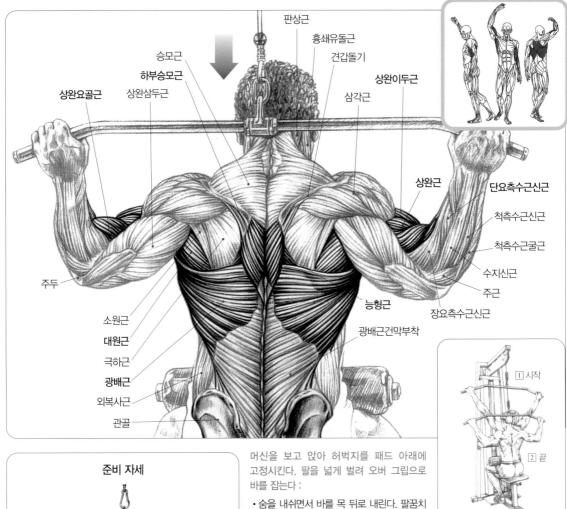

판상근
흉쇄유돌근
견갑돌기
승모근
하부승모근
상완이두근
상완요골근
상완삼두근
삼각근
상완근
단요측수근신근
척측수근신근
척측수근굴근
수지신근
주근
장요측수근신근
능형근
주두
소원근
대원근
극하근
광배근
외복사근
관골
광배근건막부착

머신을 보고 앉아 허벅지를 패드 아래에 고정시킨다. 팔을 넓게 벌려 오버 그립으로 바를 잡는다 :

• 숨을 내쉬면서 바를 목 뒤로 내린다. 팔꿈치는 몸을 따라 자연스럽게 내려오도록 한다.
• 동작을 마무리하며 숨을 들이마신다.

이 운동은 광배근(바깥쪽과 아래쪽 섬유), 대원근을 주로 자극하며 등 너비 발달에 좋은 운동이다. 또한 전완 굴근(상완이두근, 상완근, 상완요골근), 능형근, 승모근 하부도 개입된다. 능형근과 승모근 하부 근육은 견갑골이 모일 때 동원된다.

초보자는 이 운동으로 근력을 키운 다음 풀업으로 넘어가자.

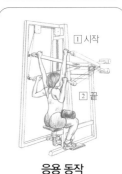

① 시작
② 끝

운동 동작

준비 자세

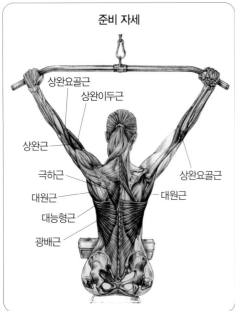

상완요골근
상완이두근
상완근
극하근
대원근
대능형근
광배근
상완요골근
대원근

⚠ **주의**
오훼견봉궁 밑의 공간이 좁은 사람은 이 운동을 하다가 점액낭염이 발생할 수 있다. 극상근건이 반복적으로 마찰되면 힘줄이 손상돼서 결국 파열될 수 있다.

응용 동작
축이 고정된 머신을 이용할 수도 있다.

① 시작
② 끝

상완삼두근 파열 ✚

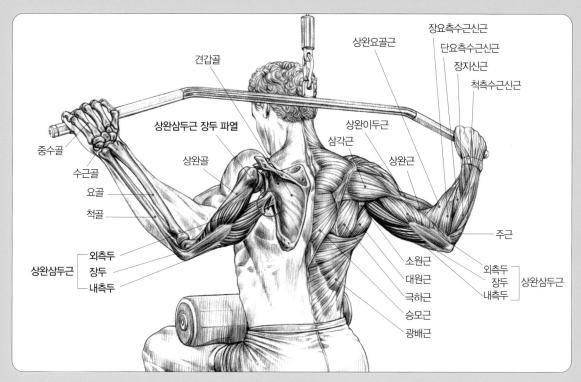

견갑골
상완요골근
장요측수근신근
단요측수근신근
장지신근
척측수근신근
상완삼두근 장두 파열
상완이두근
삼각근
상완근
중수골
수근골
요골
척골
주근
외측두
장두
내측두
상완삼두근
외측두
장두
내측두
상완삼두근
소원근
대원근
극하근
승모근
광배근

고강도 등 근육 트레이닝과 상완삼두근 장두 부상

상완삼두근 장두는 등 운동을 할 때 가장 많이 쓰이는 근육은 아니지만, 고중량 랫 풀다운이나 중량 풀업을 할 때 자주 다치는 부위다.

부채꼴의 광배근은 힘이 세고, 흉곽으로 팔을 당기는 역할을 하며, 원위부 힘줄이 상완골에 단단히 부착돼 있다. 위로 기어오를 때(나무나 암벽을 타는 등) 가장 많이 쓰이는 근육이기도 하다.

한편 상완삼두근 장두는 상대적으로 크기가 작고, 전완을 뻗는 것이 주요 기능이다. 장두의 부차적인 기능은 팔을 흉곽으로 당겨서 광배근의 움직임을 보조하는 것이다.

상완삼두근 장두 파열은 장두가 피로하거나 몸을 충분히 풀지 않았을 때 발생한다. 중량 풀업이나 풀다운을 하다가 광배근의 힘을 갑자기 풀어버리면, 삼두근 장두에 모든 부하가 걸려서 장두의 견갑골 부착점 부근이 주로 파열된다(다행히도 완전 파열은 드물다).

어깨를 다치면 움직임 자체가 힘들어서 상체 트레이닝을 중단해야 하지만 삼두근 장두 파열은 그처럼 심각하진 않다. 다친 상태로도 시티드 로우나 T–바 로우 같은 운동은 할 수 있다. 또한 하이 풀리 손잡이를 잡고 팔꿈치를 몸에 붙인 채로 전완을 뻗는 삼두근 운동도 할 수 있다(가벼운 중량으로). 하지만 그렇다 하더라도 상체 트레이닝을 재개하기 전에 당분간은 쉬는 것이 좋다.

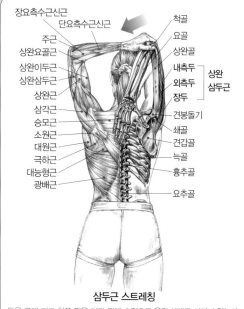

장요측수근신근
단요측수근신근
주근
상완요골근
상완이두근
상완삼두근
상완근
삼각근
승모근
소원근
대원근
극하근
대능형근
광배근
척골
요골
상완골
내측두
외측두
장두
상완삼두근
견봉돌기
쇄골
견갑골
늑골
흉추골
요추골

삼두근 스트레칭

등을 곧게 펴고 한쪽 팔을 머리 뒤에 수직으로 올린 상태로 서거나 앉는다. 이 자세에서 팔꿈치를 구부려 손을 등의 상부에 댄다. 그다음 반대쪽 손으로 팔꿈치를 잡아 머리 뒤로 천천히 잡아당긴다.

응용 동작 팔꿈치 대신 손을 잡아당긴다. 강도를 높이려면 올린 팔의 앞쪽을 벽에 대고 실시한다(50~51p 참고).

Point 벤치프레스를 할 때도 삼두근 장두가 파열될 수 있다. 이를 방지하기 위해서는 웜업과 스트레칭이 필수적이다.

5 내로우 그립 렛 풀 다운 | 좁은 로윙 그립으로 Narrow Grip Lat Pull-Downs

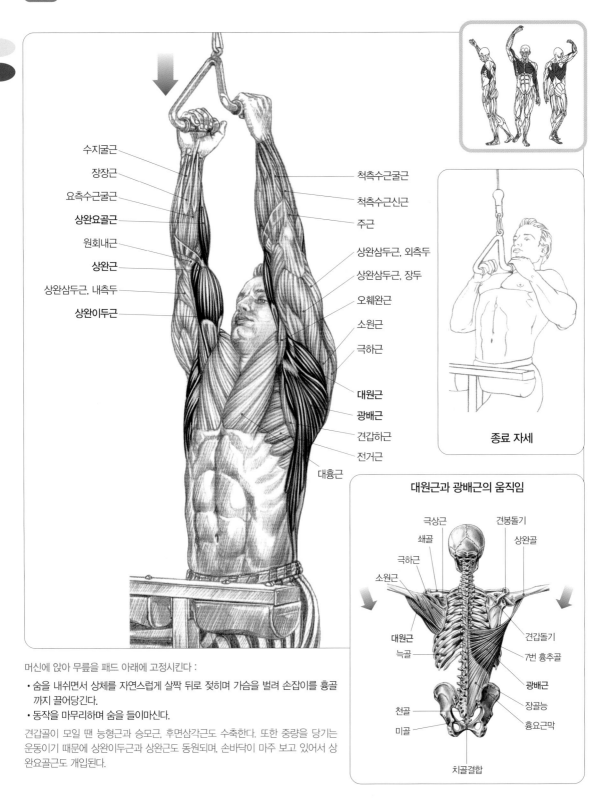

수지굴근
장장근
요측수근굴근
상완요골근
원회내근
상완근
상완삼두근, 내측두
상완이두근

척측수근굴근
척측수근신근
주근
상완삼두근, 외측두
상완삼두근, 장두
오훼완근
소원근
극하근
대원근
광배근
견갑하근
전거근
대흉근

종료 자세

대원근과 광배근의 움직임

극상근
견봉돌기
쇄골
상완골
극하근
소원근
대원근
늑골
견갑돌기
7번 흉추골
광배근
장골능
천골
미골
흉요근막
치골결합

머신에 앉아 무릎을 패드 아래에 고정시킨다 :

• 숨을 내쉬면서 상체를 자연스럽게 살짝 뒤로 젖히며 가슴을 벌려 손잡이를 흉골 까지 끌어당긴다.
• 동작을 마무리하며 숨을 들이마신다.

견갑골이 모일 땐 능형근과 승모근, 후면삼각근도 수축한다. 또한 중량을 당기는 운동이기 때문에 상완이두근과 상완근도 동원되며, 손바닥이 마주 보고 있어서 상 완요골근도 개입된다.

6 스트레이트-암 풀 다운 Straight-Arm Pull-Downs

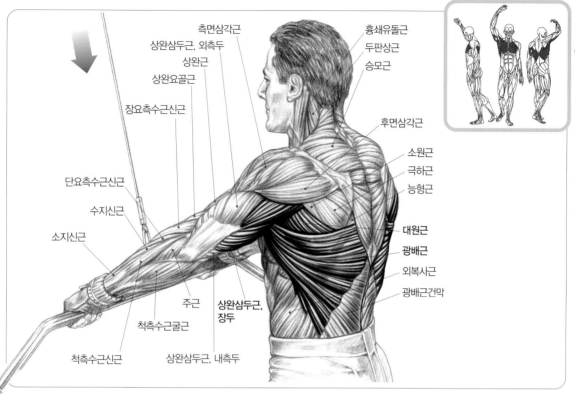

측면삼각근
상완삼두근, 외측두
상완근
상완요골근
장요측수근신근
단요측수근신근
수지신근
소지신근
주근
척측수근굴근
척측수근신근
상완삼두근, 내측두

흉쇄유돌근
두판상근
승모근
후면삼각근
소원근
극하근
능형근
대원근
광배근
외복사근
광배근건막
상완삼두근,
장두

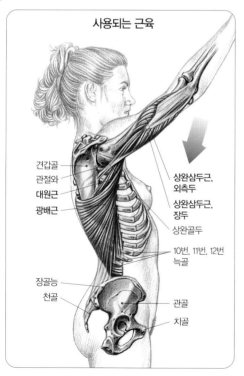

사용되는 근육

견갑골
관절와
대원근
광배근
장골능
천골

상완삼두근,
외측두
상완삼두근,
장두
상완골두
10번, 11번, 12번
늑골
관골
치골

머신을 보고 서서 다리를 자연스럽게 벌린다. 팔을 어깨보다 넓게 벌려 쭉 펴고 오버 그립으로 바를 잡는다 :

• 등을 고정하고 코어를 수축한다. 숨을 내쉬며 팔을 뻗은 채로 넓적다리를 향해 바를 당긴다(팔꿈치를 약간 구부려도 된다).

• 시작 자세로 돌아가면서 숨을 들이마신다.

이 운동은 광배근, 대원근, 삼두근 장두를 자극한다. 장두는 팔과 몸을 연결하는 연결부의 안정성을 높여주는 역할도 한다. 견관절이 과이완된 사람이 삼두근 장두를 발달시키면 견관절을 보호하고 탈구를 방지할 수 있다

Point 수영 선수들이 자유형 스트로크에 힘을 더하기 위해 이 운동을 실시하기도 한다.

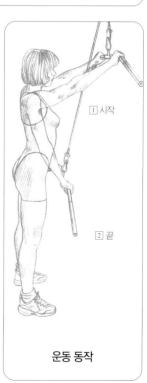

① 시작

② 끝

운동 동작

7 뉴트럴 내로우 그립 시티드 로우 Neutral Narrow Grip Seated Rows

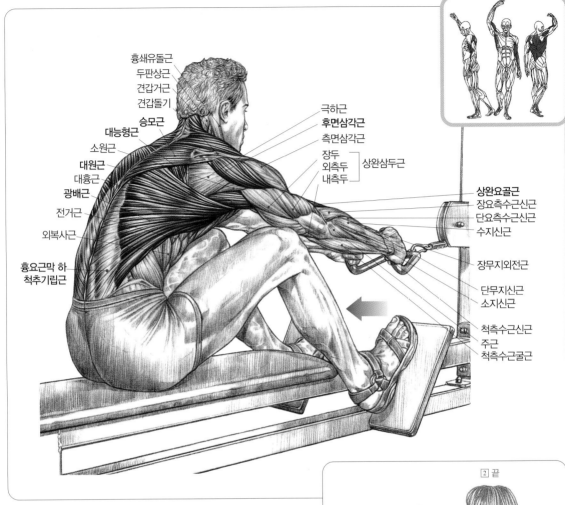

흉쇄유돌근
두판상근
견갑거근
견갑돌기
승모근
대능형근
소원근
대원근
대흉근
광배근
전거근
외복사근
**흉요근막 하
척추기립근**

극하근
후면삼각근
측면삼각근
장두
외측두 상완삼두근
내측두

상완요골근
장요측수근신근
단요측수근신근
수지신근

장무지외전근

단무지신근
소지신근

척측수근신근
주근
척측수근굴근

머신을 보고 앉아서 발을 발판 위에 올리고 상체를 앞으로 숙인다 :

- 숨을 내쉬면서 흉골 하단을 향해 손잡이를 당긴다. 등은 펴고, 팔꿈치를 최대한 당긴다.
- 숨을 들이마시면서 부드럽게 시작 자세로 돌아온다.

등의 두께 발달에 좋은 운동이다. 광배근과 대원근, 후면삼각근, 상완이두근, 상완요골근을 주로 자극한다. 동작의 정점에서 견갑골이 모일 땐 승모근과 능형근도 개입된다. 상체를 세우는 동작에선 척추 근육(척추기립근)도 동원된다. 네거티브 동작을 할 때 중량에 몸을 맡기고 근육을 늘이면 등의 유연성 발달에도 좋다.

 주의 고중량으로 시티드 로우를 할 때는 등 부상을 방지하기 위해 절대로 등을 구부리지 않도록 한다.

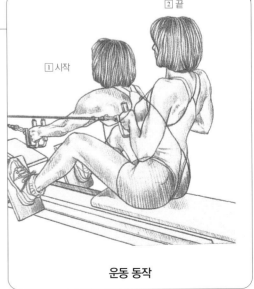

2 끝

1 시작

운동 동작

8 오버핸드 와이드 그립 시티드 로우
Overhand Wide Grip Seated Rows

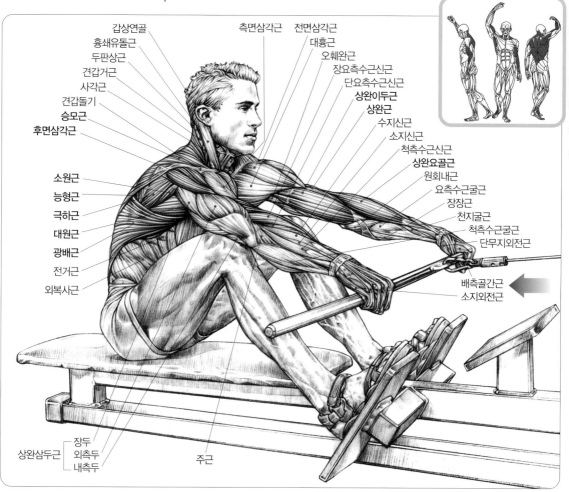

갑상연골
흉쇄유돌근
두판상근
견갑거근
사각근
견갑돌기
승모근
후면삼각근

측면삼각근
전면삼각근
대흉근
오훼완근
장요측수근신근
단요측수근신근
상완이두근
상완근
수지신근
소지신근
척측수근신근
상완요골근
원회내근
요측수근굴근
장장근
천지굴근
척측수근굴근
단무지외전근

소원근
능형근
극하근
대원근
광배근
전거근
외복사근

배측골간근
소지외전근

상완삼두근 { 장두 / 외측두 / 내측두 }
주근

머신을 보고 앉아서 발을 발판 위에 올리고 상체를 앞으로 숙인다.
어깨너비보다 넓은 오버 그립(엄지가 안을 향하게)으로 바를 잡는다 :

- 숨을 내쉬며 가슴을 향해 바를 당긴다. 등을 펴고, 팔꿈치는 위로 든다.
- 숨을 들이마시면서 부드럽게 시작 자세로 돌아간다.

이 운동은 등 상부와 어깨 뒤쪽 자극에 좋은 운동이다. 광배근, 대원근, 후면삼각근, 극하근, 소원근, 상완 굴근(상완이두근, 상완근, 상완요골근)이 주로 동원된다. 견갑골이 모일 땐 능형근과 승모근 중부도 개입된다. 가슴을 펼 때는 척추 근육(척추기립근)도 수축된다.

응용 동작 언더 그립(엄지가 밖을 향한)으로 바를 잡으면 승모근 하부, 능형근, 상완이두근이 강하게 자극된다.

 주의 고중량으로 시티드 로우를 할 때는 등 부상을 방지하기 위해 절대로 등을 구부리지 않도록 한다.

바를 잡는 방법에 변화 주기

1 언더 그립을 사용하면 승모근 하부와 능형근, 이두근이 강하게 자극된다.

2 오버 그립을 사용하면 후면삼각근과 승모근 중앙이 강하게 자극된다.

9 원−암 덤벨 로우 One-Arm Dumbbell Rows

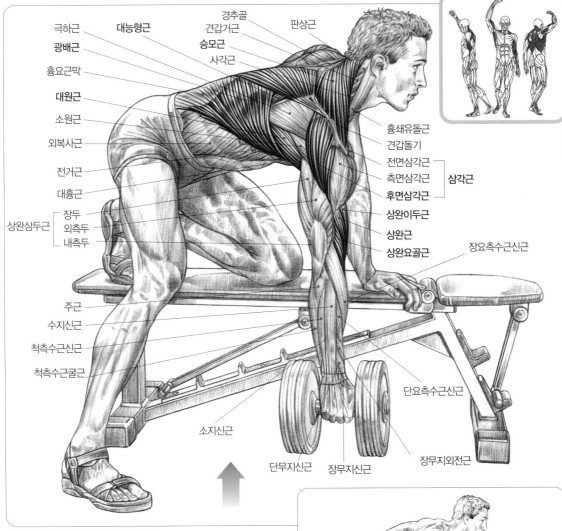

극하근
대능형근
경추골
견갑거근
판상근
광배근
승모근
흉요근막
사각근
대원근
소원근
외복사근
흉쇄유돌근
견갑돌기
전거근
전면삼각근
대흉근
측면삼각근 삼각근
후면삼각근
상완삼두근 장두
외측두
내측두
상완이두근
상완근
상완요골근
장요측수근신근
주근
수지신근
척측수근신근
척측수근굴근
단요측수근신근
소지신근
단무지신근 장무지신근
장무지외전근

한쪽 손은 손바닥이 안쪽을 향하도록 덤벨을 잡는다. 반대쪽 손과 무릎은 벤치에 올려 몸을 지탱하고 등을 곧게 편다 :

• 등을 일직선으로 고정한 채로 숨을 내쉬면서 덤벨을 최대한 높이 든다. 이때 팔을 몸에 붙이고 팔꿈치를 뒤로 당긴다.
• 숨을 들이마시면서 시작 자세로 돌아간다.

이 운동은 광배근, 대원근, 후면삼각근을 주로 자극한다. 동작의 정점에선 승모근과 능형근, 전완 굴근(상완이두근, 상완근, 상완요골근)도 개입된다. 수축을 극대화하려면 동작의 정점에서 상체를 약간 비틀어주자.

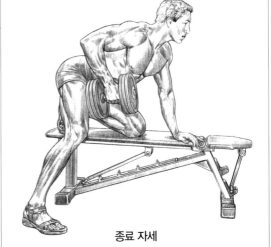

종료 자세

10 벤트오버 덤벨 로우 Bent-Over Dumbbell Rows

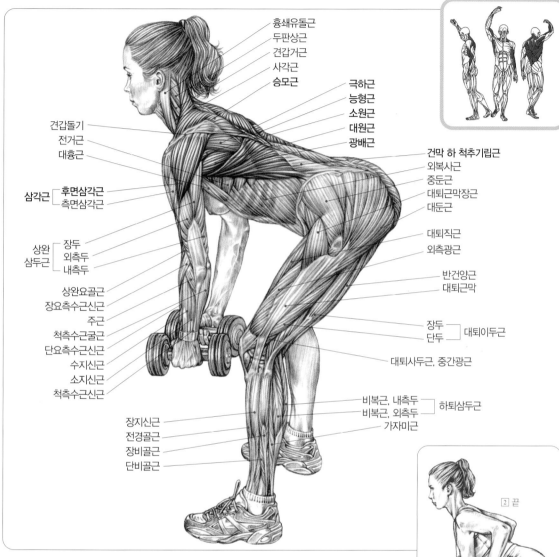

흉쇄유돌근
두판상근
견갑거근
사각근
승모근

극하근
능형근
소원근
대원근
광배근

건막 하 척추기립근
외복사근
중둔근
대퇴근막장근
대둔근

견갑돌기
전거근
대흉근

삼각근 ─ **후면삼각근**
측면삼각근

상완
삼두근 ─ 장두
외측두
내측두

상완요골근
장요측수근신근
주근
척측수근굴근
단요측수근신근
수지신근
소지신근
척측수근신근

대퇴직근
외측광근

반건양근
대퇴근막

장두 ─ 대퇴이두근
단두

대퇴사두근, 중간광근

비복근, 내측두 ─ 하퇴삼두근
비복근, 외측두
가자미근

장지신근
전경골근
장비골근
단비골근

다리를 약간 구부리고 상체를 약 45도로 숙인다. 등은 곧게 펴고 팔은 몸 옆에 둔 다음 양손에 덤벨을 쥔다 :

• 숨을 내쉬면서 복부 코어를 등척성으로 수축한다. 팔꿈치를 몸에 붙인 상태로 덤벨을 최대한 높이 든다. 동작의 정점에서 견갑골을 쥐어짠다.
• 시작 자세로 돌아오며 숨을 들이마신다.

이 운동은 광배근, 대원근, 후면삼각근, 전완 굴근(상완이두근, 상완근, 상완요골근)을 자극한다. 동작의 정점에서 견갑골이 모일 땐 능형근과 승모근도 동원된다. 가슴을 숙이고 운동하기 때문에 척추 근육도 등척성으로 수축한다.

응용 동작

• 가슴의 각도를 바꾸면 등의 자극 부위가 달라진다.
  – 가슴을 세우고 운동하면 주로 승모근 상부가 자극된다.
  – 가슴을 수평에 가깝게 숙이면 광배근, 대원근, 능형근, 승모근 중부와 하부가 주로 자극된다.

⚠️ **주의** 부상을 방지하기 위해 동작 시 절대 등을 구부리지 말자.

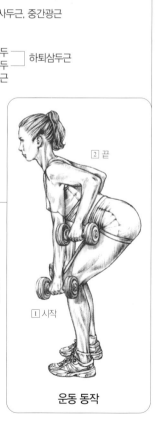

2 끝

1 시작

운동 동작

11 바벨 로우 | 오버 그립으로 Barbell Rows

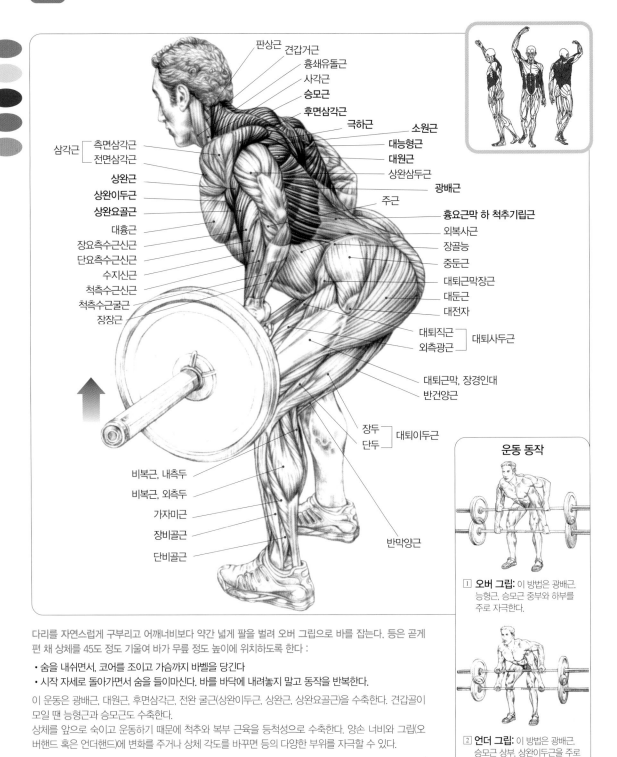

판상근
견갑거근
흉쇄유돌근
사각근
승모근
후면삼각근
극하근
소원근
대능형근
대원근
상완삼두근
광배근
주근
흉요근막 하 척추기립근
외복사근
장골능
중둔근
대퇴근막장근
대둔근
대전자
대퇴직근
외측광근
대퇴근막, 장경인대
반건양근
장두
단두 — 대퇴이두근
반막양근

삼각근 — 측면삼각근
전면삼각근
상완근
상완이두근
상완요골근
대흉근
장요측수근신근
단요측수근신근
수지신근
척측수근신근
척측수근굴근
장장근

비복근, 내측두
비복근, 외측두
가자미근
장비골근
단비골근

운동 동작

1 **오버 그립:** 이 방법은 광배근, 능형근, 승모근 중부와 하부를 주로 자극한다.

2 **언더 그립:** 이 방법은 광배근, 승모근 상부, 상완이두근을 주로 자극한다.

다리를 자연스럽게 구부리고 어깨너비보다 약간 넓게 팔을 벌려 오버 그립으로 바를 잡는다. 등은 곧게 편 채 상체를 45도 정도 기울여 바가 무릎 정도 높이에 위치하도록 한다 :

• 숨을 내쉬면서, 코어를 조이고 가슴까지 바벨을 당긴다
• 시작 자세로 돌아가면서 숨을 들이마신다. 바를 바닥에 내려놓지 말고 동작을 반복한다.

이 운동은 광배근, 대원근, 후면삼각근, 전완 굴근(상완이두근, 상완근, 상완요골근)을 수축한다. 견갑골이 모일 땐 능형근과 승모근도 수축한다.

상체를 앞으로 숙이고 운동하기 때문에 척추와 복부 근육을 등척성으로 수축한다. 양손 너비와 그립(오버핸드 혹은 언더핸드)에 변화를 주거나 상체 각도를 바꾸면 등의 다양한 부위를 자극할 수 있다.

주의 부상을 입을 수 있으므로 동작할 때 절대로 등을 구부려서는 안 된다. ⚠

12 업라이트 로우 | 내로우 그립으로 Upright Rows

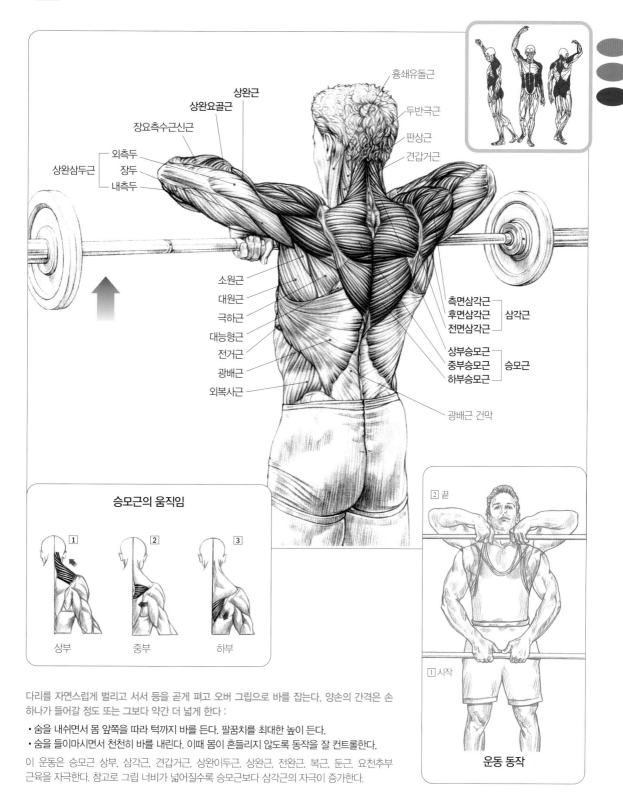

흉쇄유돌근
상완근
상완요골근
장요측수근신근
두반극근
판상근
견갑거근
외측두
장두
내측두
상완삼두근
소원근
대원근
극하근
대능형근
전거근
광배근
외복사근
측면삼각근
후면삼각근
전면삼각근
삼각근
상부승모근
중부승모근
하부승모근
승모근
광배근 건막

승모근의 움직임

상부 　중부 　하부

2 끝
1 시작

운동 동작

다리를 자연스럽게 벌리고 서서 등을 곧게 펴고 오버 그립으로 바를 잡는다. 양손의 간격은 손 하나가 들어갈 정도 또는 그보다 약간 더 넓게 한다 :

• 숨을 내쉬면서 몸 앞쪽을 따라 턱까지 바를 든다. 팔꿈치를 최대한 높이 든다.
• 숨을 들이마시면서 천천히 바를 내린다. 이때 몸이 흔들리지 않도록 동작을 잘 컨트롤한다.

이 운동은 승모근 상부, 삼각근, 견갑거근, 상완이두근, 상완근, 전완근, 복근, 둔근, 요천추부 근육을 자극한다. 참고로 그립 너비가 넓어질수록 승모근보다 삼각근의 자극이 증가한다.

13 T-바 로우 T-Bar Rows

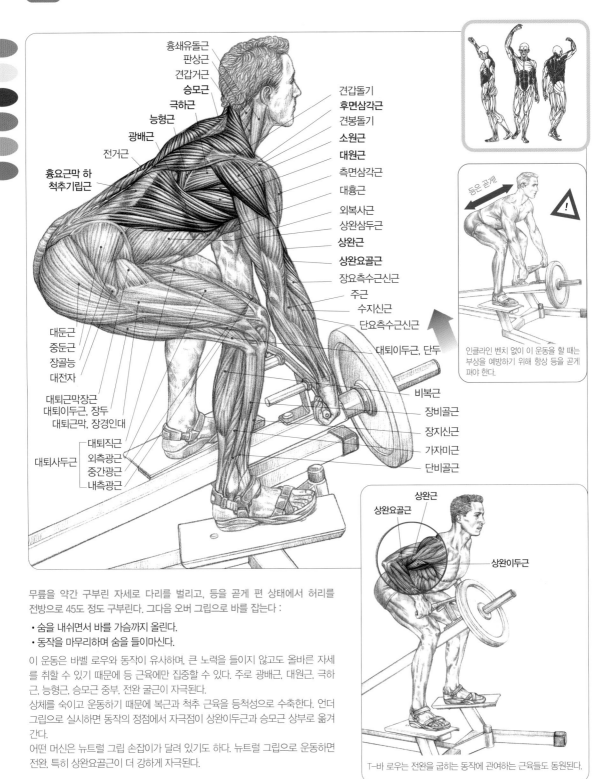

흉쇄유돌근
판상근
견갑거근
승모근
극하근
능형근
광배근
전거근
**흉요근막 하
척추기립근**

견갑돌기
후면삼각근
견봉돌기
소원근
대원근
측면삼각근
대흉근
외복사근
상완삼두근
상완근
상완요골근
장요측수근신근
주근
수지신근
단요측수근신근
대퇴이두근, 단두
비복근
장비골근
장지신근
가자미근
단비골근

대둔근
중둔근
장골능
대전자

대퇴근막장근
대퇴이두근, 장두
대퇴근막, 장경인대

대퇴직근
외측광근
중간광근
내측광근
대퇴사두근

등은 곧게!

인클라인 벤치 없이 이 운동을 할 때는 부상을 예방하기 위해 항상 등을 곧게 펴야 한다.

상완근
상완요골근
상완이두근

T-바 로우는 전완을 굽히는 동작에 관여하는 근육들도 동원된다.

무릎을 약간 구부린 자세로 다리를 벌리고, 등을 곧게 편 상태에서 허리를 전방으로 45도 정도 구부린다. 그다음 오버 그립으로 바를 잡는다 :

- 숨을 내쉬면서 바를 가슴까지 올린다.
- 동작을 마무리하며 숨을 들이마신다.

이 운동은 바벨 로우와 동작이 유사하며, 큰 노력을 들이지 않고도 올바른 자세를 취할 수 있기 때문에 등 근육에만 집중할 수 있다. 주로 광배근, 대원근, 극하근, 능형근, 승모근 중부, 전완 굴근이 자극된다.

상체를 숙이고 운동하기 때문에 복근과 척추 근육을 등척성으로 수축한다. 언더 그립으로 실시하면 동작의 정점에서 자극점이 상완이두근과 승모근 상부로 옮겨간다.

어떤 머신은 뉴트럴 그립 손잡이가 달려 있기도 하다. 뉴트럴 그립으로 운동하면 전완, 특히 상완요골근이 더 강하게 자극된다.

14 복부를 지지한 T−바 로우

T-Bar Rows with Abdominal Support

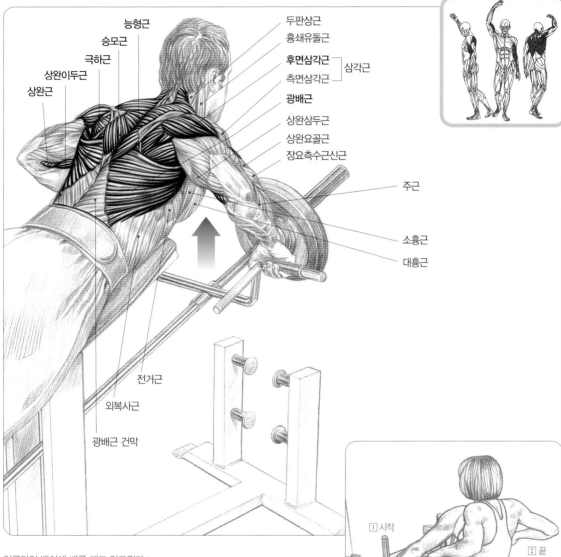

능형근
승모근
극하근
상완이두근
상완근

두판상근
흉쇄유돌근
후면삼각근 ⎤ 삼각근
측면삼각근 ⎦
광배근
상완삼두근
상완요골근
장요측수근신근

주근

소흉근
대흉근

전거근
외복사근
광배근 건막

인클라인 벤치에 배를 대고 엎드린다 :

• 숨을 내쉬면서 오버 그립으로 바를 잡고 가슴까지 끌어올린다.
• 동작을 마무리하며 숨을 들이마신다.

이 운동은 바벨 로우와 동작이 유사하며, 큰 노력을 들이지 않고도 올바른 자세를 취할 수 있기 때문에 등 근육에만 집중할 수 있다. 주로 광배근, 대원근, 후면삼각근, 전완 굴근, 승모근, 능형근이 자극된다.

이처럼 복부 받침대가 있는 머신에서 운동하면 자세를 잡기도 쉽고 복부와 척추 근육의 개입을 차단할 수 있다. 하지만 고중량을 사용하면 흉곽이 받침대에 눌려서 호흡이 힘들어질 수 있다.

Point 바를 언더 그립으로 잡으면 동작의 정점에서 자극점이 상완이두근, 승모근 상부로 옮겨간다.

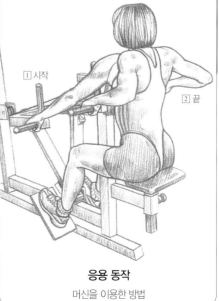

1 시작
2 끝

응용 동작
머신을 이용한 방법

15 스티프-레그드 데드리프트 Stiff-Legged Deadlifts

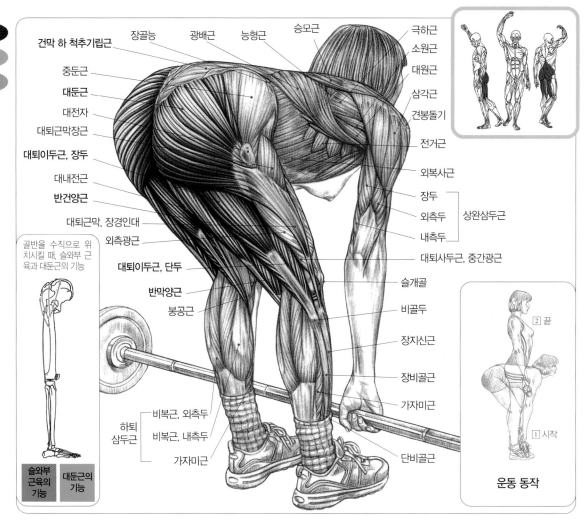

건막 하 척추기립근
장골능
광배근
능형근
승모근
극하근
소원근
대원근
삼각근
견봉돌기
전거근
외복사근
장두
외측두
상완삼두근
내측두

중둔근
대둔근
대전자
대퇴근막장근
대퇴이두근, 장두
대내전근
반건양근
대퇴근막, 장경인대
외측광근
대퇴이두근, 단두
반막양근
봉공근

대퇴사두근, 중간광근
슬개골
비골두
장지신근
장비골근
가자미근
단비골근

골반을 수직으로 위치시킬 때, 슬와부 근육과 대둔근의 기능

| 슬와부 근육의 기능 | 대둔근의 기능 |

하퇴 삼두근 { 비복근, 외측두 / 비복근, 내측두 / 가자미근 }

운동 동작

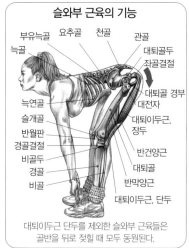
① 시작
② 끝

바를 바닥에 놓은 상태에서 다리를 약간 벌리고 선다 :

- 숨을 들이마시며 허리를 숙인다. 이때 가슴을 펴고, 등은 약간 아치로 만들고, 다리는 최대한 곧게 편다.
- 오버 그립으로 바를 잡는다. 팔에 힘을 빼고 등을 고정한 상태에서 상체를 들어 똑바로 선다. 고관절에서 동작이 개시돼야 한다. 동작의 정점에서 숨을 내쉰다.
- 출발 지점으로 돌아가되 바를 바닥에 내려놓지 말고 동작을 반복한다.

이 운동은 척추를 펼 때 동원되는 척추 양쪽의 심부 근육을 자극한다. 부상을 입지 않으려면 운동 중에 등을 절대 구부리지 말자. 상체를 들 때 골반을 뒤로 젖히면 대둔근과 슬와부 근육이 동원된다(대퇴이두근 단두 제외). 이 운동은 다리 뒤쪽을 스트레칭하는 역할도 한다. 스트레칭의 효율을 높이기 위해 발이 바보다 높이 위치하도록 발판을 밟고 실시해도 좋다.

슬와부 근육의 기능

부유늑골
요추골
천골
관골
늑골
대퇴골두
좌골결절
대퇴골 경부
대전자
늑연골
슬개골
대퇴이두근, 장두
반월판
경골결절
비골두
반건양근
경골
대퇴골
비골
반막양근
대퇴이두근, 단두

대퇴이두근 단두를 제외한 슬와부 근육들은 골반을 뒤로 젖힐 때 모두 동원된다.

Point 아주 가벼운 중량으로 실시하면 슬와부 근육을 스트레칭하기 좋다. 중량이 무거워질수록 골반을 수직으로 세울 때 슬와부 근육보다 둔근이 더 많이 쓰인다.

16 스모 데드리프트 Sumo Deadlifts

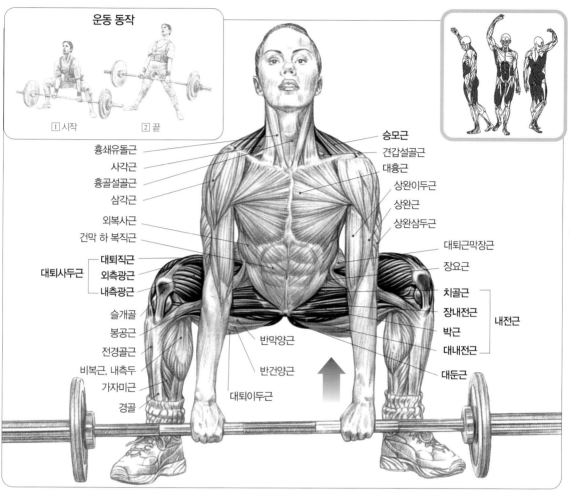

운동 동작

① 시작　② 끝

흉쇄유돌근
사각근
흉골설골근
삼각근

외복사근
건막 하 복직근

대퇴사두근
　대퇴직근
　외측광근
　내측광근

슬개골
봉공근
전경골근
비복근, 내측두
가자미근
경골

승모근
견갑설골근
대흉근
상완이두근
상완근
상완삼두근

대퇴근막장근
장요근

치골근
장내전근　　내전근
박근
대내전근

대둔근

반막양근
반건양근
대퇴이두근

사용되는 등 심부 근육

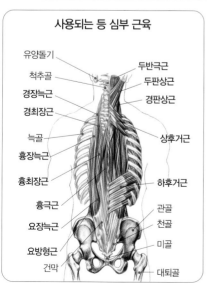

유양돌기
척추골
경장늑근
경최장근
늑골
흉장늑근
흉최장근
흉극근
요장늑근
요방형근
건막

두반극근
두판상근
경판상근

상후거근

하후거근
관골
천골
미골
대퇴골

다리를 넓게 벌리고 발끝은 바깥을 향하게 하여 바 앞에 선다 :

- 다리를 구부려서 허벅지가 바닥과 수평을 이루게 한다. 팔은 어깨너비 정도로 벌려 오버 그립으로 바를 잡는다(매우 무거운 중량을 사용할 땐 바가 손에서 미끄러지지 않도록 리버스 그립ㅡ한 손은 오버 그립, 한 손은 언더 그립ㅡ을 사용하자).
- 숨을 들이마시고 참은 후, 등을 약간 아치로 만들고, 코어를 조이면서 일어선다. 이때 상체를 세우고 어깨를 편다. 동작의 정점에서 숨을 내쉰다.
- 숨을 참은 채로 바를 다시 바닥에 내려놓는다. 동작 중에는 등을 구부리지 않도록 한다.

이 운동은 일반 데드리프트와 달리 대퇴사두근과 내전근을 강하게 자극한다. 골반은 많이 기울어지지 않기 때문에 등의 자극은 적다.

> **Point** 동작 시 정강이를 따라 미끄러지듯이 바를 움직인다. 가벼운 중량으로 고반복 (최대 10회) 운동을 실시하면 요추 부위가 강화되고 대퇴부와 엉덩이 근육들을 단련할 수 있다.
> 무거운 중량을 사용할 때는, 고관절과 허벅지를 모으는 동작에 관여하는 근육들, 그리고 요천관절이 부상을 입지 않도록 각별히 주의해야 한다. 스모 데드리프트는 3가지 파워 리프팅 동작 중 하나이다.

*요천관절 : 5번 요추와 천골(엉치뼈) 사이의 관절

17 데드리프트 Deadlifts

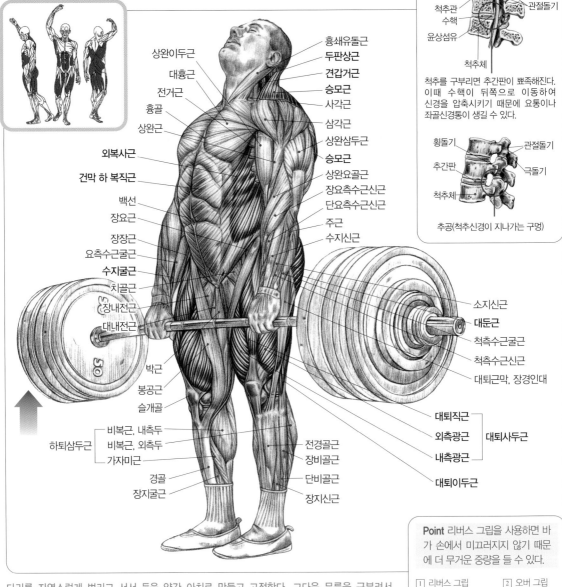

흉쇄유돌근
두판상근
견갑거근
승모근
사각근
삼각근
상완삼두근
승모근
상완요골근
장요측수근신근
단요측수근신근
주근
수지신근

상완이두근
대흉근
전거근
흉골
상완근
외복사근
건막 하 복직근
백선
장요근
장장근
요측수근굴근
수지굴근
치골근
장내전근
대내전근

박근
봉공근
슬개골

비복근, 내측두
하퇴삼두근 비복근, 외측두
가자미근
경골
장지굴근

전경골근
장비골근
단비골근
장지신근

소지신근
대둔근
척측수근굴근
척측수근신근
대퇴근막, 장경인대

대퇴직근 ⎤
외측광근 ⎥ **대퇴사두근**
내측광근 ⎦
대퇴이두근

척수
극돌기
척추관
관절돌기
수핵
윤상섬유
척추체

척추를 구부리면 추간판이 뾰족해진다.
이때 수핵이 뒤쪽으로 이동하여
신경을 압축시키기 때문에 요통이나
좌골신경통이 생길 수 있다.

횡돌기
관절돌기
추간판
극돌기
척추체

추공(척추신경이 지나가는 구멍)

Point 리버스 그립을 사용하면 바가 손에서 미끄러지지 않기 때문에 더 무거운 중량을 들 수 있다.

1 리버스 그립   2 오버 그립

다리를 자연스럽게 벌리고 서서 등을 약간 아치로 만들고 고정한다. 그다음 무릎을 구부려서 허벅지가 바닥과 거의 평행이 되게 한다. 이 자세는 개인별 체형이나 발목 유연성에 따라 조금씩 다를 수 있다(예를 들어 허벅지와 팔이 짧은 사람은 평행 지점까지 내려가기 쉽지만, 허벅지와 팔이 긴 사람은 평행보다 약간 위에서 멈춰야 할 수도 있다). 팔은 어깨너비보다 약간 넓게 벌리고 곧게 펴서 오버 그립으로 바를 잡는다. 무거운 중량을 사용할 때는 바가 미끄러지지 않도록 리버스 그립(한 손은 오버 그립, 한 손은 언더 그립)을 사용해도 좋다 :

• 숨을 들이마신 후 참고, 코어와 허리 근육을 조인 채로 다리를 펴서 바를 든다. 정강이를 따라 바를 끌어올리자.
• 바가 무릎까지 올라오면 상체를 곧게 세우며 다리를 뻗고, 숨을 내쉬면서 동작을 마무리한다.
• 몸을 곧게 편 채로 2초 정도 정지했다가 코어와 허리 근육을 수축한 채로 바닥으로 내려가 바를 내려놓는다.

운동 중에는 절대로 등을 구부리지 않는다.

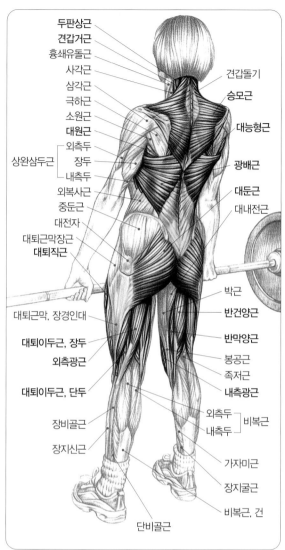

두판상근
견갑거근
흉쇄유돌근
사각근
삼각근
극하근
소원근
대원근
상완삼두근 — 외측두 / 장두 / 내측두
외복사근
중둔근
대전자
대퇴근막장근
대퇴직근
대퇴근막, 장경인대
대퇴이두근, 장두
외측광근
대퇴이두근, 단두
장비골근
장지신근
단비골근

견갑돌기
승모근
대능형근
광배근
대둔근
대내전근
박근
반건양근
반막양근
봉공근
족저근
내측광근
외측두 / 내측두 | 비복근
가자미근
장지굴근
비복근, 건

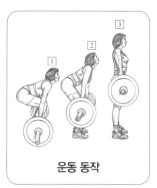

운동 동작

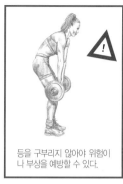

등을 구부리지 않아야 위험이
나 부상을 예방할 수 있다.

이 운동은 전신의 거의 모든 근육을 자극하며 요천추 주변 근육과 승모
근 자극에도 효과적이다. 또한 둔근과 대퇴사두근도 강하게 자극한다.
데드리프트와 벤치프레스, 스쿼트는 파워리프팅 대회 정식 종목이다.

⚠ **주의** 어떤 운동을 하든지 무거운 중량을 사용할 땐 브레이싱 동작을
꼭 해야 한다.

- 숨을 깊게 들이마셔 폐를 풍선처럼 부풀린 다음 숨을 참고 가슴을
  팽창시킨다. 그러면 흉곽이 고정되고, 가슴이 앞으로 구부러지는
  걸 방지할 수 있다.
- 복부 근육을 수축해서 코어를 지탱하고, 복강 내압을 높인다. 그러
  면 상체가 앞으로 구부러지는 걸 방지할 수 있다.
- 마지막으로 허리 근육을 수축하고 척추 아래쪽을 펴서 허리를 아
  치로 만든다.

이 세 동작을 합해서 브레이싱(bracing)이라고 한다. 브레이싱을 해
야 등이 구부러지는 걸 막을 수 있다. 무거운 중량을 들 때 등이 구
부러지면 추간판이 탈출될 수도 있으니 주의하자(180~181p 참고).

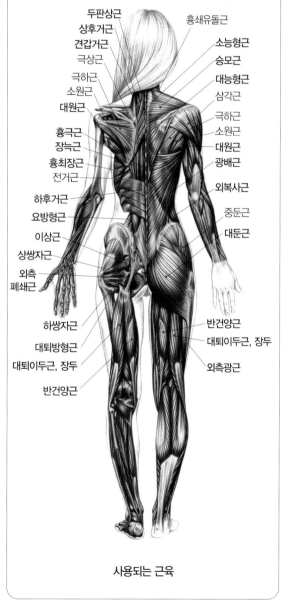

두판상근
상후거근
견갑거근
극상근
극하근
소원근
대원근
흉극근
장늑근
흉최장근
전거근
하후거근
요방형근
이상근
상쌍자근
외측
폐쇄근
하쌍자근
대퇴방형근
대퇴이두근, 장두
반건양근

흉쇄유돌근
소능형근
승모근
대능형근
삼각근
극하근
소원근
대원근
광배근
외복사근
중둔근
대둔근
반건양근
대퇴이두근, 장두
외측광근

사용되는 근육

상완이두근 건 파열

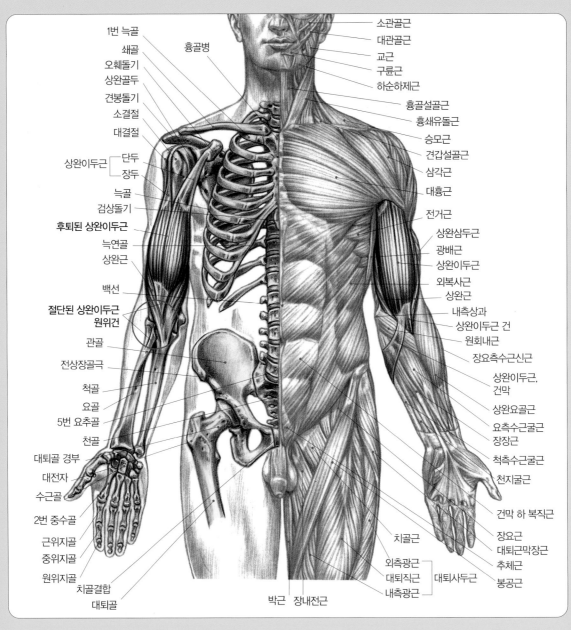

1번 늑골
쇄골
오훼돌기
상완골두
견봉돌기
소결절
대결절

상완이두근 ─ 단두
　　　　　　 장두

늑골
검상돌기
후퇴된 상완이두근
늑연골
상완근

백선

절단된 상완이두근
원위건

관골
전상장골극

척골
요골
5번 요추골
천골

대퇴골 경부
대전자
수근골

2번 중수골
근위지골
중위지골
원위지골
치골결합
대퇴골

흉골병

소관골근
대관골근
교근
구륜근
하순하제근
흉골설골근
흉쇄유돌근
승모근
견갑설골근
삼각근
대흉근
전거근
상완삼두근
광배근
상완이두근
외복사근
상완근
내측상과
상완이두근 건
원회내근
장요측수근신근
상완이두근,
건막
상완요골근
요측수근굴근
장장근
척측수근굴근
천지굴근

건막 하 복직근
장요근
대퇴근막장근
추체근
봉공근

치골근

외측광근
대퇴직근 ─ 대퇴사두근
내측광근

박근　장내전근

상완이두근 장두의 파열은 이두근에 발생할 수 있는 심각한 부상 가운데 에서도 빈번하게 나타난다.

일반적으로 이런 부상은 건염으로 근육이 이미 약해져 있는 상태에서 팔을 후방으로 움직이는 동작을 갑작스럽게 취했을 때 발생하는데, 던 지기 동작이 대표적이라 할 수 있다. 던지는 동작은 야구나 테니스와 같은 스포츠뿐 아니라 역도 경기에서의 스내치 동작도 해당된다.

이러한 동작을 실행하게 되면 상완이두근의 장두, 특히 힘줄이 상완골의 이두근구(결절간구)를 지나는 지점에 갑작스러운 긴장이 전해진다.

무거운 중량을 사용하는 데드리프트의 경우에는 다른 원인으로 상완이두 근 부상을 유발한다.

무거운 중량을 사용하여 데드리프트를 할 때, 손에서 바가 굴러 내려가 지 않게 하는 테크닉으로 리버스 그립(한 손은 오버 그립, 다른 한 손은 언더 그립) 자세를 취한다. 이는 일반적으로 안전하지만, 경우에 따라서 는 상완이두근의 하부 힘줄이 찢어지거나 파열되어 상완이두근이 시작 되는 상완골 쪽으로 올라붙는 경우가 드물게 발생한다.

데드리프트를 정상적으로 실시하면 다리와 엉덩이, 등, 복부의 근육들이 힘을 발휘하며, 팔은 완전히 펴진 채 아래로 늘어뜨린 상태가 된다. 그러나 상완이두근의 장두와 단두가 수축하여 근육이 조금이라도 짧아지면 손바닥이 위쪽으로 향하는 외전(이때 이두근은 가장 강력한 외전근이 된다)이 일어나며, 무거운 중량이 일시에 몰리면서 요골 쪽 힘줄이 완전히 끊어질 수 있다.

이러한 부상은 상완이두근의 양쪽 힘줄 중 몸에서 가장 먼 힘줄 부착 부위에 발생한다. 팔이 몸에 붙어 있기 때문에 몸에서 가까운 곳에 발생한 긴장은 상완이두근의 장두와 단두로 분산되는 데 반해서, 몸에서 먼 쪽에 발생한 긴장은 요골에 붙어 있는 하나의 힘줄 부위에 집중되기 때문이다.

상완이두근의 파열은 대흉근이나 대퇴부 모음근처럼 힘줄 부상 시 극심한 고통이 동반되어 운동을 지속할 수 없는 부위와는 달리, 실제 부상은 심각한 반면 상대적으로 느껴지는 통증은 심하지 않다. 때문에 파워리프팅 대회의 경우, 중량을 올리는 도중에 이두근의 힘줄이 손상되어도 경기를 지속하는 경우가 종종 있다.

부상이 발생하면 내출혈로 전완 부위가 붓기 때문에 진단은 분명하다. 이때 가장 충격적인 문제는 상완이두근의 외형이 변형된다는 것이다. 다시 말해 상완이두근이 파열되면, 상완이두근이 대흉근과 삼각근 쪽으로 공처럼 작고 둥글게 말려 올라가 이두근에 가려서 잘 보이지 않던 상완근이 드러나게 된다.

상완이두근이 파열되어도 상완근, 상완요골근, 장요측수근신근, 단요측수근신근, 원회내근 등을 이용하여 팔을 구부리는 기능적인 동작을 하는 것은 가능하다. 그러나 전완을 외전시키는 일은 상당히 어렵게 되는데, 이는 이전과 달리 이두근의 지원 없이 회외근에만 의지해야 하기 때문이다.

상완이두근의 힘줄이 완전히 파열되었을 때, 이를 요골에 다시 부착시키는 수술을 신속히 실시하지 않으면 근섬유의 변화와 함께 근육이 되돌릴 수 없는 상태로 위축 및 후퇴하게 된다. 또한 팔을 움직이는 동작은 여전히 가능할지라도 팔꿈치를 굽히거나 전완을 뒤집는 동작에 필요한 근력은 영구적으로 손실된다. 이처럼 심각한 부상을 방지하기 위해서는 다음과 같은 이두근 운동을 규칙적으로 실시하는 것이 좋다.

바벨을 들고 선 다음 가슴을 뒤로 기울여 바가 약간 들린 상태에서 팔꿈치를 구부리는 고립 훈련을 실시한다. 이런 운동을 하면 중량으로 인한 긴장이 상완이두근의 요골 쪽 힘줄에 전해지므로 이 힘줄을 강화할 수 있다.

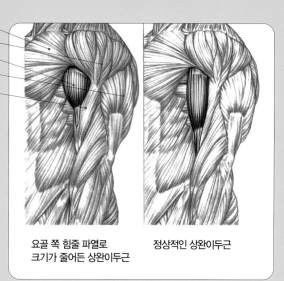

대흉근
삼각근
상완이두근(절단 및 변형된 모습)
상완삼두근
상완근

요골 쪽 힘줄 파열로 크기가 줄어든 상완이두근

정상적인 상완이두근

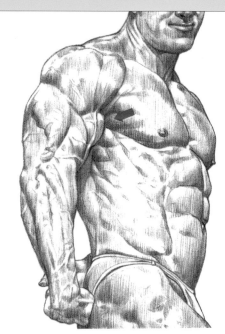

이두근의 요골 쪽 힘줄 파열을 치료하지 않았을 때 나타나는 이두근의 모습

상완이두근의 요골 쪽 힘줄이 파열된 이후 이를 요골에 다시 부착시키는 수술을 신속히 시행하지 않으면, 근육이 영구적으로 후퇴 및 위축되어 되돌릴 수 없게 된다.

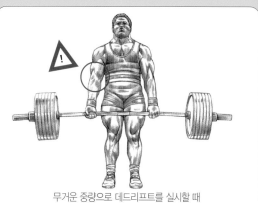

무거운 중량으로 데드리프트를 실시할 때 언더 그립 자세를 취한 쪽의 이두근이 손상될 수 있다.

18 트랩바 데드리프트 Trap Bar Deadlifts

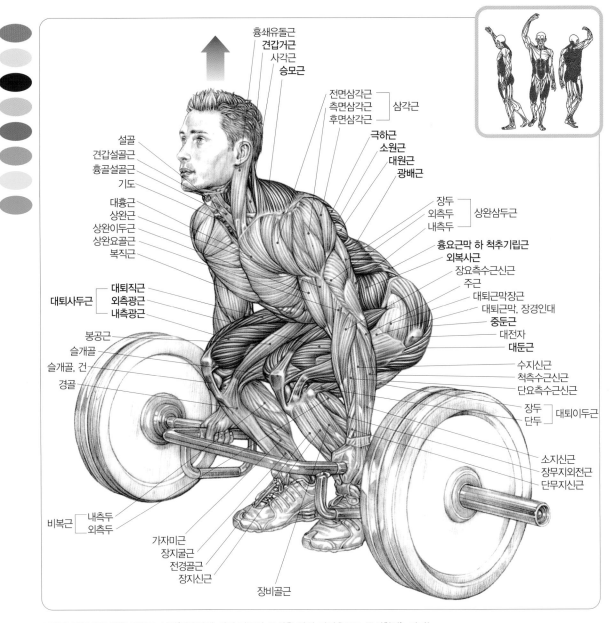

흉쇄유돌근
견갑거근
사각근
승모근

전면삼각근
측면삼각근 ─ 삼각근
후면삼각근

극하근
소원근
대원근
광배근

장두
외측두 ─ 상완삼두근
내측두

흉요근막 하 척추기립근
외복사근
장요측수근신근
주근
대퇴근막장근
대퇴근막, 장경인대
중둔근
대전자
대둔근
수지신근
척측수근신근
단요측수근신근

장두
단두 ─ 대퇴이두근

소지신근
장무지외전근
단무지신근

설골
견갑설골근
흉골설골근
기도
대흉근
상완근
상완이두근
상완요골근
복직근

대퇴직근
대퇴사두근 ─ **외측광근**
내측광근

봉공근
슬개골
슬개골, 건
경골

비복근 ─ 내측두
외측두

가자미근
장지굴근
전경골근
장지신근

장비골근

트랩바 가운데에 바른 자세로 선다(정중앙에 서지 않으면 중심을 잡기 어려우므로 주의한다). 다리는 자연스럽게 벌리고 등은 고정한 채 상체를 약간 숙인다 :

- 허벅지가 바닥과 수평에 가까워질만큼 다리를 구부린다. 이 동작은 발목의 유연성과 개개인의 체형에 따라 다소 차이가 있다. 예를 들어 대퇴와 팔의 길이가 짧으면 허벅지는 수평이 될 것이고, 대퇴와 팔의 길이가 길면 허벅지가 수평보다 더 높거나 낮은 위치에 오게 된다.
- 팔을 쭉 펴고 바벨을 잡는다. 이때 손잡이 가운데를 잡는 것에 주의한다(트랩바로 무거운 중량을 들때, 바벨을 잘못 잡으면 바가 앞뒤로 밀릴 수 있다).
- 숨을 마시고 참은 후, 복부를 조이고 아래 허리와 다리를 펴면서 바벨을 들어올린다. 이때 절대로 등을 둥글게 구부리면 안 된다. 마지막 동작에서 숨을 내쉰다.
- 몸을 일으켜 세운 상태를 2초간 유지한 다음 복부를 수축하고 허리를 편 상태에서 바벨을 내려놓는다.

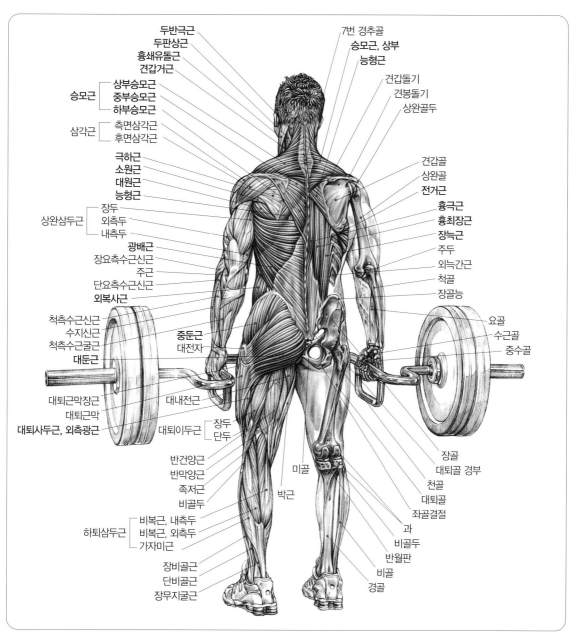

두반극근
두판상근
흉쇄유돌근
견갑거근

승모근
상부승모근
중부승모근
하부승모근

삼각근
측면삼각근
후면삼각근

극하근
소원근
대원근
능형근

상완삼두근
장두
외측두
내측두

광배근
장요측수근신근
주근
단요측수근신근
외복사근

척측수근신근
수지신근
척측수근굴근
대둔근

대퇴근막장근
대퇴근막
대퇴사두근, 외측광근

대내전근

대퇴이두근
장두
단두

반건양근
반막양근
족저근
비골두

하퇴삼두근
비복근, 내측두
비복근, 외측두
가자미근

장비골근
단비골근
장무지굴근

중둔근
대전자

미골

박근

7번 경추골
승모근, 상부
능형근

견갑돌기
견봉돌기
상완골두

견갑골
상완골
전거근

흉극근
흉최장근
장늑근
주두
외늑간근
척골
장골능

요골
수근골
중수골

장골
대퇴골 경부
천골
대퇴골
좌골결절
과
비골두
반월판
비골
경골

트랩바를 이용한 데드리프트도 일반 데드리프트처럼 전신의 근육을 강화한다. 하지만 트랩바를 가운데 두고 하면 대퇴사두근에 더 힘을 주게 되므로 몸의 기울기를 감소시켜 둔근의 요추 부위가 강력하게 자극받는 것을 제한한다. 그러므로 이 동작은 허벅지를 강하게 단련하기 위한 운동 프로그램으로 사용할 수 있으며 스쿼트를 대체할 수도 있다. 무거운 중량으로 실시할 경우 승모근 상부가 강력하게 동원된다.

Point 아래쪽 허리(요추)에 통증이 있다면 일반 데드리프트보다 이 운동이 더 안전하다.

149

데드리프트 종류에 따른 근육의 동원

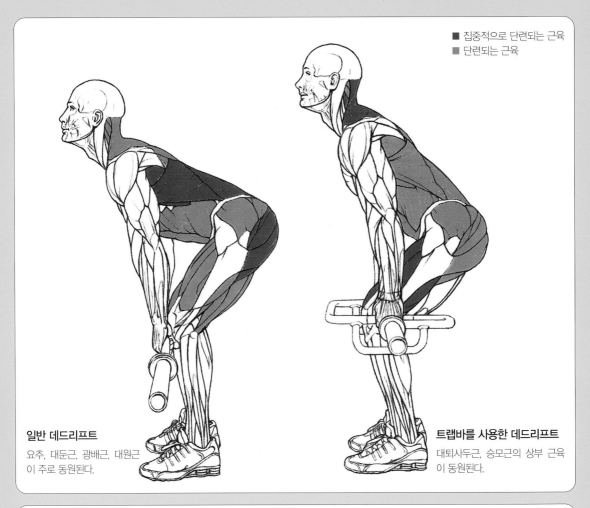

■ 집중적으로 단련되는 근육
■ 단련되는 근육

일반 데드리프트

요추, 대둔근, 광배근, 대원근
이 주로 동원된다.

트랩바를 사용한 데드리프트

대퇴사두근, 승모근의 상부 근육
이 동원된다.

데드리프트 종류에 따른 가슴의 각도

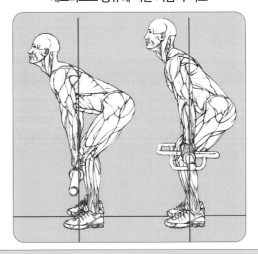

일반 데드리프트

바가 무릎 앞을 지나간다. 가슴을
앞으로 더 많이 내밀어야 하기 때
문에 자세를 잘 컨트롤하지 않으
면 허리 부상의 위험이 있다.

트랩바를 사용한 데드리프트

바의 이동 경로가 무릎 중앙을
지나간다. 가슴을 앞으로 많이
내밀 필요가 없기 때문에 일반
데드리프트보다 허리 부상 위험
이 덜 하다.

➕ 요통

요통은 요추 부위에서 가장 흔히 발생하는 문제이다.

일반적으로는 그리 심각한 질환이 아니며 척추의 횡돌기에 부착된 척추 주변 미세한 심부 근육의 단축현상으로 발생하기도 한다.

척추를 회전하거나 신전시킬 때 자세가 불량하면 이들 근육 중 일부가 과도하게 늘어나거나 찢어질 수 있으며 이로 인해 주변 근육과 척추기립근까지 함께 짧아지게 된다. 등 근육은 통증이 발생하면 경련이 일어나는데, 이 경련은 동작을 제한하여 파열되거나 크게 찢어질 수 있는 미세 심부 근육을 보호하는 역할을 한다.

등의 국부적인 부위에 나타나는 이런 일반적인 단축현상은 미세 심부 근육이 회복되면 저절로 없어지는 경우가 많다. 그러나 때로는 근육이 회복된 후에도 요통이 발생하여 몇 주에서 길게는 몇 년에 이르도록 국부적인 단축이 지속되는 경우도 있다.

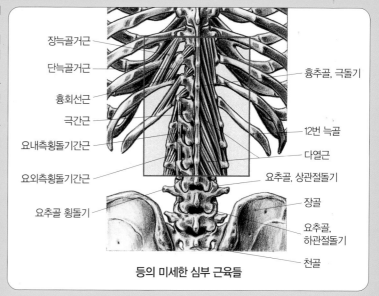

등의 미세한 심부 근육들

- 장늑골거근
- 단늑골거근
- 흉회선근
- 극간근
- 요내측횡돌기간근
- 요외측횡돌기간근
- 요추골 횡돌기
- 흉추골, 극돌기
- 12번 늑골
- 다열근
- 요추골, 상관절돌기
- 장골
- 요추골, 하관절돌기
- 천골

Point 등 아래쪽 근육의 통증을 동반한 요통은 그 자체만으로는 심각하지 않을 수도 있지만, 추간판 탈출증 또는 척추 주변 근육 및 인대 파열, 골절과 함께 발생하면 위험한 사태를 초래할 수 있다.

➕ 아치 자세의 허와 실

등을 아치 자세로 휘게 해도 괜찮을까?

척추에 문제가 없는 사람들은 운동 중에 등을 아치 자세로 만들어도 위험하지 않다. 일반적으로 스쿼트(172p)나 데드리프트(144p)와 같이 등을 둥글게 마는 경향이 있는 동작에서는 아치 자세가 부상을 방지하는 효과가 있다. 그러나 사람에 따라서는 등을 아치 자세로 만드는 것이 매우 위험할 수도 있다.

- 선천적 척추분리증(척추뼈고리 불완전 융합)이 있는 사람이 요추에 익스텐션 자세를 취하면 척추가 미끄러져 내려올 수 있다(척추전방전위증). 이 경우 심각한 척추 압박이 발생하고 이로 인해 좌골신경통이 유발될 수도 있다.
- 아직 성장기를 지나지 않은 어린 사람이나 골다공증이 있는 사람이 요추에 익스텐션 자세를 취하면 척추뼈 고리에 골절이 발생하고 이로 인해 척추분리증이 발생할 수 있다. 척추 뒤쪽에서 척추와 척추 사이를 단단히 잡아주는 역할을 하는 척추뼈 고리에 이처럼 골절이 발생하면 척추가 전방으로 밀려 신경 조직을 압박하게 된다(이 경우 역시 좌골신경통으로 이어질 수 있다).

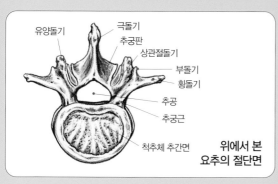

- 유양돌기
- 극돌기
- 추궁판
- 상관절돌기
- 부돌기
- 횡돌기
- 추공
- 추궁근
- 척추체 추간면

위에서 본 요추의 절단면

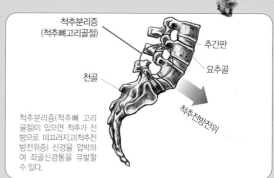

- 척추분리증(척추뼈고리골절)
- 추간판
- 천골
- 요추골
- 척추전방전위

척추분리증(척추뼈 고리 골절)이 있으면 척추가 전방으로 미끄러지고(척추전방전위증) 신경을 압박하여 좌골신경통을 유발할 수 있다.

19 백 익스텐션 | 로망 체어 이용 Back Extensions

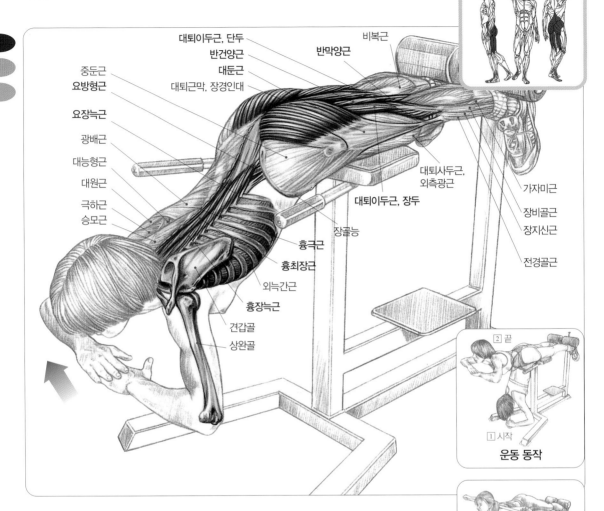

대퇴이두근, 단두
반건양근
대둔근
대퇴근막, 장경인대
비복근
반막양근

중둔근
요방형근
요장늑근
광배근
대능형근
대원근
극하근
승모근

대퇴사두근,
외측광근
대퇴이두근, 장두
장골능
흉극근
흉최장근
외늑간근
흉장늑근
견갑골
상완골

가자미근
장비골근
장지신근
전경골근

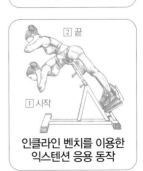

벤치에 엎드려서 대퇴골은 중심축을 지나가게, 치골은 벤치 바깥쪽으로 향하도록 자세를 잡고 발목을 롤러 패드 아래에 고정시킨다:

- 등이 수평으로 펴질 때까지 상체를 들어 올린다. 그다음 허리에 힘을 가하면서 상체를 들어 더 강한 자극을 준다. 두 번째 동작은 허리에 무리가 가지 않는 범위 내에서 해야 한다.

흉극근 전체와 요방형근을 강화시키고 대퇴이두근 단두를 제외한 대퇴부 후면 근육, 대둔근에도 어느 정도 영향을 미치는 운동이다. 또한 상체를 완전히 구부리는 동작은 천골요부 전체를 유연하게 하는 데 매우 효과적이다.

벤치 위에 골반을 고정시키는 자세는 천골요부 한 부분을 집중적으로 강화할 수는 있지만 운동의 폭에 한계를 짓기 때문에 강도가 높은 운동은 아니다.

상체가 수평이 되었을 때 자세를 잠시 유지하면 최상의 운동 효과를 얻을 수 있다. 인클라인 벤치를 이용하면 보다 쉽게 할 수 있다.

응용 동작

- 어깨에 바를 올리고 몸을 익스텐션하면 등의 상부가 안정되고, 척추기립근 하부에 집중할 수 있다.
- 백 익스텐션 머신을 사용하면 척추 근육 중, 허리와 천골 주변의 근육에 집중할 수 있다 (153p 머신 백 익스텐션 참고).
- 강도를 높이려면 가슴에 중량을 든 상태에서 실시한다.

운동 동작

바를 어깨에 걸친 채
실행하는 응용 동작

인클라인 벤치를 이용한
익스텐션 응용 동작

20 머신 백 익스텐션 Machine Back Extensions

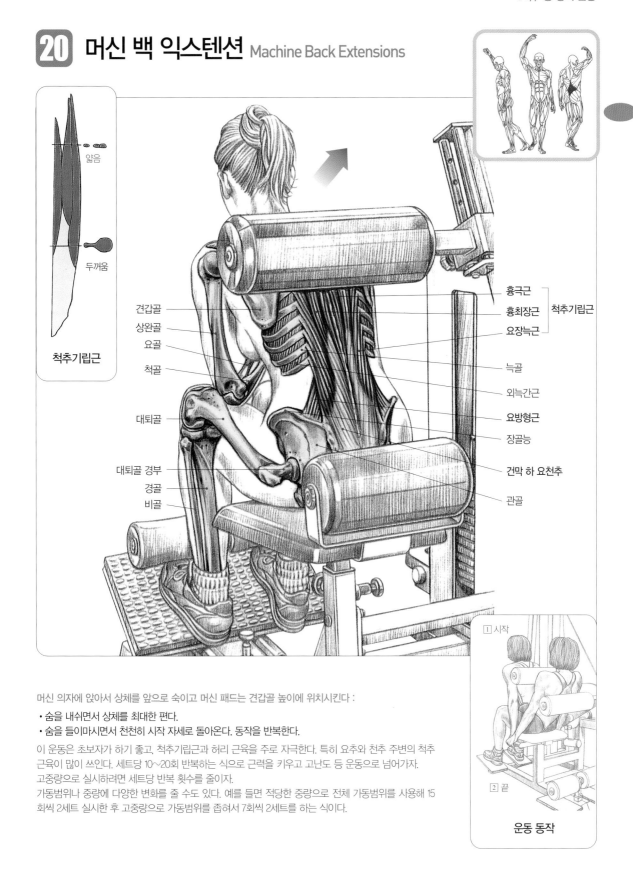

얇음

두꺼움

척추기립근

견갑골
상완골
요골
척골

대퇴골

대퇴골 경부
경골
비골

흉극근
흉최장근 ─ 척추기립근
요장늑근

늑골

외늑간근

요방형근

장골능

건막 하 요천추

관골

① 시작

② 끝

운동 동작

머신 의자에 앉아서 상체를 앞으로 숙이고 머신 패드는 견갑골 높이에 위치시킨다 :

• 숨을 내쉬면서 상체를 최대한 편다.
• 숨을 들이마시면서 천천히 시작 자세로 돌아온다. 동작을 반복한다.

이 운동은 초보자가 하기 좋고, 척추기립근과 허리 근육을 주로 자극한다. 특히 요추와 천추 주변의 척추 근육이 많이 쓰인다. 세트당 10~20회 반복하는 식으로 근력을 키우고 고난도 등 운동으로 넘어가자. 고중량으로 실시하려면 세트당 반복 횟수를 줄이자.

가동범위나 중량에 다양한 변화를 줄 수도 있다. 예를 들면 적당한 중량으로 전체 가동범위를 사용해 15 회씩 2세트 실시한 후 고중량으로 가동범위를 좁혀서 7회씩 2세트를 하는 식이다.

친업바를 사용한 등 스트레칭

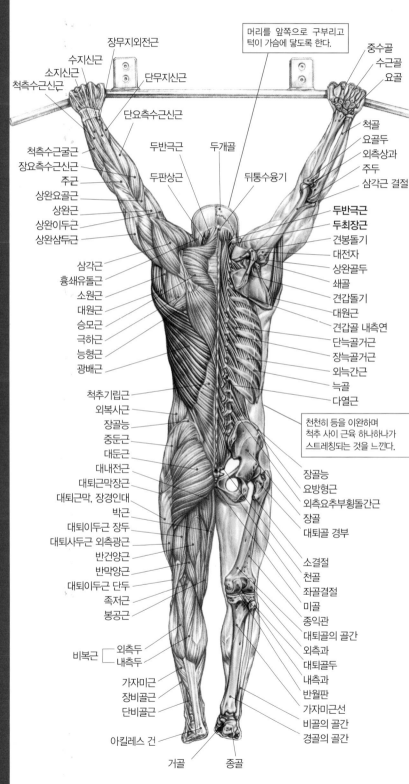

머리를 앞쪽으로 구부리고 턱이 가슴에 닿도록 한다.

장무지외전근
수지신근
소지신근
척측수근신근
단무지신근

중수골
수근골
요골

척측수근굴근
장요측수근신근
주근
상완요근근
상완근
상완이두근
상완삼두근

단요측수근신근

두반극근
두개골
두판상근
뒤통수융기

척골
요골두
외측상과
주두
삼각근 결절

삼각근
흉쇄유돌근
소원근
대원근
승모근
극하근
능형근
광배근

두반극근
두최장근
견봉돌기
대전자
상완골두
쇄골
견갑돌기
대원근
견갑골 내측연
단늑골거근
장늑골거근
외늑간근
늑골
다열근

척추기립근
외복사근
장골능
중둔근
대둔근
대내전근
대퇴근막장근
대퇴근막, 장경인대
박근
대퇴이두근 장두
대퇴사두근 외측광근
반건양근
반막양근
대퇴이두근 단두
족저근
봉공근

천천히 등을 이완하며 척추 사이 근육 하나하나가 스트레칭되는 것을 느낀다.

장골능
요방형근
외측요추부횡돌간근
장골
대퇴골 경부

소결절
천골
좌골결절
미골
종익관
대퇴골의 골간
외측과
대퇴골두
내측과
반월판
가자미근선
비골의 골간
경골의 골간

비복근 — 외측두
내측두

가자미근
장비골근
단비골근

아킬레스 건

거골   종골

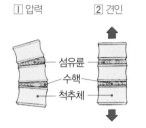

추간판의 모습

[1] 압력   [2] 견인

섬유륜
수핵
척추체

[1] 스쿼트나 데드리프트 운동 시 무거운 중량을 들 때, 추간판 디스크가 집히고 수핵은 주변부로 옮겨진다.

[2] 친업바에 매달려 있으면, 작은 추간판 인대들과 근육들이 늘어나고 추간판 디스크에 가해지는 압력이 감소한다. 수핵은 다시 디스크 중간으로 되돌아온다.

오버 그립으로 바를 넓게 잡고 친업바에 매달린다 :

• 숨을 천천히 마시고 내쉬면서 전신의 이완을 느끼도록 한다. 척추 주위 근육들은 고통스러울 정도로 과수축되는 경향이 있는데, 이렇게 전신을 이완하면 척추골 사이를 연결하는 작은 척추 주위 근육들과 등 근육이 이완되고, 디스크 내 압력이 너무 높아지거나 낮아지지 않게 균형을 유지할 수 있다.

• 몸을 이완할 때, 머리를 앞으로 숙여 턱이 흉골에 닿도록 한다. 자세를 유지하여 등의 위쪽과 아래쪽을 늘여주자.

좀 더 강한 스트레칭을 원한다면 몸을 부드럽게 흔들거나 운동 파트너가 힙 양쪽을 잡고 천천히 몸을 아래쪽으로 당겨주면 된다. 아주 기본적인 스트레칭이므로 스쿼트나 데드리프트 또는 무거운 중량으로 척추에 무리를 주는 운동을 한 직후 규칙적으로 시행하면 추간판 손상이나 디스크 수핵 탈출증(180~181p 참고)의 위험을 줄일 수 있다.

응용 동작 손으로 바를 최대한 꽉 잡으면 광배근과 대원근을 더욱 강력하게 이완시킬 수 있다.

Point 이 운동을 하는 동안 척추에서 '뚝' 소리가 날 수도 있다. 이는 작은 추간관절과 늑추관절의 압력이 줄어들면서 나는 소리로 척추가 이완되는 기분 좋은 현상이다.

21 바벨 쉬러그 Barbell Shrugs

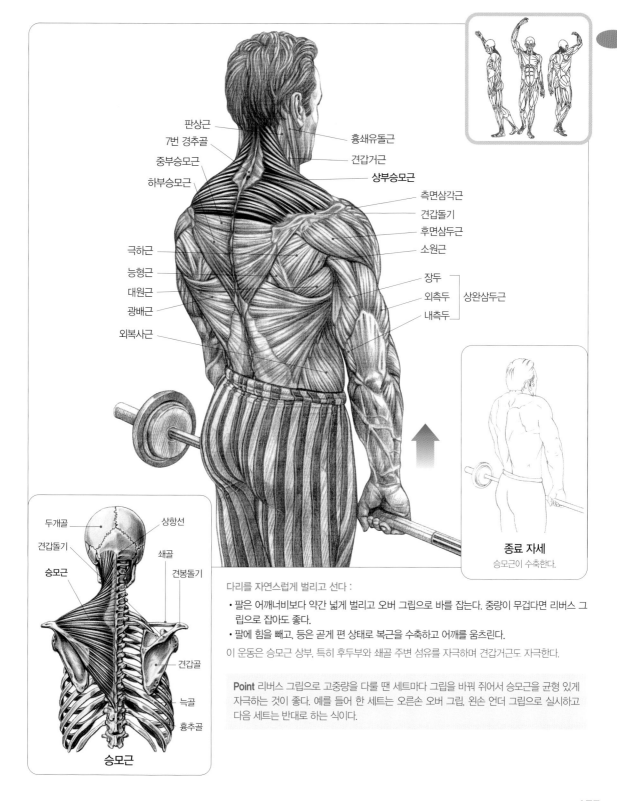

판상근
7번 경추골
중부승모근
하부승모근
극하근
능형근
대원근
광배근
외복사근

흉쇄유돌근
견갑거근
상부승모근
측면삼각근
견갑돌기
후면삼두근
소원근
장두
외측두 } 상완삼두근
내측두

두개골
견갑돌기
승모근
상항선
쇄골
견봉돌기
견갑골
늑골
흉추골

승모근

종료 자세
승모근이 수축한다.

다리를 자연스럽게 벌리고 선다 :

• 팔은 어깨너비보다 약간 넓게 벌리고 오버 그립으로 바를 잡는다. 중량이 무겁다면 리버스 그립으로 잡아도 좋다.
• 팔에 힘을 빼고, 등은 곧게 편 상태로 복근을 수축하고 어깨를 움츠린다.

이 운동은 승모근 상부, 특히 후두부와 쇄골 주변 섬유를 자극하며 견갑거근도 자극한다.

Point 리버스 그립으로 고중량을 다룰 땐 세트마다 그립을 바꿔 쥐어서 승모근을 균형 있게 자극하는 것이 좋다. 예를 들어 한 세트는 오른손 오버 그립, 왼손 언더 그립으로 실시하고 다음 세트는 반대로 하는 식이다.

22 덤벨 쉬러그 Dumbbell Shrugs

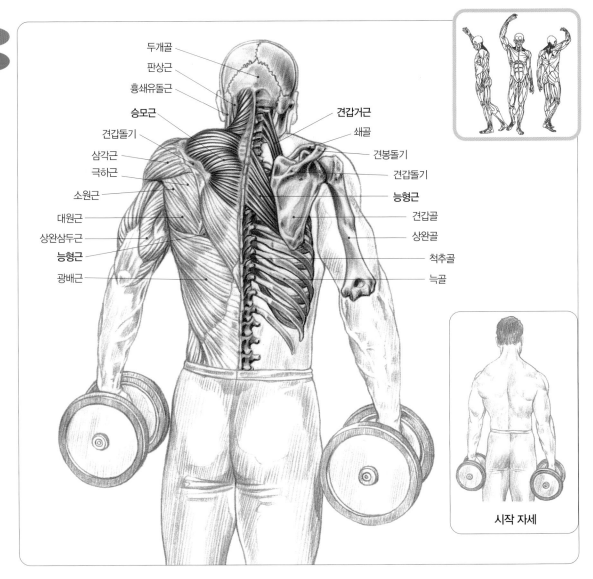

두개골
판상근
흉쇄유돌근
승모근
견갑돌기
삼각근
극하근
소원근
대원근
상완삼두근
능형근
광배근

견갑거근
쇄골
견봉돌기
견갑돌기
능형근
견갑골
상완골
척추골
늑골

시작 자세

다리를 자연스럽게 벌리고 서서 머리는 정면을 향해 똑바로 들거나 약간 앞쪽으로 기울인다. 팔은 몸 옆으로 자연스럽게 늘어뜨린 후 양손에 덤벨을 잡는다 :

• 어깨를 앞에서 뒤로 돌리는 느낌으로 올렸다 내린다. 시작 자세로 돌아온다.

이 운동은 상부승모근과 중부승모근. 쇄골부. 견갑거근에 영향을 준다. 어깨를 뒤로 돌릴 때는 두 견갑골을 서로 모아주는 동작으로 능형근을 발달시킬 수 있다.

Point 너무 무거운 중량을 사용하면 어깨를 회전시킬 수가 없다.

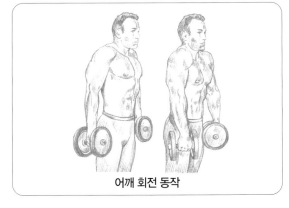

어깨 회전 동작

23 트랩바 쉬러그 Trap Bar Shrugs

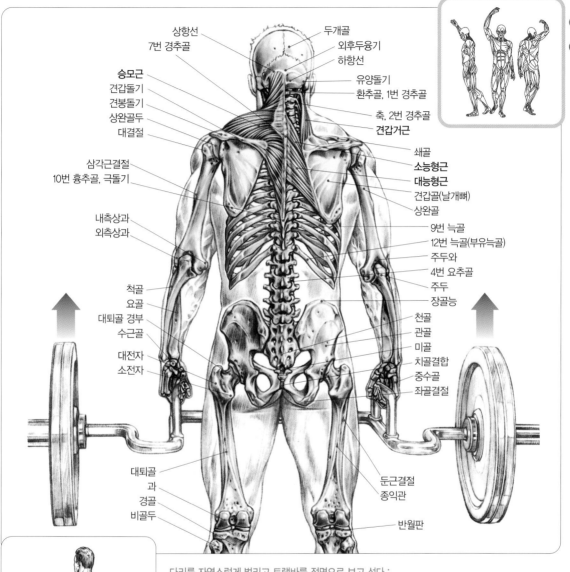

상항선
7번 경추골
두개골
외후두융기
하항선
승모근
견갑돌기
견봉돌기
상완골두
대결절
유양돌기
환추골, 1번 경추골
축, 2번 경추골
견갑거근
삼각근결절
10번 흉추골, 극돌기
쇄골
소능형근
대능형근
견갑골(날개뼈)
상완골
내측상과
외측상과
9번 늑골
12번 늑골(부유늑골)
주두와
4번 요추골
주두
장골능
척골
요골
대퇴골 경부
수근골
대전자
소전자
천골
관골
미골
치골결합
중수골
좌골결절
대퇴골
과
경골
비골두
둔근결절
종익관
반월판

다리를 자연스럽게 벌리고 트랩바를 정면으로 보고 선다 :

• 손잡이 가운데를 잡고 트랩바를 든다(주의 : 트랩바를 이용해 무거운 무게를 들 때 손의 위치를 정확하게 교정하지 않으면 바벨이 앞쪽이나 뒤쪽으로 흔들릴 수 있다).
• 고개를 꼿꼿하게 세우거나 약간 앞쪽으로 둔다. 팔은 힘을 빼고 등을 곧게 편다. 복부를 수축하고 어깨를 으쓱하듯 들어 올린다.

이 운동은 쇄골, 견봉, 견갑돌기에서 시작하여 두개골 상항선으로 올라가는 상부승모근을 집중적으로 자극한다. 더 깊게는 대능형근과 소능형근 그리고 견갑거근까지도 자극한다. 원래 트랩바는 승모근을 단련하기 위해서 발명된 기구다. 트랩바를 이용하면 덤벨이나 일반적인 바벨을 사용할 때처럼 대퇴를 혹사시키지 않으면서도 무거운 중량을 들 수 있다.

Point 쇄골이 긴 사람은 쇄골이 짧은 사람들보다 무거운 중량으로 어깨를 올리는 숄더쉬러그 동작을 하는 것이 어렵다.

시작 자세

24 머신 쉬러그 Machine Shrugs

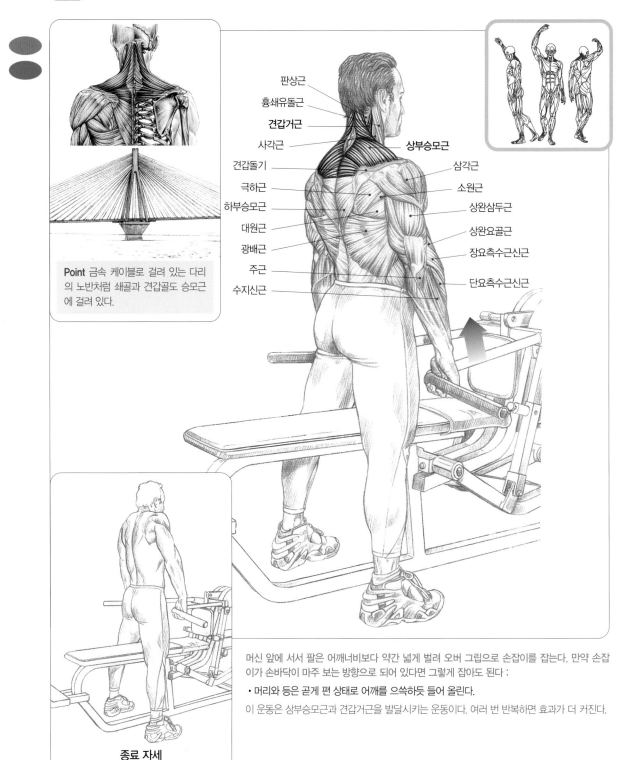

판상근
흉쇄유돌근
견갑거근
사각근
견갑돌기
극하근
하부승모근
대원근
광배근
주근
수지신근

상부승모근
삼각근
소원근
상완삼두근
상완요골근
장요측수근신근
단요측수근신근

Point 금속 케이블로 걸려 있는 다리의 노반처럼 쇄골과 견갑골도 승모근에 걸려 있다.

종료 자세
승모근이 수축한다.

머신 앞에 서서 팔은 어깨너비보다 약간 넓게 벌려 오버 그립으로 손잡이를 잡는다. 만약 손잡이가 손바닥이 마주 보는 방향으로 되어 있다면 그렇게 잡아도 된다 :

• 머리와 등은 곧게 편 상태로 어깨를 으쓱하듯 들어 올린다.

이 운동은 상부승모근과 견갑거근을 발달시키는 운동이다. 여러 번 반복하면 효과가 더 커진다.

쇄골 길이가 승모근 발달에 미치는 영향

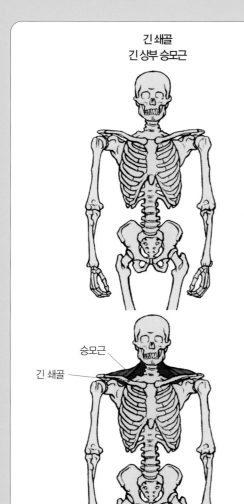

긴 쇄골
긴 상부 승모근

승모근

긴 쇄골

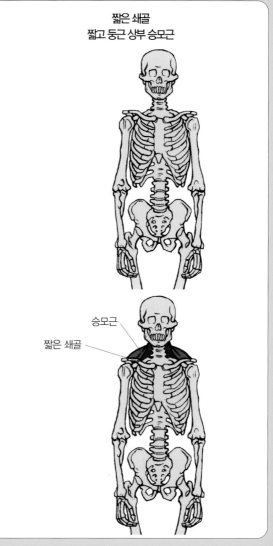

짧은 쇄골
짧고 둥근 상부 승모근

승모근

짧은 쇄골

골격 구조는 개인별 쉬러그 근력에 큰 영향을 미친다. 일반적으로 쇄골이 길수록 중량을 사용한 쉬러그를 하기 힘들다. 반면에 쇄골이 짧은 사람은 긴 사람보다 고중량 쉬러그를 잘하지만 가동범위가 좁다. 또한 쇄골이 짧은 사람은 승모근을 더 빨리 키울 수 있지만, 그러면 어깨가 아래로 처져서 상체가 물병 모양이 돼버린다.

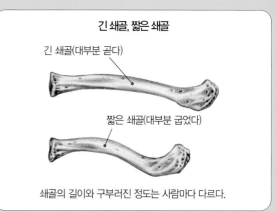

긴 쇄골, 짧은 쇄골

긴 쇄골(대부분 곧다)

짧은 쇄골(대부분 굽었다)

쇄골의 길이와 구부러진 정도는 사람마다 다르다.

25 데라비에 쉬러그(스미스머신 쉬러그)
Delavier's Shrugs or Shrugs with a Smith Machine

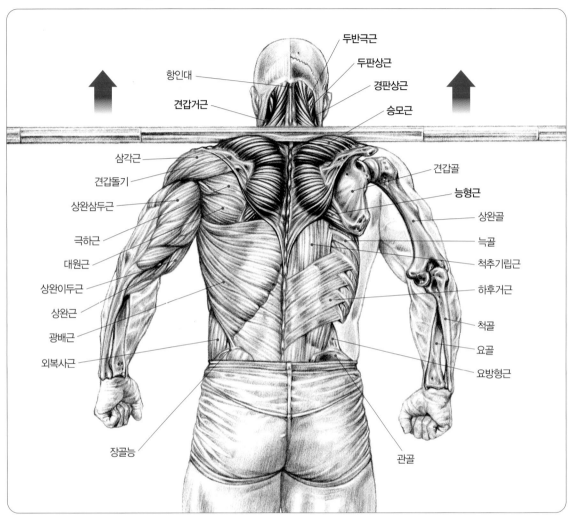

두반극근
두판상근
경판상근
승모근
항인대
견갑거근

삼각근
견갑돌기
상완삼두근
극하근
대원근
상완이두근
상완근
광배근
외복사근

견갑골
능형근
상완골
늑골
척추기립근
하후거근
척골
요골
요방형근

장골능
관골

승모근 중앙에 스미스머신 바를 맞춰서 선다. 바 밑으로 들어가서 승모근 상부에 바를 올린다. 팔은 몸 옆에 둔다 :

• 등을 약간 아치로 만들고, 코어를 조인 다음 숨을 들이마시면서 어깨를 으쓱한다.

이 운동은 승모근 상부를 주로 자극하지만, 다른 운동으로는 고립하기 힘든 승모근 중부도 자극하기 때문에 그만큼 가치가 있다. 심부에 자리한 대능형근, 소능형근, 견갑거근, 경판상근, 두판상근, 두반극근도 동원된다.

Point 손에 중량을 들지 않고도 승모근을 자극할 수 있는 몇 안 되는 운동이다. 따라서 악력이 약하거나 손에 문제가 있어서 무거운 중량을 들기 힘든 사람에게 좋다.

시작 자세

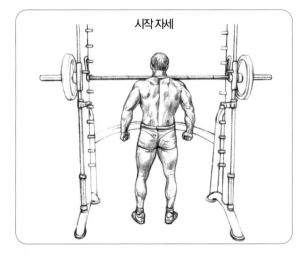

26 하이-풀리 넥 풀 High-Pulley Neck Pull

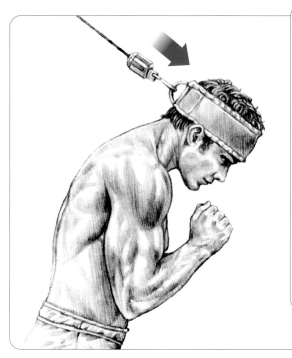

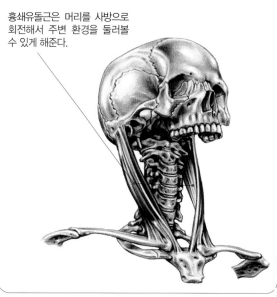

흉쇄유돌근은 머리를 사방으로 회전해서 주변 환경을 둘러볼 수 있게 해준다.

머신을 등지고 서서 이마에 스트랩을 두른다. 상체를 앞으로 약간 숙인다 :

- 턱을 아래로 약간 당기면서 목을 앞으로 뻗는다.
- 고개가 뒤로 젖혀지지 않게 주의하면서 시작 지점으로 천천히 돌아간다.

이 운동은 흉쇄유돌근을 주로 자극한다. 세트당 20~30회를 반복하면 최상의 효과를 볼 수 있다. 안전을 생각한다면 고중량으로 해선 안 된다.

응용 동작

- 똑바로 서서 고개를 들고 턱을 아주 약간만 당긴다. 주먹을 쥐어서 턱 밑에 넣는다.
- 목의 힘으로 주먹을 최대한 세게 누르고, 주먹은 동일한 힘으로 목에 저항한다.
- 이 등척성 수축을 5초간 유지한 다음 동작을 반복한다.

이 응용 동작은 주로 흉쇄유돌근과 음식을 삼킬 때 사용되는 작은 근육들을 자극한다.

흉쇄유돌근의 기능

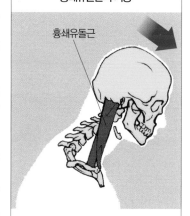

흉쇄유돌근

흉쇄유돌근들을 동시에 수축하면 박치기를 할 때처럼 머리를 앞으로 내미는 동작을 할 수 있다.

목 앞쪽 근육을 등척성으로 수축하는 응용 동작

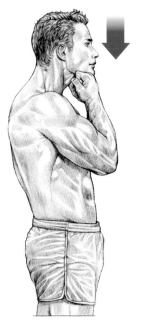

목 앞쪽 근육은 별다른 도구 없이 등척성 수축으로도 운동할 수 있다.

Point 인간은 이족 보행을 하면서 똑바로 걷게 됐고, 유연한 목 위에 자리한 머리는 잠수함의 잠망경 같은 역할을 하게 됐다. 머리는 유연하게 회전하며 주변 환경을 스캔하고 살펴보는 역할을 한다.

27 하이-풀리 넥 익스텐션 High - Pulley Neck Extensions

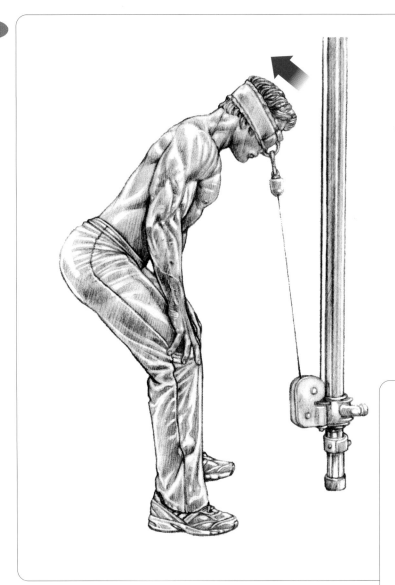

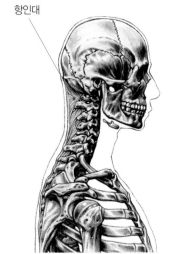

항인대

항인대

머신을 마주 보고 서서 무릎을 약간 구부리고 가슴을 앞으로 숙인다. 손으로 허벅지를 짚고 목을 앞으로 숙이면서 턱을 안으로 당긴다. 뒤통수에 스트랩을 두른다 :

- 상체가 움직이지 않도록 주의하면서 고개를 조심스럽게 든다. 고개를 너무 뒤로 젖히진 말자.
- 천천히 시작 지점으로 돌아와 동작을 반복한다.

이 운동은 항인대 외측연에서 척추 돌기까지 이어져 있는 목 심부 근육을 주로 자극한다. 매우 조심스럽게 해야 하는 운동이지만 올바르게만 실시하면 목을 강화하고, 경추를 충격으로부터 보호할 수 있다. 무거운 중량은 쓰지 않는 것이 좋다. 세트당 10~20회 반복하면 최상의 효과를 낸다.

항인대는 두개골에서 목 아래쪽까지 길게 이어져 있다. 항인대를 단련하면 목이 보호된다. 또한 운동할 때(너무 넓은 가동범위로 운동하다가) 척수를 다치지 않도록 지켜주는 역할도 한다.

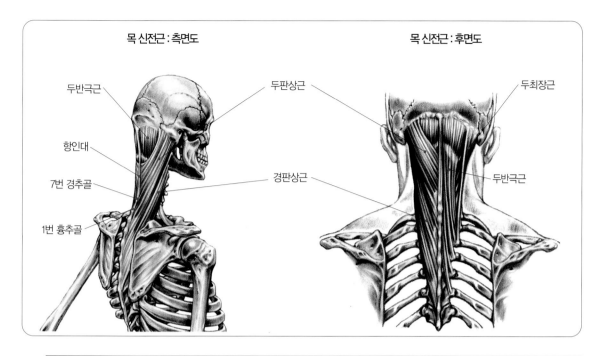

목 신전근 : 측면도

두반극근
항인대
7번 경추골
1번 흉추골

목 신전근 : 후면도

두판상근
경판상근

두최장근
두반극근

⚠ **주의** 목은 가동성이 매우 뛰어나고 경추는 부상에 취약하기 때문에 목 근육을 강화하는 운동을 할 때는 특히 조심해야 한다. 천천히 동작을 통제하며 움직이도록 하자. 넥 익스텐션을 실시할 때 고개를 너무 뒤로 젖히면 신경이 짓눌리거나 경추 횡돌공을 지나가는 작은 동맥들이 짓눌린다. 그러면 어지럽기도 하고, 심하면 의식을 잃을 수도 있으니 주의하자.

 # 목 근육의 역할

고릴라와 같은 영장류와 네발짐승들은 목 근육이 특히 발달되어 있는데 이는 머리를 지지하고 앞으로 떨어지지 않도록 잡아주는 기능을 수행해야 하기 때문이다. 하지만 두 발로 직립보행을 하는 인간의 경우 척추의 맨 꼭대기에 머리가 위치해 있으므로 목 근육이 머리를 지지하거나 잡아주지 않아도 된다. 따라서 인간의 목 근육은 척추 위에서 머리의 균형을 잡아주는 부가적인 역할을 한다.

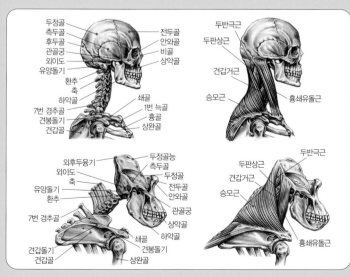

두정골
측두골
후두골
관골궁
외이도
유양돌기
환추
축
하악골
7번 경추골
견봉돌기
견갑골

전두골
안와골
비골
상악골

1번 늑골
흉골
상완골

두반극근
두판상근
견갑거근
승모근

흉쇄유돌근

외후두융기
외이도
유양돌기
환추
7번 경추골
견갑돌기
견갑골

두정골능
측두골
두정골
전두골
안와골
관골궁
상악골
하악골
쇄골
견봉돌기
상완골

두반극근
두판상근
견갑거근
승모근

흉쇄유돌근

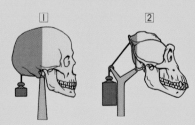

1   2

1 인간은 진화과정을 거치면서 얼굴이 더 작아지고 두 발로 서는 능력과 뇌가 발달하게 되었다. 이로 인해 대후두골이 두개골 중심으로 이동하게 되었다. 또한 머리가 척추의 가장 위쪽에 위치함으로 인해 목 주변 근육들은 안정화 기능만을 수행하게 되었다.

2 부분적으로 네발 보행을 하는 고릴라는 얼굴이 더 크고 대후두골이 뒤쪽에 위치해 있어서 머리가 앞으로 떨어지지 않도록 잡아주기 위해 목 근육이 더욱 강하게 발달되었다.

삼각근, 승모근, 목 스트레칭

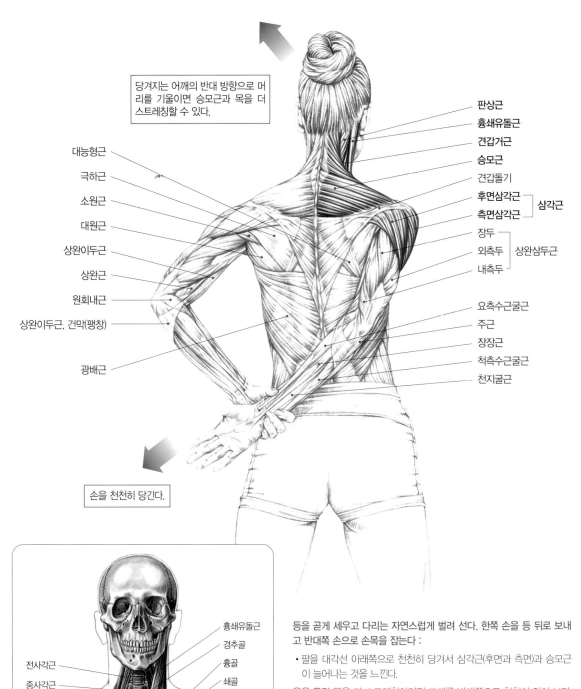

당겨지는 어깨의 반대 방향으로 머리를 기울이면 승모근과 목을 더 스트레칭할 수 있다.

대능형근
극하근
소원근
대원근
상완이두근
상완근
원회내근
상완이두근, 건막(팽창)
광배근

판상근
흉쇄유돌근
견갑거근
승모근
견갑돌기
후면삼각근 ⎫ 삼각근
측면삼각근 ⎭
장두 ⎫
외측두 ⎬ 상완삼두근
내측두 ⎭
요측수근굴근
주근
장장근
척측수근굴근
천지굴근

손을 천천히 당긴다.

전사각근
중사각근
후사각근

흉쇄유돌근
경추골
흉골
쇄골
견봉돌기

스트레칭되는 근육

등을 곧게 세우고 다리는 자연스럽게 벌려 선다. 한쪽 손을 등 뒤로 보내고 반대쪽 손으로 손목을 잡는다 :

• 팔을 대각선 아래쪽으로 천천히 당겨서 심각근(후면과 측면)과 승모근이 늘어나는 것을 느낀다.

응용 동작 목을 더 스트레칭하려면 고개를 반대쪽으로 천천히 젖혀 보자. 그러면 경추 주변에 복잡하게 얽혀 있는 심부 근육들과 사각근, 흉쇄유돌근을 스트레칭할 수 있다.

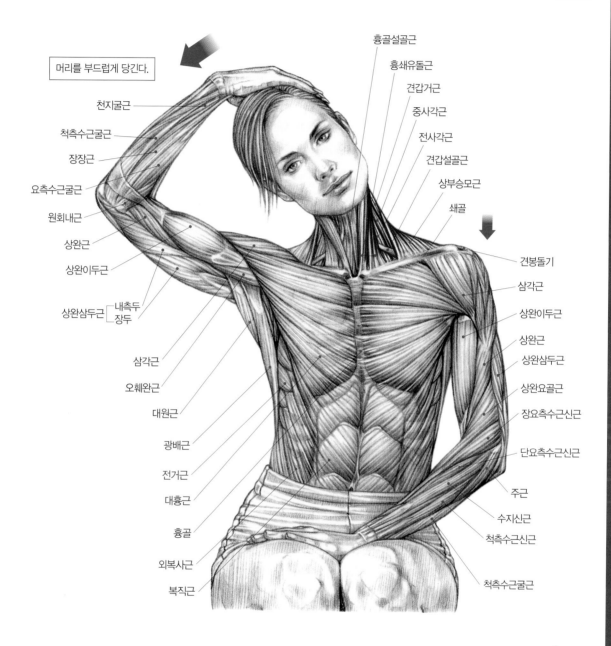

머리를 부드럽게 당긴다.

천지굴근
척측수근굴근
장장근
요측수근굴근
원회내근
상완근
상완이두근
상완삼두근 {내측두 / 장두}
삼각근
오훼완근
대원근
광배근
전거근
대흉근
흉골
외복사근
복직근

흉골설골근
흉쇄유돌근
견갑거근
중사각근
전사각근
견갑설골근
상부승모근
쇄골
견봉돌기
삼각근
상완이두근
상완근
상완삼두근
상완요골근
장요측수근신근
단요측수근신근
주근
수지신근
척측수근신근
척측수근굴근

머리 위에 손을 얹고 머리를 옆으로 기울이며 부드럽게 당긴다.
이 운동은 흉쇄유돌근, 사각근, 상부승모근, 두판상근, 경판상근, 두
반극근 심부 그리고 경장근, 전두직근, 외측두직근, 장두근과 같은
척추의 작은 근육들을 이완시킨다.

주의 머리를 한 번에 힘을 주어 당기지 말고 조심스럽게
천천히 당기도록 한다.

Point 상부승모근의 이완을 더 잘 느낄 수 있도록 어깨도
함께 내리며 시행한다.

05
LEGS

대퇴 • 하퇴부 강화 운동

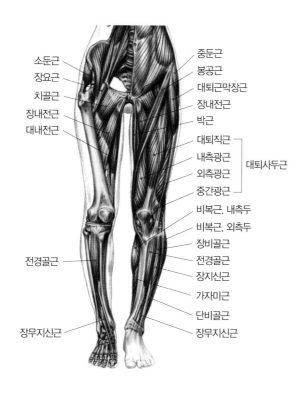

소둔근
장요근
치골근
장내전근
대내전근

중둔근
봉공근
대퇴근막장근
장내전근
박근
대퇴직근
내측광근
외측광근
중간광근
대퇴사두근
비복근, 내측두
비복근, 외측두
장비골근
전경골근
장지신근
가자미근
단비골근
장무지신근

전경골근

장무지신근

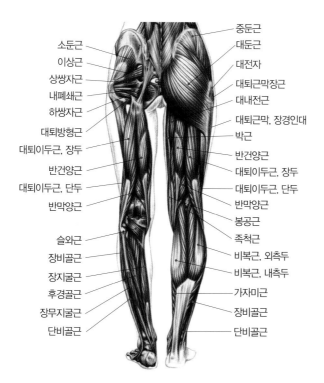

소둔근
이상근
상쌍자근
내폐쇄근
하쌍자근
대퇴방형근
대퇴이두근, 장두
반건양근
대퇴이두근, 단두
반막양근

슬와근
장비골근
장지굴근
후경골근
장무지굴근
단비골근

중둔근
대둔근
대전자
대퇴근막장근
대내전근
대퇴근막, 장경인대
박근
반건양근
대퇴이두근, 장두
대퇴이두근, 단두
반막양근
봉공근
족척근
비복근, 외측두
비복근, 내측두
가자미근
장비골근
단비골근

1 덤벨 스쿼트 Dumbbell Squats

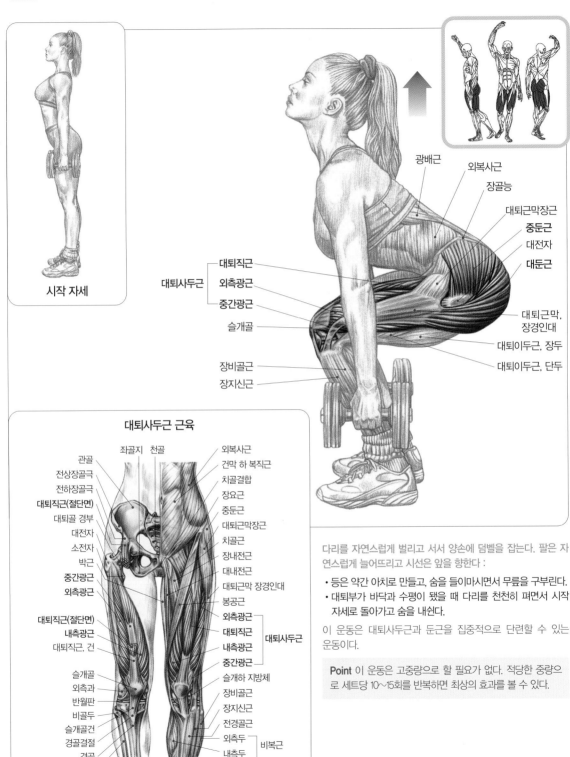

시작 자세

광배근
외복사근
장골능
대퇴근막장근
중둔근
대전자
대둔근
대퇴근막, 장경인대
대퇴이두근, 장두
대퇴이두근, 단두

대퇴직근
대퇴사두근 外측광근
중간광근
슬개골
장비골근
장지신근

대퇴사두근 근육

관골
전상장골극
전하장골극
대퇴직근(절단면)
대퇴골 경부
대전자
소전자
박근
중간광근
외측광근

좌골지 천골

외복사근
건막 하 복직근
치골결합
장요근
중둔근
대퇴근막장근
치골근
장내전근
대내전근
대퇴근막 장경인대
봉공근

대퇴직근(절단면)
내측광근
대퇴근, 건
슬개골
외측과
반월판
비골두
슬개골건
경골결절
경골
비골

외측광근
대퇴직근
내측광근
중간광근
슬개하 지방체
장비골근
장지신근
전경골근
외측두
내측두

대퇴사두근

비복근

다리를 자연스럽게 벌리고 서서 양손에 덤벨을 잡는다. 팔은 자연스럽게 늘어뜨리고 시선은 앞을 향한다 :

- 등은 약간 아치로 만들고, 숨을 들이마시면서 무릎을 구부린다.
- 대퇴부가 바닥과 수평이 됐을 때 다리를 천천히 펴면서 시작 자세로 돌아가고 숨을 내쉰다.

이 운동은 대퇴사두근과 둔근을 집중적으로 단련할 수 있는 운동이다.

Point 이 운동은 고중량으로 할 필요가 없다. 적당한 중량으로 세트당 10~15회를 반복하면 최상의 효과를 볼 수 있다.

2 스모 덤벨 스쿼트
Sumo Dumbbell Squats

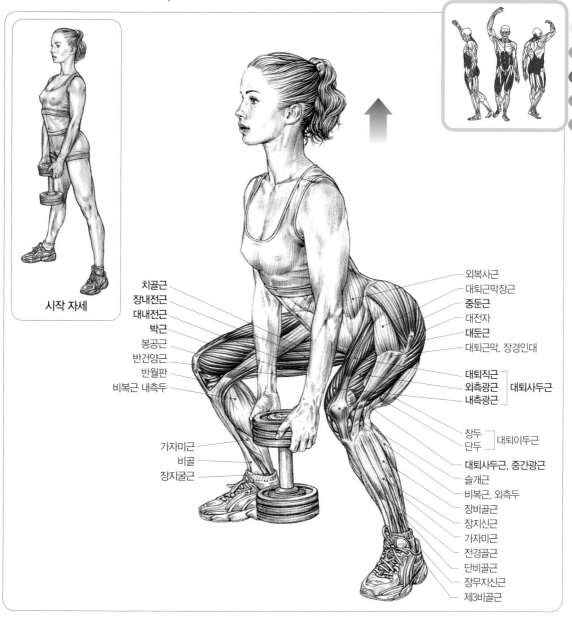

시작 자세

치골근
장내전근
대내전근
박근
봉공근
반건양근
반월판
비복근 내측두

가자미근
비골
장지굴근

외복사근
대퇴근막장근
중둔근
대전자
대둔근
대퇴근막, 장경인대

대퇴직근
외측광근 } **대퇴사두근**
내측광근

장두 } **대퇴이두근**
단두

대퇴사두근, 중간광근
슬개근
비복근, 외측두
장비골근
장지신근
가자미근
전경골근
단비골근
장무지신근
제3비골근

발끝이 바깥쪽을 향하도록 다리를 넓게 벌리고 서서 덤벨의 한쪽 머리를 잡는다 :

• 시선은 정면을 바라보며 허리를 약간 아치로 만든다. 그다음 숨을 들이마시면서 무릎을 구부린다.
• 대퇴가 지면과 수평이 될 때 다리를 펴서 시작 자세로 돌아온다.
• 숨을 내쉬며 동작을 마무리한다.

이 운동은 대퇴사두근과 둔근을 강화하는 운동이다.

Point 다리를 넓게 벌리면 내전근을 강화할 수 있다.

3 프런트 스쿼트 Front Squats

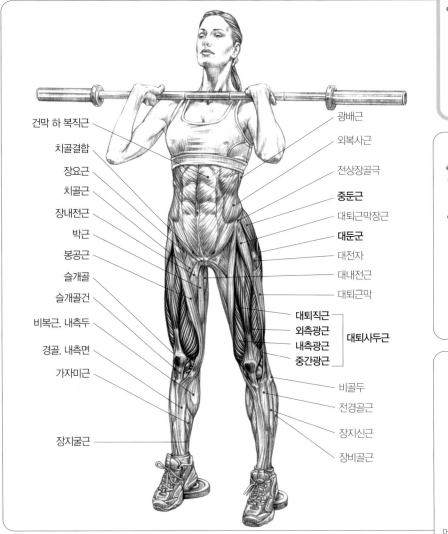

건막 하 복직근
치골결합
장요근
치골근
장내전근
박근
봉공근
슬개골
슬개골건
비복근, 내측두
경골, 내측면
가자미근
장지굴근

광배근
외복사근
전상장골극
중둔근
대퇴근막장근
대둔근
대전자
대내전근
대퇴근막
대퇴직근
외측광근 **대퇴사두근**
내측광근
중간광근
비골두
전경골근
장지신근
장비골근

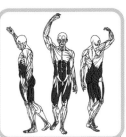

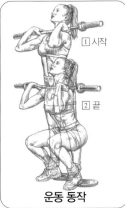

① 시작
② 끝

운동 동작

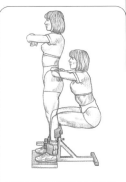

머신에 다리를 고정하고 실시하는
스쿼트도 대퇴사두근을 단련시킨다.

다리를 어깨너비로 벌리고 서서 오버 그립으로 바를 잡고, 상부 흉근과
전면 삼각근에 걸쳐 놓는다 :

• 숨을 깊이 들이마신다. 그러면 복강 내압이 유지돼서 상체가 앞으로
  구부러지는 걸 방지할 수 있다. 허리를 약간 아치로 만들고, 코어를
  조인 다음 무릎을 굽혀서 허벅지를 바닥과 평행하게 만든다.
• 시작 지점으로 돌아와 정점에서 숨을 내쉰다.

이 운동은 클린 앤 저크나 스내치 마무리 동작을 할 때 대퇴의 움직임
과 유사하기 때문에 자주 활용된다. 동작 시 바벨이 미끄러지지 않도
록 가슴을 내밀고 팔꿈치를 최대한 높이 든다. 이렇게 바벨을 앞에 들
고 운동하면 상체를 구부릴 수 없기 때문에 등을 펴고 동작하게 된다.
운동을 쉽게 하고 싶으면 뒤꿈치에 작은 원판을 깔고 해보자. 이렇게
하면 대부분 자극이 대퇴사두근에 집중되고 둔근, 슬와부 근육, 복근,
척추기립근도 자극된다. 프런트 스쿼트는 일반 스쿼트보다 가벼운 중
량으로 실시해야 한다.

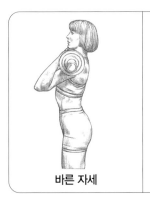

바른 자세

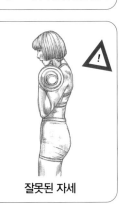

잘못된 자세

다양한 유형의 탈장

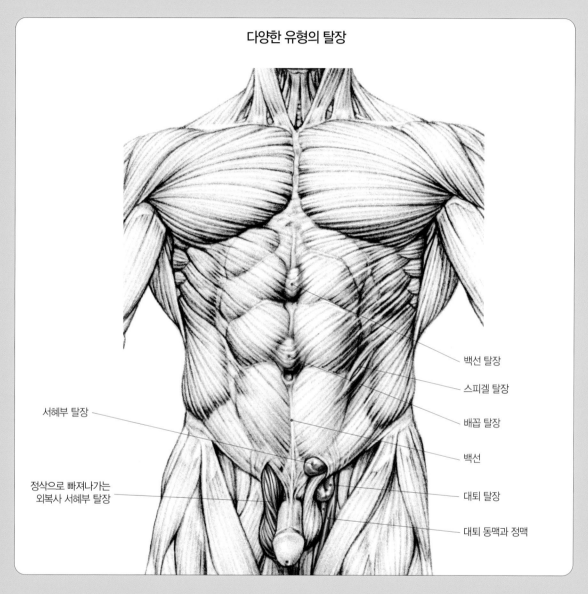

백선 탈장

스피겔 탈장

배꼽 탈장

백선

서혜부 탈장

정삭으로 빠져나가는
외복사 서혜부 탈장

대퇴 탈장

대퇴 동맥과 정맥

복벽, 대퇴, 서혜부 탈장은 선천적인 결함으로 주변 결합조직이 취약한 사람에게 주로 발생하지만 고중량 스쿼트나 프레스, 데드리프트를 하는 사람도 내압이 증가해서 탈장 위험이 높아진다.

탈장은 찢어진 조직처럼 절대 자연적으로 치유되지 않으며, 놔두면 악화될 뿐이다. 따라서 탈장이라고 판단이 되면 의사와 상담해 수술 여부를 결정해야 한다. 백선과 연관이 있는 배꼽이나 복부 탈장은 합병증이

발생할 위험이 크지 않지만, 서혜부나 대퇴 탈장은 수술해서 치료하지 않으면 심각한 결과를 초래할 수 있다.

근막에 난 구멍으로 장이 빠져나와서 꼬여버리면 혈액 순환과 소화에 장애가 발생하기도 하는데, 이런 증상을 꼬인 탈장(strangulated hernia)이라고 한다. 이는 장이 얼마나 꼬였고, 허혈이 얼마나 심한가에 따라 심각성을 판단한다. 이럴 땐 최대한 빨리 수술하는 것이 좋다.

4 스쿼트 Squats

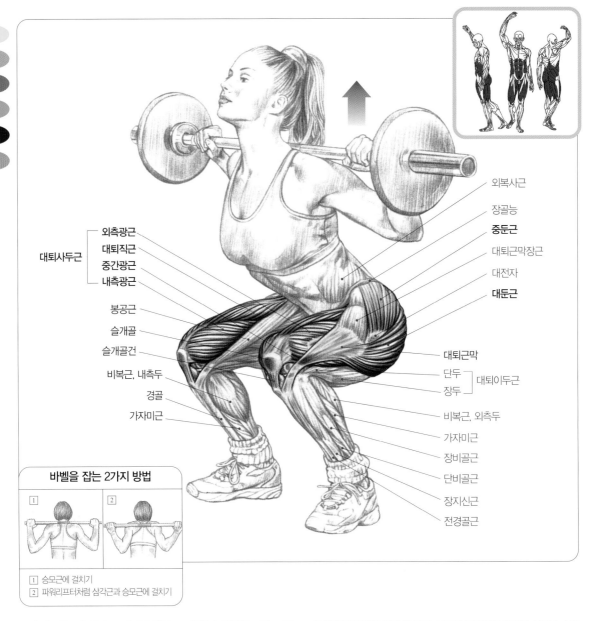

외복사근
장골능
중둔근
대퇴근막장근
대전자
대둔근

대퇴사두근
외측광근
대퇴직근
중간광근
내측광근

봉공근
슬개골
슬개골건
비복근, 내측두
경골
가자미근

대퇴근막
단두 ┐
장두 ┘ 대퇴이두근
비복근, 외측두
가자미근
장비골근
단비골근
장지신근
전경골근

바벨을 잡는 2가지 방법

1 승모근에 걸치기
2 파워리프터처럼 삼각근과 승모근에 걸치기

스쿼트는 최고의 웨이트트레이닝 운동으로 꼽힌다. 전신의 거의 모든 근육을 자극하며 심혈관계에도 긍정적인 영향을 미친다. 흉부를 확장해서 폐활량도 키워준다 :

• 받침대에 놓인 바벨 밑으로 들어가서 승모근과 후면삼각근 사이에 바를 걸친다. 양손을 편안한 너비로 벌려서 바를 꽉 잡고 팔꿈치를 뒤로 뺀다.
• 숨을 깊이 들이마신다(복강 내압을 유지해 상체가 앞으로 구부러지지 않게 한다). 골반을 앞으로 젖혀서 허리를 약간 아치로 만들고, 코어를 조인 다음 받침대에서 바를 든다.
• 뒤로 몇 걸음 물러나서 양발을 어깨너비로 벌려 서로 평행이 되게(혹

은 발끝이 바깥을 향하게) 한다. 그다음 고관절을 축으로 상체를 숙이면서 천천히 내려간다. 부상을 방지하기 위해 등은 늘 곧게 펴야 한다.
• 허벅지가 바닥과 평행이 되면, 다리를 뻗고 상체를 들어서 시작 지점으로 돌아온다. 정점에서 숨을 내쉰다.

스쿼트는 대퇴사두근, 둔근, 내전근, 척추기립근, 복근, 슬와부 근육을 주로 자극한다.

Point 스쿼트는 엉덩이 형태 발달에 가장 좋은 운동 중 하나다. 둔근의 자극을 느끼려면 허벅지를 평행 지점까지 내리는 것이 좋다.

체형에 따른 몸의 각도

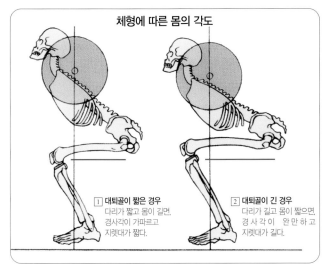

① **대퇴골이 짧은 경우**
다리가 짧고 몸이 길면, 경사각이 가파르고 지렛대가 짧다.

② **대퇴골이 긴 경우**
다리가 길고 몸이 짧으면, 경사각이 완만하고 지렛대가 길다.

응용 동작

• 발목이 유연하지 않거나 대퇴골이 긴 사람은 뒤꿈치 밑에 블록을 깔아서 상체가 과도하게 기울어지지 않게 하자. 이렇게 하면 대퇴사두근이 좀 더 자극된다.
• 바를 등에 걸치는 위치에 변화를 주면(예를 들어 후면삼각근까지 내린다거나) 운동 각도가 바뀌어서 더 무거운 중량을 들 수 있다. 이는 파워리프터에게 꼭 필요한 테크닉이다.
• 스쿼트는 파워랙에서 해도 된다. 그러면 상체가 기울어지는 것을 신경 쓰지 않고 대퇴사두근에만 집중할 수 있다.

스쿼트 동작 시 발의 위치

일반적으로 스쿼트를 실시할 때는 발을 거의 어깨너비와 비슷하게 벌리고, 발끝은 평행 또는 바깥쪽을 향하게 한다. 이것은 모든 사람에게 똑같이 적용되는 것은 아니다. 반드시 개개인의 체형적 특성을 고려하여 조정해야 한다. 예를 들어 평상시 팔자걸음으로 걷는 사람이라면 스쿼트 시에도 발끝이 바깥을 향하게 하는 것이 좋다.

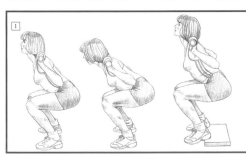

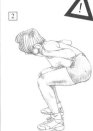

① 바른 자세

스쿼트를 할 땐 등을 최대한 곧게 펴야 한다. 개인별 체형(다리 길이, 발목 유연성)이나 테크닉(양발 너비, 뒤꿈치 블록 사용 여부, 바벨의 높이)에 따라 상체 각도가 달라질 수 있지만, 늘 고관절을 축으로 상체를 숙여야 한다.

② 잘못된 자세

스쿼트를 할 땐 등을 둥글게 말면 안 된다. 대부분 요통이나 추간판 탈출증은 이런 실수 때문에 발생한다.

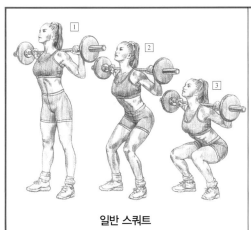

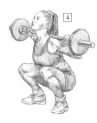

Point 둔근을 효과적으로 단련하기 위해서는 대퇴부가 바닥과 수평이 되도록 다리를 내리는 것이 중요하다.

1-2-3 네거티브 동작(일반 스쿼트)

④ 풀 스쿼트

엉덩이를 무릎 아래까지 내려 둔근에 자극을 더 줄 수도 있다. 하지만 이 테크닉은 발목이 유연하고 대퇴골이 짧은 사람만 사용할 수 있다. 이와 같은 동작(풀 스쿼트)은 실수로 등이 둥글게 말리면 심각한 부상을 당할 수 있기 때문에 안전에 각별히 유의해야 한다.

일반 스쿼트 · · · · · 풀 스쿼트

주의 무슨 운동을 하든 무거운 중량을 사용할 땐 반드시 블로킹을 해야 한다.
• 심호흡을 해서 폐에 공기를 가득 채워 가슴을 확장하면 흉곽이 지탱되고, 상체가 앞으로 구부러지는 걸 막을 수 있다.
• 복부의 모든 근육을 수축하면 코어가 지탱되고, 복강 내압이 높아져서 상체가 앞으로 처지는 걸 막을 수 있다.
• 마지막으로 허리 근육을 수축해서 허리를 아치로 만들면 척추를 곧게 세울 수 있다.
이 세 가지 동작을 합해서 블로킹(blocking)이라 부른다. 블로킹을 하면 등이 둥글게 구부러지는 걸 방지할 수 있다. 무거운 중량을 들 때 등이 둥글게 말리면 추간판 탈출증이 발생하니 주의하자(180~181p 참고).

스쿼트를 위한 스트레칭

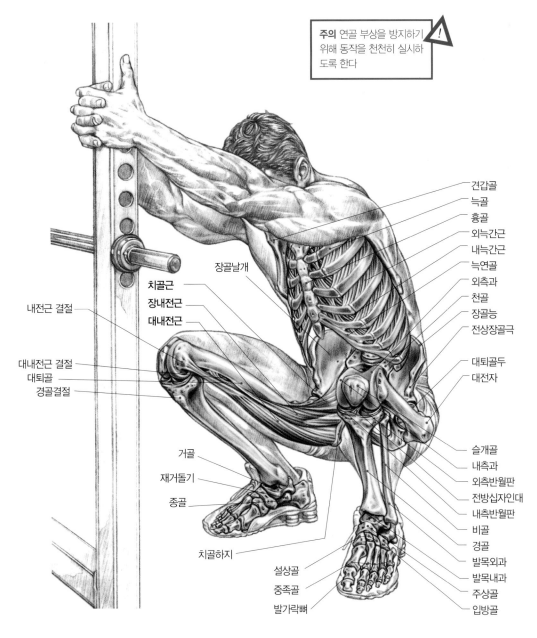

주의 연골 부상을 방지하기 위해 동작을 천천히 실시하도록 한다

견갑골
늑골
흉골
외늑간근
내늑간근
늑연골
외측과
천골
장골능
전상장골극
대퇴골두
대전자
슬개골
내측과
외측반월판
전방십자인대
내측반월판
비골
경골
발목외과
발목내과
주상골
입방골

장골날개
치골근
장내전근
대내전근
내전근 결절
대내전근 결절
대퇴골
경골결절
거골
재거돌기
종골
치골하지
설상골
중족골
발가락뼈

스쿼트를 할 때는 근육 파열을 방지하기 위해 운동 시작 전이나 세트 사이에 스트레칭을 해주도록 한다. 파워리프팅 선수들이 많이 하는 스트레칭 운동 중 하나는 웨이트 머신의 지지대를 잡고 깊게 웅크려 앉는 것이다. 이 스트레칭은 스쿼트의 굴곡 동작에 완벽히 부합하는 것으로 내전근, 특히 무거운 중량을 다룰 때 몸을 과도하게 기울이면 부상을 입기 쉬운 대내전근이 용이하게 스트레칭되도록 돕는다.

이 스트레칭은 대퇴직근을 제외한 대퇴사두근, 대둔근, 둔부의 외회전근에 좋다. 둔부 외회전근은 몸을 웅크릴 때 골반이 기울어지지 않고 안정적으로 고정되게 잡아준다.

Point 다리 안쪽이 강하게 스트레칭되는 것을 느끼려면 한쪽 다리에서 다른 쪽 다리로 체중을 싣는다.

5 파워 스쿼트 | 다리를 넓게 벌리고 Power Squats

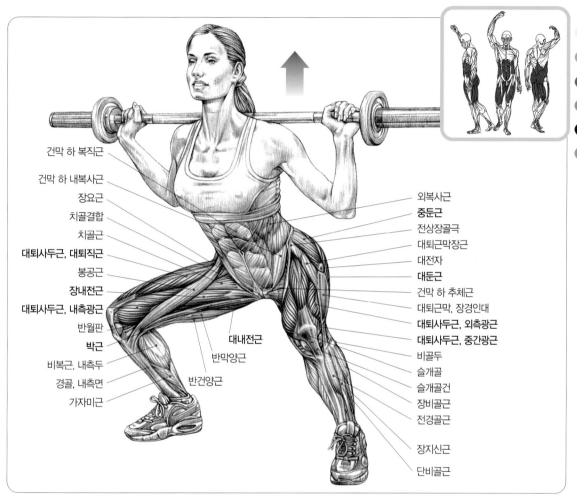

건막 하 복직근
건막 하 내복사근
장요근
치골결합
치골근
대퇴사두근, 대퇴직근
봉공근
장내전근
대퇴사두근, 내측광근
반월판
박근
비복근, 내측두
경골, 내측면
가자미근

외복사근
중둔근
전상장골극
대퇴근막장근
대전자
대둔근
건막 하 추체근
대퇴근막, 장경인대
대퇴사두근, 외측광근
대퇴사두근, 중간광근
비골두
슬개골
슬개골건
장비골근
전경골근
장지신근
단비골근

대내전근
반막양근
반건양근

다리를 넓게 벌리는 점이 일반 스쿼트와 다른 점이다. 발끝이
바깥쪽을 향하게 하면 대퇴부 안쪽을 강하게 자극할 수 있다 :
이 운동을 하면 아래의 근육이 강화된다.

- 대퇴사두근
- 내전근 전체(대내전근, 중
  내전근, 단내전근, 치골근,
  대퇴직근)

- 둔근
- 대퇴이두근
- 복근
- 천골요부 근육 전체

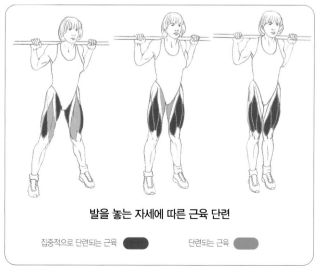

발을 놓는 자세에 따른 근육 단련

집중적으로 단련되는 근육   단련되는 근육

Point 스쿼트 시 다리를 넓게 벌리면 일반 스쿼트를 할 때
보다 몸을 더욱 곧게 세울 수 있다. 파워리프팅 선수 중에
는 등에 가해지는 압박을 덜기 위해 다리를 넓게 벌리고 스
쿼트를 하는 선수도 있다. 반면 스쿼트 마지막 동작 시 허
벅지의 힘으로 몸을 버틸 수 있는 파워리프팅 선수들은 요
추(척추기립근)에 자극을 덜 주는 일반 스쿼트를 선호한다.

체형에 따른 훈련법

다리가 긴 체형 vs 다리가 짧은 체형

웨이트트레이닝할 때 각자의 체형을 고려하여 운동하는 것은 중요한 사항이다. 특히 데드리프트와 스쿼트는 더욱 그렇다. 이 운동들은 다리 길이에 따라 동원되는 근육의 차이가 크기 때문이다. 비율적으로 몸은 긴데 다리가 짧거나, 몸은 짧은데 다리가 긴 사람이 있다. 이는 허리둘레, 지방량, 근육의 발달 정도와는 아무런 관계가 없다(키는 작지만 다리가 긴 사람도 있고, 키가 크고 늘씬하지만 다리가 짧은 사람도 있다).

스쿼트를 할 때는 다리가 짧은 사람이 유리하다. 대퇴골이 짧으면 상체가 조금만 기울어지기 때문에 다리가 긴 사람보다 요추와 슬굴곡근에 부담을 덜 받고, 대퇴사두근에 집중적인 자극을 줄 수 있다. 이러한 점에서 보면 훌륭한 스쿼트 챔피언들이 이러한 체형을 가졌다는 사실은 우연한 일이 아니다.

다리가 긴 사람은 스쿼트를 할 때, 대퇴골의 길이로 인해 상체가 지나치게 앞으로 기울어지고 대내전근과 박근, 슬굴곡근이 지나치게 긴장해 상대적으로 어려움을 겪게 된다. 자세를 잡다가 등이 구부정해지면 추간판 탈출증과 같은 척추 부상을 입을 수 있으니 항상 주의를 기울여야 한다. 다리가 긴 사람에게 스쿼트는 자세를 잡기 어려운 운동이지만, 대둔근(골반과 가슴을 곧게 세울 때 동원되는 근육)과 척추기립근(등이 구부러지지 않도록 돕는 근육)을 강력하게 자극하는 운동이기도 하다. 자신이 다리가 긴 체형이라면 대둔근과 요추를 강하게 단련시키기 위한 최고의 운동이 될 것이다. 동작할 때는 정확한 자세를 지키기 위해 최대한 노력해야 한다는 점을 잊지 말자. 스쿼트는 중량을 올릴수록 위험도가 높아진다. 다리가 긴 사람이 대퇴사두근 단련을 위해 스쿼트 운동을 할 때는 핵 스쿼트(186p) 머신과 같은 스쿼트 머신을 이용하는 것이 좋다.

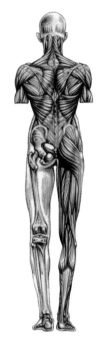
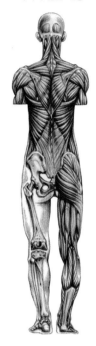

다리가 긴 체형   다리가 짧은 체형

Point 스쿼트를 할 때 다리 길이는 상체 기울기에 큰 영향을 미친다.

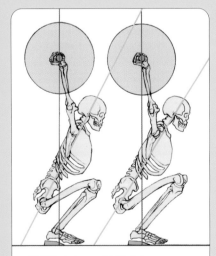

① **짧은 다리**
최적의 체형

② **긴 다리**
상체가 과도하게 기울어지고, 어깨도 뒤로 위험할 정도로 늘어난다

스쿼트를 할 때 다리 길이는 상체 기울기에 큰 영향을 미친다

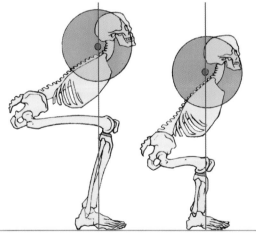

① **다리가 긴 체형**
긴 다리, 짧은 몸
몸의 기울기가 현저하게 크다.

② **다리가 짧은 체형(최적의 체형)**
짧은 다리, 긴 몸
몸의 기울기가 상대적으로 적다.

다리가 짧은 사람이 스쿼트 시합에서 최고의 결과를 얻어낸다고 해서 데드리프트 시합에서도 훌륭한 성과를 이루는 것은 아니다. 그들은 바닥에서 바벨을 잡을 때 다리를 더 구부려야 하고 대퇴골이 수평이 되도록 만들어야 한다. 이러한 자세로 데드리프트를 시작하려면 엄청난 에너지가 필요하다.

다리가 긴 사람은 데드리프트를 할 때 다리를 약간 구부린 상태, 즉 대퇴사두근을 최대한의 힘으로 밀어낼 수 있는 자세에서 시작한다. 이로 인해 몸의 기울기가 더 커지고 엉덩이와 척추기립근에 더 강한 자극이 가더라도, 다리가 짧은 사람보다 더 무거운 중량을 들고 운동할 수 있다. 대부분의 데드리프트 챔피언 선수들의 다리가 긴 것도 이러한 이유로 설명할 수 있다.

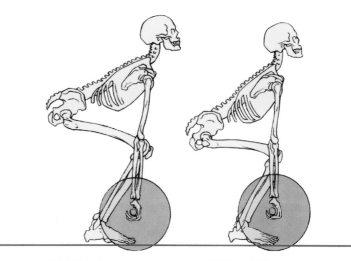

데드리프트 훈련 시 각 체형에 따른 시작 자세의 차이

다리가 긴 체형
허벅지가 약간만 구부러진다.
몸이 기울어진다.

다리가 짧은 체형
허벅지가 수평에 가깝게 구부러진다.
몸은 거의 기울어지지 않는다.

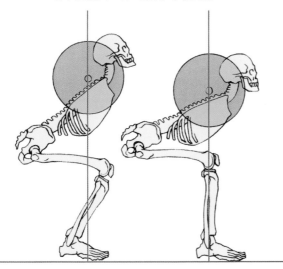

발목 유연성이 스쿼트 훈련에 미치는 영향

발목이 유연한 체형
다리가 대단히 많이 구부러진다.
몸의 기울기가 아주 작다.

발목이 유연하지 않은 체형
다리가 거의 구부러지지 않는다.
몸의 기울기가 현저하게 크다

Point 두 체형 모두 대퇴골이 똑같이 수평 위치에 있지만, 발목이 유연하지 않은 체형은 유연한 체형보다 다리가 덜 구부러진다.

발목의 유연성

발목의 유연성은 스쿼트를 할 때 엄청난 영향을 끼치게 된다. 만약 발목의 배측굴곡(발등을 들어 올리는 동작)이 어렵다면, 발목 유연성이 부족한 원인이 근건 수축(종아리 근육 수축)인지 뼈 수축인지와 관계없이 스쿼트 자세가 완전히 달라지게 된다.

발목의 유연성이 부족하면 경골이 앞으로 기울어지는 것이 제한되어 무릎을 앞쪽으로 이동하는 동작이 어렵다. 이 때문에 몸이 지나치게 앞으로 기울어진 상태에서 둔근과 척추기립근을 강하게 사용하는 방식으로 스쿼트를 하게 된다.

발목의 유연성 부족으로 몸이 지나치게 기울어지면 내전근과 박근 그리고 허벅지 후면 근육들이 과도하게 긴장되어 근 파열이 발생할 정도로 위험한 상태에 이르게 된다. 더 나아가 대퇴골을 수평보다 더 아래로 낮추면 요추가 둥글게 구부러져 척추 부상을 입을 위험성도 높아진다.

스쿼트는 올바른 자세를 유지하기 위해 엄청난 노력이 필요한 운동이다. 부상의 위험이 있으므로 무거운 중량을 사용하는 것은 자제하는 것이 좋다. 또한 허벅지가 수평 위치에 있다 하더라도, 발목이 유연하지 않으면 다리를 구부리는 것이 제한된다는 점도 주목해야 한다.

스쿼트를 할 때 몸의 기울기를 일반적인 자세보다 더 크게 하면 허리에 무리가 가고, 대퇴사두근이 다리를 신전시키기 위해 지나치게 많은 힘을 쓰게 될 것이다.

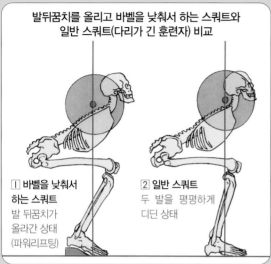

발뒤꿈치를 올리고 바벨을 낮춰서 하는 스쿼트와 일반 스쿼트(다리가 긴 훈련자) 비교

1 바벨을 낮춰서 하는 스쿼트
발 뒤꿈치가 올라간 상태 (파워리프팅)

2 일반 스쿼트
두 발을 평평하게 디딘 상태

스쿼트 자세 교정

요추와 슬굴곡근에 무리한 자극을 주지 않기 위해 발뒤꿈치에 받침대를 깔고, 파워리프팅 선수들처럼 바벨을 후면삼각근의 위치까지 낮출 수도 있다. 이 방법은 몸이 지나치게 기울어지지 않게 하면서 더 무거운 무게를 지탱할 수 있게 한다.

발뒤꿈치 부분이 올라가도록 받침대를 깔면 둔부의 후방 동작을 제한하는 동시에 무릎의 전방 동작이 수월해진다. 그러면 무릎이 구부러지는 각도를 훨씬 크게 만들어 상체가 지나치게 기울어지는 것을 방지할 수 있다. 또한 대둔근과 척추기립근에 무리한 힘을 주지 않으면서 대퇴사두근에 더 큰 부하를 줄 수 있다.

따라서 발뒤꿈치를 올린 상태로 운동하면 조금 더 무거운 중량을 들 수 있다. 다리가 길고 발목이 유연하지 않다면 이 방법으로 운동해 볼 것을 권한다.

대퇴사두근 단련을 목표로 하는 프런트 바벨 스쿼트

바벨을 앞에 두고 운동하면 몸의 기울기를 제한하여 요추, 슬굴곡근 그리고 대내전근에 가해지는 부담을 줄일 수 있다.

대퇴부 단련을 위한 최고의 스쿼트를 원한다면, 바벨을 앞쪽에 둔 상태로 몸을 기울여 대퇴사두근에 큰 힘이 들어가게 할 수 있다. 이때는 일반 스쿼트보다 더 가벼운 중량을 사용하고, 안정성을 높이기 위해 항상 발뒤꿈치가 올라간 상태에서 해야 한다.

불행히도 다리가 긴 사람에게는 이 스쿼트가 아주 어려울 것이다. 몸을 기울이면 바벨을 잡고 있는 것이 더 힘들어져 앞으로 넘어질 수도 있으니 주의하자.

프런트 스쿼트와 클래식 스쿼트 비교

1 프런트 스쿼트
몸의 기울기가 거의 없다. 요추와 둔근에 자극을 덜 준다. 대퇴사두근을 집중적으로 자극한다.

2 일반 스쿼트
몸의 기울기가 크다. 대퇴사두근에 자극을 덜 준다. 요추와 둔근을 집중적으로 자극한다.

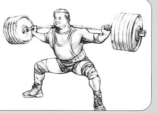

파워리프터가 하는 스모 스쿼트는 상체 및 고관절의 굴곡을 제한한다. 하지만 이 테크닉은 고관절 구조가 스모 스쿼트에 적합한 사람만 실시할 수 있다.

상체를 세우기 위해 다리 간격 넓히기

발가락을 바깥쪽으로 향하게 하여 넓은 간격으로 서면 몸이 과도하게 기울어지는 위험을 줄일 수 있다. 어떤 파워리프팅 선수들은 이 기술을 적용해 풀 스플릿 스쿼트 자세와 거의 흡사한 자세로 다리를 아주 넓게 벌린다(다리 굴곡을 제한할 수도 있다).

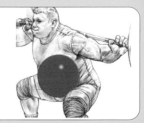

배가 나온 경우에는 볼록한 배가 커다란 풍선처럼 허벅지와 가슴 사이에 껴서 등이 구부러지는 걸 방지한다.

뚱뚱한 배의 이점

볼록하게 나온 배는 대퇴를 눌러서 등이 둥글게 구부러지는 것과 둔부가 굴곡되는 것을 막을 뿐만 아니라 등의 작은 근육들을 보호하고 추간판 탈출의 위험도 방지한다. 이는 많은 파워리프팅 선수들과 웨이트 운동 선수들이 가진 신체 특성이기도 하다.

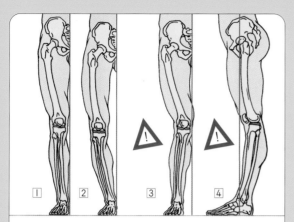

① 정상 무릎 형태
② 오다리
③ X자 다리 - 트레이닝 시 부상 위험이 크다.
④ 반장슬 – 반월판이 극심하게 손상될 위험이 있다.

슬관절 변형에 따른 차이

웨이트 트레이닝에서는 각자의 체형을 고려하는 것이 중요하다. 특히 슬관절의 경우는 더욱 그러하다. 오다리(내반슬)는 큰 문제를 일으키지 않지만, X다리(외반슬)와 과도하게 신장된 다리(반장슬)는 무거운 중량으로 운동하는 것을 아예 불가능하게 만들 수도 있다.

외반슬은 주로 아래와 같은 사람들에게서 발견된다.
1. 소아비만이었던 경우 – 어릴 때는 다리뼈가 완전히 성장하지 않고 유연한 상태이므로, 이 시기에 X자 모양으로 변하거나 기형이 될 수 도 있다. .
2. 선천적으로 힙이 큰 여성 – 힙이 큰 체형은 대퇴골의 각도를 크게 만든다.

외반슬이 너무 심하면 관절이 과사용된다. 내측측부인대가 늘어나고 대퇴골 외측과의 관절낭으로 싸여 있는 관절면 외측 반월판과 경골 외측 결절이 심하게 마찰되어 과사용 손상을 일으킬 수 있다.
반장슬은 주로 아주 유연한 사람들(심할 정도로)에게서 나타난다. 특히 여성의 경우가 그러한데, 생식기능으로 인해 인대와 근골격이 불안정한 시기가 많은 것과 직접적인 관련이 있다.
흔하지는 않지만 반장슬인 사람이 무릎을 과도하게 신장한 상태에서 빠르게 움직이면 반월판이 슬라이드할 시간이 부족해 반월판 손상을 입을 수 있다. 무거운 중량 운동으로 인해 대퇴를 과도하게 신장시키는 경우도 마찬가지다.
다리가 휜 반장슬이라면 스쿼트나 레그 프레스를 할 때 마무리 동작 단계에서 절대 무릎을 완전히 펴지 않도록 주의해야 한다.

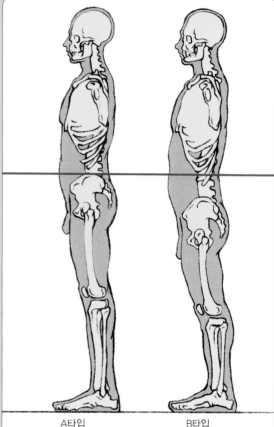

A타입
하체가 길고 상체가 짧다

B타입
하체가 짧고 상체가 길다

Point 상체와 하체 길이의 상관관계를 아는 것은 매우 중요하다.

A타입 : 상대적으로 하체가 길고 상체가 짧은 사람은 상체가 앞으로 많이 기울어지기 때문에 올바른 자세로 스쿼트를 하기가 어렵다. 반면에 상체가 짧기 때문에 굿모닝이나 데드리프트, 스티프-레그드 데드리프트를 하긴 좋다.

B타입 : 상대적으로 상체가 길고 하체가 짧은 사람은 상체를 앞으로 많이 기울이지 않고도 스쿼트를 쉽게 수행한다. 그래서 스쿼트를 전문적으로 하는 파워리프팅 챔피언 중엔 이런 체형이 많다.

✚ 추간판 탈출증

좌골신경과 후방 대퇴피부신경

대좌골절흔

좌골신경,
요추4~요추5~
요추1~요추2~요추3

후대퇴신경,
요추1~요추2~요추3

좌골신경의
총비골신경분절

항문 주위 가지

대내전근

반건양근

반막양근

내측비복피신경

비복근

비복신경

가자미근

경골신경
족저신경
내측종골지

대둔이두근,
장두(절단면)

대내전근

좌골신경의
경골분절

대퇴이두근,
단두(절단면)

대퇴이두근,
장두(절단면)

총비골신경

관절지

경골신경

외측비복피신경

비골 연결 가지

외측종골지

외측족배피신경

추간판 탈출증은 등의 자세를 부정확하게 취한 상태로 스쿼트, 데드리프트, 벤트 오버 로우 등과 같은 운동을 할 때 자주 발생한다. 이런 운동을 할 때는 등을 둥글게(척추 굽힘) 구부리는 것을 피해야 한다. 등을 둥글게 구부리면 추간판의 후방이 확장되고 전방의 공간은 줄어들어 추간판이 집히는 양상이 된다.

추간판에 균열이 생기거나 노화현상이 일어나면 수질핵의 겔성 물질이 후방으로 새어 나와서 척수나 척수에서 나오는 신경의 뿌리를 압박할 수 있다. 증상은 부상의 유형이나 빠져 나온 겔성 물질의 양, 그리고 압박을 받는 표면의 양상에 따라 달라진다. 심한 경우에는 수질핵이 부풀어 올라 수질핵을 둘러싼 섬유륜을 뚫고 터져 나오거나, 척추를 서로 연결하고 있는 후방 인대들을 찢을 수도 있다. 섬유륜 파열로 인해 신경 구조물이 압박을 받으면 통증이 특히 심해지고 기능적으로 무력해진다.

웨이트 트레이닝에서는 3, 4번 요추나 4, 5번 요추 사이에 추간판 탈출증이 잘 생기며, 부종이나 찌르는 듯한 느낌이 동반되기도 한다. 주로 등의 중간이나 등의 한쪽 면에서 통증이 느껴지지만 엉덩이, 골반, 치골 그리고 좌골신경을 지나가는 신경 경로를 따라 통증이 발생하는 경우도 있다. 보통, 빠져 나온 수핵은 자연적으로 흡수되며 통증도 사라진다. 그러나 추간판에서 부풀어 오른 부위가 가라앉지 않고 지속적으로 신경을 고통스럽게 누르거나, 척추 사이에서 떨어져 나온 연골 조각들이 신경 구조물을 압박하는 경우도 있다. 두 가지 경우에는 수술을 통해 신경을 누르는 조직을 제거할 수 있다.

> **Point** 고강도 운동 후에는 친업바에 매달려서 등을 스트레칭하고 몸을 이완시키는 데 집중한다. 이를 통해 근육들이 이완되고 추간판 내부 압력의 균형을 다시 찾을 수 있다(154p 참고).

주의 무슨 운동을 하든 무거운 중량을 사용할 땐 반드시 블로킹을 해야 한다.
- 심호흡을 해서 폐에 공기를 가득 채워 가슴을 확장하면 흉곽이 지탱되고, 상체가 앞으로 구부러지는 걸 막을 수 있다.
- 복부의 모든 근육을 수축하면 코어가 지탱되고 복강 내압이 높아져서 상체가 앞으로 처지는 걸 막을 수 있다.
- 마지막으로 허리 근육을 수축해서 허리를 아치로 만들면 척추를 곧게 세울 수 있다.

이 세 가지 동작을 합해서 블로킹(blocking)이라 부른다. 블로킹을 하면 등이 둥글게 구부러지는 걸 방지할 수 있다. 무거운 중량을 들 때 등이 둥글게 말리면 추간판 탈출증이 발생할 수 있으니 주의하자.

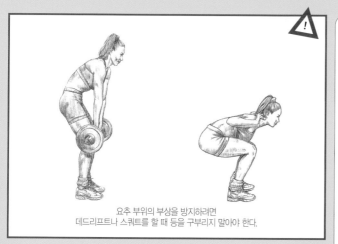

요추 부위의 부상을 방지하려면
데드리프트나 스쿼트를 할 때 등을 구부리지 말아야 한다.

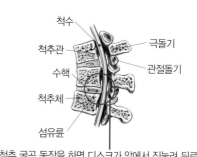

척수
척추관
수핵
척추체
섬유륜
극돌기
관절돌기

척추 굴곡 동작을 하면 디스크가 앞에서 짓눌려 뒤로
팽창한다. 이때 수핵의 액체가 뒤로 이동해 신경을
압박하기도 한다(좌골신경통).

추간판 탈출증

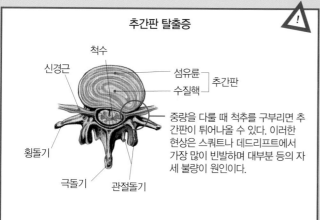

척수
신경근
섬유륜
수질핵
추간판
횡돌기
극돌기
관절돌기

중량을 다룰 때 척추를 구부리면 추
간판이 튀어나올 수 있다. 이러한
현상은 스쿼트나 데드리프트에서
가장 많이 빈발하며 대부분 등의 자
세 불량이 원인이다.

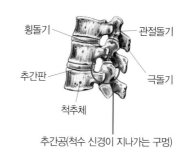

횡돌기
관절돌기
추간판
극돌기
척추체
추간공(척수 신경이 지나가는 구멍)

나이와 요추 추간판 탈출증의 관계(종단면)

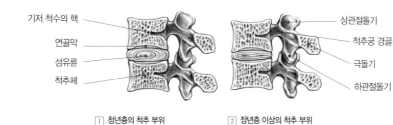

기저 척수의 핵
연골막
섬유륜
척추체
상관절돌기
척추궁 경골
극돌기
하관절돌기

[1] 청년층의 척추 부위
추간판이 아직 건강하다.

[2] 장년층 이상의 척추 부위
나이가 들면 섬유륜에 균열이 생기고 수질핵의 점성
겔이 탈수된다. 그러면 추간판이 무너지고 되고 척추
부위의 가동성이 소실된다.

30세부터는 추간판이 퇴행하기 시작하고 수질핵에 탈수가 일어나면서 섬유륜에 균열이 발생할 수 있다. 나이 든 사람의 추간판은 상대
적으로 딱딱하고 탄성이 떨어지며 이로 인해 척추의 가동성에 제한이 생긴다. 한편 수질핵의 점성 겔은 점차 탈수가 일어나, 이것이 빠
져나와 신경을 자극할 가능성은 적어진다. 이와 비교하여 젊은층에 발생하는 추간판 탈출증은 수질핵에서 겔성 액체가 많이 빠져나오
기 때문에 주변 조직을 더욱 많이 압박하면서 큰 통증을 유발하며 신경 관련 조직의 기능을 저하시킨다. 이처럼 추간판 탈출증은 나이
에 따라 구조적 양상이 달라지며 운동을 즐기는 젊은층에게서 자주 발생한다.

트레이닝할 때 고려해야 할 남성과 여성의 체형 차이

트레이닝할 때 고려해야 할 여성의 독특한 하체 구조

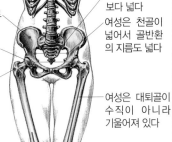

- 천골이 남성보다 넓다
- 여성은 천골이 넓어서 골반환의 지름도 넓다
- 남성보다 상대적으로 넓고 낮은 골반
- 관골구 사이의 거리가 더 넓다
- 전자 사이의 거리가 더 넓다
- 여성은 대퇴골이 수직이 아니라 기울어져 있다
- 여성은 골반이 넓고 대퇴골의 경사가 심해서 외반슬이 될 가능성이 더 크다. 내측부인대가 과도하게 늘어나거나, 외측반월상연골, 대퇴골외측과를 감싸고 있는 연골에 과도한 부하가 가해져서 남성보다 빨리 마모될 수 있다.
- 외반슬이 생기면 족저궁이 무너져서 편평족이 될 수 있다. 평발이 되면 발바닥 근육이 과도하게 늘어나서 발과 다리에 통증이 발생하기도 한다.

남성과 여성의 골반 비교도(골격이 신체 외형에 미치는 영향)

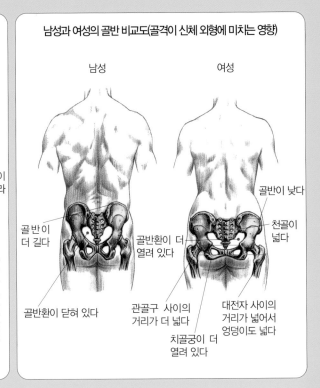

남성 / 여성

- 골반이 낮다
- 천골이 넓다
- 골반이 더 길다
- 골반환이 더 열려 있다
- 관골구 사이의 거리가 더 넓다
- 대전자 사이의 거리가 넓어서 엉덩이도 넓다
- 골반환이 닫혀 있다
- 치골궁이 더 열려 있다

남성과 여성의 골반출구 비교

남성 골반

* 여성은 골반환이 더 넓고 둥글다.

여성 골반

- 미골
- 천골
- 천결절인대
- 좌골결절
- 장골
- *
- 좌골
- 관골구
- 치골결합
- 치골

신생아 두개골을 품은 여성의 골반

여성의 골반은 남성보다 더 넓고 열려 있어서 출산이 용이하다

남성과 여성의 신체는 해부학적 구조 자체는 비슷하지만, 크기와 길이에 차이가 있다. 일반적으로 여성의 뼈는 남성의 뼈보다 질량이 적고, 뼈의 가장자리나 홈이 부드럽고, 거칠지도 않다(이런 차이가 발생하는 가장 큰 이유는 근육의 부착점과 힘줄의 움직임에 차이가 있기 때문이다. 남성은 여성보다 근육이 더 발달했기 때문에 뼈에 더 뚜렷한 흔적을 남긴다). 또한 여성의 흉곽은 남성의 흉곽보다 둥글고 작은 경우가 많다. 전체적인 신체 비율을 놓고 보면 여성의 어깨 골격 자체는 남성보다 좁진 않지만, 남성은 어깨 근육이 더 발달했기 때문에 어깨가 더 넓어 보인다.

여성은 남성보다 골반이 앞으로 더 기울어져 있기 때문에 요추 곡선이 더 두드러져 보인다. 여성은 흉곽이 좁아서 허리가 가늘어 보이며, 골반은 남성보다 낮고 넓다.

남성과 여성의 골격 구조에서 보이는 가장 큰 차이는 골반이다. 여성의 골반은 임신과 출산을 위해 남성보다 더 낮은 곳에 위치하며, 너비도 넓다. 여성은 천골도 넓고, 골반환이 둥글어서 태아가 통과하기 좋다.

여성은 골반환이 넓기 때문에 관골구(대퇴골두가 자리한 곳) 사이의 거리도 멀다. 따라서 대전자 사이의 거리, 고관절 사이의 거리도 멀다. 이처럼 여성은 골반이 넓어서 대퇴골의 모양도 직접적인 영향을 받는다. 즉, 무게중심 때문에 대퇴골이 남성보다 안쪽으로 더 기울어져 있어서 다리가 X자로 꺾여 보인다.

이처럼 골반이 넓고 대퇴골의 경사가 심하면 외반슬이 발생할 수 있다. 특히나 여성은 생식 기능을 위해 관절이 과도하게 이완되는 경우가 많아 외반슬이 자주 발생한다. 외반슬이 생기면 다리가 X자로 꺾여 보이는데, 그러면 슬관절이 과도한 압박을 받고 내측측부인대가 긴장한다. 또한 외측반월상연골, 대퇴골외측과 표면의 연골, 경골결절이 과도한 부하를 받아서 빨리 마모될 수 있다.

외반슬이 심하면 발목이 안쪽으로 꺾이고 족저궁의 아치가 사라진다(편평족). 그러면 발바닥 근육과 인대, 근막이 늘어나서 통증이 느껴질 수 있다.

따라서 운동할 때는 이러한 개인별 체형 차이나 성별에 따른 차이를 반드시 명심해야 한다. 여성은 외반슬로 인한 문제가 더 자주 발생하고, 남성은 내반슬(오다리)로 인한 문제가 더 자주 발생한다(하지만 내반슬이 합병증을 유발하는 경우는 드물다).

외반슬이 심한 사람은 신중하게 운동해야 한다. 스쿼트나 레그프레스처럼 무릎을 구부리는 운동을 할 땐 너무 무거운 중량을 사용해선 안 되며, 늘 동작을 통제해야 한다. 무릎을 구부리는 동작을 할 때 무릎에 힘을 너무 많이 주면, 외반슬이 더 악화되거나 발목이 안쪽으로 주저앉을 수 있으니 주의하자.

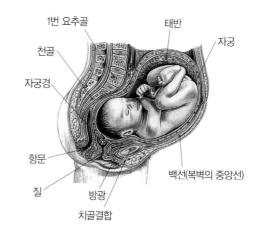

임신한 여성의 복부 시상면

1번 요추골
태반
천골
자궁
자궁경
자궁
항문
백선(복벽의 중앙선)
질
방광
치골결합

여성의 골반은 앞으로 기울어져 있어서(전경사) 복근이 태아의 무게를 같이 지탱한다. 복근이 그물 침대 같은 역할을 하는 것이다.

남성과 여성의 골반 경사 비교

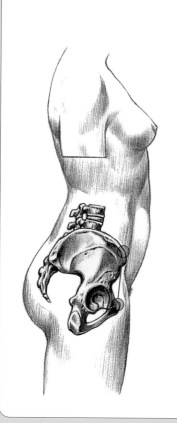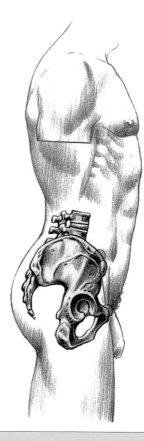

일반적으로 여성의 골반은 남성보다 앞으로 기울어져 있다. 따라서 엉덩이가 뒤로 더 튀어나오고, 치골이 다리 사이 더 깊숙한 곳에 위치한다. 이런 차이 때문에 여성은 하복부가 약간 튀어나온 것처럼 보인다. 반면에 남성은 골반 경사가 적기 때문에 복벽이 수직에 가깝게 세워져 있다.

여성은 이런 골반 구조 덕분에 임신했을 때 태아가 산모의 내장을 압박할 위험이 적다. 복근이 태아의 무게를 함께 지탱한다고 보면 된다.

● 전상장골극
○ 치골결절

고관절 구조가 스쿼트에 미치는 영향

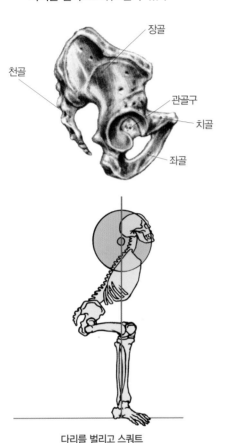

고관절이 바깥쪽을 향하고 있으면
다리를 벌리고 스쿼트할 수 있다

장골
천골
관골구
치골
좌골

다리를 벌리고 스쿼트

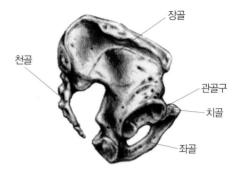

고관절이 앞쪽을 향하고 있으면
다리를 모으고 스쿼트할 수 있다

장골
천골
관골구
치골
좌골

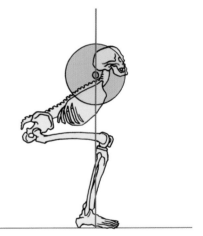

다리를 모으고 스쿼트

다리가 길거나 발목 유연성이 떨어지는 사람은 스쿼트를 할 때 발끝을 바깥쪽으로 돌리고, 다리를 넓게 벌리는 것이 좋다. 그러면 상체가 과도하게 숙여지는 걸 막을 수 있다. 무거운 중량으로 운동할 때 상체를 과도하게 숙이면 균형이 앞쪽으로 무너져서 요추가 둥글게 말리고, 추간판 탈출증이 발생할 수 있다.

다리를 넓게 벌리는 테크닉은 파워리프터들이 스쿼트를 할 때 힘을 극대화하려고 사용하기도 한다. 하지만 고관절 구조가 이 테크닉에 맞지 않으면 따라 하기가 어렵다. 관골구가 바깥쪽을 향해 있고 대퇴골 경부가 수직에 가까워야 이처럼 다리를 넓게 벌리고 스쿼트할 수 있다. 관골구가 앞쪽을 향해 있고 대퇴골 경부가 수평에 가까운 사람은 양다

리를 평행으로 놓거나 아주 약간만 벌리고 스쿼트할 수 있다. 따라서 골격 구조가 적합하지 않은 사람에게 다리를 벌리고 스쿼트하라고 지시해선 안 된다. 이를 무시하고 다리를 무리하게 벌려서 스쿼트를 하면 과도한 마찰이 발생해서 고관절이 점점 손상되고, 관절염이 발생해 운동하기 힘들 정도의 통증을 느낄 수도 있다.

> **Point** 일반적으로 여성은 남성보다 유연성이 뛰어나며, 다리도 넓게 벌릴 수 있다. 남성은 여성보다 체중이 많이 나가서 성장기에 대퇴골 경부가 아래로 처지지만 여성은 그렇지 않기 때문이다. 하지만 성별과 상관없이 나이가 들거나 석회화가 진행되면 대퇴골 경부가 아래로 처져서 다리를 바깥으로 넓게 벌리기가 어려워진다.

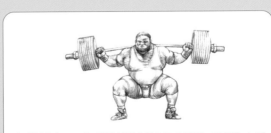

다리를 벌리고 스쿼트하면 상체가 앞으로 숙여지는 걸 막을 수 있지만, 이 테크닉은 고관절 구조가 적합한 사람만 사용할 수 있다.

대퇴골 경부의 구조가 고관절 가동성에 미치는 영향

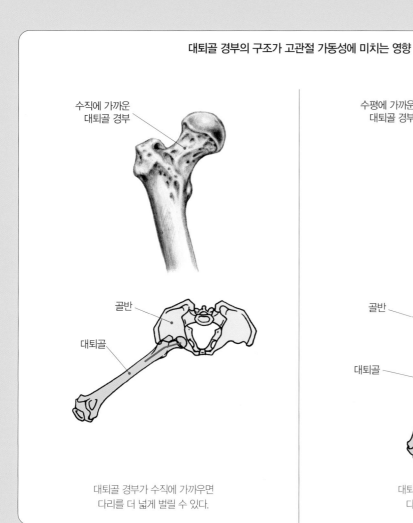

수직에 가까운
대퇴골 경부

골반

대퇴골

대퇴골 경부가 수직에 가까우면
다리를 더 넓게 벌릴 수 있다.

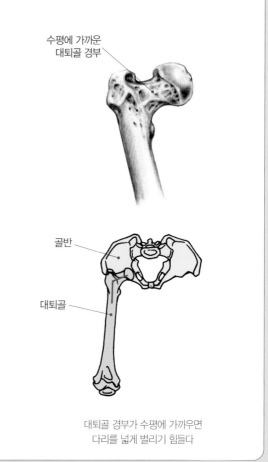

수평에 가까운
대퇴골 경부

골반

대퇴골

대퇴골 경부가 수평에 가까우면
다리를 넓게 벌리기 힘들다

고관절의 골관절염

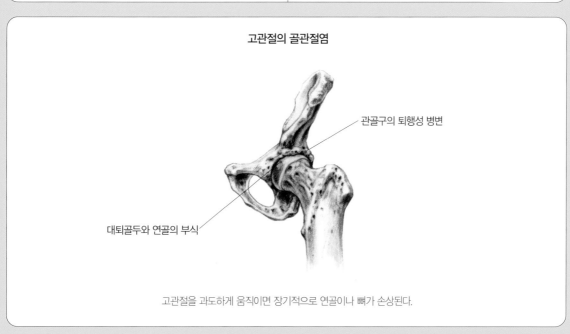

관골구의 퇴행성 병변

대퇴골두와 연골의 부식

고관절을 과도하게 움직이면 장기적으로 연골이나 뼈가 손상된다.

6 핵 스쿼트 Hack Squats

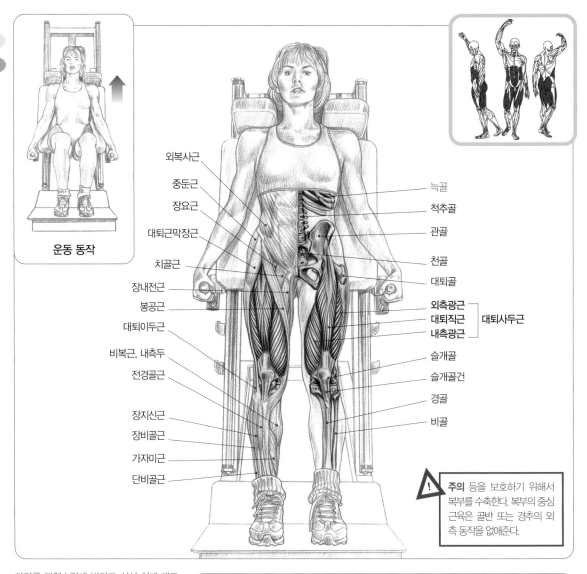

운동 동작

외복사근
중둔근
장요근
대퇴근막장근
치골근
장내전근
봉공근
대퇴이두근
비복근, 내측두
전경골근
장지신근
장비골근
가자미근
단비골근

늑골
척추골
관골
천골
대퇴골
외측광근
대퇴직근 　대퇴사두근
내측광근
슬개골
슬개골건
경골
비골

⚠️ **주의** 등을 보호하기 위해서 복부를 수축한다. 복부의 중심 근육은 골반 또는 경추의 외측 동작을 없애준다.

다리를 자연스럽게 벌리고 서서 어깨 패드 아래에 어깨를 고정시킨다. 등은 등받이에 붙인다 :

• 숨을 들이마시고 안전장치를 푼 다음 무릎을 구부린다. 그다음 시작 자세로 돌아와 동작을 완료하며 숨을 내쉰다.

대퇴사두근을 집중적으로 강화할 수 있는 운동이다. 발을 좀 더 앞으로 놓으면 둔근을 발달시킬 수 있고, 발을 좀 더 넓게 벌리면 내전근을 발달시킬 수 있다. 동작할 때 등을 보호하기 위해 복부 근육에 힘을 주어 수축시키는 것이 중요하다. 이는 척추와 골반이 바깥쪽으로 움직이는 것을 막아준다.

직립보행에 적응한 인간의 몸

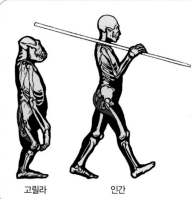

고릴라　　인간

인간의 가장 가까운 친척인 고릴라를 보면, 상체가 잘 발달된 반면 대둔근의 발육은 부진하기 때문에 몸을 들고 직립하기가 어려우며 두 발을 사용한 걸음이 어색하다. 인간은 직립보행에 완전히 적응한 유일한 영장류이다. 잘 발달된 대둔근과 전체적인 인체의 구조는 두 발 보행에 적응한 결과이다. 상대적으로 작은 상체는 직립 상태를 유지하는 데 용이하며, 고릴라나 침팬지와는 달리 다리를 폈을 때 무릎 아래 정강이와 무릎 위의 대퇴골이 무릎 관절에서 단단히 맞물리므로 직립 시 피로를 덜 느끼게 된다.

7 인클라인 레그 프레스 Incline Leg Presses

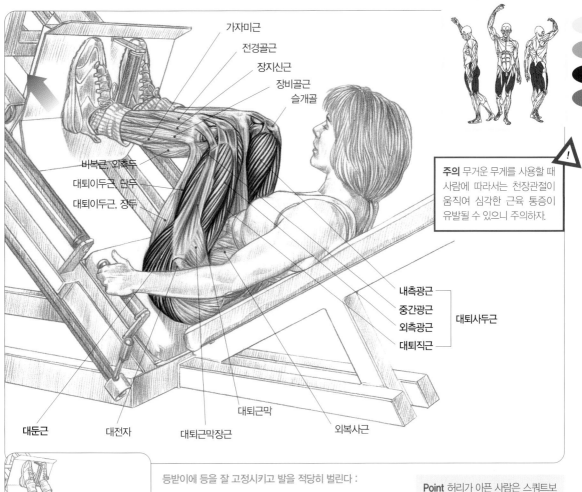

가자미근
전경골근
장지신근
장비골근
슬개골

비복근, 외측두
대퇴이두근, 단두
대퇴이두근, 장두

내측광근
중간광근
외측광근   대퇴사두근
대퇴직근

대둔근   대전자   대퇴근막장근   대퇴근막   외복사근

주의 무거운 무게를 사용할 때 사람에 따라서는 천장관절이 움직여 심각한 근육 통증이 유발될 수 있으니 주의하자.

종료 자세

등받이에 등을 잘 고정시키고 발을 적당히 벌린다 :
• 숨을 들이마신 후 안전장치를 풀고 대퇴부가 상체에 닿거나 가까이 올 정도로 무릎을 가슴 쪽으로 끌어당긴다.
• 시작 자세로 돌아와 동작을 완료하며 숨을 내쉰다.
발판 아래쪽에 발을 놓으면 대퇴사두근에 영향을 주게 되며, 반대로 발판 위쪽에 발을 놓으면 둔근과 대퇴부 후면 근육에 큰 부하를 가하게 된다. 발을 넓게 벌리면 내전근을 집중적으로 단련할 수 있다.

Point 허리가 아픈 사람은 스쿼트보다 이 운동을 하는 것이 좋다. 유의할 점은 반드시 등과 엉덩이를 받침대에 고정시키고 떼서는 안 된다는 것이다.

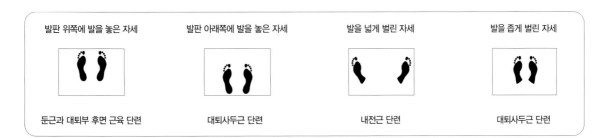

발판 위쪽에 발을 놓은 자세	발판 아래쪽에 발을 놓은 자세	발을 넓게 벌린 자세	발을 좁게 벌린 자세
둔근과 대퇴부 후면 근육 단련	대퇴사두근 단련	내전근 단련	대퇴사두근 단련

웨이트트레이닝 중에 추간판 탈출증이 발생하는 대표적 이유들

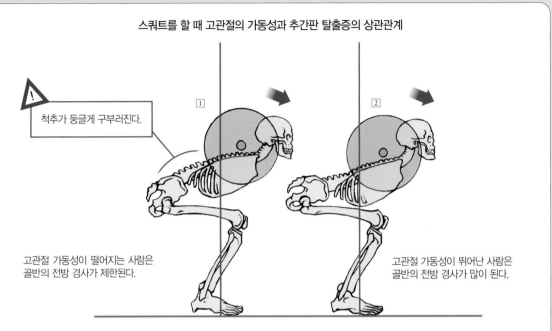

스쿼트를 할 때 고관절의 가동성과 추간판 탈출증의 상관관계

척추가 둥글게 구부러진다.

고관절 가동성이 떨어지는 사람은 골반의 전방 경사가 제한된다.

고관절 가동성이 뛰어난 사람은 골반의 전방 경사가 많이 된다.

① 고관절 가동성이 떨어지는 사람은 골반의 전방 경사가 제한된다. 그래서 스쿼트를 할 때 상체를 과도하게 앞으로 숙이면 허리가 둥글게 말린다. 이는 추간판 탈출증 같은 고통스러운 척추 질환을 유발할 수 있다(180~181p 참고).

② 고관절 가동성이 뛰어난 사람은 골반의 전방 경사가 많이 된다. 그래서 스쿼트를 할 때 상체를 과도하게 앞으로 숙여도 골반이 앞으로 기울어져서 허리가 보호되고, 추간판을 다칠 위험이 적다.

추간판 탈출증이 발생하는 근본적인 원인은 추간판이 일찍 퇴화되었기 때문이다. 또한 잘못된 자세로 운동을 해서 등이 둥글게 굽으면 추간판 앞쪽에 압박이 가해져서 추간판 뒤쪽이 튀어나와 신경을 짓누르기도 한다. 사실 추간판 탈출증은 고관절 골격 구조에 따라 쉽게 발생할 수도 있다.

실제로 고관절의 골격 구조 때문에 고관절 가동성이 떨어지는 사람은 스쿼트나 인클라인 레그프레스를 할 때 추간판 탈출증이 발생할 가능성이 더 크다. 고관절의 문제를 방치하고 운동을 장기간 지속하면 추간판 탈출증이 무조건 발생한다고 봐도 된다. 이런 사람은 대부분 스쿼트 하강 동작을 깊이 할 수 없고, 하강할 때 바를 든 채로 몸이 앞으로 숙여지는 것을 막으려고 위험할 정도로 허리를 둥글게 말아버린다. 이때 균형을 잃고 앞으로 넘어지면 골반이 제때 전방 경사를 하지 못해서 대퇴골 경부와 골반이 어긋나 버릴 수도 있고, 요추가 위험할 정도로 구부러져서 추간판을 크게 다칠 수도 있다.

또한 인클라인 레그프레스를 할 때 발판을 너무 빨리 내리면 허리가 둥글게 말려버려서 장기적으로 추간판이 손상될 수 있다.

추간판 탈출증을 예방하려면 자신의 고관절 구조를 살펴보고, 허벅지의 가동성을 신중히 따져봐야 한다. 타고난 골격 구조 때문에 하체의 굴곡 동작이 제한된 사람은 스쿼트를 할 때 너무 깊이 앉지 않도록 주의해야 한다. 이런 사람은 풀 스쿼트 대신에 하프 스쿼트를 하는 것이

좋고, 혹시라도 균형을 잃고 앞으로 쓰러질 것 같으면 바를 손에서 놓아 뒤로 떨어지게 해야 한다.

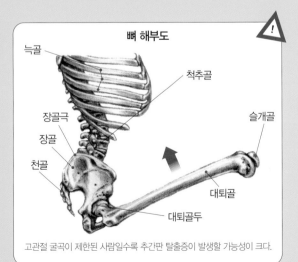

뼈 해부도

늑골

척추골

장골극

장골

슬개골

천골

대퇴골

대퇴골두

고관절 굴곡이 제한된 사람일수록 추간판 탈출증이 발생할 가능성이 크다.

인클라인 레그프레스를 할 때 고관절 가동성과 추간판 탈출증의 상관관계

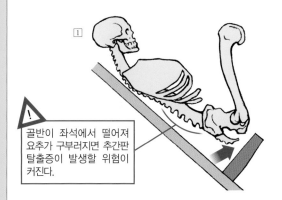

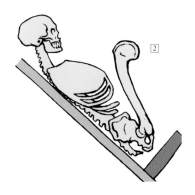

골반이 좌석에서 떨어져 요추가 구부러지면 추간판 탈출증이 발생할 위험이 커진다.

① 고관절의 전방 가동성이 떨어지고, 대퇴골을 상체로 많이 당기기 힘든 사람

② 고관절의 전방 가동성이 뛰어나고, 대퇴골을 상체로 많이 당길 수 있는 사람

인클라인 레그프레스를 할 때 요추가 과도하게 구부러지는 걸 방지하려면, 고관절의 가동범위를 파악해서 등이 구부러지지 않는 지점까지만 발판을 내리는 연습을 해야 한다. 또한 프레스 머신의 등 받침대를 적절한 각도로 세팅하면 고관절을 무리하게 굽히는 걸 방지할 수 있다.

고관절 구조에 따른 인클라인 레그프레스 등 받침대 세팅 방법

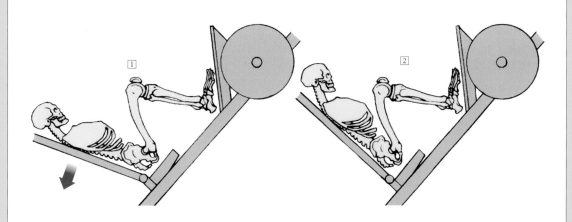

① 고관절 굴곡이 제한된 사람은 등 받침대를 낮게 세팅하는 것이 좋다. 그러면 요추가 둥글게 구부러지는 걸 방지해서 추간판 탈출증을 예방할 수 있다.

② 요추 부상을 방지하려면 인클라인 레그프레스 머신의 등 받침대 각도를 신중히 설정해야 한다. 굴곡 동작에 적합한 고관절 구조를 타고난 사람만 등 받침대를 높게 세우고 운동할 수 있다. 이런 사람은 요추가 둥글게 말려서 추간판 탈출증이 발생할 위험이 적다.

8 박스 스쿼트 Box Squats

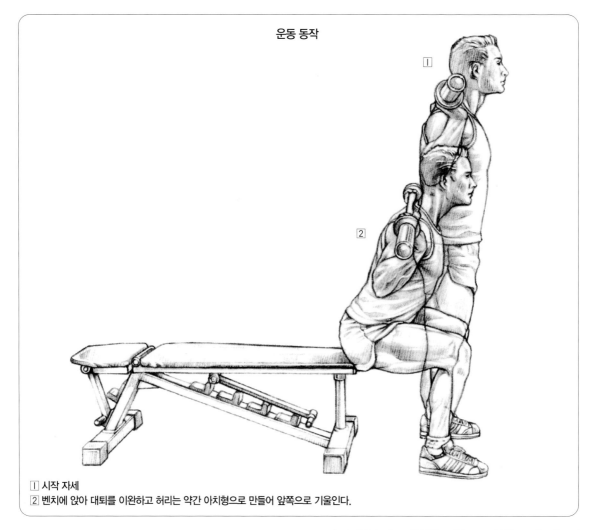

운동 동작

① 시작 자세
② 벤치에 앉아 대퇴를 이완하고 허리는 약간 아치형으로 만들어 앞쪽으로 기울인다.

박스 스쿼트는 스쿼트의 강도를 높이기 위해 파워리프팅 선수들이 주로 하는 운동이다. 벤치 앞에 서서 스쿼트 자세를 잡는다 :

이 운동은 일어서기 전에 1~2초 정도 벤치 위에 앉는 동작이 포함된다. 일반 스쿼트는 고무줄에 탄성이 있는 것처럼 네거티브 단계(몸을 낮출 때)에서 탄성력을 축적했다가 포지티브 단계(일어설 때)에서 방출한다. 하지만 박스 스쿼트는 벤치에 앉으면 대퇴근이 이완되므로, 앉았다 일어날 때 나오는 탄성력을 쓰지 못한다. 따라서 똑같은 중량으로 운동하더라도 박스 스쿼트를 하면 대퇴사두근에 더욱 강력한 자극을 줄 수 있으며 허벅지를 집중적으로 발달시키는 데 아주 좋다. 이 운동은 일반 스쿼트로 대퇴사두근 자극을 크게 느끼기 어려운 다리가 긴 선수들에게도 효과적이다.

박스 스쿼트는 일반 스쿼트에서 다리를 구부렸다 펴는 탄성력을 발달시키며 포지티브 단계(일어설 때)를 더 빠르고 강력하게 만든다.

⚠ **주의** 박스 스쿼트가 훌륭한 운동임은 분명하나 이 운동을 할 때는 항상 주의를 기울여야 한다. 몸을 낮출 때는 동작을 컨트롤해서 벤치에 부드럽게 앉도록 하자. 만약 이 단계에서 너무 빠르게 앉아 엉덩이가 벤치에 '쿵' 하고 떨어지면 척추 관절에 무리가 가서 심각한 외상을 입을 수 있다.

Point 각자의 체형에 맞도록 높이를 조정할 수 있는 벤치도 있다. 쿠션이 있는 벤치는 충격을 줄여주어 앉을 때 지나친 압력으로 인한 척추 부상의 위험을 방지해 준다. 이 운동을 정확하게 실시하기 위해서는 항상 등을 앞으로 약간 기울인다. 벤치에서 앉았다 일어날 때 등을 너무 곧게 세우면 제대로 된 운동이 불가능할 것이다.

9 레그 익스텐션 Leg Extensions

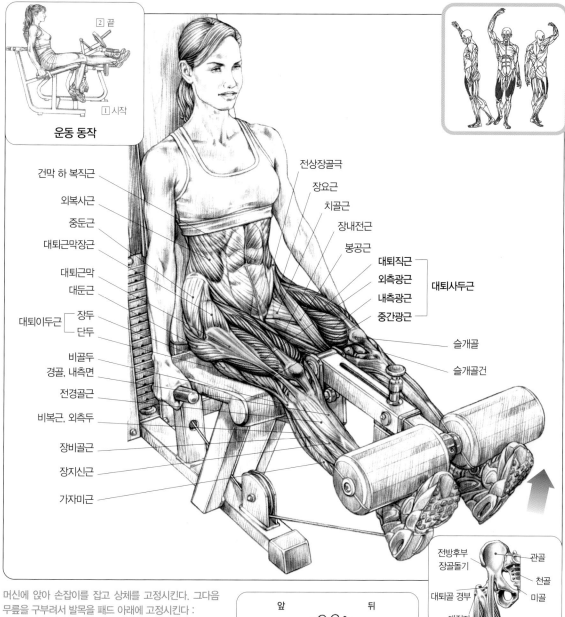

운동 동작

전상장골극
장요근
치골근
장내전근
봉공근
대퇴직근
외측광근
내측광근
중간광근
대퇴사두근
슬개골
슬개골건

건막 하 복직근
외복사근
중둔근
대퇴근막장근
대퇴근막
대둔근
대퇴이두근 장두 단두
비골두
경골, 내측면
전경골근
비복근, 외측두
장비골근
장지신근
가자미근

머신에 앉아 손잡이를 잡고 상체를 고정시킨다. 그다음 무릎을 구부려서 발목을 패드 아래에 고정시킨다 :

• 숨을 내쉬면서 무릎이 곧게 펴질 때까지 들어 올린다.
• 동작을 완료하며 숨을 들이마신다.

대퇴사두근 고립에 가장 좋은 운동이다. 등 받침대를 뒤로 더 젖힐수록 골반의 후방 경사가 더 커지고, 대퇴직근(대퇴사두근 중앙의 다관절 근육)이 더 늘어나서 다리를 펼 때 강하게 자극된다. 초보자에게도 좋으니, 초보자는 이 운동으로 근력을 키운 후 고난도 테크닉을 요하는 운동으로 넘어가자.

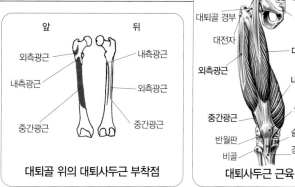

앞 뒤
외측광근 내측광근
내측광근 외측광근
중간광근 중간광근

대퇴골 위의 대퇴사두근 부착점

전방후부 장골돌기
관골
천골
미골
대퇴골 경부
대전자
외측광근
대퇴직근
내측광근
중간광근
슬개골
반월판
비골
슬개골건
경골근

대퇴사두근 근육

191

인대의 과이완

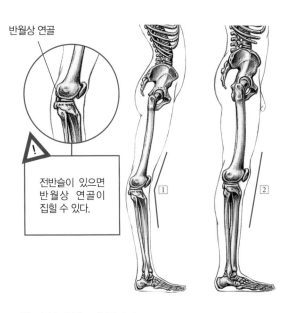

반월상 연골

전반슬이 있으면
반월상 연골이
집힐 수 있다.

여성은 남성보다 인대가 과이완돼 있기 때문에 골반(천장골과 치골)처럼 가동성이 좋지 않은 관절을 조금씩 움직여 아이를 좀 더 쉽게 낳을 수 있다. 하지만 이런 인대 과이완은 전반슬(무릎이 과도하게 신전돼서 뒤로 구부러진 것처럼 보이는) 같은 특이한 병변을 유발하기도 한다.

전반슬로 인해 문제가 발생하는 경우는 드물지만 반월상 연골이 집혀서 합병증이 발생하는 경우는 있다. 무릎을 너무 빨리 펴서 반월상 연골이 미끄러질 시간이 없거나, 고중량으로 다리 운동을 할 때 주로 이런 현상이 발생한다. 그래서 웨이트트레이닝 코치들은 스쿼트나 레그프레스 같은 중량 운동을 할 때 무릎을 다편 채로 고정하지 말라고 가르친다.

하지만 이런 조언은 병적인 전반슬이 있는 사람에게만 적용된다는 사실을 기억하자. 대부분 사람은 관절이 일렬로 차곡차곡 포개져 있기 때문에 무릎을 다 편채로 고정해도 큰 문제는 없다.

1 전반슬이 있는 여성의 다리
2 관절이 일렬로 포개져 있는 남성의 다리

슬개골 탈구

대퇴사두근은 슬개골을 대퇴골 쪽(바깥쪽 사선)으로 당긴다. 그래서 슬개골은 바깥쪽으로 움직이려는 성질이 있는데, 대퇴골외측과가 슬개골이 밖으로 삐져나가지 못하게 붙잡고 있고, 내측광근도 슬개골을 안쪽으로 당긴다.

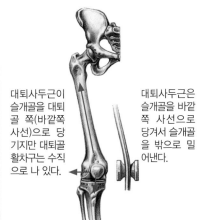

대퇴사두근이 슬개골을 대퇴골 쪽(바깥쪽 사선)으로 당기지만 대퇴골 활차구는 수직으로 나 있다.

대퇴사두근은 슬개골을 바깥쪽 사선으로 당겨서 슬개골을 밖으로 밀어낸다.

여성은 남성보다 대퇴골이 더 사선으로 기울어져 있고, 대퇴골외측과가 덜 튀어나와 있고, 인대가 유연하고, 대퇴사두근 외측광근과 내측광근 하부의 근력이 약해서 슬개골이 바깥쪽으로 탈구되는 경우가 많다. 이런 탈구를 예방하려면 레그 익스텐션(191p)을 하는 것이 좋다. 대퇴사두근 하부, 특히 내측광근 발달에 좋기 때문이다.

Point 여성의 인대 유연성은 월경 주기에 따라 달라지는데, 특히 배란기에 가장 유연하다. 바로 이때 무릎 부상이 많이 발생한다.

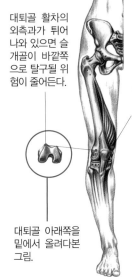

대퇴골 활차의 외측과가 튀어나와 있으면 슬개골이 바깥쪽으로 탈구될 위험이 줄어든다.

수평에 가깝게 나있는 대퇴사두근 내측광근 하부 섬유가 슬개골을 안쪽으로 당긴다.

대퇴골 아래쪽을 밑에서 올려다본 그림.

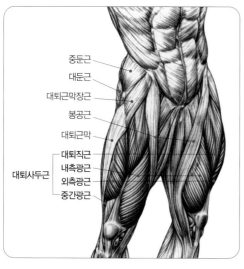

중둔근
대둔근
대퇴근막장근
봉공근
대퇴근막
대퇴사두근
대퇴직근
내측광근
외측광근
중간광근

광배근
외복사근
건막 하 복직근
전상장골극
중둔근
대둔근

대전자
대퇴근막장근
대퇴근막, 장경인대

장무지신근
단비골근
가자미근
장비골근
비복근
장지신근
전경골근

대퇴이두근
장두
단두
슬개골건

대퇴직근
외측광근
내측광근
중간광근
대퇴사두근

한 발로 서서 반대쪽 다리를 뒤로 접고 들어 올린다 :

• 들어 올린 다리의 발목이나 발을 한 손으로 잡는다.
• 발꿈치를 엉덩이 위쪽으로 당긴다.

이 운동은 대퇴사두근을 집중적으로 스트레칭하고 대퇴근막장
근과 장요근 깊숙한 곳을 다소 늘여주는 효과도 있다. 대퇴직
근을 더 강하게 스트레칭하려면 대퇴를 최대한 당겨주자. 대퇴
의 신장은 장골대퇴인대의 긴장으로 자연스럽게 제한된다.

Point 한쪽 손으로 벽과 같은 지지대를 잡으면 더 안정된
상태로 스트레칭을 할 수 있다.

10 라잉 레그 컬 Lying Leg Curls

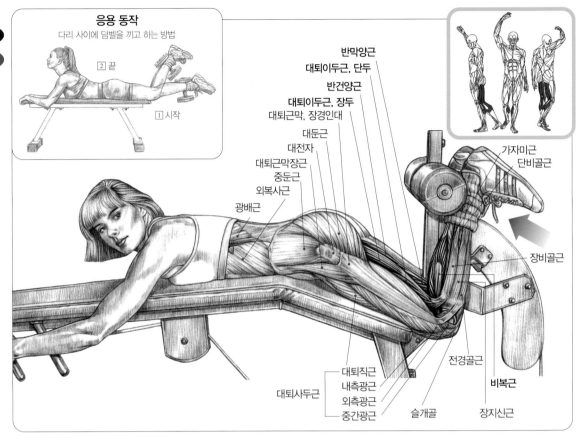

응용 동작
다리 사이에 덤벨을 끼고 하는 방법

② 끝
① 시작

반막양근
대퇴이두근, 단두
반건양근
대퇴이두근, 장두
대퇴근막, 장경인대
대둔근
대전자
대퇴근막장근
중둔근
외복사근
광배근

가자미근
단비골근

장비골근

대퇴사두근
{ 대퇴직근
내측광근
외측광근
중간광근 }

슬개골

전경골근

비복근

장지신근

머신에 엎드려 누워 손잡이를 잡은 후 다리를 쭉 펴고 발목은 패드 아래에 고정한다 :

• 숨을 내쉬며 양쪽 다리를 동시에 들어 올린다. 발뒤꿈치를 엉덩이에 닿게 한다고 생각하며 동작하자.
• 천천히 시작 자세로 돌아가며 숨을 들이마신다.

이 운동은 슬와부 근육군과 비복근. 심부 슬와근까지 자극한다. 이론상으로는 발끝을 안쪽으로 돌리고 운동하면 반건양근과 반막양근을 자극할 수 있고, 발끝을 바깥쪽으로 돌리고 운동하면 대퇴이두근 장두와 단두를 자극할 수 있다고 하지만. 실제로 그렇게 하기는 힘들며 아래의 2가지 응용 동작만 가능하다.

• 발끝을 펴면(저측 굴곡) 슬와부 근육이 자극된다.
• 발끝을 구부리면(배측 굴곡) 비복근이 자극된다.

응용 동작 두 다리를 번갈아가며 실시할 수도 있다.

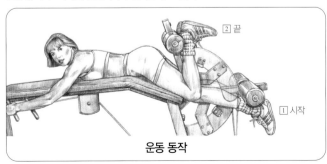

② 끝
① 시작

운동 동작

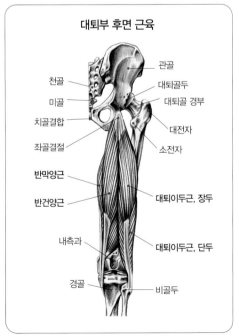

대퇴부 후면 근육

천골
미골
치골결합
좌골결절

반막양근
반건양근

내측과
경골

관골
대퇴골두
대퇴골 경부
대전자
소전자

대퇴이두근, 장두

대퇴이두근, 단두

비골두

11 얼터네이팅 스탠딩 레그 컬 Alternating Standing Leg Curls

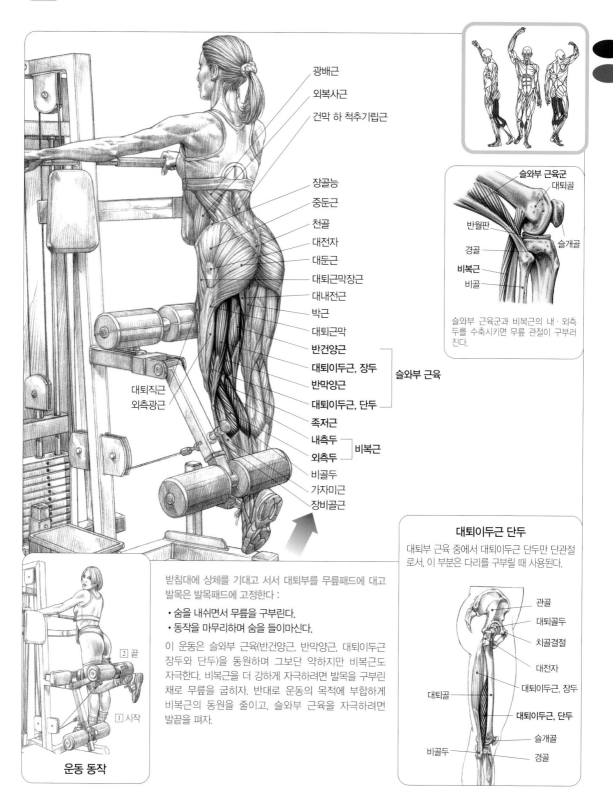

광배근
외복사근
건막 하 척추기립근

장골능
중둔근
천골
대전자
대둔근
대퇴근막장근
대내전근
박근
대퇴근막
반건양근
대퇴이두근, 장두
반막양근
대퇴이두근, 단두 } 슬와부 근육
족저근
내측두
외측두 } 비복근
비골두
가자미근
장비골근

대퇴직근
외측광근

슬와부 근육군
대퇴골
반월판
경골
슬개골
비복근
비골

슬와부 근육군과 비복근의 내 · 외측
두를 수축시키면 무릎 관절이 구부러
진다.

대퇴이두근 단두

대퇴부 근육 중에서 대퇴이두근 단두만 단관절
로서, 이 부분은 다리를 구부릴 때 사용된다.

관골
대퇴골두
치골결절
대전자
대퇴이두근, 장두
대퇴골
대퇴이두근, 단두
슬개골
비골두
경골

받침대에 상체를 기대고 서서 대퇴부를 무릎패드에 대고
발목은 발목패드에 고정한다 :

• 숨을 내쉬면서 무릎을 구부린다.
• 동작을 마무리하며 숨을 들이마신다.

이 운동은 슬와부 근육(반건양근, 반막양근, 대퇴이두근
장두와 단두)을 동원하며 그보단 약하지만 비복근도
자극한다. 비복근을 더 강하게 자극하려면 발목을 구부린
채로 무릎을 굽히자. 반대로 운동의 목적에 부합하게
비복근의 동원을 줄이고, 슬와부 근육을 자극하려면
발끝을 펴자.

2 끝
1 시작

운동 동작

12 시티드 레그 컬 Seated Leg Curls

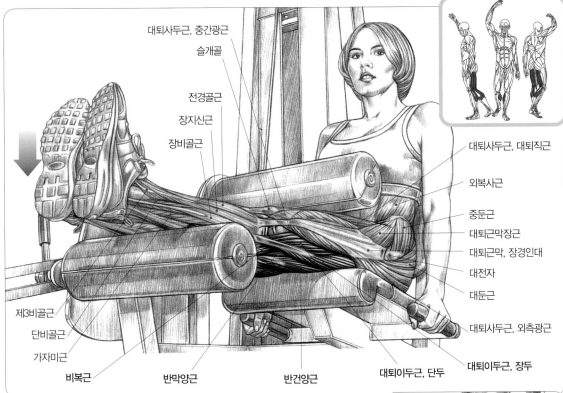

대퇴사두근, 중간광근
슬개골
전경골근
장지신근
장비골근
대퇴사두근, 대퇴직근
외복사근
중둔근
대퇴근막장근
대퇴근막, 장경인대
대전자
대둔근
대퇴사두근, 외측광근
제3비골근
단비골근
가자미근
비복근
반막양근
반건양근
대퇴이두근, 단두
대퇴이두근, 장두

머신에 앉아서 다리를 쭉 펴고 발목은 패드 위에 놓는다. 허벅지는 대퇴부 고정 패드와 의자 사이에 고정시킨 다음 손잡이를 잡는다 :

• 숨을 내쉬면서 무릎을 구부린다.
• 동작을 마무리하며 숨을 들이마신다.

이 운동은 슬와부 근육군과 슬와근을 자극한다. 또한 그보단 약하지만 비복근도 자극한다.

응용 동작
• 발끝을 구부리고 운동하면 비복근의 자극이 증가한다.
• 발끝을 앞으로 펴고 운동하면 슬와부 근육에 자극이 집중된다.

Point 골반을 앞으로 기울여 앉으면 반막양근, 반건양근, 대퇴이두근의 장두를 늘여주어 이 근육들을 집중적으로 단련할 수 있다.

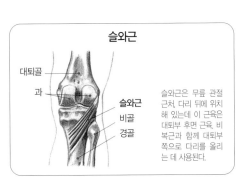

슬와근

대퇴골
과
슬와근
비골
경골

슬와근은 무릎 관절 근처, 다리 뒤에 위치해 있는데 이 근육은 대퇴부 후면 근육, 비복근과 함께 대퇴부 쪽으로 다리를 올리는 데 사용된다.

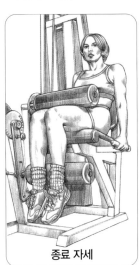

종료 자세

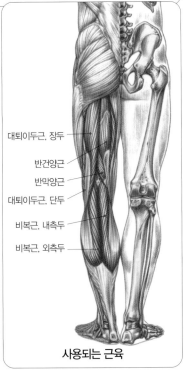

대퇴이두근, 장두
반건양근
반막양근
대퇴이두근, 단두
비복근, 내측두
비복근, 외측두

사용되는 근육

슬와부 근육군 파열

스쿼트 운동 시 슬와부 근육군의 역할

① 골반을 바로 세워 몸을 일으킨다.

② 슬와부 근육군이 수축하면 골반이 바로 선다.

스쿼트를 할 때 슬와부 근육군이 수축하면 골반이 바로 서면서 상체가 전방으로 과도하게 기울어지지 않도록 막아준다(단, 이때 복근과 허리 주변 근육을 수축시켜 상체와 골반을 정렬해야 한다).

슬와부 근육군 파열

보디빌딩에서는 슬와부 근육군 파열이 흔히 발생한다. 특히 스쿼트 동작에서 전방으로 상체를 과도하게 구부릴 때 자주 나타난다. 힘을 주어 골반을 바로 세우는 동작을 취할 때는 대퇴이두근 단두를 제외한 슬와부 근육군이 과도하게 신장된 상태에서 수축하게 된다. 이 때문에 근육군의 중간이나 상부가 빈번하게 파열된다.

레그 컬 머신에서 무거운 중량을 걸고 운동을 할 때도 슬와부 근육군이 파열될 수 있다. 특히 다리를 펴고 근육들이 신장된 상태에서 첫 동작을 시작할 때 가장 많이 발생한다.

일반적으로 슬와부 근육군의 근섬유 파열은 그리 심각하지 않다고 할 수 있지만(슬와부 근육군의 근육이나 힘줄(건)이 끝나는 부위에서 심각한 파열이 일어나는 경우는 드물다) 항상 통증이 동반되며 합병증이 나타나기 쉽다.

이 근육군이 파열된 후에는 섬유성 반흔이 자주 나타나는데, 섬유성 반흔이 생기면 다른 조직들과 마찰이 일어나고 이로 인해 스포츠 활동 시 통증이 발생하여 움직임에 제약이 따른다. 더욱이 탄성이 떨어지는 상처 조직은 강도 높은 운동으로 근육을 수축하면 그 주변이 다시 찢어지기 쉽다.

슬와부 근육군의 파열 방지

근육 파열을 방지하기 위해서는 스쿼트나 데드리프트와 같이 대퇴부 후면 근육을 동원하는 운동을 실시하기 전에 관련 부위만을 위한 스트레칭을 실시하거나 세트와 세트 사이에 슬와부 근육군 스트레칭을 실시한다.

굿모닝(198p)이나 스티프–레그드 데드리프트(142p)와 같은 운동은 근육 강화와 스트레칭을 동시에 실시하는 동작이므로 슬와부 근육군을 보호하는 데 가장 효과적이다.

슬와부 근육군 파열 이후의 조치

부상 이후 슬와부 근육군에 섬유성 반흔 조직의 형성을 방지하기 위해서는 가능한 한 신속하게 근육의 움직임을 다시 몸에 익히는 것이 좋다. 파열 후 1주일이 지나면 대퇴부 후면을 부드럽게 스트레칭하여 부상을 입은 근육의 탄성을 회복시키고, 상처 조직을 부드럽게 연화시켜 다시 운동에 돌입할 때 파열되는 것을 방지한다.

Point 섬유성 반흔의 상처를 연화시킬 목적으로 마사지나 물리적 테크닉을 사용하기도 한다.

슬와부 근육군

외복사근
중둔근
대둔근
대퇴근막장근
대전자
대내전근
대퇴근막
박근
대퇴사두근, 외측광근
반건양근
대퇴이두근 장두 단두
반막양근
족저근
비복근, 외측두
비복근, 내측두

장골능
관골
천골
미골
치골결합
대퇴골 경부
대전자
좌골결절
소전자
대퇴이두근, 장두, (절단부)
반건양근, (절단부)
조선
대퇴골
단두 장두 (절단면) 대퇴이두근
반막양근
대퇴골과
반월판
비골두
가자미근선

13 굿모닝 Good Mornings

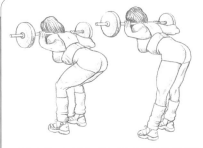

1 다리를 구부린 상태로 실시   2 다리를 편 상태로 실시

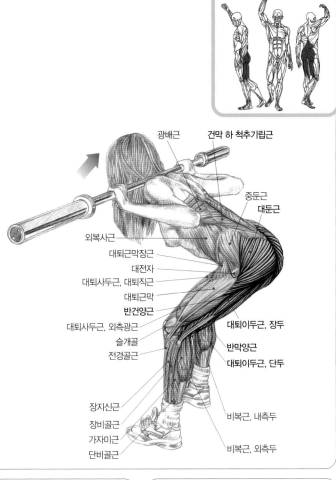

다리를 자연스럽게 벌리고 서서 승모근 혹은 그보다 약간 낮은 후면삼각근 위에 바를 놓는다 :

- 숨을 들이마시면서 등을 곧게 유지한 채로 상체를 앞으로 기울인다.
- 시작 자세로 돌아오면서 숨을 내쉰다.

대둔근과 척추 전체, 특히 슬와부 근육군을 강화하는 데 좋은 운동이다. 대퇴이두근 단두를 제외한 다리의 굴근에도 영향을 미친다. 상체를 구부릴 때는 슬와부 근육군이 골반의 후방 경사에 영향을 미치며, 상체를 세울 때는 복부 근육이 수축하면서 천골 요부 근육을 자극한다. 무릎을 약간 구부려서 실시하면 동작이 더 쉬워진다.

광배근
견막 하 척추기립근
중둔근
대둔근
외복사근
대퇴근막장근
대전자
대퇴사두근, 대퇴직근
대퇴근막
반건양근
대퇴사두근, 외측광근
슬개골
전경골근
대퇴이두근, 장두
반막양근
대퇴이두근, 단두
장지신근
장비골근
가자미근
단비골근
비복근, 내측두
비복근, 외측두

슬와부 근육의 뻣뻣함

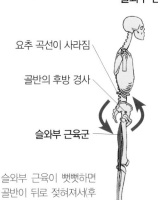

요추 곡선이 사라짐

골반의 후방 경사

슬와부 근육군

슬와부 근육이 뻣뻣하면 골반이 뒤로 젖혀져서(후방 경사) 요추 곡선이 사라지고, 장기적으로 척추 부상을 유발한다.

Point 현대인은 앉아 있는 시간이 길기 때문에 슬와부 근육이 잘 뻣뻣해진다. 이처럼 다리 뒤쪽 근육이 뻣뻣해지면 골반이 뒤로 젖혀져서 척추의 형태가 나빠지고, 자연스러운 곡선이 사라진다. 이러한 골반의 후방 경사와 굽은 등을 장기간 방치하면 척추 부상을 당할 수도 있다. 슬와부 근육이 뻣뻣해지는 것을 방지하려면 다리 스트레칭을 많이 하는 것이 좋다. 가벼운 중량으로 다리를 펴고 굿모닝을 하거나 스티프-레그드 데드리프트(142p)를 하자. 또한 슬와부 근육 스트레칭(200p)도 많은 도움이 된다.

다리 자세

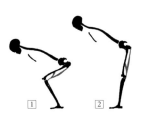

1   2

1 무릎을 구부린 채로 상체를 숙이면 슬와부 근육이 이완돼서 고관절 굴곡이 더 쉬워진다.

2 무릎을 편 채로 상체를 숙이면 슬와부 근육이 늘어나기 때문에 상체를 일으킬 때 더 강한 자극을 느낄 수 있다.

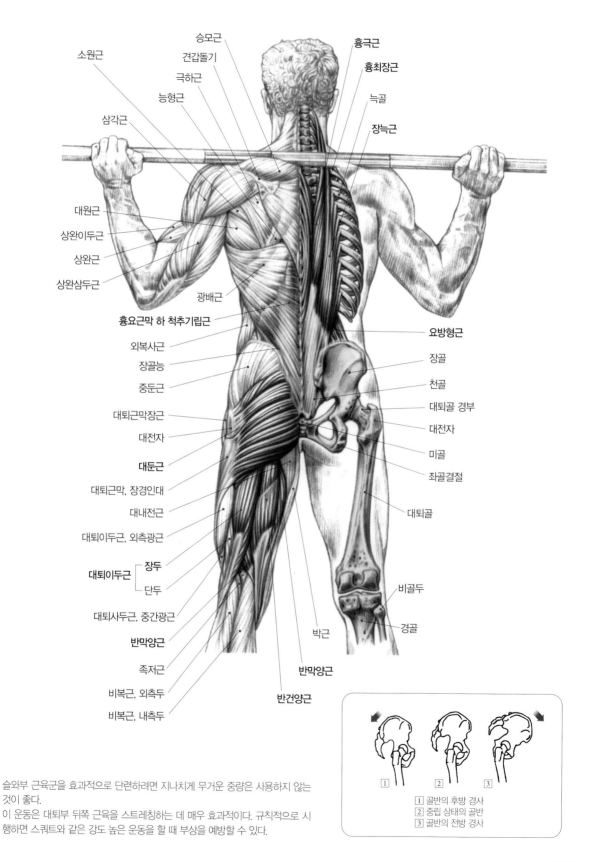

승모근
견갑돌기
극하근
능형근
삼각근
소원근

흉극근
흉최장근
늑골
장늑근

대원근
상완이두근
상완근
상완삼두근
광배근

흉요근막 하 척추기립근
외복사근
장골능
중둔근
대퇴근막장근
대전자
대둔근
대퇴근막, 장경인대
대내전근
대퇴이두근, 외측광근
대퇴이두근 | 장두 | 단두
대퇴사두근, 중간광근
반막양근
족저근
비복근, 외측두
비복근, 내측두

요방형근
장골
천골
대퇴골 경부
대전자
미골
좌골결절
대퇴골
비골두
경골

박근
반막양근
반건양근

슬와부 근육군을 효과적으로 단련하려면 지나치게 무거운 중량은 사용하지 않는 것이 좋다.
이 운동은 대퇴부 뒤쪽 근육을 스트레칭하는 데 매우 효과적이다. 규칙적으로 시행하면 스쿼트와 같은 강도 높은 운동을 할 때 부상을 예방할 수 있다.

1 골반의 후방 경사
2 중립 상태의 골반
3 골반의 전방 경사

199

슬와부 근육군 스트레칭

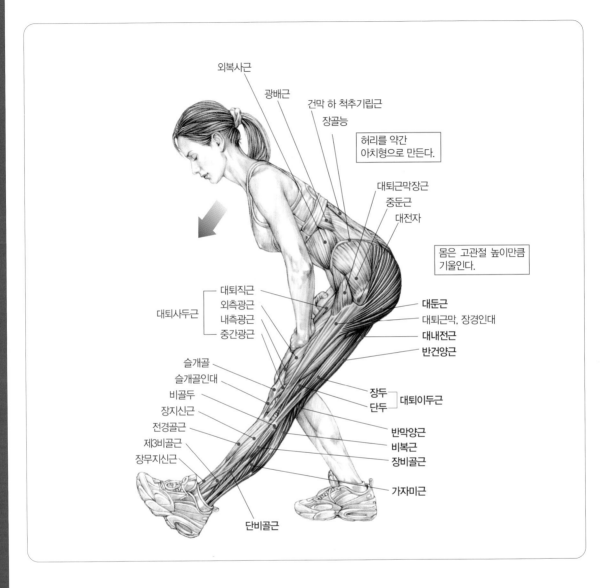

외복사근

광배근

건막 하 척추기립근

장골능

허리를 약간
아치형으로 만든다.

대퇴근막장근

중둔근

대전자

몸은 고관절 높이만큼
기울인다.

대퇴사두근
- 대퇴직근
- 외측광근
- 내측광근
- 중간광근

대둔근

대퇴근막, 장경인대

대내전근

반건양근

슬개골

슬개골인대

비골두

장지신근

전경골근

제3비골근

장무지신근

장두
단두 } 대퇴이두근

반막양근

비복근

장비골근

가자미근

단비골근

한 발로 서서 무릎을 약간 구부린다. 반대쪽 다리는 앞으로 내밀어 무릎을
완전히 펴고 발등을 몸 쪽으로 당긴다 :

• 양손은 허벅지에 올리고 등을 약간 아치로 만든다. 상체를 천천히 숙이면
서 다리 뒤쪽의 늘어나는 느낌에 집중하자. 골반을 축으로 상체를 숙여야
한다.
• 자세를 20초간 유지하여 자극에 집중하고, 천천히 시작 지점으로 돌아가
반대쪽으로 실시하자.

Point 데드리프트와 스쿼트 운동 시 부상을 줄이기 위해 운동 시작 전
이나 세트 사이에 스트레칭을 해준다.

주의 웨이트트레이닝에서 스트레칭의 주된 기능은 근육 속에
있는 근섬유의 긴장을 균등하게 하고 부상을 예방하는 것이다.
근섬유의 긴장도가 균등하지 않으면 무거운 중량으로 운동할
때 긴장도가 가장 높은 근섬유가 파열될 수 있다. 따라서 준비
운동 단계에서 특정 근육들을 풀어주는 스트레칭을 해야 한다.
스트레칭을 할 때는 항상 천천히 시행해야 하며 인대가 과도하
게 늘어나거나 관절이 손상될 수 있으므로 무리하지 말아야 한
다. 과도한 스트레칭은 관절에 부담을 주거나 병리적 염증을 일
으킬 수 있으니 주의하자.

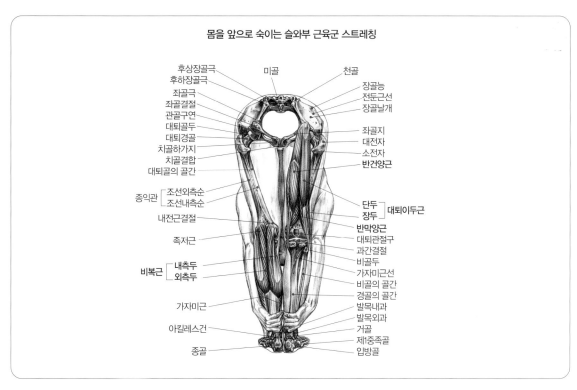

몸을 앞으로 숙이는 슬와부 근육군 스트레칭

후상장골극
후하장골극
좌골극
좌골결절
관골구연
대퇴골두
대퇴경골
치골하가지
치골결합
대퇴골의 골간
미골
천골
장골능
전둔근선
장골날개
좌골지
대전자
소전자
반건양근

종익관 ┌ 조선외측순
└ 조선내측순
내전근결절
족저근

단두
장두 ┐ **대퇴이두근**
반막양근
대퇴관절구
과간결절
비골근
가자미근선
비골의 골간
경골의 골간
발목내과
발목외과
거골
제1중족골
입방골

비복근 ┌ **내측두**
└ **외측두**
가자미근
아킬레스건
종골

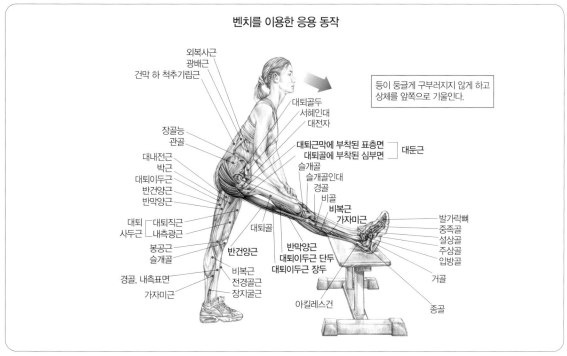

벤치를 이용한 응용 동작

외복사근
광배근
건막 하 척추기립근
대퇴골두
서혜인대
대전자

등이 둥글게 구부러지지 않게 하고
상체를 앞쪽으로 기울인다.

장골능
관골
대내전근
박근
대퇴이두근
반건양근
반막양근

대퇴근막에 부착된 표층면
대퇴골에 부착된 심부면 ┐ **대둔근**
슬개골
슬개골인대
경골
비골
비복근
가자미근

대퇴 ┌ 대퇴직근
사두근 └ 내측광근
봉공근
슬개골
경골, 내측표면
가자미근

대퇴골
반건양근
비복근
전경골근
장지굴근

발가락뼈
중족골
설상골
주상골
입방골
거골

반막양근
대퇴이두근 단두
대퇴이두근 장두
아킬레스건
종골

응용 동작 한 발로 서서 반대쪽 다리를 벤치 위에 얹은 다음 무릎을 완전히 펴고 발등을 당긴다 :

• 벤치 위로 올려놓은 다리의 대퇴 위에 손을 얹고 등을 약간 아치형으로 만든다. 대퇴 뒤쪽이 스트레칭되는 느낌
  에 집중하며 천천히 몸을 앞쪽으로 골반 높이까지 기울인다.

• 자세를 20초간 유지하여 자극에 집중하고 천천히 시작 자세로 돌아가 반대쪽으로 실시한다.

더 강하게 스트레칭하려면, 발끝을 몸 반대쪽으로 밀어내며 종아리 근육을 이완시킨다.

14 케이블 힙 어덕션 Cable Hip Adductions

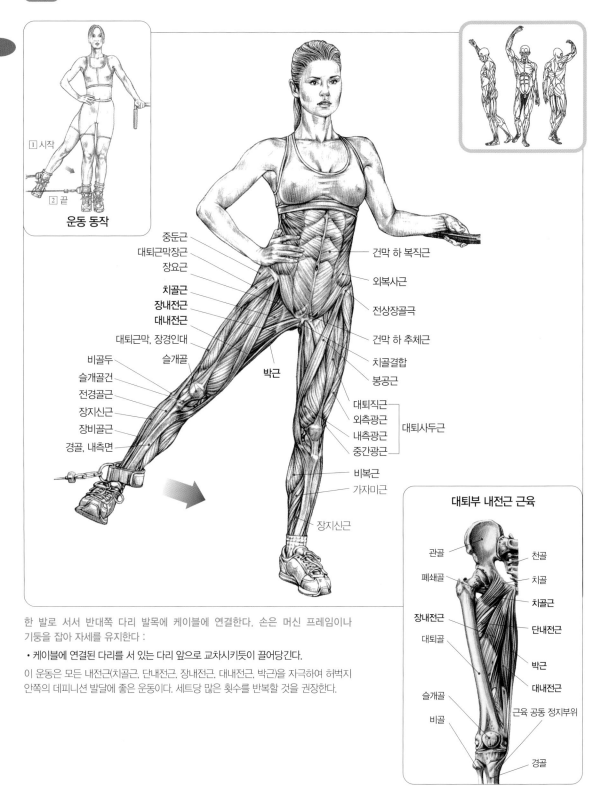

① 시작
② 끝

운동 동작

중둔근
대퇴근막장근
장요근
치골근
장내전근
대내전근
대퇴근막, 장경인대
비골두
슬개골건
전경골근
장지신근
장비골근
경골, 내측면
슬개골
박근

건막 하 복직근
외복사근
전상장골극
건막 하 추체근
치골결합
봉공근
대퇴직근
외측광근 ── 대퇴사두근
내측광근
중간광근
비복근
가자미근
장지신근

대퇴부 내전근 근육

관골
천골
폐쇄골
치골
치골근
장내전근
단내전근
대퇴골
박근
대내전근
슬개골
근육 공동 정지부위
비골
경골

한 발로 서서 반대쪽 다리 발목에 케이블에 연결한다. 손은 머신 프레임이나 기둥을 잡아 자세를 유지한다 :

• 케이블에 연결된 다리를 서 있는 다리 앞으로 교차시키듯이 끌어당긴다.

이 운동은 모든 내전근(치골근, 단내전근, 장내전근, 대내전근, 박근)을 자극하여 허벅지 안쪽의 데피니션 발달에 좋은 운동이다. 세트당 많은 횟수를 반복할 것을 권장한다.

202

15 시티드 머신 힙 어덕션 Seated Machine Hip Adductions

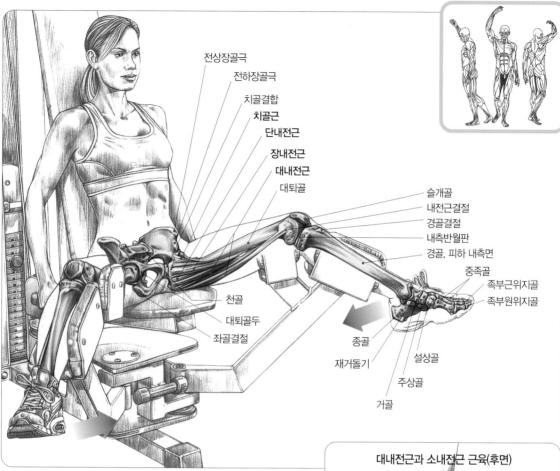

전상장골극
전하장골극
치골결합
치골근
단내전근
장내전근
대내전근
대퇴골
슬개골
내전근결절
경골결절
내측반월판
경골, 피하 내측면
중족골
족부근위지골
족부원위지골
천골
대퇴골두
좌골결절
종골
재거돌기
설상골
주상골
거골

다리를 벌리고 머신에 앉는다 :

• 다리를 모아 대퇴부를 안쪽으로 당긴다.
• 천천히 시작 자세로 돌아간다.

내전근(치골근, 단내전근, 중내전근, 대내전근, 박근)에 매우 효과적인 운동이다. 케이블 힙 어덕션보다 더 무거운 무게를 이용할 수 있지만, 운동 폭에 제한이 따른다는 단점이 있다. 다리가 욱신거리기 시작할 때까지 여러 번 반복하면 최상의 효과를 얻을 수 있다.

Point 이 운동은 내전근을 강화하는 데 좋다. 그러나 내전근은 운동 강도를 높였을 때 부상을 입기 쉽다. 그러므로 중량을 올리고 싶다면 단계적으로 해야 하며 운동을 마치고 나서는 스트레칭과 같은 마무리 운동을 하는 것이 좋다.

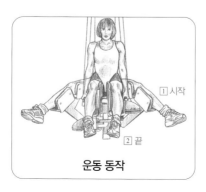

1 시작
2 끝

운동 동작

대내전근과 소내전근 근육(후면)

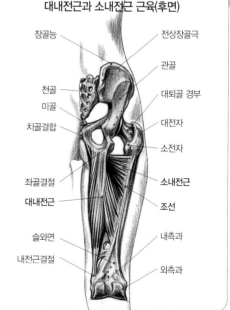

장골능
전상장골극
관골
천골
대퇴골 경부
미골
대전자
치골결합
소전자
좌골결절
소내전근
대내전근
조선
슬와면
내측과
내전근결절
외측과

16 스탠딩 카프 레이즈 Standing Calf Raises

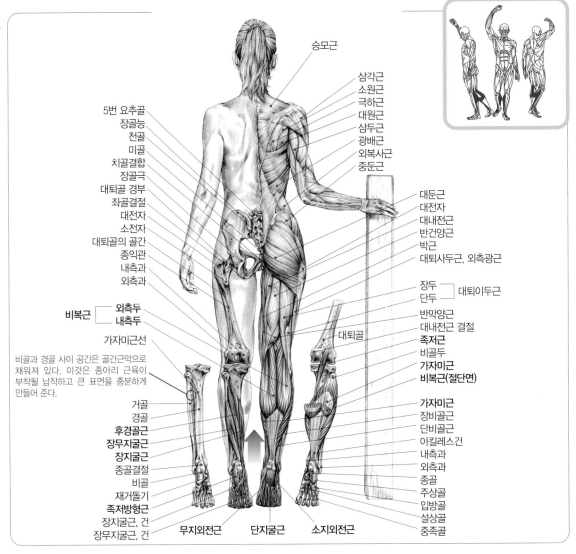

승모근

삼각근
소원근
극하근
대원근
삼두근
광배근
외복사근
중둔근

대둔근
대전자
대내전근
반건양근
박근
대퇴사두근, 외측광근

장두
단두 ┐ 대퇴이두근

반막양근
대내전근 결절
족저근
비골두
가자미근
비복근(절단면)

가자미근
장비골근
단비골근
아킬레스건
내측과
외측과
종골
주상골
입방골
설상골
중족골

5번 요추골
장골능
천골
미골
치골결합
장골극
대퇴골 경부
좌골결절
대전자
소전자
대퇴골의 골간
종익관
내측과
외측과

비복근 ┌ **외측두**
        └ **내측두**

가자미근선

비골과 경골 사이 공간은 골간근막으로 채워져 있다. 이것은 종아리 근육이 부착될 납작하고 큰 표면을 충분하게 만들어 준다.

거골
경골
후경골근
장무지굴근
장지굴근
종골결절
비골
재거돌기
족저방형근
장지굴근, 건
장무지굴근, 건

대퇴골

무지외전근   단지굴근   소지외전근

한 손으로 지지대를 잡고 스텝퍼 위에 두 발을 절반만 걸쳐 올린다 :

• 천천히 발꿈치를 낮추며 발목을 구부려 종아리를 스트레칭한다.
• 다시 발가락 끝으로 서면서 발목을 편다. 무릎은 곧게 펴거나 약간만 구부린다.

근육이 타는 느낌이 들 때까지 긴 시간동안 천천히 시행하도록 한다.
근육의 수축과 신전이 결합된 이 동작은 종아리 운동을 시작하기 전 준비 운동으로 실시하면 부상을 방지할 수 있으며, 마무리 운동으로 실시하면 근육이 스트레칭되는 시원함을 느낄 수 있다. 이 운동은 비복근과 가자미근으로 이루어진 하퇴삼두근과 장무지굴근, 후경골근, 장지굴근을 집중적으로 단련시킨다.

Point 이 동작은 단지굴근, 족저방형근과 같은 발바닥 근육을 스트레칭하는 데 아주 좋은 운동이다. 또한 족저건막을 좀 더 유연하고 탄력있게 해주는 효과도 있다.

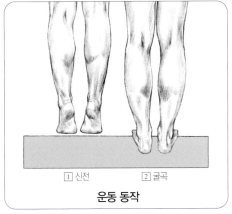

① 신전   ② 굴곡

운동 동작

17 머신 스탠딩 카프 레이즈 Machine Standing Calf Raises

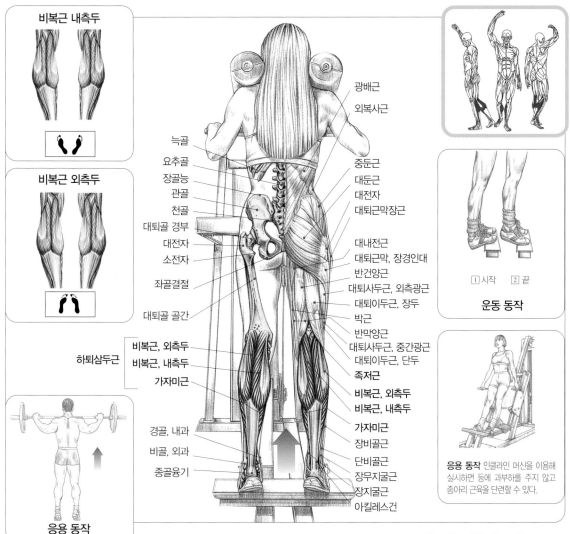

비복근 내측두

비복근 외측두

하퇴삼두근

응용 동작

광배근
외복사근

늑골
요추골
장골능
관골
천골
대퇴골 경부
대전자
소전자
좌골결절
대퇴골 골간

중둔근
대둔근
대전자
대퇴근막장근

대내전근
대퇴근막, 장경인대
반건양근
대퇴사두근, 외측광근
대퇴이두근, 장두
박근
반막양근
대퇴사두근, 중간광근
대퇴이두근, 단두
족저근
비복근, 외측두
비복근, 내측두
가자미근
장비골근
단비골근
장무지굴근
장지굴근
아킬레스건

비복근, 외측두
비복근, 내측두
가자미근

경골, 내과
비골, 외과
종골융기

① 시작   ② 끝

운동 동작

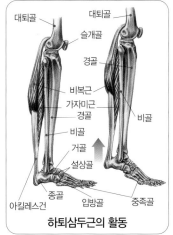

응용 동작 인클라인 머신을 이용해
실시하면 등에 과부하를 주지 않고
종아리 근육을 단련할 수 있다.

허리를 꼿꼿하게 세우고 서서 어깨는 패드 아래에 고정한다. 종아리의 긴장을 푼 상태로 발꿈치는 아래로 떨어지도록 하고 발의 절반만 발판 위에 올려 놓는다 :

• 무릎이 구부러지지 않도록 주의하며 발꿈치를 들어 올려 발을 편다.

가자미근과 비복근 내 · 외측두를 포함한 하퇴삼두근을 단련하는 운동이다. 매회 정확한 동작으로 시행해야 효과를 볼 수 있다. 이론상으로는 발끝이 바깥을 보게 하면 비복근 내측두가 발달되고, 발끝이 안쪽을 보게 하면 비복근 외측두가 발달된다고 한다. 그러나 실제로는 가자미근과 비복근의 분열만 초래할 뿐으로 이론상의 효과를 기대하기는 어렵다. 비복근을 이완시키기 위해 무릎을 구부리면 가자미근에 더 많은 부하가 가해지게 된다.

응용 동작 랙에서 바벨을 들고 발밑에 발판을 깔고 운동해도 된다. 균형을 잡기 힘들면 발판 없이 해도 되지만 그러면 가동 범위가 줄어든다. 인클라인 머신에서 실시하면 등에 과부하를 주지 않고 종아리 근육을 단련할 수 있다.

Point 하퇴삼두근은 평상시 우리가 걸을 때 사용하는 부위로서, 전체 체중을 하루에도 수천 번씩 들어 올리는 매우 강력한 근육이다. 주저하지 말고 무거운 중량을 사용하자.

대퇴골
슬개골
경골
비복근
가자미근
경골
비골
비골
거골
설상골
종골
입방골
중족골
아킬레스건

하퇴삼두근의 활동

18 원 - 레그 덤벨 카프 레이즈 One-Leg Dumbbell Calf Raises

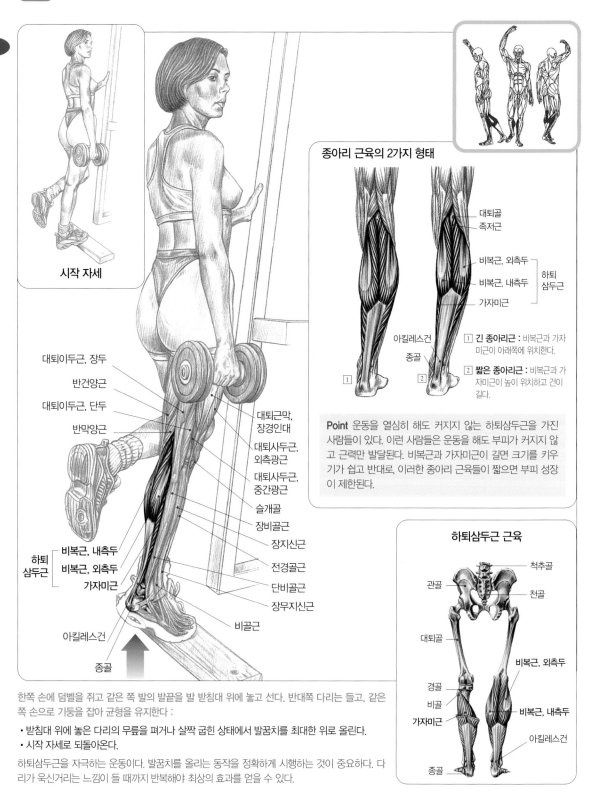

시작 자세

종아리 근육의 2가지 형태

대퇴골
족저근
비복근, 외측두
비복근, 내측두
가자미근
아킬레스건
종골

1 **긴 종아리근** : 비복근과 가자미근이 아래쪽에 위치한다.
2 **짧은 종아리근** : 비복근과 가자미근이 높이 위치하고 건이 길다.

하퇴삼두근

Point 운동을 열심히 해도 커지지 않는 하퇴삼두근을 가진 사람들이 있다. 이런 사람들은 운동을 해도 부피가 커지지 않고 근력만 발달된다. 비복근과 가자미근이 길면 크기를 키우기가 쉽고 반대로, 이러한 종아리 근육들이 짧으면 부피 성장이 제한된다.

대퇴이두근, 장두
반건양근
대퇴이두근, 단두
반막양근

대퇴근막, 장경인대
대퇴사두근, 외측광근
대퇴사두근, 중간광근
슬개골
장비골근
장지신근
전경골근
단비골근
장무지신근
비골근

하퇴삼두근
비복근, 내측두
비복근, 외측두
가자미근

아킬레스건
종골

하퇴삼두근 근육

척추골
관골
천골
대퇴골
경골
비골
가자미근
비복근, 외측두
비복근, 내측두
아킬레스건
종골

한쪽 손에 덤벨을 쥐고 같은 쪽 발의 발끝을 발 받침대 위에 놓고 선다. 반대쪽 다리는 들고, 같은 쪽 손으로 기둥을 잡아 균형을 유지한다 :

• 받침대 위에 놓은 다리의 무릎을 펴거나 살짝 굽힌 상태에서 발꿈치를 최대한 위로 올린다.
• 시작 자세로 되돌아온다.

하퇴삼두근을 자극하는 운동이다. 발꿈치를 올리는 동작을 정확하게 시행하는 것이 중요하다. 다리가 욱신거리는 느낌이 들 때까지 반복해야 최상의 효과를 얻을 수 있다.

19 덩키 카프 레이즈 Donkey Calf Raises

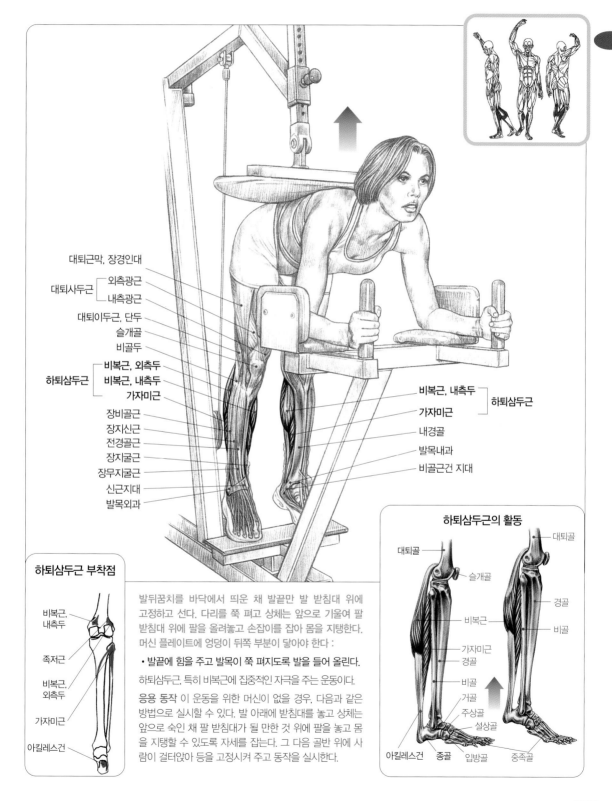

대퇴근막, 장경인대
대퇴사두근 ─ 외측광근
내측광근
대퇴이두근, 단두
슬개골
비골두
하퇴삼두근 ─ 비복근, 외측두
비복근, 내측두
가자미근
장비골근
장지신근
전경골근
장지굴근
장무지굴근
신근지대
발목외과

비복근, 내측두
가자미근 ─ 하퇴삼두근
내경골
발목내과
비골근건 지대

하퇴삼두근 부착점

비복근,
내측두

족저근

비복근,
외측두

가자미근

아킬레스건

발뒤꿈치를 바닥에서 띄운 채 발끝만 발 받침대 위에 고정하고 선다. 다리를 쭉 펴고 상체는 앞으로 기울여 팔 받침대 위에 팔을 올려놓고 손잡이를 잡아 몸을 지탱한다. 머신 플레이트에 엉덩이 뒤쪽 부분이 닿아야 한다 :

• 발끝에 힘을 주고 발목이 쭉 펴지도록 발을 들어 올린다.

하퇴삼두근, 특히 비복근에 집중적인 자극을 주는 운동이다.

응용 동작 이 운동을 위한 머신이 없을 경우, 다음과 같은 방법으로 실시할 수 있다. 발 아래에 받침대를 놓고 상체는 앞으로 숙인 채 팔 받침대가 될 만한 것 위에 팔을 놓고 몸을 지탱할 수 있도록 자세를 잡는다. 그 다음 골반 위에 사람이 걸터앉아 등을 고정시켜 주고 동작을 실시한다.

하퇴삼두근의 활동

대퇴골

대퇴골

슬개골

비복근

경골

비골

가자미근
경골

비골

거골
주상골
설상골

아킬레스건 종골 입방골 중족골

20 시티드 머신 카프 레이즈 Seated Machine Calf Raises

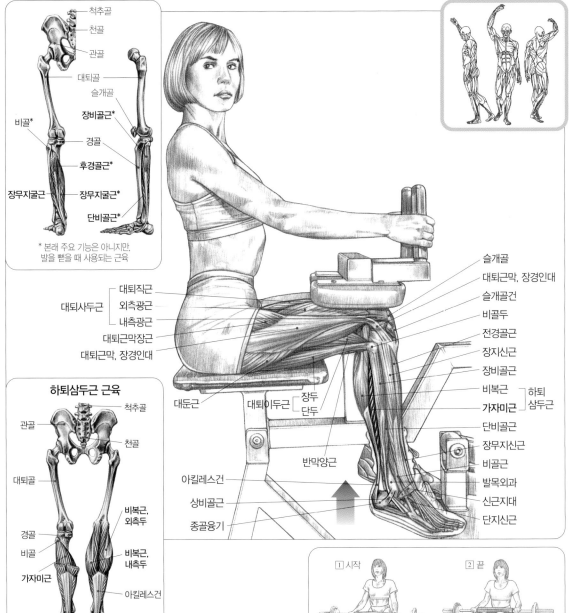

왼쪽 위 골격도 라벨:
- 척추골
- 천골
- 관골
- 대퇴골
- 슬개골
- 장비골근*
- 비골*
- 경골
- 후경골근*
- 장무지굴근
- 장무지굴근*
- 단비골근*

* 본래 주요 기능은 아니지만, 발을 뻗을 때 사용되는 근육

대퇴사두근 라벨:
- 대퇴직근
- 외측광근
- 내측광근
- 대퇴근막장근
- 대퇴근막, 장경인대

오른쪽 라벨:
- 슬개골
- 대퇴근막, 장경인대
- 슬개골건
- 비골두
- 전경골근
- 장지신근
- 장비골근
- 비복근 ─ 하퇴삼두근
- 가자미근 ─ 하퇴삼두근
- 단비골근
- 장무지신근
- 비골근
- 발목외과
- 신근지대
- 단지신근

중앙 하부 라벨:
- 대둔근
- 대퇴이두근 [장두 / 단두]
- 반막양근
- 아킬레스건
- 상비골근
- 종골융기

하퇴삼두근 근육

- 척추골
- 관골
- 천골
- 대퇴골
- 비복근, 외측두
- 경골
- 비골
- 비복근, 내측두
- 가자미근
- 아킬레스건
- 종골

머신에 앉아 무릎이 패드 아래에 고정되도록 한다. 발끝은 발 받침대 위에 걸쳐 놓고 발목의 긴장을 푼다 :

• 발을 펴고 발끝을 세운다.

이 운동은 가자미근을 발달시킨다. 가자미근은 무릎 아래에 위치한 근육 중 가장 위에 붙어 있는 근육으로, 흔히 아킬레스건이라고 부르는 종골건 을 통해 종골에 연결되며 발목을 펼 때 사용된다.
무릎을 구부리면 무릎 관절 위와 종골건 아래에 붙어 있는 비복근을 이완 시켜 발목을 펼 때 과부하가 걸리는 것을 막는다.

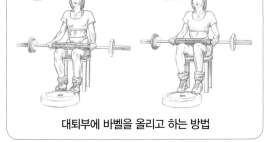

대퇴부에 바벨을 올리고 하는 방법

① 시작   ② 끝

응용 동작 머신이 없다면 발 받침대를 놓고 벤치에 앉은 다음 바벨 을 대퇴부 위에 올려놓고 실시할 수도 있다. 이때 바벨에 고무패드 를 감싸고 사용하는 것이 좋다.

21 시티드 바벨 카프 레이즈 Seated Barbell Calf Raises

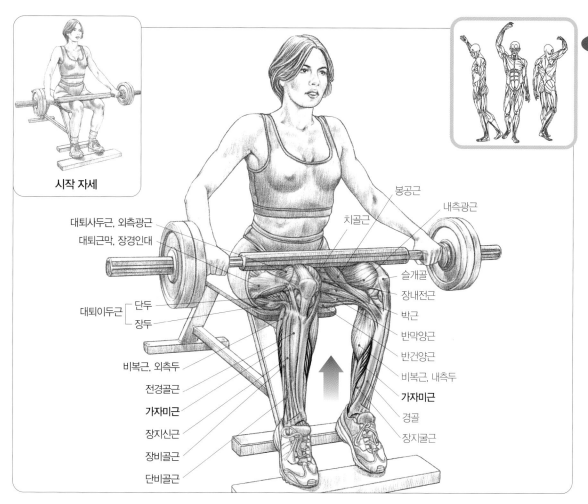

시작 자세

봉공근
내측광근
치골근
대퇴사두근, 외측광근
대퇴근막, 장경인대
슬개골
장내전근
대퇴이두근 ┌ 단두
└ 장두
박근
반막양근
반건양근
비복근, 외측두
비복근, 내측두
전경골근
가자미근
가자미근
경골
장지신근
장지굴근
장비골근
단비골근

벤치에 앉아 발끝을 받침대에 올리고 바벨을 허벅지 위에 놓는다 :

• 발끝에 힘을 주며 발목을 쭉 편다.

가자미근을 주로 자극하는 운동이다. 가자미근은 무릎 관절 아래 부분 중에서도 위쪽에 붙어 흔히 아킬레스건이라고 불리는 종골건을 통해 종골에 연결되며, 발목을 펼 때 사용되는 근육이다. 다소 무거운 중량도 허용되는 카프 레이즈와는 달리, 이 운동은 가벼운 무게를 이용하는 것이 좋다. 무거운 무게를 들어서 무릎에 올리는 것이 상당히 힘들기 때문이다. 15~20회씩 여러 세트 반복하면 최상의 효과를 얻을 수 있다.

⚠️ **주의** 허벅지 위에 바벨을 놓기 전에 고무 패드나 타월 등으로 바를 감싸면 대퇴 부위의 통증을 줄일 수 있다.

응용 동작 벤치에 앉아 덤벨이나 바벨 없이 시행할 수도 있다. 이 경우 역시 다리가 당길 때까지 여러 번 반복한다.

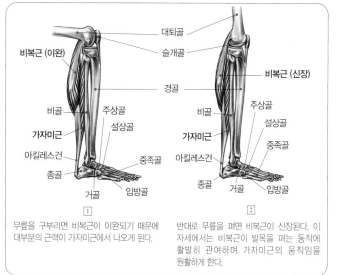

대퇴골
비복근 (이완)
슬개골
비복근 (신장)
경골
비골
주상골
비골
주상골
가자미근
설상골
가자미근
설상골
아킬레스건
중족골
중족골
아킬레스건
종골
종골
거골
입방골
거골
입방골

1️⃣ 무릎을 구부리면 비복근이 이완되기 때문에 대부분의 근력이 가자미근에서 나오게 된다.

2️⃣ 반대로 무릎을 펴면 비복근이 신장된다. 이 자세에서는 비복근이 발목을 펴는 동작에 활발히 관여하며 가자미근의 움직임을 원활하게 한다.

종아리 스트레칭

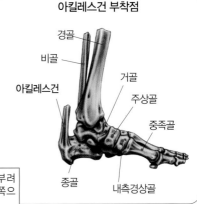

아킬레스건 부착점

경골
비골
아킬레스건
거골
주상골
중족골
종골
내측경상골

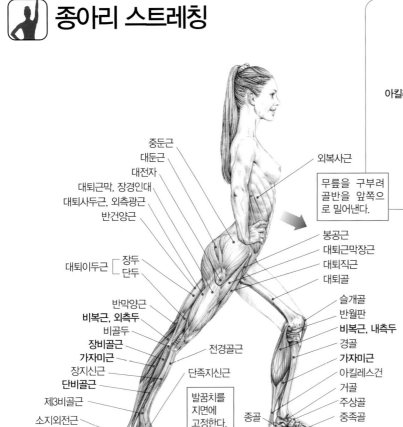

중둔근
대둔근
대전자
대퇴근막, 장경인대
대퇴사두근, 외측광근
반건양근

외복사근

무릎을 구부려 골반을 앞쪽으로 밀어낸다.

봉공근
대퇴근막장근
대퇴직근
대퇴골

대퇴이두근 [장두 단두]

반막양근
비복근, 외측두
비골두
장비골근
가자미근
장지신근
단비골근
제3비골근
소지외전근
제5중족골 결절

전경골근

단족지신근

발꿈치를 지면에 고정한다.

하비골근지대

슬개골
반월판
비복근, 내측두
경골
가자미근
아킬레스건
거골
주상골
중족골
종골
내측설상골

힙에 손을 얹고 한쪽 발을 앞으로 뻗어 무릎을 구부린다. 반대쪽 다리는 완전히 펴서 런지 자세로 선다. 발과 무릎은 일직선 상태를 유지해야 한다 :

• 뒤쪽 다리는 발꿈치를 지면에 고정 시킨 채 완전히 펴고 앞쪽 다리는 골반 앞쪽으로 무릎을 구부린다.
• 자세를 유지하여 다리 뒤쪽이 스트레칭되는 것을 느낀다.

이 운동은 구부리는 근육인 비복근과 가자미근으로 이루어진 하퇴삼두근, 그리고 하퇴삼두근 심부 아래쪽에 위치한 경골후면을 집중적으로 늘여준다. 단비골근과 장비골근도 어느 정도 늘여주는 효과가 있다.

긴 종아리와 짧은 종아리

① 긴 종아리는 힘줄이 잘 발달하지 않았고, 무게가 무거워서 달리기에 적합하지 않다. 반면에 트레이닝을 통해 크고 강하게 키우기엔 좋다.

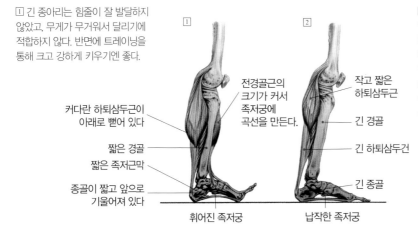

커다란 하퇴삼두근이 아래로 뻗어 있다

전경골근의 크기가 커서 족저궁에 곡선을 만든다.

짧은 경골
짧은 족저근막
종골이 짧고 앞으로 기울어져 있다

휘어진 족저궁

작고 짧은 하퇴삼두근
긴 경골
긴 하퇴삼두건
긴 종골

납작한 족저궁

② 짧은 종아리는 힘줄이 잘 발달했으며, 힘줄이 늘어날 때 운동에 너지를 많이 저장해 놨다가 추진 력이 필요할 때 스프링처럼 방출 한다. 이처럼 가늘고 가벼운 종아 리는 달리기에 적합하지만, 트레 이닝으로 매스를 키우기엔 적합 하지 않다.

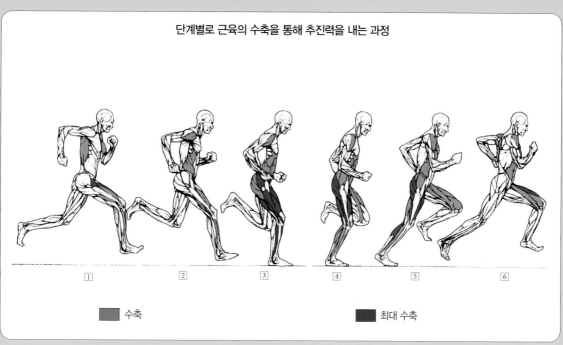

단계별로 근육의 수축을 통해 추진력을 내는 과정

■ 수축   ■ 최대 수축

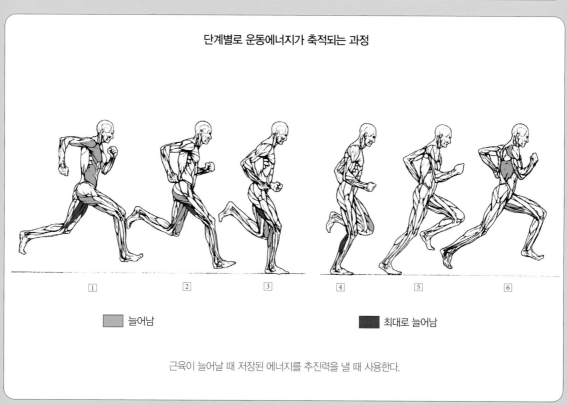

단계별로 운동에너지가 축적되는 과정

■ 늘어남   ■ 최대로 늘어남

근육이 늘어날 때 저장된 에너지를 추진력을 낼 때 사용한다.

06

둔부 강화 운동

BUTTOCKS

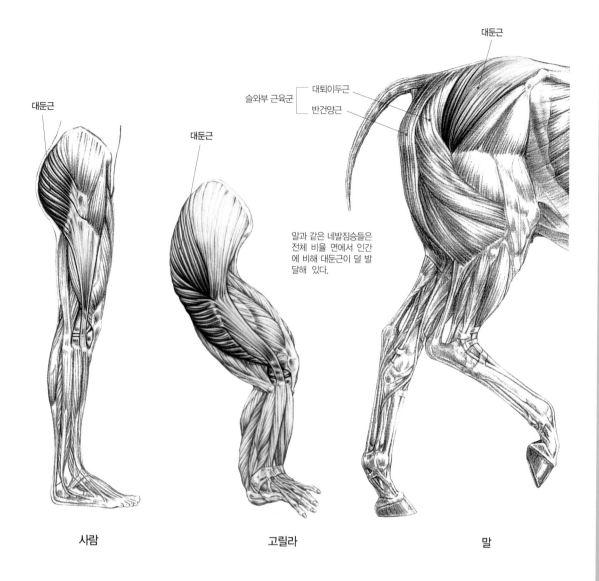

대둔근

대둔근

슬와부 근육군 {
대퇴이두근
반건양근

대둔근

말과 같은 네발짐승들은
전체 비율 면에서 인간
에 비해 대둔근이 덜 발
달해 있다.

사람   고릴라   말

인간의 특징, 엉덩이

두 발로 걸을 수 있는 일부 대형 영장류들이 있긴 하지만, 인간은 두
발 보행에 완전히 적응한 극소수의 포유류 중 하나이며 유일한 영장
류이다. 이러한 보행 양상과 직접적으로 관련이 있는 구조적 특징은
바로 엉덩이, 특히 크게 발달한 대둔근이다. 대둔근은 인체에서 가장
크고 강력한 근육이다.

엉덩이 주변 근육의 발달은 인간을 상징하는 특징이라 할 수 있다.
인간과는 달리 네발짐승의 엉덩이 근육은 비율적으로 크게 발달되
어 있지 않다. 대표적인 예로 말의 엉덩이를 들 수 있는데, 말의 엉덩
이는 사실 대둔근이 아닌 슬와부 근육군(인간의 넙적다리 뒤쪽)으로
이루어져 있다.

인간의 대둔근은 고관절을 펴는 역할을 하지만, 실제 보행에서는 그
리 중요한 작용을 하지 않는다. 대신, 슬와부 근육군이 각 걸음마다
골반을 바로 세우고 고관절을 펴는 데 주된 역할을 한다. 걸을 때 엉
덩이에 손을 대보면 대둔근이 크게 수축하지 않는다는 것을 느낄 수
있을 것이다.

그러나 언덕을 오를 때나 빠르게 걸을 때 또는 달릴 때와 같이 보다
큰 힘이 요구되는 동작을 취하면, 고관절을 확장시키고 몸을 바로 세
우는 작용에 엉덩이 근육들이 동원된다.

바로 이러한 생체역학적 특징때문에 굿모닝이나 레그 레이즈와 같
은 운동에서 중량에 따라 엉덩이와 슬와부의 근육들을 분리하여 단
련해야 하는 것이다.

1 바벨 런지 Barbell Lunges

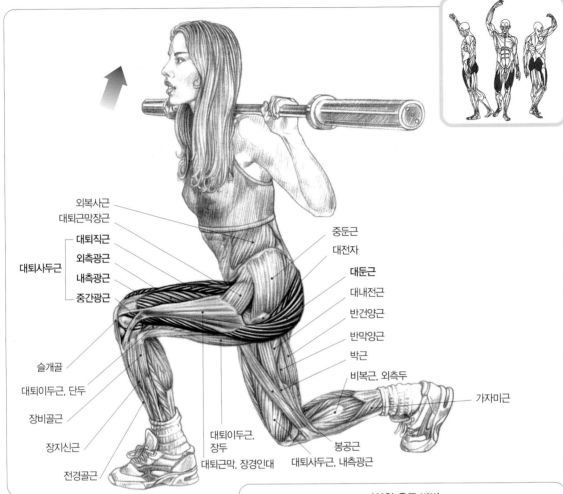

외복사근
대퇴근막장근
대퇴직근
외측광근
대퇴사두근
내측광근
중간광근
슬개골
대퇴이두근, 단두
장비골근
장지신근
전경골근

중둔근
대전자
대둔근
대내전근
반건양근
반막양근
박근
비복근, 외측두
가자미근

대퇴이두근, 장두
대퇴근막, 장경인대
봉공근
대퇴사두근, 내측광근

바를 목 뒤의 승모근 위에 올리고 다리는 적당히 벌려서 선다 :

• 숨을 들이마시면서 몸을 가능한 한 곧게 유지하며 한쪽 발을 앞으로 내민다. 이때 대퇴부는 수평에 가까워야 한다.
• 시작 자세로 돌아가며 숨을 내쉰다.

대둔근을 집중적으로 자극하는 운동으로, 다리의 폭을 좁히거나 넓혀서 실시할 수 있다. 폭을 좁게 할 경우에는 대퇴사두근을 단련하기에 좋고, 넓게 할 경우에는 대퇴직근과 다리 뒤쪽 근육이 당겨지면서 천골요부와 대둔근이 단련되는 효과가 있다.

Point 앞으로 내민 발에 온몸의 무게가 실리기 때문에 균형 감각이 필수이다. 처음에는 가벼운 무게로 시작하는 것이 좋다.

다양한 운동 방법

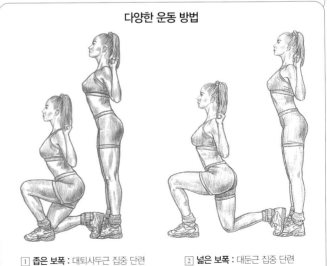

1 **좁은 보폭** : 대퇴사두근 집중 단련   2 **넓은 보폭** : 대둔근 집중 단련

2 덤벨 런지 Dumbbell Lunges

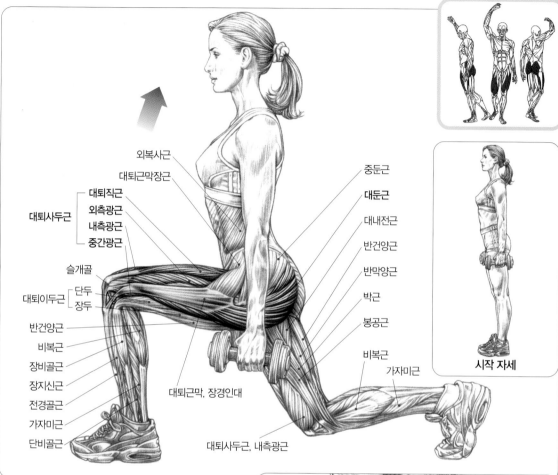

외복사근
대퇴근막장근
대퇴직근
외측광근
내측광근
중간광근
대퇴사두근
슬개골
대퇴이두근 ─ 단두
         ─ 장두
반건양근
비복근
장비골근
장지신근
전경골근
가자미근
단비골근
대퇴근막, 장경인대
대퇴사두근, 내측광근

중둔근
대둔근
대내전근
반건양근
반막양근
박근
봉공근
비복근
가자미근

시작 자세

양손에 각각 덤벨을 든 상태에서 다리를 살짝 벌리고 선다 :

• 몸을 최대한 바로 세운 상태에서 숨을 들이마시며 앞으로 크 게 한 발짝을 내딛는다. 내딛은 다리의 대퇴부가 지면과 수 평을 이루거나 그보다 약간 내려갈 때, 다리에 힘을 주어 펴 면서 시작 자세로 돌아온다. 마지막 동작에서 숨을 내쉰다.

이 운동의 주동근은 대둔근과 대퇴사두근이다.

응용 동작 보폭이 클수록, 내딛은 다리의 대둔근이 더 많이 동 원되고 뒤쪽 다리의 장요근과 대퇴직근이 많이 스트레칭된다. 보폭이 짧으면 내딛은 다리의 대퇴사두근이 독립적으로 동원 된다.

한쪽 다리로 한 세트를 마치고, 반대쪽 다리로 새로운 세트를 시작하거나, 한 세트에서 다리를 번갈아가며 실시할 수도 있다.

> **Point** 내딛은 다리에 모든 체중이 실리기 때문에 균형 감각 이 필요하다. 무릎을 보호하기 위해 가벼운 중량으로 실시 한다.

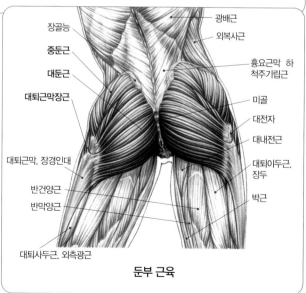

장골능
중둔근
대둔근
대퇴근막장근
대퇴근막, 장경인대
반건양근
반막양근
대퇴사두근, 외측광근

광배근
외복사근
흉요근막 하 척주기립근
미골
대전자
대내전근
대퇴이두근, 장두
박근

둔부 근육

무릎의 불안정성

무릎을 펴면 내·외측측부인대들이 신장되고 무릎 관절의 외전이 제한된다. 무릎을 펴고 똑바로 선 자세에서는 무릎 관절의 위와 아래가 꽉 맞물려 잠기게 되므로 무릎 관절을 안정시키기 위해 근육이 수축을 할 필요가 없다. 무릎을 구부리면 내·외측측부인대들이 이완된다. 이 자세에서는 주변 근육들이 관절을 잡아 안정시키는 상태가 된다.

운동 시 자세를 잡거나 동작을 할 때 무릎을 구부린 상태에서 회전시키면 관절 내의 반월판이 전방으로 이동한다. 이 상태에서 무릎을 펼 때 조심해서 자세를 컨트롤하지 않으면 반월판이 정상 위치로 신속히 돌아오지 않는 경우가 있다. 이렇게 되면 반월판이 튀어나온 관절융기들 사이에 끼어 찢어지게 되는데, 이로 인해 반월판의 일부가 절단되면 이를 제거하기 위한 수술이 필요하다.

따라서 런지(214~215p)와 같은 비대칭 운동을 할 때는 무릎을 보호하기 위해서 동작의 속도와 자세를 조절해야 한다.

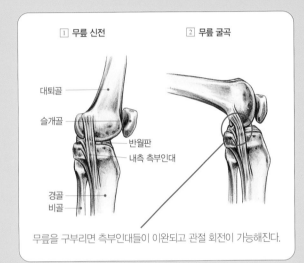

① 무릎 신전   ② 무릎 굴곡

대퇴골
슬개골
반월판
내측 측부인대
경골
비골

무릎을 구부리면 측부인대들이 이완되고 관절 회전이 가능해진다.

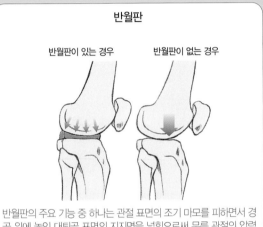

반월판

반월판이 있는 경우   반월판이 없는 경우

반월판의 주요 기능 중 하나는 관절 표면의 조기 마모를 피하면서 경골 위에 놓인 대퇴골 표면의 지지면을 넓힘으로써 무릎 관절의 압력을 분산시키는 것이다.

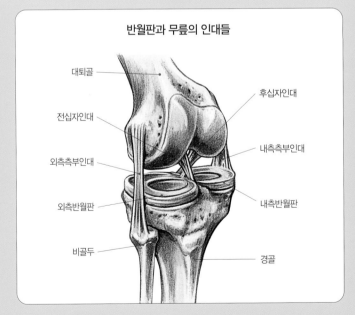

반월판과 무릎의 인대들

대퇴골
후십자인대
전십자인대
내측측부인대
외측측부인대
외측반월판
내측반월판
비골두
경골

3 케이블 킥백 Cable Kick Back

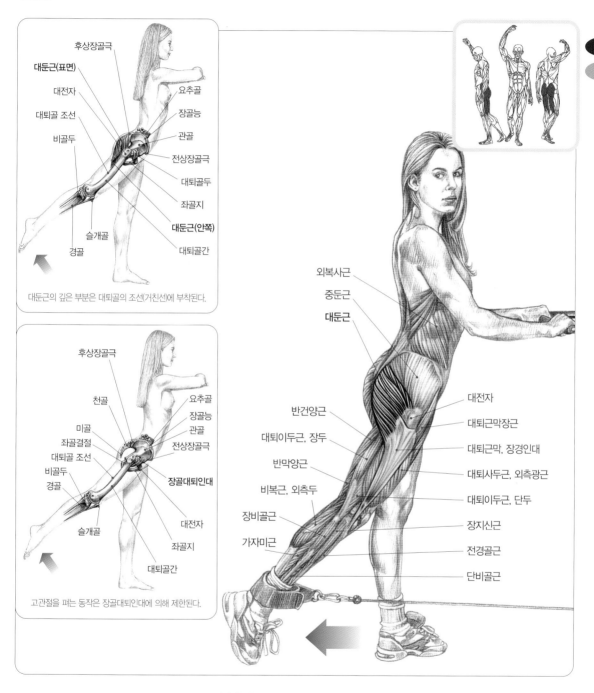

대둔근의 깊은 부분은 대퇴골의 조선(거친선)에 부착된다.

후상장골극
대둔근(표면)
대전자
대퇴골 조선
비골두
슬개골
경골
요추골
장골능
관골
전상장골극
대퇴골두
좌골지
대둔근(안쪽)
대퇴골간

대둔근의 깊은 부분은 대퇴골의 조선(거친선)에 부착된다.

후상장골극
천골
미골
좌골결절
대퇴골 조선
비골두
경골
슬개골
요추골
장골능
관골
전상장골극
장골대퇴인대
대전자
좌골지
대퇴골간

고관절을 펴는 동작은 장골대퇴인대에 의해 제한된다.

외복사근
중둔근
대둔근
반건양근
대퇴이두근, 장두
반막양근
비복근, 외측두
장비골근
가자미근
대전자
대퇴근막장근
대퇴근막, 장경인대
대퇴사두근, 외측광근
대퇴이두근, 단두
장지신근
전경골근
단비골근

머신에 정면으로 서서 한쪽 다리를 케이블에 연결하고 반대쪽 다리는 몸을 지탱할 수 있게 자세를 잡은 다음 손잡이를 잡는다 :

• 힙 익스텐션을 실시하며 다리를 뒤로 당긴다. 힙 익스텐션은 장골대퇴인대에 의해 제한된다.

이 운동은 대둔근을 집중적으로 자극하며 대퇴이두근 단두를 제외한 대퇴부 근육에도 적절한 부하를 가하는 운동이다. 둔근 전체를 단단하게 만들어 힙선을 정리해주는 효과도 있다.

4 머신 힙 익스텐션 Machine Hip Extensions

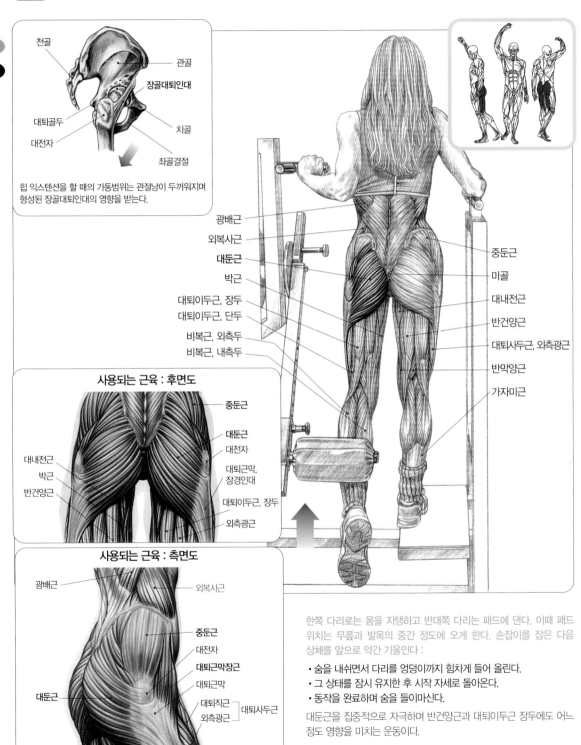

천골
관골
장골대퇴인대
대퇴골두
치골
대전자
좌골결절

힙 익스텐션을 할 때의 가동범위는 관절낭이 두꺼워지며 형성된 장골대퇴인대의 영향을 받는다.

광배근
외복사근
대둔근
박근
대퇴이두근, 장두
대퇴이두근, 단두
비복근, 외측두
비복근, 내측두

중둔근
미골
대내전근
반건양근
대퇴사두근, 외측광근
반막양근
가자미근

사용되는 근육 : 후면도

중둔근
대둔근
대전자
대퇴근막,
장경인대
대퇴이두근, 장두
외측광근

대내전근
박근
반건양근

사용되는 근육 : 측면도

광배근
외복사근
중둔근
대전자
대퇴근막장근
대퇴근막
대둔근
대퇴직근
외측광근
대퇴사두근
대내전근
반건양근
대퇴이두근, 장두

한쪽 다리로는 몸을 지탱하고 반대쪽 다리는 패드에 댄다. 이때 패드 위치는 무릎과 발목의 중간 정도에 오게 한다. 손잡이를 잡은 다음 상체를 앞으로 약간 기울인다 :

• 숨을 내쉬면서 다리를 엉덩이까지 힘차게 들어 올린다.
• 그 상태를 잠시 유지한 후 시작 자세로 돌아온다.
• 동작을 완료하며 숨을 들이마신다.

대둔근을 집중적으로 자극하며 반건양근과 대퇴이두근 장두에도 어느 정도 영향을 미치는 운동이다.

5 어시스티드 풀업/딥 머신을 사용한 힙 익스텐션

Hip Extensions Using The Assisted Pull - up And Dip Machine

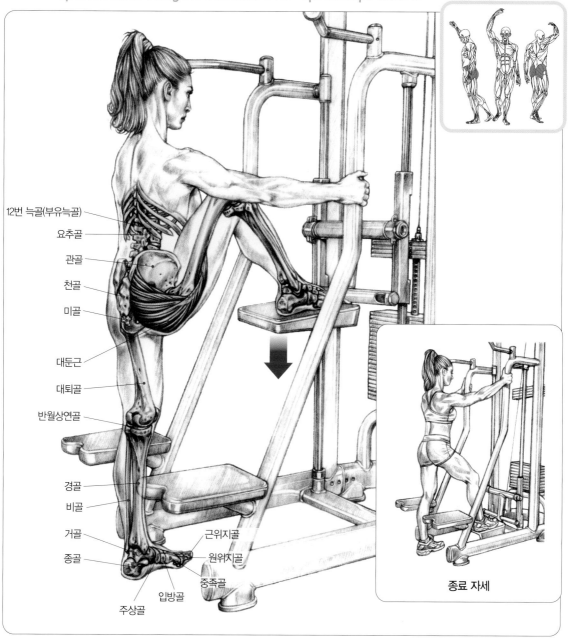

12번 늑골(부유늑골)
요추골
관골
천골
미골
대둔근
대퇴골
반월상연골
경골
비골
거골
종골
주상골
입방골
중족골
근위지골
원위지골

종료 자세

어시스티드 풀업/딥 머신을 사용한 조금은 특이한 힙 익스텐션이다. 한쪽 발은 땅을 딛고 반대쪽 발은 머신 발판에 올린다. 다리를 굽히고 머신 기둥을 꽉 잡는다 :

• 숨을 들이마신 다음 참고 다리를 뻗는다. 다리를 다 뻗고 숨을 내쉰다.
• 동작을 통제하며 천천히 시작 지점으로 돌아온다.

이 운동은 대둔근을 주로 자극하며, 그보단 약하지만 대퇴사두근도 자극한다. 대내전근을 스트레칭하는 효과도 있다. 이 운동의 흥미로운

점은 다리를 굽혔을 때 대둔근이 집중적으로 늘어나서 대둔근의 자극을 더 강하게 느낄 수 있다는 점이다. 엉덩이가 약한 사람이 이 운동을 실시하면 둔근 발달에 속도를 낼 수 있다. 세트당 10~20회가 가장 좋은 효과를 낸다.

Point 무거운 중량을 사용할 때 몸에 안정감을 더하고 싶으면 상체를 앞으로 더 숙이고 기둥을 꽉 잡자.

6 플로어 힙 익스텐션 | 바닥에서 Floor Hip Extensions

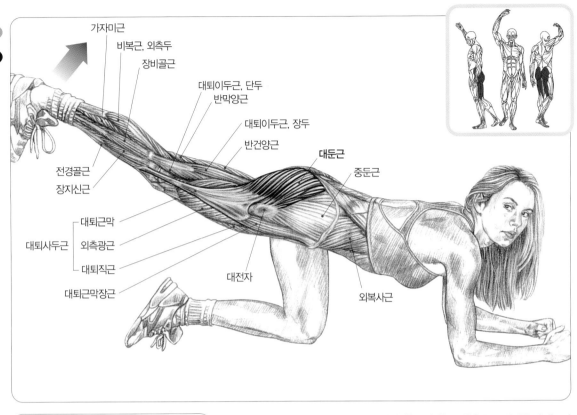

가자미근
비복근, 외측두
장비골근
대퇴이두근, 단두
반막양근
대퇴이두근, 장두
반건양근
대둔근
중둔근
전경골근
장지신근
대퇴근막
대퇴사두근 외측광근
대퇴직근
대퇴근막장근
대전자
외복사근

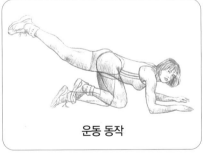

운동 동작

팔꿈치나 손으로 상체를 지탱하고 엎드려서, 한쪽 다리는 무릎을 꿇고 반대쪽 다리는 가슴까지 끌어당긴다 :

• 가슴 쪽으로 당긴 다리를 뒤쪽으로 힘껏 뻗는다.

무릎을 구부릴 때는 대둔근만 사용되고, 다리를 쭉 펼 때는 대퇴이두근과 대둔근, 두 가지 근육이 영향을 받게 된다.

마지막 동작에서 다리를 높게 하거나 낮게 하는 등 각도를 조절하여 실시할 수 있다. 또한 다리를 올린 상태로 몇 초간 정지하면 자극을 좀 더 느낄 수 있다. 강도를 높이고 싶다면 발목에 모래주머니 등을 달고 하면 좋다.

간단하면서도 효과가 커서 초보자에게도 추천하는 운동이다.

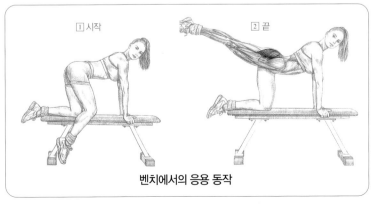

① 시작 ② 끝

벤치에서의 응용 동작

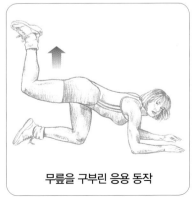

무릎을 구부린 응용 동작

7 브릿지 Bridges

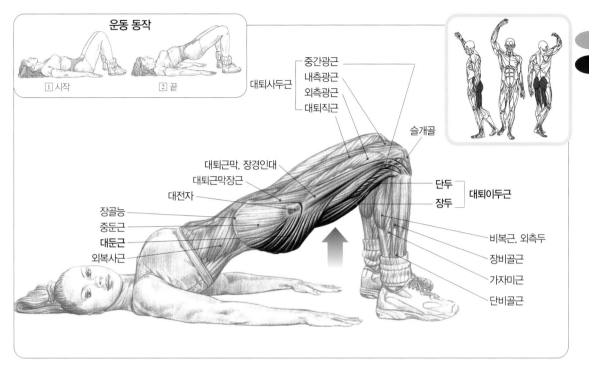

운동 동작

□ 시작
□ 끝

대퇴사두근
- 중간광근
- 내측광근
- 외측광근
- 대퇴직근

슬개골

대퇴근막, 장경인대
대퇴근막장근
대전자
장골능
중둔근
대둔근
외복사근

단두
장두
} 대퇴이두근

비복근, 외측두
장비골근
가자미근
단비골근

바닥에 누운 채로 양손을 펴서 몸 옆에 놓고 무릎을 구부린다 :

• 숨을 내쉬면서 발에 힘을 주어 골반을 들어 올린다.
• 자세를 몇 초간 유지한 후에 숨을 들이마시면서 엉덩이가 바닥에 닿지 않을 정도로 몸을 내린다.

이 운동은 슬와부 근육군과 대둔근을 주로 자극한다.
세트당 많은 횟수를 반복하는 게 좋고, 정점에서는 골반을 든 채로 근육을 수축하는 것이 좋다. 골반을 바닥 가까이로 내리지 않고 가동 범위를 좁혀서 운동해도 된다.

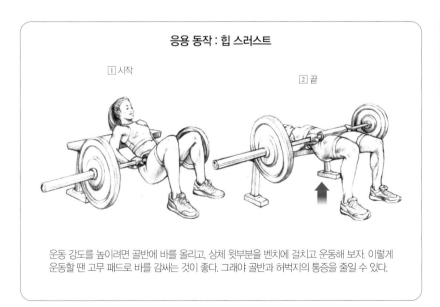

응용 동작 : 힙 스러스트

□ 시작
□ 끝

운동 강도를 높이려면 골반에 바를 올리고, 상체 윗부분을 벤치에 걸치고 운동해 보자. 이렇게 운동할 땐 고무 패드로 바를 감싸는 것이 좋다. 그래야 골반과 허벅지의 통증을 줄일 수 있다.

Point 브릿지는 쉽고 효과적이라서 웨이트트레이닝에서 빠지지 않는 종목이다. 하지만 브릿지는 사실 힙 익스텐션 운동의 일종이라는 것을 잊지 말자.

8 원-레그 브릿지 Bridges On One Leg

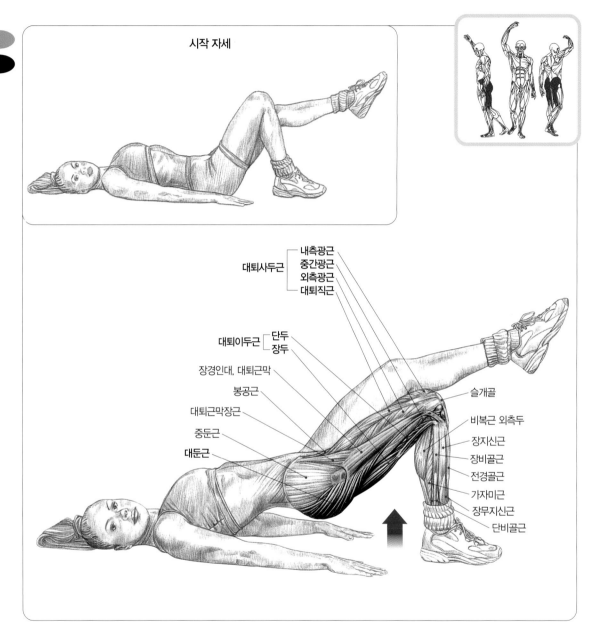

시작 자세

대퇴사두근
- 내측광근
- 중간광근
- 외측광근
- 대퇴직근

대퇴이두근
- 단두
- 장두

장경인대, 대퇴근막
봉공근
대퇴근막장근
중둔근
대둔근

슬개골
비복근 외측두
장지신근
장비골근
전경골근
가자미근
장무지신근
단비골근

바닥에 누워서 팔을 몸 옆에 두고, 손바닥을 땅에 붙인다. 한쪽 다리는 무릎을 굽혀서 발바닥을 땅에 붙이고, 반대쪽 다리는 뻗어서 들어 올린다 :

- 숨을 내쉬면서 바닥에서 엉덩이를 들고 발바닥으로 땅을 최대한 세게 민다.
- 자세를 몇 초간 유지한 후 숨을 들이마시면서 골반을 내린다. 이때 엉덩이가 바닥에 닿지 않게 주의한다.

이 운동은 슬와부 근육군(반건양근, 반막양근, 대퇴이두근)과 대둔근을 주로 자극한다. 고반복 세트를 실시하는 것이 좋으며, 골반을 다 들어올린 동작의 정점에서는 수축에 최대한 집중하자.

Point 한쪽으로 세트를 마친 후 반대쪽으로 실시해도 되고, 한 세트 안에서 매회 양다리를 번갈아 운동해도 좋다.

9 양발을 들고 하는 브릿지 Bridges With Both Feet Raised

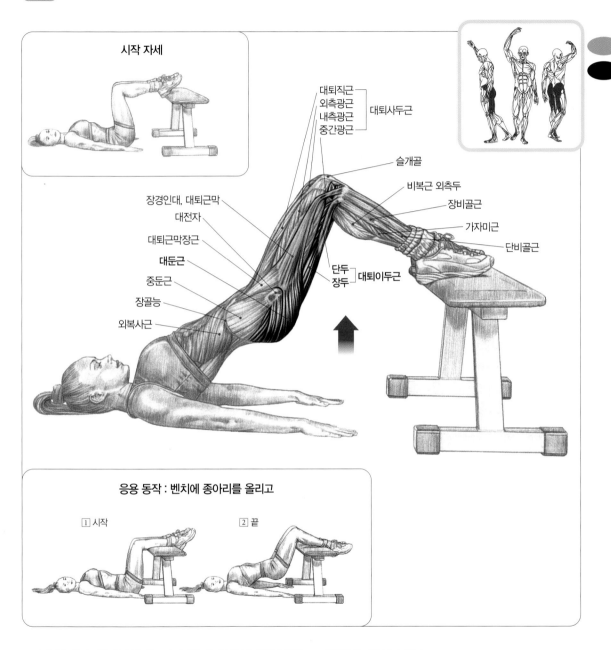

시작 자세

대퇴직근
외측광근 — 대퇴사두근
내측광근
중간광근

슬개골

비복근 외측두

장비골근

가자미근

단비골근

장경인대, 대퇴근막
대전자
대퇴근막장근
대둔근
중둔근
장골능
외복사근

단두
장두 — 대퇴이두근

응용 동작 : 벤치에 종아리를 올리고

① 시작   ② 끝

바닥에 누워서 팔을 몸 옆에 두고 손바닥을 땅에 붙인다. 벤치에 발을 올리고 허벅지를 수직으로 세운다 :

- 숨을 내쉬며 바닥에서 엉덩이를 든다.
- 자세를 몇 초간 유지한 후 숨을 들이마시면서 골반을 내린다. 이때 엉덩이가 바닥에 닿지 않게 주의하자.

대둔근과 슬와부 근육군을 중점적으로 자극하는 이 운동은 그냥 바닥에서 브릿지를 할 때보다 슬와부 근육이 더 많이 동원된다. 천천히 근육의 수축에 집중하며 실시하자. 세트당 10~15회를 반복하면 최상의 효과를 볼 수 있다.

응용 동작

- 가동범위를 제한해서 골반을 바닥까지 다 내리지 말자. 근육이 불타는 느낌이 들 때까지 동작을 쉬지 말고 반복하자.
- 종아리를 벤치에 올리고 브릿지를 하면 슬와부 근육군이 더 강하게 자극되고, 비복근도 많이 동원된다.

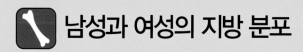

남성과 여성의 지방 분포

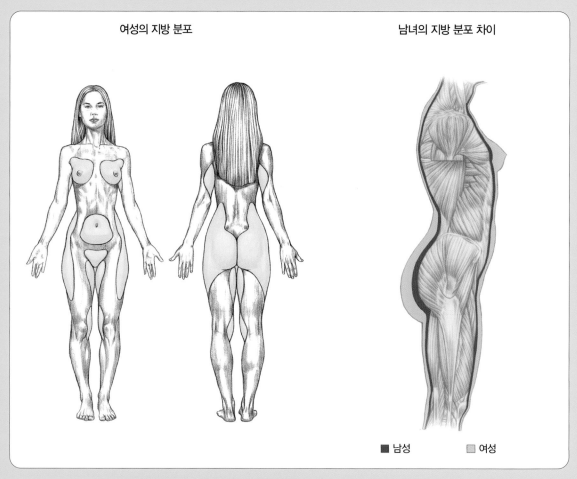

여성의 지방 분포　　　　　　　　　　　남녀의 지방 분포 차이

■ 남성　　□ 여성

남성과 여성의 가장 큰 신체적 차이는 지방의 양과 분포다. 여성의 몸엔 지방이 많아 근육의 윤곽이 흐릿하고, 돌출된 뼈도 가려지며, 신체 표면이 둥글둥글하다.

여성은 평균적으로 지방이 체중의 18~25%를 차지하지만 남성은 10~15%에 불과하다. 이런 차이가 존재하는 이유는 여성은 몸 안에 태아를 품을 수 있기 때문이다. 따라서 임신이나 몸에 양분이 부족할 때를 대비해 지방 형태로 에너지를 저장해 놓는 것이다. 명심해야 할 점은 건강한 사람도 정상적인 신체 기능을 위해 일정량의 지방을 몸에 저장해 놓고 있다는 점이다. 따라서 비만을 과도하게 두려워하거나 건강하지 못한 미적 기준에 집착해서 지방을 완전히 없애려고 해선 안 된다. 몸에서 지방이 완전히 사라지면 월경이 중단되거나(무월경) 배란이 멈추는 등 심각한 호르몬 문제가 발생할 수 있다.

남성과 여성은 지방량에도 차이가 있지만 지방 분포에도 차이가 있다. 여성은 주로 엉덩이 주변에 지방이 모여 있지만 남성은 복부에 분포돼 있다. 이런 차이는 호르몬과 생식 기능의 차이 때문에 발생한다. 여성

은 임신 중 복부에 아이를 품고 있어야 하기 때문에 복부에 지방이 저장되면 방해가 된다. 걷거나 움직일 때 방해가 되지 않도록 신체 무게 중심 근처에 지방이 분포해야 한다. 그래서 엉덩이, 둔부, 허벅지 위쪽 피하에 주로 지방이 모여 있다.

남성은 피하보단 복부의 내장 사이(무게중심 근처)에 주로 지방이 축적된다. 이처럼 신체의 코어 근처에 지방이 축적돼 있으면 에너지를 빨리 꺼내서 쓸 수 있다는 장점이 있다. 반면에 피하지방은 피부와 근막, 뼈를 연결하는 섬유에 의해 눌려 있기 때문에 꺼내서 쓰기가 힘들다.

이처럼 몸에 저장돼 있는 지방은 달리기나 근력이 필요한 운동을 할 때 즉각적으로, 대량으로 꺼내 쓸 수 있는 좋은 에너지원이다. 하지만 현대인은 운동량이 부족하고 다양한 음식을 먹을 수 있기 때문에 이런 지방이 오히려 단점이자 건강의 위협 요인이 됐다. 과체중인 사람이 내장에 쌓인 지방을 쓰지 않고 방치하면 혈관 질환이나 당뇨병 같은 퇴행성 질환이 발생할 수 있으니 주의하자.

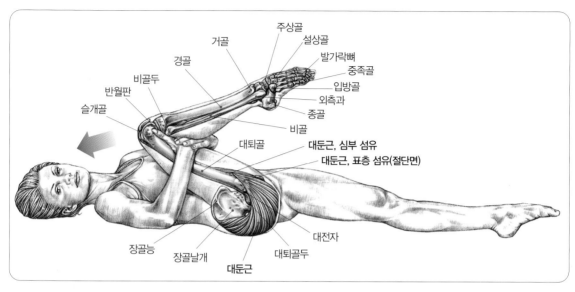

주상골
설상골
발가락뼈
거골
중족골
경골
입방골
비골두
외측과
반월판
종골
슬개골
비골
대퇴골
대둔근, 심부 섬유
대둔근, 표층 섬유(절단면)

장골능
장골날개
대전자
대퇴골두
대둔근

다리를 쭉 펴고 바닥에 눕는다 :

- 한쪽 다리 뒤로 깍지를 끼고 무릎을 구부려 가슴까지 가져온다. 슬굴곡근이 스트레칭되는 것을 느낀다.
- 자세를 유지하며 대둔근의 신전을 느끼고 천천히 호흡을 한다.
- 시작 자세로 돌아가서 반대쪽 다리도 같은 방법으로 시행한다.

응용 동작 다리를 완전히 신전한 상태에서 무릎을 가슴으로 가져오면 대둔근보다 슬굴곡근을 더 강력하게 늘여줄 수 있다. 슬굴곡근이 긴장하면 엉덩이를 구부리는 것이 어려울 수 있다는 점을 기억해야 한다.

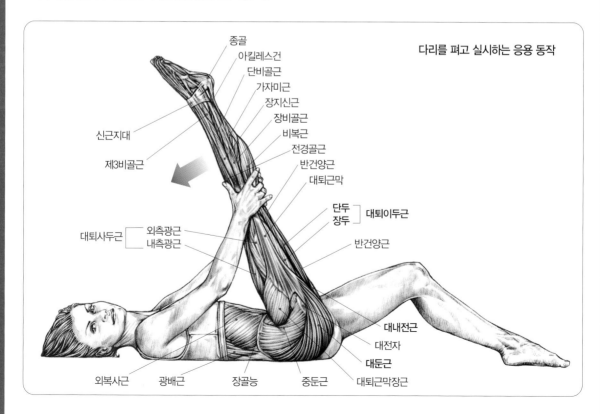

다리를 펴고 실시하는 응용 동작

종골
아킬레스건
단비골근
가자미근
장지신근
장비골근
비복근
전경골근
반건양근
대퇴근막

신근지대
제3비골근

단두
장두] 대퇴이두근

반건양근

대퇴사두근 [외측광근
내측광근

대내전근
대전자
대둔근
대퇴근막장근

외복사근
광배근
장골능
중둔근

10 케이블 힙 어브덕션 Cable Hip Abductions

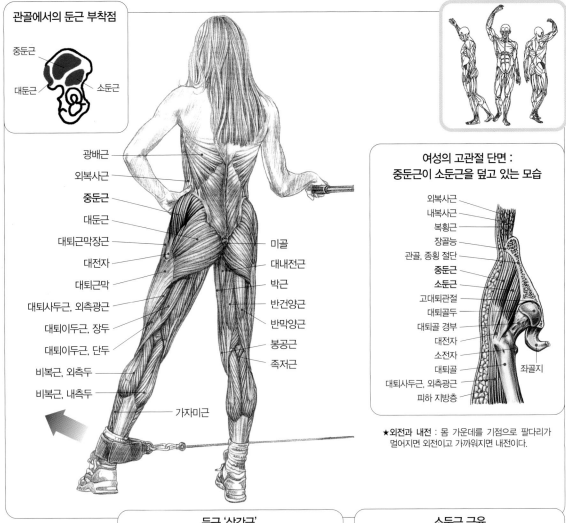

관골에서의 둔근 부착점

중둔근
대둔근
소둔근

광배근
외복사근
중둔근
대둔근
대퇴근막장근
대전자
대퇴근막
대퇴사두근, 외측광근
대퇴이두근, 장두
대퇴이두근, 단두
비복근, 외측두
비복근, 내측두
가자미근

미골
대내전근
박근
반건양근
반막양근
봉공근
족저근

여성의 고관절 단면 : 중둔근이 소둔근을 덮고 있는 모습

외복사근
내복사근
복횡근
장골능
관골, 종횡 절단
중둔근
소둔근
고대퇴관절
대퇴골두
대퇴골 경부
대전자
소전자
대퇴골
대퇴사두근, 외측광근
피하 지방층
좌골지

★외전과 내전 : 몸 가운데를 기점으로 팔다리가 멀어지면 외전이고 가까워지면 내전이다.

한 발로 몸을 지탱하고 서서 반대쪽 발목에 케이블을 연결한다 :

• 다리를 옆으로 최대한 높게 들어 올린다.

중둔근과 소둔근 단련에 효과적인 운동이다. 욱신거리는 듯한 느낌이 들 때까지 반복하여 실시하면 더욱 좋다.

둔근 '삼각근'

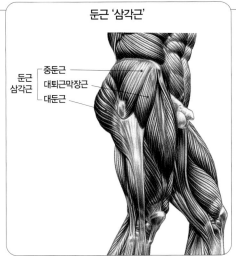

둔근 삼각근

중둔근
대퇴근막장근
대둔근

소둔근 근육

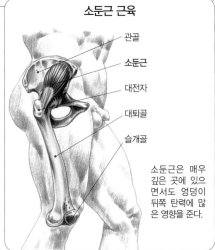

관골
소둔근
대전자
대퇴골
슬개골

소둔근은 매우 깊은 곳에 있으면서도 엉덩이 뒤쪽 탄력에 많은 영향을 준다.

고관절 가동성의 개인차

고관절의 가동성을 결정짓는 주된 요인은 각 근육의 유연성 및 인대의 긴장도와는 무관하게, 대퇴 관절을 이루는 뼈의 모양이다. 이 부분을 이루는 뼈의 구성이 고관절을 벌리는 동작에서 가장 중요하다.

예시

• 대퇴골 경부가 거의 수평(내반고)이고 관골구의 상부 모서리가 발달되어 대퇴골두를 덮게 되면, 다리를 벌리는 동작이 제한된다.

• 대퇴골 경부가 수직(외반고)이고 관골구의 상부 모서리가 발달되어 있지 않으면, 다리를 보다 쉽게 많이 벌릴 수 있다.

이처럼 구조적인 차이에 따라 벌림 각도가 결정되므로, 고관절이 벌림 구조에 적합하지 않을 경우에는 다리를 측면으로 많이 벌리기 위한 노력이 허사일 수도 있다.

중둔근과 소둔근의 움직임

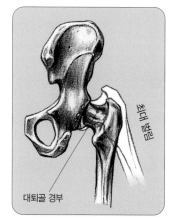

다리를 벌리는 동작에서는 중둔근과 소둔근이 동원된다.

1 고관절 벌림(대퇴골 경부가 관골구에 맞닿아 동작이 제한)
2 무리한 고관절 벌림(벌리는 다리의 반대쪽에서 골반이 대퇴골두에 얹히며 기울어짐)

⚠ 주의 구조적으로 적합하지 않음에도 불구하고 다리를 억지로 벌리려고 하면 대퇴골 경부가 관골구의 모서리에 맞닿게 되며, 벌림 동작에 대한 보상으로 골반이 반대쪽 대퇴골두 위로 기울어진다. 이와 같은 불리한 자세가 계속되면 과도한 반복으로 인해 미세한 손상이 발생한다. 또한 관골구의 상부 모서리가 과도하게 발달되어 고관절의 가동성이 더욱 제한되고, 결국에는 통증을 동반한 염증이 발생하게 된다.

고관절 골격 구조의 차이

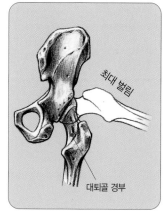

대퇴골 경부가 수평에 가까운 상태를 **내반고**(coax vara)라고 한다. 이 경우에는 대퇴골 경부가 관골구의 모서리에 부딪혀 고관절의 벌림 동작이 제한된다.

최대 벌림

대퇴골 경부

고관절

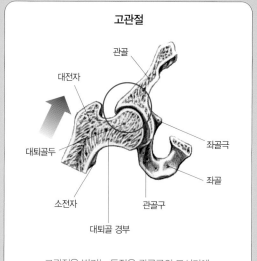

관골
대전자
대퇴골두
좌골극
좌골
소전자
관골구
대퇴골 경부

고관절을 벌리는 동작은 관골구의 모서리에 대퇴골 경부가 닿는 구조에 의해 제한된다.

대퇴골 경부가 수직에 가까운 상태를 **외반고**(coax valga)라고 한다. 이 경우에는 더 큰 벌림 동작이 가능하다.

최대 벌림

대퇴골 경부

11 스탠딩 머신 힙 어브덕션 Standing Machine Hip Abductions

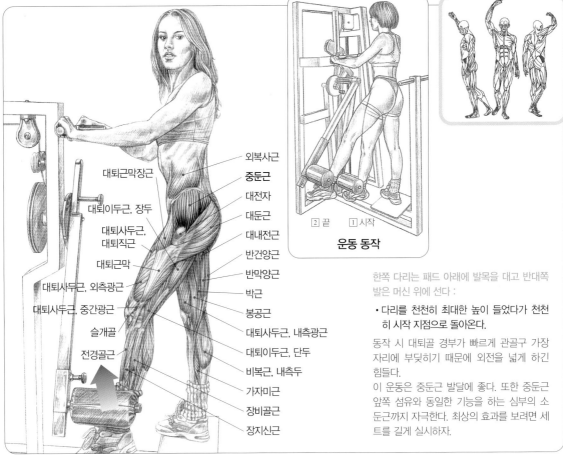

외복사근
중둔근
대전자
대둔근
대내전근
반건양근
반막양근
박근
봉공근
대퇴사두근, 내측광근
대퇴이두근, 단두
비복근, 내측두
가자미근
장비골근
장지신근

대퇴근막장근
대퇴이두근, 장두
대퇴사두근, 대퇴직근
대퇴근막
대퇴사두근, 외측광근
대퇴사두근, 중간광근
슬개골
전경골근

운동 동작

② 끝   ① 시작

한쪽 다리는 패드 아래에 발목을 대고 반대쪽 발은 머신 위에 선다 :

- 다리를 천천히 최대한 높이 들었다가 천천히 시작 지점으로 돌아온다.

동작 시 대퇴골 경부가 빠르게 관골구 가장자리에 부딪히기 때문에 외전을 넓게 하긴 힘들다.

이 운동은 중둔근 발달에 좋다. 또한 중둔근 앞쪽 섬유와 동일한 기능을 하는 심부의 소둔근까지 자극한다. 최상의 효과를 보려면 세트를 길게 실시하자.

중둔근과 소둔근

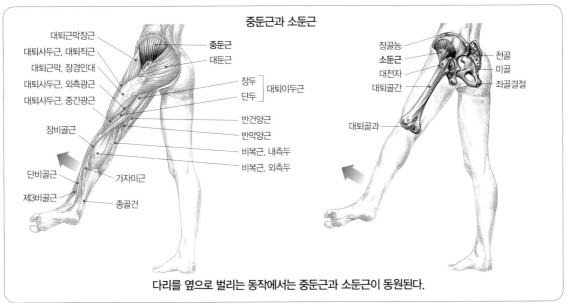

대퇴근막장근
대퇴사두근, 대퇴직근
대퇴근막, 장경인대
대퇴사두근, 외측광근
대퇴사두근, 중간광근
장비골근
단비골근
제3비골근

중둔근
대둔근
장두] 대퇴이두근
단두
반건양근
반막양근
비복근, 내측두
비복근, 외측두
가자미근
종골건

장골능
소둔근
대전자
대퇴골간
대퇴골과
천골
미골
좌골결절

다리를 옆으로 벌리는 동작에서는 중둔근과 소둔근이 동원된다.

12 라잉 힙 어브덕션 Lying Hip Abductions

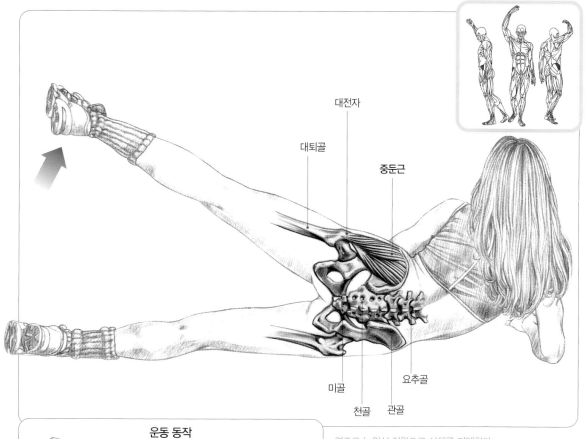

대전자

대퇴골

중둔근

미골

천골

요추골

관골

운동 동작

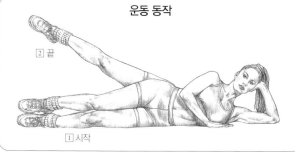

② 끝

① 시작

옆으로 누워서 전완으로 상체를 지탱한다 :

• 무릎을 곧게 편 채로 다리를 70도 이하로 들어 올린다.

이 운동은 중둔근과 소둔근을 자극한다. 다리를 드는 높이에 변화를 줘도 좋고, 최대 외전 범위까지 들어서 등척성 수축을 몇 초간 해도 좋다. 다리를 몸 앞이나 뒤로 들어도 되고, 그냥 수직으로 들어도 된다. 운동 효과를 높이려면 발목에 모래주머니를 차거나 밴드, 로우 풀리를 활용하자.

다리를 올리는 세 가지 방향

다리의 위치에 따라 단련되는 근육 부위

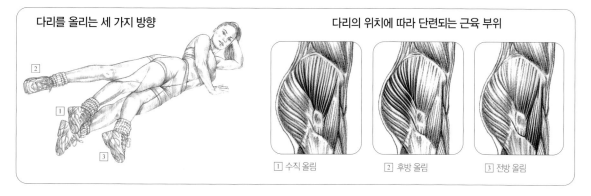

① 수직 올림   ② 후방 올림   ③ 전방 올림

13 시티드 머신 힙 어브덕션 Seated Machine Hip Abductions

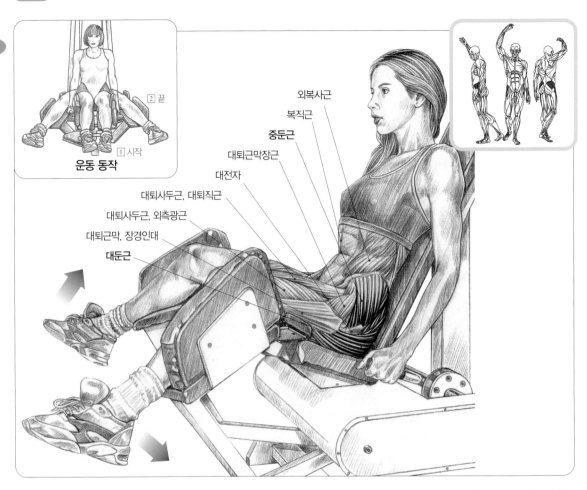

② 끝

① 시작

운동 동작

외복사근
복직근
중둔근
대퇴근막장근
대전자
대퇴사두근, 대퇴직근
대퇴사두근, 외측광근
대퇴근막, 장경인대
대둔근

머신에 앉는다 :

- 다리를 최대한 넓게 벌린다.
- 몸이 흔들리지 않도록 주의하며 천천히 시작 자세로 돌아온다.

상체를 뒤로 기울일수록 중둔근이 더 동원되고, 상체를 곧게 세울수록 대둔근 상부가 더 동원된다. 가장 좋은 방법은 세트 도중에 상체 각도를 바꾸는 것이다. 예를 들어 10회는 상체를 등받이에 기대어 실시하고, 10회는 상체를 앞으로 숙여서 실시하는 것이다. 이 운동은 엉덩이 위쪽의 데피니션과 탄력을 살려주고, 허리를 가늘어 보이게 하기 때문에 여성에게 특히 좋다.

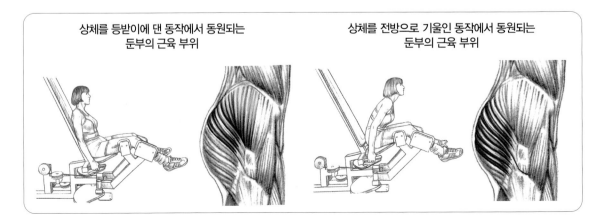

상체를 등받이에 댄 동작에서 동원되는
둔부의 근육 부위

상체를 전방으로 기울인 동작에서 동원되는
둔부의 근육 부위

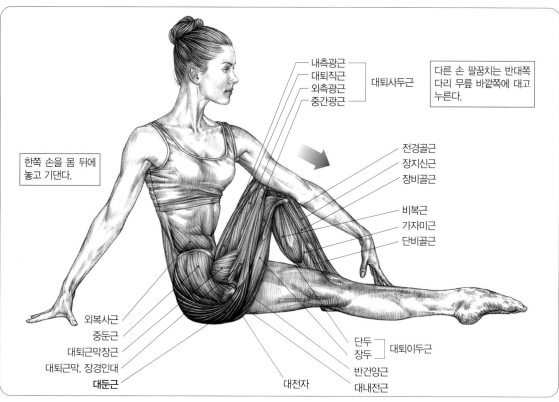

내측광근
대퇴직근
외측광근
중간광근
대퇴사두근

다른 손 팔꿈치는 반대쪽 다리 무릎 바깥쪽에 대고 누른다.

한쪽 손을 몸 뒤에 놓고 기댄다.

전경골근
장지신근
장비골근

비복근
가자미근
단비골근

외복사근
중둔근
대퇴근막장근
대퇴근막, 장경인대
대둔근

대전자

단두
장두 대퇴이두근
반건양근
대내전근

요추 부위를 스트레칭하기 위한 응용 동작

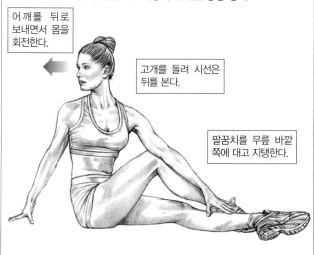

어깨를 뒤로 보내면서 몸을 회전한다.

고개를 돌려 시선은 뒤를 본다.

팔꿈치를 무릎 바깥쪽에 대고 지탱한다.

Point 위와 같이 응용된 스트레칭 동작은 내복사근, 척추기립근, 바닥에 있는 다리 쪽의 두판상근을 이완한다. 또한 구부린 다리 쪽의 외복사근, 회전근, 목의 다열근, 흉쇄유돌근을 스트레칭한다.

바닥에 앉아서 한쪽 다리를 앞으로 편다. 반대쪽 다리는 구부려서, 편 다리 바깥쪽에 발바닥을 내려놓는다 :

• 반대쪽 팔꿈치로 구부린 다리의 무릎을 누른다.

이 스트레칭은 대둔근을 주로 늘여주며, 심부의 고관절 회전근 (추체근, 비복근, 대퇴방형근, 내폐쇄근, 외폐쇄근)도 늘여준다

응용 동작 팔꿈치 대신 양손으로 무릎을 눌러도 좋다.

스트레칭되는 근육

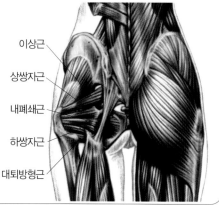

이상근
상쌍자근
내폐쇄근
하쌍자근
대퇴방형근

07

복부 강화 운동

ABDOMEN

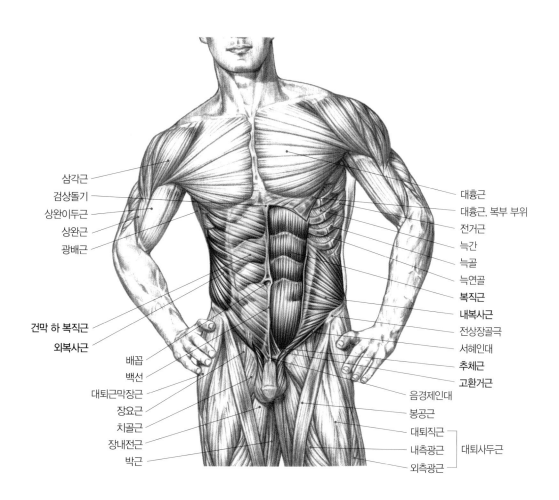

삼각근

검상돌기

상완이두근

상완근

광배근

건막 하 복직근

외복사근

배꼽

백선

대퇴근막장근

장요근

치골근

장내전근

박근

대흉근

대흉근, 복부 부위

전거근

늑간

늑골

늑연골

복직근

내복사근

전상장골극

서혜인대

추체근

고환거근

음경제인대

봉공근

대퇴직근

내측광근

외측광근

대퇴사두근

1 크런치 Crunches

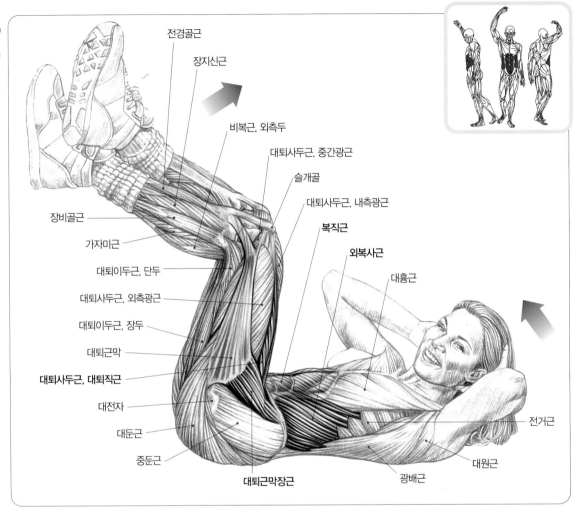

- 전경골근
- 장지신근
- 비복근, 외측두
- 대퇴사두근, 중간광근
- 슬개골
- 대퇴사두근, 내측광근
- **복직근**
- **외복사근**
- 대흉근
- 장비골근
- 가자미근
- 대퇴이두근, 단두
- 대퇴사두근, 외측광근
- 대퇴이두근, 장두
- 대퇴근막
- **대퇴사두근, 대퇴직근**
- 대전자
- 대둔근
- 중둔근
- **대퇴근막장근**
- 전거근
- 대원근
- 광배근

바닥에 누워서 양손을 귀 옆에 대고 다리를 든다. 허벅지는 바닥과 수직으로 들고, 무릎을 구부린다 :

- 숨을 내쉬면서 어깨를 바닥에서 든다. 등과 척추를 말아 올려서 무릎을 향해 머리를 당긴다.
- 다시 시작 자세로 돌아오며 숨을 들이마신다.

이 운동은 복직근을 주로 자극한다. 복사근을 더 강하게 자극하려면 한 번은 오른쪽 팔꿈치를 왼쪽 무릎으로 당기고, 그다음 한 번은 왼쪽 팔꿈치를 오른쪽 무릎으로 당기자.

* 등과 척추를 둥글게 말아 올리며 근육을 수축하면 치골과 흉골이 가까워지는데, 이 동작을 웨이트트레이닝에선 크런치라고 부른다.

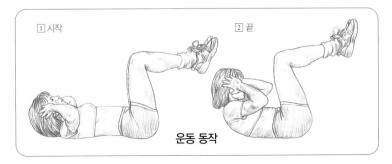

① 시작 ② 끝

운동 동작

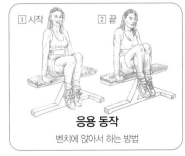

① 시작 ② 끝

응용 동작

벤치에 앉아서 하는 방법

복부 운동 시 올바른 자세

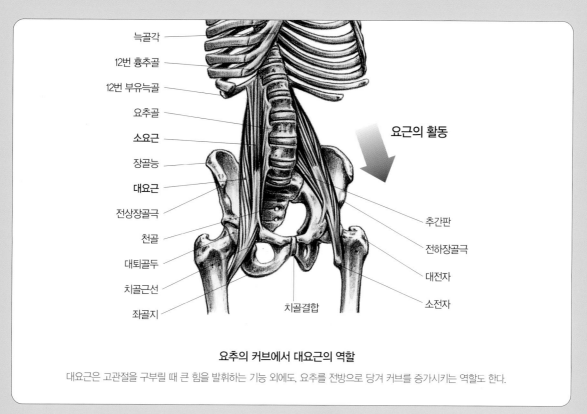

늑골각

12번 흉추골

12번 부유늑골

요추골

소요근

장골능

대요근

전상장골극

천골

대퇴골두

치골근선

좌골지

치골결합

요근의 활동

추간판

전하장골극

대전자

소전자

요추의 커브에서 대요근의 역할

대요근은 고관절을 구부릴 때 큰 힘을 발휘하는 기능 외에도, 요추를 전방으로 당겨 커브를 증가시키는 역할도 한다.

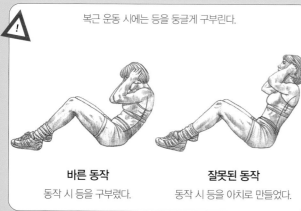

복근 운동 시에는 등을 둥글게 구부린다.

바른 동작
동작 시 등을 구부렸다.

잘못된 동작
동작 시 등을 아치로 만들었다.

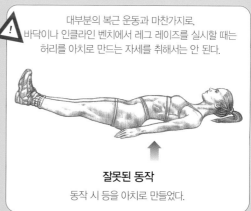

대부분의 복근 운동과 마찬가지로, 바닥이나 인클라인 벤치에서 레그 레이즈를 실시할 때는 허리를 아치로 만드는 자세를 취해서는 안 된다.

잘못된 동작
동작 시 등을 아치로 만들었다.

다른 웨이트 운동과는 달리 복부 운동, 특히 복직근을 동원하는 운동을 실시할 때는 반드시 등을 둥글게 구부려야 한다(척추를 둥글게 구부린다). 크런치와 같이 척추를 구부리면서 바닥에서 등을 떼는 운동을 실시할 때는 스쿼트나 데드리프트처럼 서서 하는 운동과는 척추의 동작을 다르게 해야 한다.

스쿼트, 데드리프트, 굿모닝과 같이 중량을 요하는 운동에서는 척추를 아치 형태로 만들지 않으면, 등이 둥글게 말리면서 척추에 압박이 가해져 추간판 탈출증이나 좌골신경통을 유발할 수 있다.

반면 복부를 대상으로 한 운동을 실시할 때는 복직근과 내외복사근을 강하게 수축하면서 등을 둥글게 구부리지 않으면 대요근과 같은 강력한 허리 주변 근육이 대신 동원되면서 요추의 커브가 증가하고 추간판이 전방으로 밀려난다. 이렇게 되면 요추 후방의 척추간 관절에 압박이 높아져서 결과적으로 요통이 발생할 수 있으며 심한 경우에는 관절 압박이나 조직 전단 현상이 발생할 수도 있다.

*전단(Shearing) : 서로 엇갈리는 반대 방향의 힘이 하나의 대상에 전해지면서 발생하는 비틀림 현상.

2 싯-업 Sit-Ups

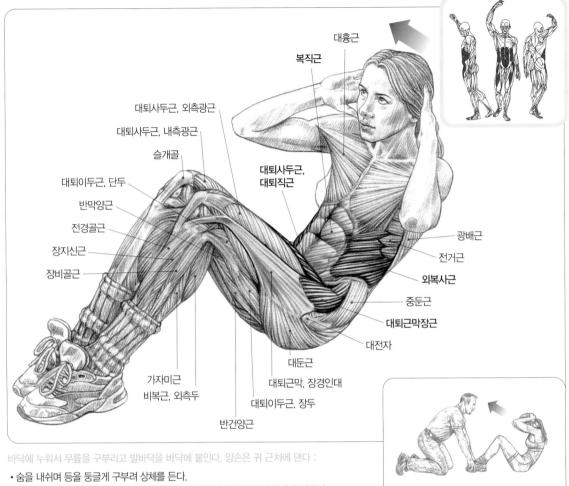

대흉근
복직근
대퇴사두근, 외측광근
대퇴사두근, 내측광근
슬개골
대퇴이두근, 단두
반막양근
전경골근
장지신근
장비골근
대퇴사두근, 대퇴직근
광배근
전거근
외복사근
중둔근
대퇴근막장근
대전자
대둔근
가자미근
비복근, 외측두
대퇴근막, 장경인대
대퇴이두근, 장두
반건양근

바닥에 누워서 무릎을 구부리고 발바닥을 바닥에 붙인다. 양손은 귀 근처에 댄다 :

• 숨을 내쉬며 등을 둥글게 구부려 상체를 든다.
• 숨을 들이마시면서 시작 지점으로 돌아간다. 이때 몸이 바닥에 닿지 않게 주의하자.
• 복근에 불타는 느낌이 들 때까지 반복한다.

이 운동은 복직근을 주로 자극하며 고관절 굴곡근, 복사근도 자극한다.

응용 동작
• 보조자가 발을 잡아주면 운동이 쉬워진다.
• 팔을 앞으로 뻗으면 운동이 쉬워져서 초보자에게 좋다.
• 인클라인 벤치에서 실시하면 난이도가 높아진다.

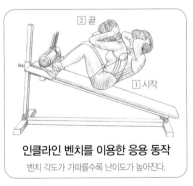

2 끝
1 시작

인클라인 벤치를 이용한 응용 동작
벤치 각도가 가파를수록 난이도가 높아진다.

Point 여성은 남성보다 상대적으로 상체가 작고 하체가 크기 때문에 발을 바닥에 붙인 채로 싯업을 좀 더 쉽게 실시할 수 있다.

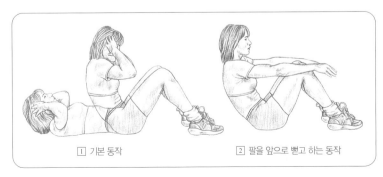

1 기본 동작

2 팔을 앞으로 뻗고 하는 동작

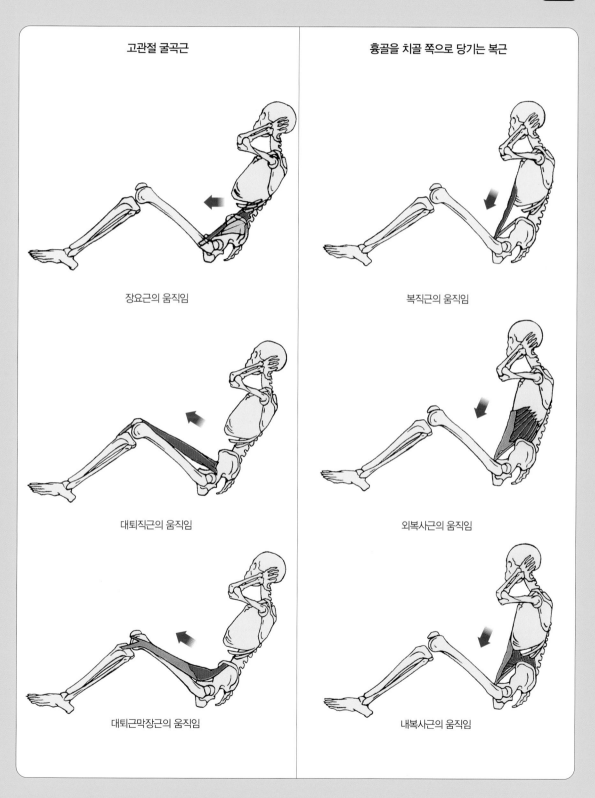

고관절 굴곡근

흉골을 치골 쪽으로 당기는 복근

장요근의 움직임

복직근의 움직임

대퇴직근의 움직임

외복사근의 움직임

대퇴근막장근의 움직임

내복사근의 움직임

3 짐 래더 싯-업 | 받침대 이용 Gym Ladder Sit-Ups

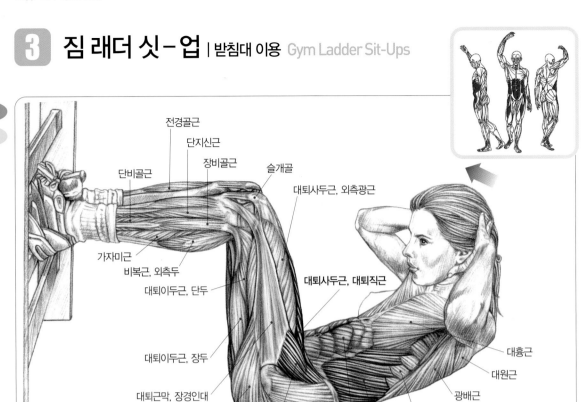

- 전경골근
- 단지신근
- 장비골근
- 단비골근
- 슬개골
- 대퇴사두근, 외측광근
- 가자미근
- 비복근, 외측두
- 대퇴이두근, 단두
- 대퇴사두근, 대퇴직근
- 대퇴이두근, 장두
- 대흉근
- 대원근
- 대퇴근막, 장경인대
- 광배근
- 대둔근
- 전거근
- 외복사근
- 대퇴근막장근
- 중둔근
- 복직근

바닥에 누워서 래더의 두 바 사이에 발을 끼우고, 허벅지를 수직으로 세운 다음 손을 귀 근처에 댄다 :

- 숨을 내쉬며 척추를 둥글게 말아서 상체를 최대한 높이 든다.
- 다시 시작 자세로 돌아오며 숨을 들이마신다.

이 운동은 복직근을 주로 자극하며 그보단 약하지만 외복사근도 자극한다.

발을 래더 아래쪽에 끼워서 상체와 래더 사이의 거리를 넓히면 골반의 가동 범위가 넓어져 고관절 굴곡근(장요근, 대퇴직근, 대퇴근막장근)을 더 자극할 수 있다.

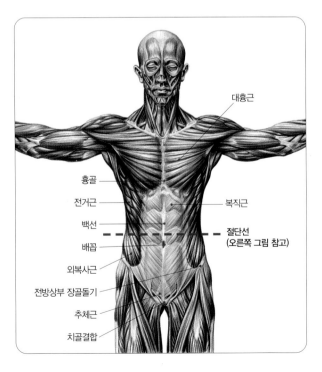

- 대흉근
- 흉골
- 전거근
- 복직근
- 백선
- 절단선 (오른쪽 그림 참고)
- 배꼽
- 외복사근
- 전방상부 장골돌기
- 추체근
- 치골결합

복근 : 절단면

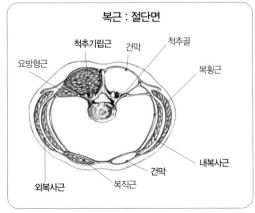

- 척추기립근
- 건막
- 척추골
- 요방형근
- 복횡근
- 외복사근
- 복직근
- 건막
- 내복사근

4 레이즈드 레그 싯-업 | 벤치에 다리 고정하기
Raised Leg Sit-Ups

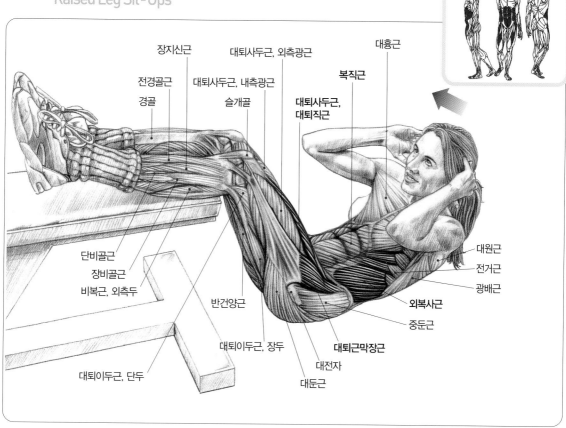

장지신근
전경골근
경골
대퇴사두근, 내측광근
대퇴사두근, 외측광근
슬개골
대흉근
복직근
대퇴사두근, 대퇴직근
단비골근
장비골근
비복근, 외측두
반건양근
대원근
전거근
광배근
외복사근
중둔근
대퇴이두근, 장두
대퇴근막장근
대전자
대둔근
대퇴이두근, 단두

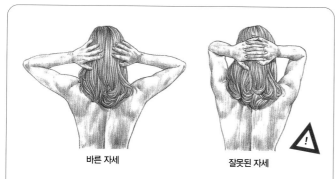

바른 자세   잘못된 자세

손과 팔꿈치의 위치
목을 과도하게 당기지 않도록 목 뒤보다는 귀 옆에 손을 붙인다.
팔꿈치를 넓게 벌릴수록 운동의 강도가 세진다.
반대로 팔꿈치를 좁게 모아 전방으로 향하게 할수록 운동의 강도는 약해진다.

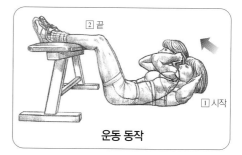

② 끝
① 시작
운동 동작

바닥에 누워서 다리를 벤치에 올린다. 양손은 귀 옆에 댄다 :

• 숨을 내쉬며 어깨를 바닥에서 든다. 등을 둥글게 말고 머리를 무릎에 닿게 하려고 해보자.
• 다시 시작 자세로 돌아오며 숨을 들이마신다.

이 운동은 복직근, 특히 배꼽 위쪽을 주로 자극한다. 벤치와 상체 사이의 거리를 넓히면 골반의 가동 범위가 넓어져서 고관절 굴곡근(장요근, 대퇴근막장근, 대퇴직근)을 자극할 수 있다.

5 인클라인 벤치 싯-업 Incline Bench Sit-Ups

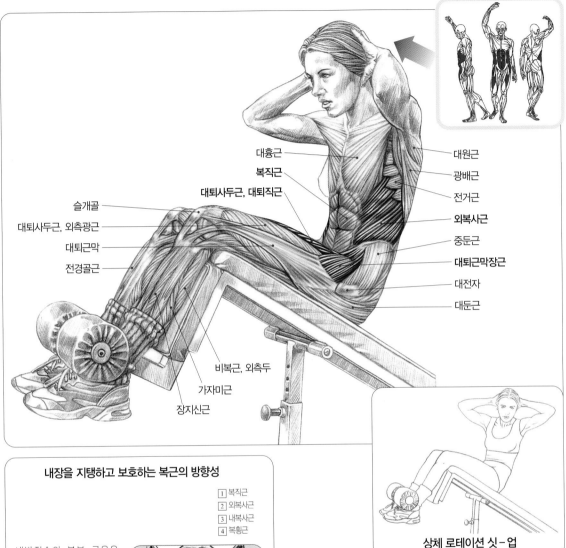

대흉근
복직근
대퇴사두근, 대퇴직근
슬개골
대퇴사두근, 외측광근
대퇴근막
전경골근

비복근, 외측두
가자미근
장지신근

대원근
광배근
전거근
외복사근
중둔근
대퇴근막장근
대전자
대둔근

내장을 지탱하고 보호하는 복근의 방향성

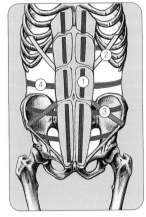

1 복직근
2 외복사근
3 내복사근
4 복횡근

네발짐승의 복부 근육은 해먹(hammock)과 같은 구조를 형성하고 이로 인해 내부 장기가 수동적으로 지탱된다. 이들 근육은 이동 시 거의 움직이지 않는다.

하지만 두 발로 걷는 인간은 몸과 골반을 수직으로 정렬시키고, 걷거나 뛰는 동작에서 체간이 과도하게 흔들려서는 안 되기 때문에 복부 근육이 강하게 발달해 있다.

또한 복근은 흔들림 없이 내장을 담을 수 있는 강력한 근육군으로 발달되었다.

상체 로테이션 싯-업

벤치에 누워서 패드 밑에 발을 고정하고 손을 목 뒤에 댄다. 숨을 들이마시며 몸을 뒤로 기댄다. 상체와 벤치 각도가 20도를 넘어가면 안 된다 :

• 상체를 들어 올리면서 등을 둥글게 말아 복직근의 수축에 집중하자.
• 숨을 들이마시면서 시작 자세로 돌아온다.

이 운동은 코어 전체와 장요근, 대퇴근막장근, 대퇴사두근의 대퇴직근을 자극한다. 장요근, 대퇴근막장근, 대퇴직근은 골반을 젖힐 때 쓰인다. 긴 세트로 실시하자.

응용 동작 위로 올라오면서 상체를 회전하면 외복사근과 내복사근도 자극할 수 있다. 예를 들어 몸을 왼쪽으로 돌리면 오른쪽 외복사근, 왼쪽 내복사근, 오른쪽 복직근이 더 강하게 자극된다. 매회 양쪽으로 번갈아 회전해도 되고, 세트마다 방향을 바꿔서 실시해도 좋다.

6 행잉 벤치 싯-업 | 벤치에 매달리기 Hanging Bench Sit-Ups

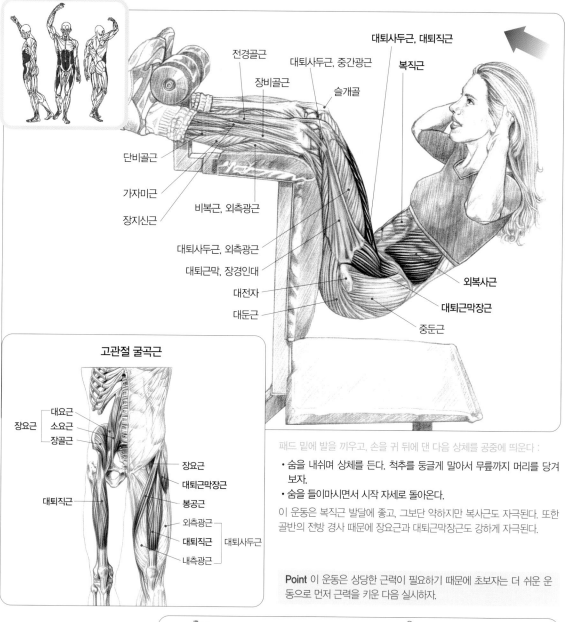

전경골근
대퇴사두근, 중간광근
대퇴사두근, 대퇴직근
복직근
장비골근
슬개골
단비골근
가자미근
장지신근
비복근, 외측광근
대퇴사두근, 외측광근
대퇴근막, 장경인대
대전자
대둔근
외복사근
대퇴근막장근
중둔근

고관절 굴곡근

대요근
소요근
장골근
장요근
장요근
대퇴근막장근
봉공근
대퇴직근
외측광근
대퇴직근 대퇴사두근
내측광근

패드 밑에 발을 끼우고, 손을 귀 뒤에 댄 다음 상체를 공중에 띄운다 :

- 숨을 내쉬며 상체를 든다. 척추를 둥글게 말아서 무릎까지 머리를 당겨 보자.
- 숨을 들이마시면서 시작 자세로 돌아온다.

이 운동은 복직근 발달에 좋고, 그보단 약하지만 복사근도 자극된다. 또한 골반의 전방 경사 때문에 장요근과 대퇴근막장근도 강하게 자극된다.

Point 이 운동은 상당한 근력이 필요하기 때문에 초보자는 더 쉬운 운 동으로 먼저 근력을 키운 다음 실시하자.

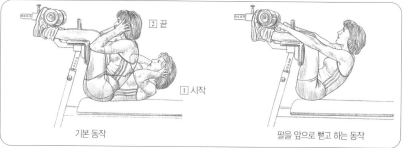

2 끝
1 시작
기본 동작
팔을 앞으로 뻗고 하는 동작

241

7 하이-풀리 크런치 High-Pulley Crunches

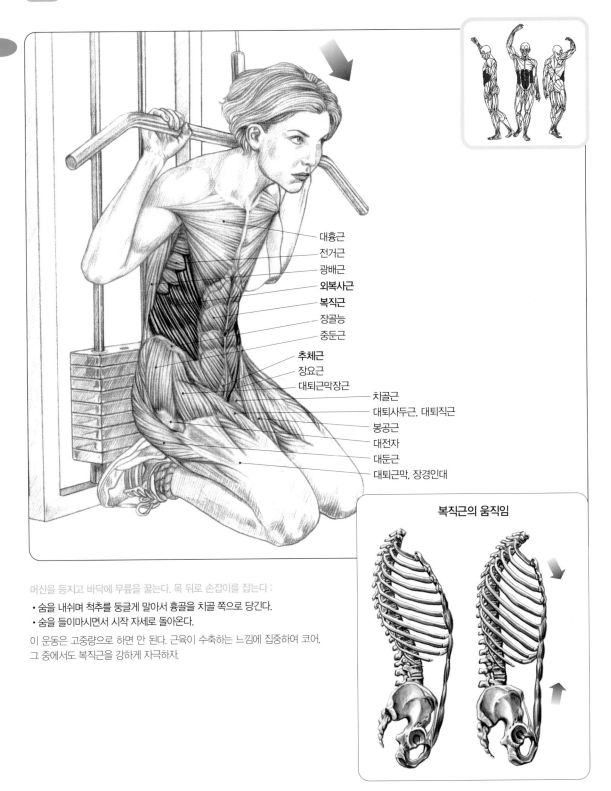

대흉근
전거근
광배근
외복사근
복직근
장골능
중둔근

추체근
장요근
대퇴근막장근

치골근
대퇴사두근, 대퇴직근
봉공근
대전자
대둔근
대퇴근막, 장경인대

복직근의 움직임

머신을 등지고 바닥에 무릎을 꿇는다. 목 뒤로 손잡이를 잡는다 :

• 숨을 내쉬며 척추를 둥글게 말아서 흉골을 치골 쪽으로 당긴다.
• 숨을 들이마시면서 시작 자세로 돌아온다.

이 운동은 고중량으로 하면 안 된다. 근육이 수축하는 느낌에 집중하여 코어, 그 중에서도 복직근을 강하게 자극하자.

8 머신 크런치 Machine Crunches

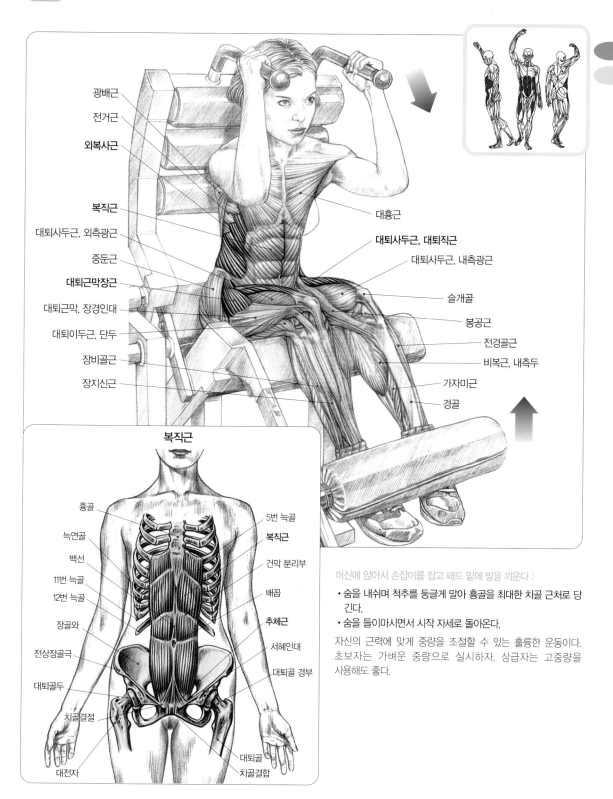

광배근
전거근
외복사근
복직근
대퇴사두근, 외측광근
중둔근
대퇴근막장근
대퇴근막, 장경인대
대퇴이두근, 단두
장비골근
장지신근

대흉근
대퇴사두근, 대퇴직근
대퇴사두근, 내측광근
슬개골
봉공근
전경골근
비복근, 내측두
가자미근
경골

복직근

흉골
늑연골
백선
11번 늑골
12번 늑골
장골와
전상장골극
대퇴골두
치골결절
대전자

5번 늑골
복직근
건막 분리부
배꼽
추체근
서혜인대
대퇴골 경부
대퇴골
치골결합

머신에 앉아서 손잡이를 잡고 패드 밑에 발을 끼운다 :

• 숨을 내쉬며 척추를 둥글게 말아 흉골을 최대한 치골 근처로 당긴다.
• 숨을 들이마시면서 시작 자세로 돌아온다.

자신의 근력에 맞게 중량을 조절할 수 있는 훌륭한 운동이다. 초보자는 가벼운 중량으로 실시하자. 상급자는 고중량을 사용해도 좋다.

243

9 인클라인 레그 레이즈 Incline Leg Raises

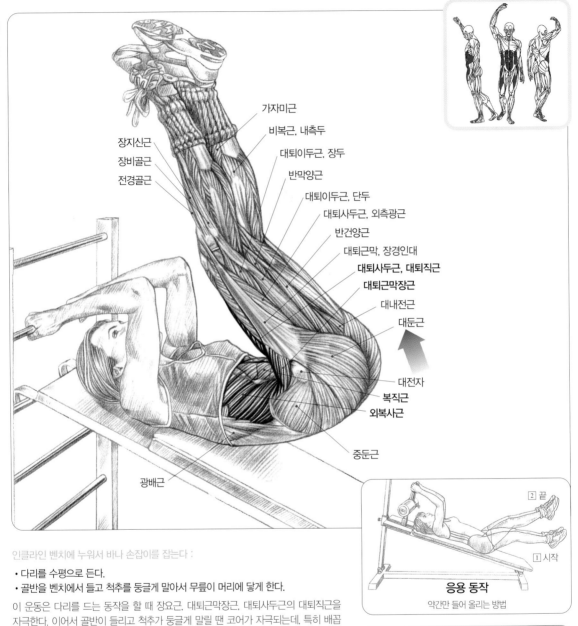

가자미근
비복근, 내측두
대퇴이두근, 장두
반막양근
대퇴이두근, 단두
대퇴사두근, 외측광근
반건양근
대퇴근막, 장경인대
대퇴사두근, 대퇴직근
대퇴근막장근
대내전근
대둔근
대전자
복직근
외복사근
중둔근

장지신근
장비골근
전경골근

광배근

인클라인 벤치에 누워서 바나 손잡이를 잡는다 :

- 다리를 수평으로 든다.
- 골반을 벤치에서 들고 척추를 둥글게 말아서 무릎이 머리에 닿게 한다.

이 운동은 다리를 드는 동작을 할 때 장요근, 대퇴근막장근, 대퇴사두근의 대퇴직근을 자극한다. 이어서 골반이 들리고 척추가 둥글게 말릴 땐 코어가 자극되는데, 특히 배꼽 밑의 복직근이 강하게 자극된다.

> **Point** 하복근의 자극을 잘 느끼지 못하는 사람에게 추천하는 운동이다. 난이도가 있는 운동이므로 초보자는 벤치 경사를 가파르게 하지 말자.

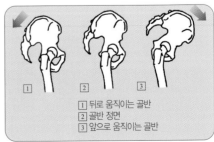

② 끝
① 시작

응용 동작
약간만 들어 올리는 방법

① ② ③
① 뒤로 움직이는 골반
② 골반 정면
③ 앞으로 움직이는 골반

244

상체 스트레칭

허리를 바르게 세우고 다리는 골반 너비보다 넓게 벌려 선다 :

- 팔을 수직으로 쭉 펴고, 양손으로 깍지를 낀 다음 손바닥이 천장을 향하도록 한다.
- 숨을 들이마시고 가슴을 확장해 늑간골을 스트레칭한다. 허리와 머리는 곧게 유지 한다.
- 숨을 내쉬고 원래 자세로 편안하게 돌아와 다시 반복한다.

이 운동은 상체 특히 늑간근, 복직근, 광배근, 대원근, 삼두의 긴 부분을 스트레칭하는 운동 이다. 상체를 옆으로 구부리면 외복사근, 내복 사근, 요방형근, 척추기립근의 중간과 아래 부 분이 강하게 스트레칭된다.

Point 늑골과 척추가 압박되는 데드리프 트, 스쿼트, 레그프레스 같은 강도 높은 운 동을 한 후에 몸을 안정된 상태로 되돌려 놓기 위한 최적의 스트레칭이다. 척추 사이 관절의 긴장과 압박을 풀어주는 친업바를 이용한 스트레칭(154p)을 대체하여 실시하 기도 한다.

왼쪽 그림 라벨 (왼쪽):
- 수지굴근
- 척측수근굴근
- 장장근
- 요측수근굴근
- 상완요골근
- 주근
- 상완이두근
- 전면상완근
- 상완삼두근 { 내측두 / 외측두 / 장두 }
- 오훼완근
- 견갑설골근
- 대원근
- 대흉근
- 광배근
- 전거근
- 외늑간근
- 늑연골
- 요방형근
- 장골능
- 추체근
- 치골결합

왼쪽 그림 라벨 (오른쪽):
- 수근골
- 요골
- 척골
- 주두
- 내측상과
- 상완골
- 흉쇄유돌근
- 흉골설골근
- 삼각근
- 상완골두
- 대원근
- 견갑골
- 흉골
- 건막 분리부
- 늑골
- 복직근
- 배꼽
- 백선
- 장골와
- 좌골
- 좌골결절

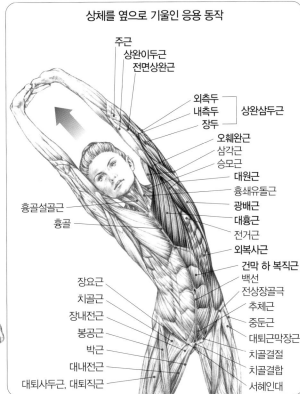

상체를 옆으로 기울인 응용 동작

오른쪽 그림 라벨:
- 주근
- 상완이두근
- 전면상완근
- 외측두 / 내측두 / 장두 } 상완삼두근
- 오훼완근
- 삼각근
- 승모근
- 대원근
- 흉쇄유돌근
- 광배근
- 대흉근
- 전거근
- 외복사근
- 건막 하 복직근
- 백선
- 전상장골극
- 추체근
- 중둔근
- 대퇴근막장근
- 치골결절
- 치골결합
- 서혜인대
- 흉골설골근
- 흉골
- 장요근
- 치골근
- 장내전근
- 봉공근
- 박근
- 대내전근
- 대퇴사두근, 대퇴직근

⑩ 레그 레이즈 Leg Raises

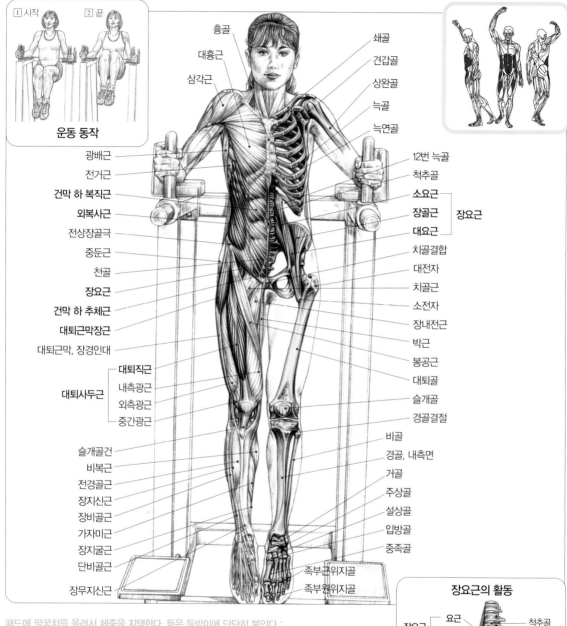

① 시작　② 끝

운동 동작

흉골
대흉근
삼각근

쇄골
견갑골
상완골
늑골
늑연골

광배근
전거근
건막 하 복직근
외복사근
전상장골극
중둔근
천골
장요근
건막 하 추체근
대퇴근막장근
대퇴근막, 장경인대

12번 늑골
척추골
소요근
장골근　**장요근**
대요근
치골결합
대전자
치골근
소전자
장내전근
박근
봉공근
대퇴골
슬개골
경골결절

대퇴사두근
　대퇴직근
　내측광근
　외측광근
　중간광근

슬개골건
비복근
전경골근
장지신근
장비골근
가자미근
장지굴근
단비골근
장무지신근

비골
경골, 내측면
거골
주상골
설상골
입방골
중족골

족부근위지골
족부원위지골

장요근의 활동

장요근 {　요근
　　　　장골근
척추골
관골
천골
치골결합
대퇴골두
대퇴골

패드에 팔꿈치를 올려서 체중을 지탱한다. 등은 등받이에 단단히 붙인다 :

- 숨을 내쉬며 가슴까지 무릎을 당긴다. 등을 말아 올려서 코어를 강하게 수축하자.
- 숨을 들이마시면서 시작 자세로 돌아온다.

이 운동은 고관절 굴곡근(장요근)과 복사근, 복직근을 자극한다. 특히 복직근 하부가 강하게 자극된다.

응용 동작

- 복직근을 자극하려면 가동 범위를 좁혀서 빠르게 반복해 보자. 이때 무릎이 엉덩이 밑으로 내려가면 안 된다.
- 운동 강도를 높이려면 다리를 펴고 해보자. 단, 이 동작을 하려면 슬와부가 유연해야 한다.
- 무릎을 가슴까지 당긴 상태에서 몇 초 동안 등척성 수축을 해도 좋다.

11 행잉 레그 레이즈 | 바에 매달리기 Hanging Leg Raises

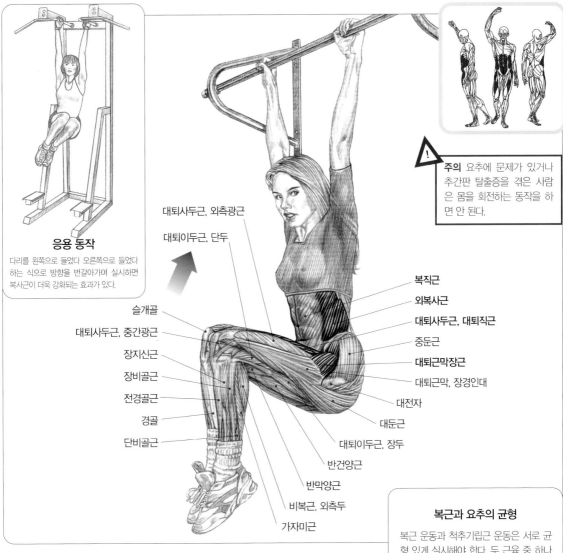

응용 동작

다리를 왼쪽으로 들었다 오른쪽으로 들었다 하는 식으로 방향을 번갈아가며 실시하면 복사근이 더욱 강화되는 효과가 있다.

대퇴사두근, 외측광근
대퇴이두근, 단두

슬개골
대퇴사두근, 중간광근
장지신근
장비골근
전경골근
경골
단비골근

복직근
외복사근
대퇴사두근, 대퇴직근
중둔근
대퇴근막장근
대퇴근막, 장경인대
대전자
대둔근
대퇴이두근, 장두
반건양근
반막양근
비복근, 외측두
가자미근

! **주의** 요추에 문제가 있거나 추간판 탈출증을 겪은 사람은 몸을 회전하는 동작을 하면 안 된다.

친업바에 매달린다 :

• 숨을 내쉬면서 척추를 둥글게 감아 무릎을 가능한 한 높게 들어 올린다.
• 동작을 마무리하며 숨을 들이마신다.

다리를 들어 올릴 때는 장요근과 대퇴직근, 대퇴근막장근이 사용되고, 무릎을 구부려 들어 올릴 때는 복직근과 복사근이 사용된다.
무릎이 수평보다 아래로 내려가지 않도록 주의하면서 실시하면 복근을 강화할 수 있다.

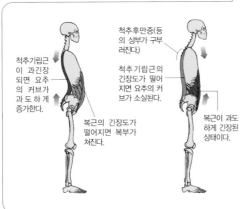

척추기립근이 과긴장 되면 요추의 커브가 과도하게 증가한다.

복근의 긴장도가 떨어지면 복부가 쳐진다.

척추후만증(등의 상부가 구부러진다.)

척추기립근의 긴장도가 떨어지면 요추의 커브가 소실된다.

복근이 과도하게 긴장된 상태이다.

복근과 요추의 균형

복근 운동과 척추기립근 운동은 서로 균형 있게 실시해야 한다. 두 근육 중 하나라도 저긴장이나 과긴장 상태가 되면 자세가 나빠져서 부상이 발생할 수 있다. 예를 들어 척추기립근 하부(요천추)가 과긴장 상태고 복근이 저긴장 상태면, 척추전만증이 생겨서 배가 볼록 튀어나온다. 이 경우에는 코어를 강화하는 운동을 제 때 실시하면 문제를 바로잡을 수 있다. 반대로 복근이 과긴장 상태고 척추기립근, 특히 등 상부(흉극근, 흉최장근, 흉장늑근)가 약해진 상태면, 척추후만증이 생겨서 요추 곡선이 사라진다. 이 경우에는 척추기립근을 강화하는 운동을 실시해서 바로잡을 수 있다.

247

12 트렁크 로테이션 Trunk Rotations

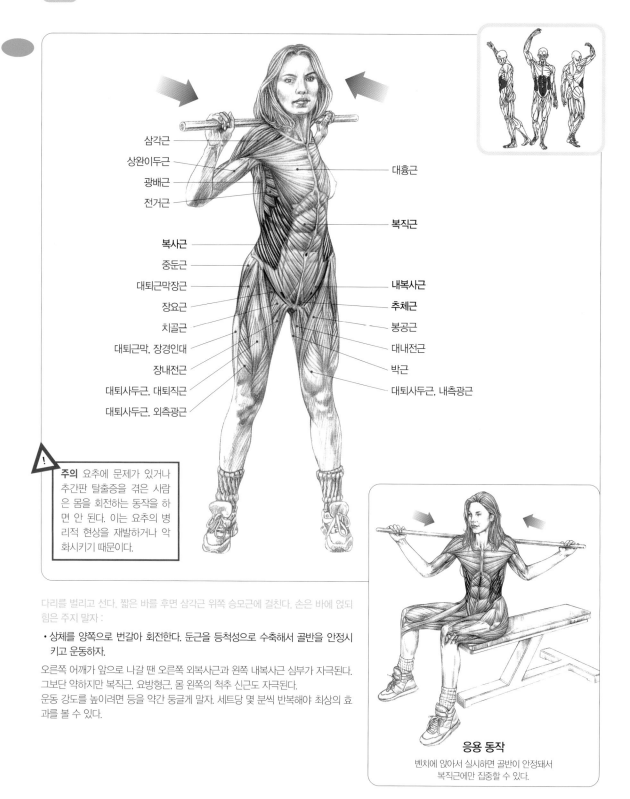

삼각근

상완이두근

광배근

전거근

복사근

중둔근

대퇴근막장근

장요근

치골근

대퇴근막, 장경인대

장내전근

대퇴사두근, 대퇴직근

대퇴사두근, 외측광근

대흉근

복직근

내복사근

추체근

봉공근

대내전근

박근

대퇴사두근, 내측광근

주의 요추에 문제가 있거나 추간판 탈출증을 겪은 사람은 몸을 회전하는 동작을 하면 안 된다. 이는 요추의 병리적 현상을 재발하거나 악화시키기 때문이다.

다리를 벌리고 선다. 짧은 바를 후면 삼각근 위쪽 승모근에 걸친다. 손은 바에 얹되 힘은 주지 말자 :

• 상체를 양쪽으로 번갈아 회전한다. 둔근을 등척성으로 수축해서 골반을 안정시키고 운동하자.

오른쪽 어깨가 앞으로 나갈 땐 오른쪽 외복사근과 왼쪽 내복사근 심부가 자극된다. 그보단 약하지만 복직근, 요방형근, 몸 왼쪽의 척추 신근도 자극된다.
운동 강도를 높이려면 등을 약간 둥글게 말자. 세트당 몇 분씩 반복해야 최상의 효과를 볼 수 있다.

응용 동작
벤치에 앉아서 실시하면 골반이 안정돼서 복직근에만 집중할 수 있다.

13 덤벨 사이드 밴드 Dumbbell Side Bends

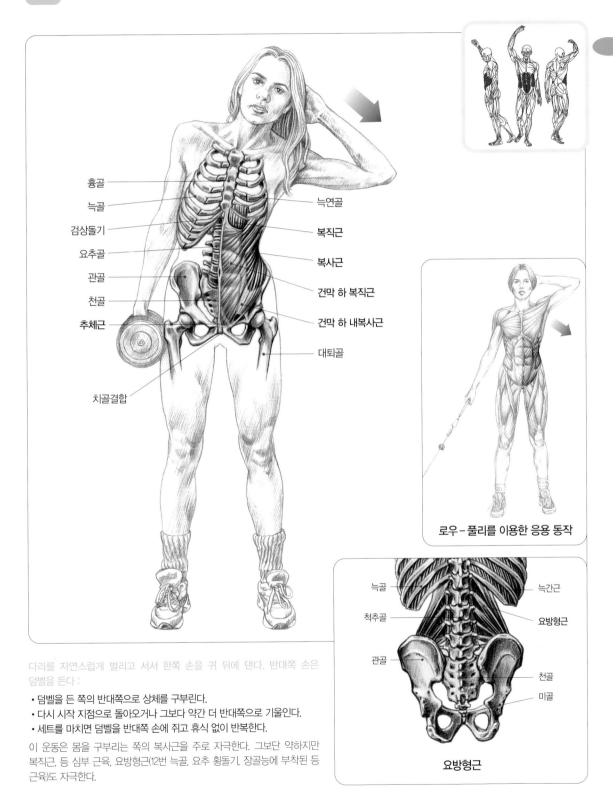

흉골

늑골

검상돌기

요추골

관골

천골

추체근

치골결합

늑연골

복직근

복사근

건막 하 복직근

건막 하 내복사근

대퇴골

로우 – 풀리를 이용한 응용 동작

늑골

척추골

관골

늑간근

요방형근

천골

미골

요방형근

다리를 자연스럽게 벌리고 서서 한쪽 손을 귀 뒤에 댄다. 반대쪽 손은 덤벨을 든다 :

• 덤벨을 든 쪽의 반대쪽으로 상체를 구부린다.
• 다시 시작 지점으로 돌아오거나 그보다 약간 더 반대쪽으로 기울인다.
• 세트를 마치면 덤벨을 반대쪽 손에 쥐고 휴식 없이 반복한다.

이 운동은 몸을 구부리는 쪽의 복사근을 주로 자극한다. 그보단 약하지만 복직근, 등 심부 근육, 요방형근(12번 늑골, 요추 횡돌기, 장골능에 부착된 등 근육)도 자극한다.

14 로망 체어 사이드 밴드 Roman Chair Side Bends

옆으로 누워 엉덩이를 벤치에 놓고, 상체는 공중에 띄운 채 손을 머리 뒤나 가슴에 놓는다. 다리는 패드에 고정시킨다 :

• 옆으로 누운 채 상체를 위로 들어 올린다.

옆구리를 구부릴 때 구부린 쪽의 복사근과 복직근이 집중적으로 자극된다. 반대쪽 복사근과 복직근은 상체가 수평보다 아래로 내려가지 않게 등척성 근수축을 한다.

Point 옆구리를 구부릴 때는 요방형근도 사용된다.

대흉근
전거근
복직근
외복사근
건막 하 내복사근
대퇴근막장근
장내전근
대퇴사두근, 대퇴직근
대퇴사두근, 내측광근
슬개골
광배근
추체근
대퇴사두근, 외측광근
중둔근
장요근
치골결합
봉공근
치골근

*등척성(Isometric) : 정적 수축

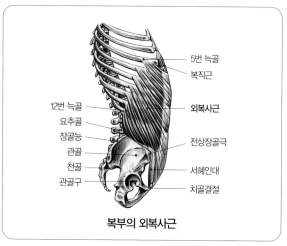

5번 늑골
복직근
12번 늑골
요추골
장골능
관골
천골
관골구
외복사근
전상장골극
서혜인대
치골결절

복부의 외복사근

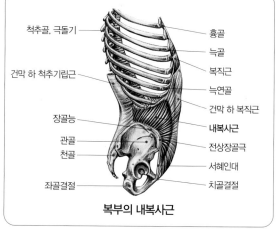

척추골, 극돌기
건막 하 척추기립근
장골능
관골
천골
좌골결절
흉골
늑골
복직근
늑연골
건막 하 복직근
내복사근
전상장골극
서혜인대
치골결절

복부의 내복사근

15 머신 트렁크 로테이션 Machine Trunk Rotations

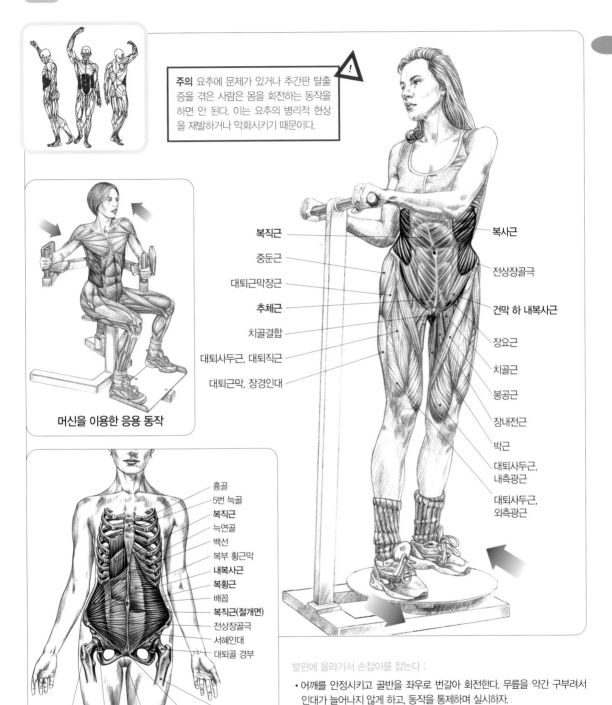

주의 요추에 문제가 있거나 추간판 탈출증을 겪은 사람은 몸을 회전하는 동작을 하면 안 된다. 이는 요추의 병리적 현상을 재발하거나 악화시키기 때문이다.

머신을 이용한 응용 동작

복직근
중둔근
대퇴근막장근
추체근
치골결합
대퇴사두근, 대퇴직근
대퇴근막, 장경인대

복사근
전상장골극
건막 하 내복사근
장요근
치골근
봉공근
장내전근
박근
대퇴사두근, 내측광근
대퇴사두근, 외측광근

흉골
5번 늑골
복직근
늑연골
백선
복부 횡근막
내복사근
복횡근
배꼽
복직근(절개면)
전상장골극
서혜인대
대퇴골 경부
대퇴골
대전자
대퇴골두
치골결절
치골결합

복부의 심부 근육

발판에 올라가서 손잡이를 잡는다 :

• 어깨를 안정시키고 골반을 좌우로 번갈아 회전한다. 무릎을 약간 구부려서 인대가 늘어나지 않게 하고, 동작을 통제하며 실시하자.

이 운동은 외복사근과 내복사근을 주로 자극하며, 그보다 약하지만 복직근도 자극한다. 복사근을 더 강하게 자극하려면 등을 약간 둥글게 말자. 세트를 아주 길게 실시하면 최상의 효과를 볼 수 있다.

복부 스트레칭

배를 대고 눕는다. 두 손은 쭉 펴서 바닥을 짚는다 :

• 천천히 상체를 들어 올린다. 이때 고개를 약간 뒤로 젖힌다
• 몇 분간 같은 자세를 유지하며 천천히 호흡한다. 복부의 전면이 늘어나는 것을 느낀다.

응용 동작 두 다리는 바닥에 둔 채로 양손을 벤치 위에 놓고 스트레칭하거나 짐볼에 누워서 스트레칭할 수도 있다.

Point 육상 경기, 특히 창던지기와 같은 스포츠에 효과적인 스트레칭이다. 창던지기처럼 동작을 완벽하게 구현하기 위해 안정된 복부 근육과 뛰어난 유연성이 필수적인 운동이라면 모두 도움이 된다.

주의 복부 스트레칭은 요추 관련 질병이 있는 사람은 하지 말아야 한다.

고개를 너무 뒤로 젖히지 않는다.

허리를 지나치게 아치형으로 만들지 않는다.

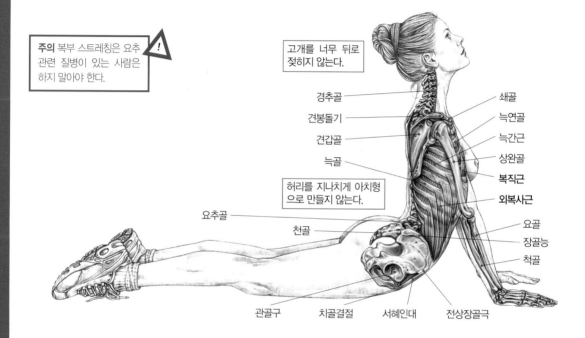

경추골
견봉돌기
견갑골
늑골
요추골
천골
관골구
치골결절
서혜인대
전상장골극

쇄골
늑연골
늑간근
상완골
복직근
외복사근
요골
장골능
척골

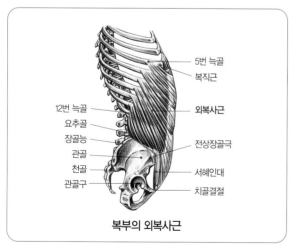

5번 늑골
복직근
외복사근
12번 늑골
요추골
장골능
관골
천골
관골구
전상장골극
서혜인대
치골결절

복부의 외복사근

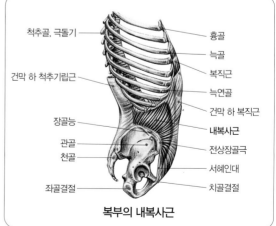

척추골, 극돌기
흉골
늑골
복직근
건막 하 척추기립근
늑연골
건막 하 복직근
내복사근
장골능
전상장골극
관골
천골
서혜인대
좌골결절
치골결절

복부의 내복사근

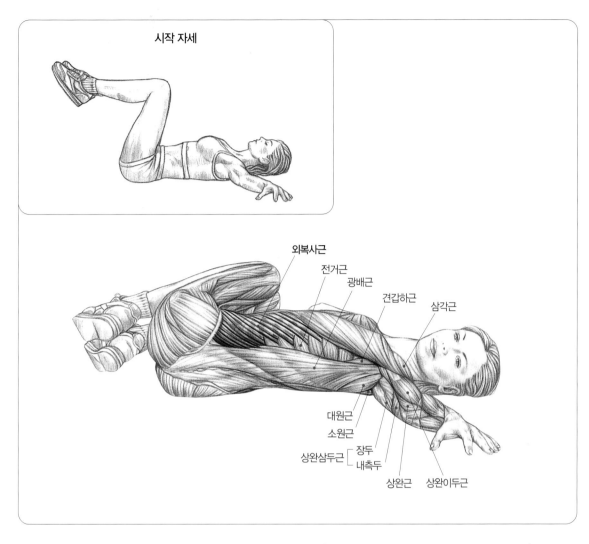

시작 자세

외복사근

전거근

광배근

견갑하근

삼각근

대원근

소원근

상완삼두근 ─ 장두
             └ 내측두

상완근

상완이두근

바닥에 누워서 팔을 T자로 벌린다. 무릎을 구부리고 허벅지는 수직으로 세운다 :

- 숨을 내쉬며 무릎을 바닥으로 천천히 내린다.
- 숨을 들이마시며 시작 자세로 돌아온다.

이 운동을 하면 고관절 굴곡근도 정적 수축을 하긴 하지만, 주로 스트레칭되는 근육은 외복사근과 내복사근이며, 배꼽 밑의 복직근도 늘어난다.
세트당 20~30회를 천천히 실시하면 최상의 효과를 볼 수 있다.

응용 동작
- 슬와부가 유연한 사람은 다리를 펴고 실시해보자. 이렇게 하면 더 강하게 스트레칭할 수 있다.
- 복사근을 더 스트레칭하려면 골반을 돌릴 때 고개를 반대쪽으로 돌리자. 예를 들어 무릎을 오른쪽으로 내린다면 고개는 왼쪽으로 돌린다. 이 응용 동작은 복사근과 요추도 스트레칭된다.

Point 이 스트레칭을 효과적으로 실시하려면 무릎을 바닥으로 내릴 때마다 복사근을 늘여준다고 생각하자. 동작 할 때 머리와 어깨는 바닥에서 떨어지면 안 된다.

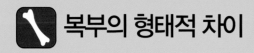 # 복부의 형태적 차이

다양한 유형의 복벽 단면도

일반적으로 피하지방이 적으면 복근이 선명해 보인다. 하지만 이것 외에도 복부의 외형에 영향을 미치는 다양한 유형의 복벽이 있다.

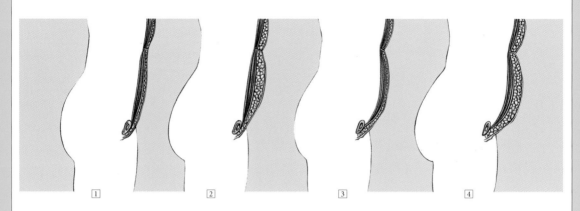

① 정상적인 복벽과 발달된 복근
② 정상적인 복벽과 발달된 복근. 하지만 피하지방이 껴있어서 하수증이 있는 것처럼 보인다(장기가 밑으로 처지는 이유는 대부분 장기를 고정하는 복벽이 약해졌기 때문이다. 복벽이 약해지면 장기

를 지탱하지 못해서 배가 아래로 처지고, 작은 주머니 같은 곳으로 소장이 빠져나온다).
③ 복근이 약해서 복벽이 튀어나왔지만 지방은 없다
④ 복근이 약해서 복벽이 튀어나왔고 지방도 껴있다

복직근의 다양한 형태

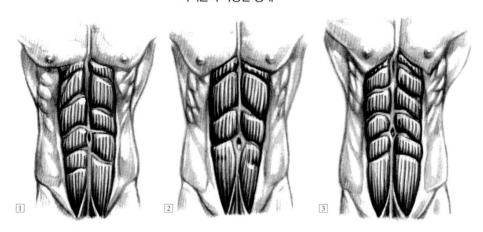

① 비대칭
② 건획이 적다
③ 건획이 많다
식스팩의 개수나 복근의 대칭도는 사람마다 다르다.

08 부록
APPENDIX

정구중 |
서울호서예술전문학교
스포츠건강관리학부 교수 |

보디빌딩 실기·구술시험
합격 가이드

1 실기·구술 평가 구성 및 합격 기준

1·2급 생활 · 유소년 · 노인스포츠지도사 공통 – 실기 5문제 / 구술 5문제

구분	실기 검정	구술 검정
배점	100점	100점
합격기준	70% 이상	70% 이상
문항구성	5개(각 20점)	규정 : 2개40점) 지도 방법 : 2개(40점) 태도 · 표현 : 1개(20점)
내용	종목별 기술분류표에서 선정	규정 + 과학 + 태도
기타사항	※ 실기 응시와 동시에 구술 응시	

2 실기검정

생활스포츠지도사 2급 보디빌딩의 실기시험은 바벨 바(Barbell Bar)와 덤벨(Dumbbell), 이지 바(EZ Bar), 체중을 이용하는 운동 및 보디빌딩 규정 포즈 위주로 테스트를 실시한다. 웨이트 머신을 통한 실기기능의 평가는 쉽지 않다. 머신 자체의 이동이나 운반은 까다로운 반면, 정작 그 이용법은 테스트로 평가하기에는 상대적으로 단순하기 때문이다.

본 시험에서는 가슴(대흉근), 어깨(삼각근), 팔(이두·삼두 · 전완), 등(상부 · 하부), 하체(엉덩이 · 대퇴사두근 · 대퇴이두근 · 비복근), 승모근, 복근(복직근 · 외복사근 · 내복사근 · 복횡근)의 실기를 주로 테스트한다. 최근에는 경기력 향상에 효과가 높은 전신 운동인 파워 클린이나 스내치도 출제빈도가 높아지는 상황이다. 가슴(대흉근 · 소흉근) 운동은 출제빈도가 비교적 낮으나 소홀히 할 수 없는 부분이다. 따라서 실기를 준비하는 사람은 실기 종목의 우선순위와 준우선순위를 정하여 올바른 자세의 반복훈련을 실시해야 한다.

장소 및 소요 장비

- 실기·구술 검정 응시 인원에 따라 6개 조 탄력 운영

실기 및 구술 시험장 (예상 도식도)

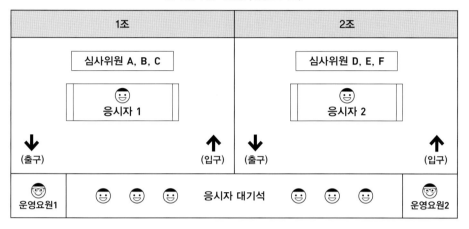

- **주관단체 준비사항**
  ① 덤벨: 2.5~3kg, 5kg
  ② 바벨: 중량 봉(긴 봉 15kg, 짧은 봉 8kg)
  ③ 요가 매트
  ④ 벤치

- **지원자 준비사항 (특별과정 응시자 복장 동일)**
  ① 상의: 민소매 러닝, 탑
  ② 하의: 허벅지가 보이는 반바지
  ③ 운동화
  ④ 신분증, 수험표 및 준비서류

실기평가 기준 및 선정 사유

- 기초기술 : 기본 기술의 정확한 자세 및 호흡 습득 여부 평가
- 실전기술 : 규정 포즈를 수행하는 능력을 평가
- 각 기술별로 사용되는(표현되는) 근육에 대한 정확한 지식 여부 평가
- 지도사로서의 자질 및 지도 요령 검증
- 운동프로그램 구성 시 적합한 운동 배치 능력 평가

시험장에서의 복장 및 유의사항

복장은 단정한 차림의 운동복이 바람직하다. 의복은 자신이 어떠한 집단에 속하고 싶다는 표현이다. 운동을 지도하는 지도자는 당연히 단정하고 깨끗한 운동복을 착용해야 하며 신발은 운동화를 신어야 한다. 간혹 보디빌딩 시합용 트렁크(팬티)를 입고 들어오는 경우가 있는데 가능한 한 운동복을 착용할 것을 권한다. 만약 자신의 몸을 심사위원에게 꼭 보이고 싶다면 운동용 러닝셔츠나 몸에 딱 달라붙는 티셔츠를 입으면 된다.

시험장에서는 자신의 수험표를 잘 소지해야 하고 시험관의 말에 집중해야 한다. 공손한 태도로 질문에 답하며, 정중한 인사는 필수이다. 자신감 또한 잃지 말아야 한다. 시험장에서의 테스트 순서는 1단계가 실기시험, 2단계가 구술시험(질의응답)이다.

종목별 실기시험의 특징과 주의사항

실기시험(실기검정)은 평가 종목 중 5가지 항목을 테스트하게 되어 있고, 5가지를 모두 패스해야 합격이 가능하다.

■ 가슴 Chest

가슴 운동은 주로 덤벨과 바벨 바를 이용해 테스트한다. 테스트 종목은 바벨이나 덤벨을 이용한 벤치 프레스(체스트 프레스라고도 함), 덤벨 플라이 그리고 체중을 이용한 푸시업이 있다.

> **합격 가이드**
>
> 가슴 운동에서 상완이 수평의 어덕션 동작을 이루도록 동작을 수행하는 좋다. 우리가 서 있는 자세에서 양팔을 양옆으로 수평이 되도록 들고, 수평으로 든 팔을 몸의 안쪽으로 이동시키면 그것이 수평의 어덕션이 된다.

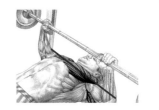

■ 어깨 Shoulder

어깨 운동은 실기 테스트 종목들이 가장 많이 들어 있다. 바벨 밀리터리 프레스, 바벨 비하인드 넥 프레스, 덤벨 사이드 래터럴 레이즈, 덤벨 프런트 레이즈, 덤벨 벤트 오버 래터럴 레이즈를 주로 실시한다.

모든 동작에서 호흡을 멈추지 말고 시험관이 알아볼 수 있도록 호흡을 크게 해야 한다.
일반적으로 호흡은 무게가 올라갈 때 숨을 내쉬고 무게가 내려갈 때 숨을 들이쉰다. 즉, 무게가 올라가는 단축성 근수축에서 숨을 내쉬고, 통제에 의해서 무게가 내려가는 신장성 근수축에서 숨을 들이쉬면 된다.

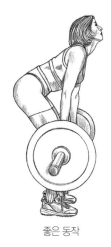 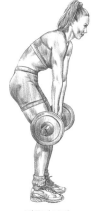

좋은 동작　　　　　　　　잘못된 동작

합격 가이드

- 프레스 동작에서 바를 어깨너비보다 약간 넓게 잡고 동작을 실시하며, 양발은 어깨너비 정도로 벌린다. 모든 동작은 멈추라는 신호가 있기 전까지 연속적으로 실시한다. 밀리터리 프레스는 오버헤드로, 비하인드 넥 프레스는 수직으로 운동한다.

- 레이즈 동작은 동작의 숙련도를 쉽게 알아볼 수 있는 종목이다. 우선 서 있는 자세가 경직되지 않고 자연스러워야 한다. 덤벨 프런트 레이즈나 사이드 래터럴 레이즈 동작에서 무릎을 아주 약간 구부리고, 상체를 앞쪽으로 자연스럽게 조금만 구부리면 동작이 숙련되어 보인다. 프런트 레이즈에서는 곧바로 위로 올리고 래터럴 레이즈에서는 덤벨을 들어 올릴 때 팔이 앞쪽으로 향하지 않게 주의한다. 덤벨을 잡은 손의 손목이 꺾여서도 안 된다.

- 벤트 오버 동작은 가장 어려운 동작 중 하나이다. 벤트 오버라는 말이 나오면 무조건 상체를 앞으로 구부리는 동작이라는 것을 명심해야 한다. 벤트 오버 동작에서는 등이 곧게 펴져야 하기 때문에 엉덩이를 뒤로 빼야 하고, 무릎은 곧게 펴지 말고 살짝 구부려야 한다. 단, 무릎을 너무 많이 구부리는 것 역시 금물이다. 특히 벤트 오버 래터럴 레이즈 동작에서 덤벨을 들어 올릴 때 덤벨이 앞쪽으로 향하지 않도록 주의해야 한다. 말 그대로 옆으로 들어 올려야 한다.

3 팔 Arm

팔 운동은 이두근, 삼두근, 전완근 운동으로 구분되며, 주로 실시하는 종목은 다음과 같다.

이두 Biceps

덤벨 얼터네이트 컬, 덤벨 트위스트 컬, 덤벨 해머 컬, 덤벨 컨센트레이션 컬, 이지 바 컬, 이지 바 리버스 컬을 주로 실시한다.

삼두 Triceps

익스텐션 동작으로 서서 하는 바벨 스탠딩 트라이셉스 익스텐션(바벨 프렌치 프레스), 덤벨 스탠딩 트라이셉스 익스텐션(원 암 또는 투 암: 한 팔 또는 양팔)과 덤벨 킥 백을 주로 질문한다. 라잉 바벨 트라이셉스 익스텐션(라잉 프렌치 프레스), 라잉 덤벨 트라이셉스 익스텐션과 같이 누워서 하는 동작은 거의 실시하지 않으니 서서 하는 동작을 주로 연습한다.

전완 Forearm

바벨 또는 덤벨을 이용한 리스트 컬 또는 손잡는 위치를 반대로 한 리버스 리스트 컬이 있다.

✔ 합격 가이드

이두 운동

- 컬 동작이 전부이기 때문에 어떤 기구로 어떻게 컬을 하는지 아는 것이 첫 번째다. 덤벨 컬은 덤벨을 양손에 들고 실시하고, 이지 바 컬은 바를 어깨너비로 잡아야 한다. 특히 이지 바는 이두 운동 시 잡는 위치와 삼두 운동 시 잡는 위치가 다르게 고안되어 있다. 몸을 똑바로 세우고 동작을 실시하고, 컬(들어 올리는) 동작에서 상완(팔꿈치 위쪽 팔)을 들어 올리지 않도록 주의한다. 또한 몸통을 흔들거나 무릎을 구부리면서 들어 올리지 않도록 주의한다.

- 얼터네이트 컬은 양손을 교대로 들어 올린다.

- 트위스트 컬은 덤벨을 들어 올리는 동작에서 덤벨을 바깥쪽으로 틀어서 올리고, 내릴 때는 반대로 안쪽으로 틀면서 내린다.

- 해머 컬은 망치질하듯이, 덤벨을 쥐고 있는 손바닥이 몸쪽을 향한 상태에서 그대로 들어 올린다.

- 컨센트레이션 컬은 조금은 까다로운 동작이다. 시험관 앞에서 실시할 때 벤치에 앉거나 무릎을 구부리고 실시해야 하기 때문이다(본문 13쪽의 운동법 참고). 리버스 컬은 손을 잡는 위치를 반대로 하며 들어 올릴 때 손등이 천장을 향하게 된다.

삼두 운동

- 삼두 운동은 익스텐션 동작으로, 팔꿈치를 고정한 후 실시하고 덤벨 킥 백 동작을 제외한 다른 동작에서는 상완이 바닥과 수직을 이뤄야 한다는 점을 주의해야 한다.
- 킥 백 동작에서는 상완이 바닥과 수평을 이루는 것이 좋다.
- 바벨 바를 잡고 할 때는 넓게 잡지 않도록 주의하고 양손의 간격을 20cm 이내로 유지한다.
- 이지 바는 삼두 운동 시 잡는 위치를 확인해야 한다.
- 또한 삼두 운동 시에는 팔꿈치가 바깥쪽으로 벌어지지 않도록 주의해야 한다.

전완 운동

- 전완 운동은 손목 컬 운동으로, 팔꿈치 아래쪽을 고정하고 실시해야 한다. 주로 바벨 또는 덤벨 리스트 컬과 리버스 리스트 컬을 실시하게 된다.

4 등 Upper Back, Low Back

등 운동은 등 상부와 하부로 나누어 구분하며 주로 실시하는 종목은 다음과 같다.

등 상부

바벨 벤트 오버 로우(Row, 로우 동작은 노 젓기 동작을 연상하면 된다), 덤벨 벤트 오버 로우(원 암 또는 투 암)를 자주 실시한다.

등 하부

굿모닝 엑서사이즈, 스티프-레그드 데드리프트, 데드리프트, 엎드려서 하는 하이퍼 익스텐션이 있다.

합격 가이드

- 등 상부 운동은 벤트 오버 동작이므로 상체를 숙일 때 등이 구부러지지 않도록 주의하고, 상체를 기울인 상태에서 무릎을 약간 구부리는 것도 잊지 말아야 한다. 또한 동작 중에는 바닥을 보지 말고 시험관을 응시하면서 실시하도록 한다.
- 등 하부 운동은 상당히 기술적인 내용을 포함하고 있으므로 많은 시간을 연습해야 하는 고난이도의 동작들이다. 동작 중에 등이 구부러지지 않도록 주의하고, 스티프-레그드 데드리프트(다리 고정, 스트레이트 데드리프트라고도 부름)와 데드리프트를 분명히 구분할 수 있어야 한다. 하이퍼 익스텐션은 장비가 없는 상태에서는 바닥에 엎드려서 실시해야 한다.

5 하체 Leg

하체 운동은 주로 스쿼트(프런트 · 백), 시씨 스쿼트, 스플릿 스쿼트, 런지(프런트 · 사이드 · 리버스), 카프 레이즈를 주로 테스트한다.

- 스쿼트는 바벨 바를 몸 앞쪽으로 들고 하는 프런트 스쿼트와 바를 승모근 위 어깨에 올리고 하는 백 스쿼트를 실시한다.
- 런지는 바벨을 승모근 위에 올리고 하는 바벨 런지와 덤벨을 양손에 들고 하는 덤벨 런지를 실시한다.
- 카프 레이즈에서 바벨을 사용할 때는 바를 승모근 위에 올리고 실시하며, 덤벨을 사용할 때는 양손에 들고 실시하면 된다.
- 시씨 스쿼트는 무릎과 발목을 이용하는 스쿼트로 엉덩이 관절이 구부러지지 않도록 주의한다.

> **합격 가이드**
>
> - 하체 운동은 무엇보다 스쿼트가 가장 많이 실시된다. 운동 중 뒤꿈치가 들리지 않도록 주의하고, 앉는 동작에서 무릎 관절과 엉덩이 관절을 동시에 구부리는 것을 명심해야 한다. 또한 구부리는 동작에서 무릎이 지나치게 앞으로 나오지 않도록 주의하고 등은 곧게 펴야 한다.
> - 런지 동작은 주로 프런트 런지를 테스트한다. 양발을 모으고 실시하면 균형을 잡기가 어려우므로 양발을 30~40cm 정도 벌린 상태에서 실시한다. 사이드 런지는 양다리를 옆으로 크게 벌린 상태에서 측면으로 실시해야 한다. 대개 프런트 런지 형태에서 몸만 옆으로 틀어서 실시하는 경우가 많은데, 이는 좋지 않은 결과를 야기한다는 것을 명심해야 한다.
> - 카프 레이즈는 양발을 약간 벌린 상태에서 발을 11자로 놓고 실시한다.

6 승모근 Trapezius Muscle

승모근 운동은 쉬러그를 실시하거나 어깨 앞쪽 운동이기도 한 업라이트 로우를 실시한다.

- 쉬러그는 바벨 쉬러그와 덤벨 쉬러그로 나뉜다. 말 그대로 어깨를 으쓱하면 된다.
- 업라이트 로우는 바를 들어 올릴 때 손의 위치가 팔꿈치보다 항상 아래에 있어야 하고, 바를 쇄골까지 끌어 올려야 한다.

7 복근 Abdominal Muscle

복근 운동은 주로 크런치, 리버스 크런치, 레그 레이즈, 싯업, 오블리크 크런치, V-싯업을 주로 실시한다.

- 크런치 동작은 바닥에 누운 상태에서 무릎을 90도 정도 구부리고 상체를 감아올리듯이 들어 올린 후 다시 원위치한다. 리버스 크런치는 크런치의 반대 동작으로, 구부린 다리를 들어 올린다.
- 레그 레이즈는 무릎을 거의 편 상태에서 다리를 들어 올리고 내리는 동작을 반복한다. 심사위원이 측면을 볼 수 있도록 위치를 잡고 동작을 실시한다.

8 최근 새롭게 실시하는 종목들

최근 실시하는 종목으로는 파워 클린, 파워 스내치, 플랭크 등이 있다. 이러한 종목을 실시하는 이유는 운동의 효과가 뛰어난 종목이기 때문이다.

실기 평가 영역

[기술분류] 1·2급 생활, 유소년, 노인스포츠지도사

대분류		세부 기술
상체 가슴, 팔 (20)	(80)	바벨 벤치 프레스, 덤벨 벤치 프레스, 덤벨 플라이, 덤벨 풀오버, 내로우 그립 푸시업, 덤벨 컬, 해머 컬, 바벨 컬, 컨센트레이션 컬, 리버스 그립 바벨 컬, 얼터네이트 덤벨 컬, 얼터네이트 해머 컬, 덤벨 리스트 컬, 바벨 리스트 컬, 스탠딩 바벨 트라이셉스 익스텐션, 라잉 바벨 트라이셉스 익스텐션, 원암 덤벨 오버헤드 트라이셉스 익스텐션, 시티드 트라이셉스 익스텐션, 덤벨 킥백, 벤치 딥, 덤벨 리버스 리스트 컬, 바벨 리버스 리스트 컬, 푸쉬업
상체 등, 어깨 (20)		벤트 오버 원암 덤벨 로우, 벤트 오버 바벨 로우, 언더 그립 바벨 로우, 뉴트럴 그립 투암 덤벨 로우, 바벨 굿모닝 엑서사이즈, 백 익스텐션, 바벨 밀리터리 프레스, 비하인드 넥 프레스, 덤벨 숄더 프레스, 덤벨 래터럴 레이즈, 덤벨 프런트 레이즈, 벤트 오버 래터럴 레이즈, 바벨 프런트 레이즈, 바벨 업라이트 로우, 덤벨 쉬러그, 바벨 쉬러그
하체·복근 **전신** (20)		백 스쿼트, 프런트 스쿼트, 바벨 런지, 덤벨 런지, 시티드 카프 레이즈, 힙 브릿지, 덩키 킥, 바벨 힙 트러스트(주동근: 둔근), 힙 트러스트(주동근: 하복부), 루마니안 데드리프트, 스티프-레그드 데드리프트, 컨벤셔널 데드리프트, 덤벨 사이드 밴드, 크런치, 레그 레이즈, 오블리크 크런치, 시티드 니업, 리버스 크런치, V-싯업, 와이드 스탠스 스쿼트, 풀(딥) 스쿼트, 플랭크, 사이드 플랭크
실전기술 (20)		(남) 프런트 더블 바이셉스, 프런트 랫 스프레드, 사이드 체스트, 백 더블 바이셉스, 백 랫 스프레드, 사이드 트라이셉스, 업도미널 앤드 타이
		(여) 프런트 포즈, 사이드 체스트, 백 포즈, 사이드 트라이셉스

[기초기술] 상체 | 가슴 · 팔

내용	평가 기준
바벨 벤치 프레스	① 바벨은 어깨너비보다 넓게 잡았는가? ② 벤치에 머리, 어깨, 엉덩이가 밀착되어 있는가? ③ 그립은 오버핸드 그립으로 정확히 잡고 있는가? ④ 바가 수직으로 보이도록 눕고 턱을 가슴으로 당겨 고정되어 있는가? ⑤ 팔꿈치와 어깨가 일직선이 되게 옆으로 펴고 손목이 뒤로 꺾이지 않았는가?
덤벨 벤치 프레스	① 어깨는 고정되어 있는가? ② 덤벨을 올릴 때 2/3지점에서 가슴을 수축하고 있는가? ③ 팔은 정확히 밀고 있는가? ④ 호흡은 바를 내릴 때 들이마시고 올릴 때 내뱉고 있는가?
덤벨 플라이	① 어깨는 고정되어 있는가? ② 덤벨을 올릴 때 가슴을 수축하고 있는가? ③ 주관절의 굽힘 정도가 적정한가?
덤벨 풀오버	① 양발이 어깨너비로 고정되어 있는가? ② 팔꿈치 관절을 충분히 연 상태에서 수직이 되도록 팔을 올리는가? ③ 팔이 바닥과 평행이 될 때까지 내리는가? ④ 덤벨이 가슴 앞쪽으로 오면서 호흡을 내쉬는가?
내로우 그립 푸시업	① 그립은 어깨너비보다 좁게 위치하였는가? ② 내리는 단계에 팔꿈치가 몸통에서 멀어지지 않고 있는가? ③ 올리는 단계에 삼두근의 수축이 일어나는가? ④ 운동하는 동안에 몸통이 고정되어 있는가? ⑤ 머리, 어깨, 골반, 무릎, 발목 일직선을 유지하는가?
덤벨 컬	① 팔꿈치가 어깨 뒤로 빠지지 않게 하고 있는가? ② 팔꿈치가 움직이지 않도록 고정하고 있는가? ③ 덤벨을 올릴 때 호흡을 하고 있는가?
해머 컬	① 덤벨을 뉴트럴 그립으로 잡았는가? ② 팔꿈치가 어깨 뒤로 빠지지 않게 하고 있는가? ③ 팔꿈치가 움직이지 않도록 고정하고 있는가? ④ 덤벨을 올릴 때 호흡을 내쉬고 있는가?
바벨 컬	① 바를 잡는 양손의 간격이 어깨너비 정도인가? ② 팔꿈치가 어깨 뒤로 빠지지 않게 하고 있는가? ③ 팔꿈치가 움직이지 않도록 고정하고 있는가? ④ 바를 들어 올릴 때 호흡을 내쉬고 있는가?
컨센트레이션 컬	① 덤벨을 잡고 벤치에 앉아있는가? ② 팔꿈치를 대퇴부 안쪽에 고정하였는가? ③ 숨을 내쉬면서 팔꿈치를 구부려 전완을 들어 올리며 다시 시작 자세로 돌아오며 숨을 들이마시는가?

내용	평가 기준
리버스 그립 바벨 컬	① 서서 리버스 그립으로 바벨을 잡았는가? ② 숨을 내쉬면서 팔꿈치를 굽혀 바벨을 들어 올리고 다시 내리면서 숨을 들이마시는가? ③ 팔꿈치가 움직이지 않도록 고정하고 있는가?
얼터네이트 덤벨 컬	① 팔꿈치가 어깨 뒤로 빠지지 않게 하고 있는가? ② 팔꿈치가 움직이지 않도록 고정하고 있는가? ③ 덤벨을 올릴 때 호흡을 하고 있는가? ④ 양팔을 교대로 들어 올리는가?
얼터네이트 해머 컬	① 덤벨을 뉴트럴 그립으로 잡았는가? ② 팔꿈치가 어깨 뒤로 빠지지 않게 하고 있는가? ③ 팔꿈치가 움직이지 않도록 고정하고 있는가? ④ 덤벨을 올릴 때 호흡을 하고 있는가? ⑤ 양팔을 교대로 들어 올리는가?
덤벨 리스트 컬	① 벤치에 앉거나 대퇴부에 팔을 올려놓은 다음 언더 그립으로 덤벨을 잡았는가? ② 숨을 내쉬며 손목을 올리고, 손목을 내리면서 숨을 들이쉬는가? ③ 팔꿈치가 움직이지 않도록 고정하고 있는가?
바벨 리스트 컬	① 벤치에 앉거나 대퇴부에 팔을 올려놓은 다음 언더 그립으로 바벨을 잡았는가? ② 숨을 내쉬며 손목을 올리고, 손목을 내리면서 숨을 들이쉬는가? ③ 팔꿈치가 움직이지 않도록 고정시키고 있는가?
스탠딩 바벨 트라이셉스 익스텐션	① 서서 허리는 곧게 세우며 펴고 있는가? ② 양손의 간격을 어깨너비보다 좁게 하고 있는가? ③ 바벨을 머리 뒤쪽으로 내리고 있는가? ④ 바벨을 잡은 상완이 지면과 수직이 되도록 하였는가? ⑤ 바벨을 내릴 때 숨을 들이마시고 올릴 때 내뱉고 있는가?
라잉 바벨 트라이셉스 익스텐션	① 가슴은 들고 척추는 정상 만곡을 유지하고 있는가? ② 양손의 간격을 어깨너비보다 좁게 하고 있는가? ③ 바벨을 머리 쪽으로 내리고 있는가? ④ 바벨을 잡은 팔이 지면과 수직이 되도록 하였는가? ⑤ 바를 내릴 때 숨을 들이마시고 올릴 때 내뱉고 있는가?
원암 덤벨 오버헤드 트라이셉스 익스텐션	① 팔꿈치가 고정되어 있는가? ② 덤벨이 내려갈 때 팔꿈치의 각도가 90도까지 내리는가? ③ 팔꿈치를 펼 때 호흡을 내쉬는가?
시티드 바벨 트라이셉스 익스텐션	① 앉아서 허리는 곧게 세우며 펴고 있는가? ② 양손의 간격을 어깨너비보다 좁게 하고 있는가? ③ 바벨을 머리 뒤쪽으로 내리고 있는가? ④ 바벨을 잡은 상완이 지면과 수직이 되도록 하였는가? ⑤ 바벨을 내릴 때 숨을 들이마시고 올릴 때 내뱉고 있는가?

내용	평가 기준
덤벨 킥백	① 운동 중 상완은 바닥과 수평인 상태를 유지하는가? ② 팔꿈치는 몸통에서 붙인 상태를 유지하는가? ③ 등은 곧게 편 상태를 유지하는가? ④ 발은 바닥에 밀착시켰는가?
벤치 딥	① 허리는 곧게 편 자세를 유지하는가? ② 내리는 단계에 팔꿈치가 직각으로 내려가는가? ③ 올리는 단계에 팔꿈치가 완전히 펴지는가? ④ 호흡을 똑바로 하고 있는가?
덤벨 리버스 리스트 컬	① 벤치에 앉거나 대퇴부에 팔을 올려놓은 다음 오버그립으로 덤벨을 잡았는가? ② 숨을 내쉬며 손목을 올리고, 손목을 내리면서 숨을 들이쉬는가? ③ 운동 중 전완부가 움직이지 않도록 안정적으로 고정되어 있는가?
바벨 리버스 리스트 컬	① 벤치에 앉거나 대퇴부에 팔을 올려놓은 다음 오버그립으로 바벨을 잡았는가? ② 숨을 내쉬며 손목을 올리고, 손목을 내리면서 숨을 들이쉬는가? ③ 운동 중 전완부가 움직이지 않도록 고정되어 있는가?
푸쉬 업	① 그립을 어깨너비에 위치하였는가? ② 밀어 올리는 단계에 대흉근의 수축이 일어나는가? ③ 운동하는 동안에 몸통이 고정되어 있는가? ④ 머리, 어깨, 골반, 무릎, 발목을 일직선으로 유지하는가?

[기초기술] 상체 | 등·어깨

내용	평가 기준
벤트 오버 원암 덤벨 로우	① 팔꿈치를 몸통 가까이 들어 올렸는가? ② 손목은 구부리지 않고 편 상태를 유지했는가? ③ 덤벨을 위로 당기는 단계에서 반동을 이용하지 않았는가? ④ 머리, 몸통, 손, 발의 위치 무릎 각도를 유지했는가?
벤트 오버 바벨 로우	① 허리는 곧게 펴져 있는가? ② 엉덩이를 심하게 뒤로 빼지 않고 있는가? ③ 무릎은 바를 내리면서 약간 구부리고 있는가? ④ 바를 올리는 동작 시 배 방향으로 올리고 있는가? ⑤ 등은 곧게 펴져 있는가?
언더 그립 바벨 로우	① 바벨을 언더 그립으로 잡고 몸통은 곧게 편 자세를 유지하는가? ② 바를 올리는 단계에서 손목을 펴고 올리는가? ③ 목을 과도하게 뒤로 펴고 있는가? ④ 몸의 무게중심이 균형적으로 고르게 유지하는가?

내용	평가 기준
뉴트럴 그립 투암 덤벨 로우	① 덤벨을 뉴트럴 그립으로 잡고 팔꿈치를 몸통 가까이 들어 올렸는가? ② 손목은 구부리지 않고 편 상태를 유지했는가? ③ 덤벨을 위로 당기는 단계에서 반동을 이용하지 않았는가? ④ 머리, 몸통, 손, 발의 위치 무릎 각도를 유지했는가?
바벨 굿모닝 엑서사이즈	① 바벨을 승모근에 올리고 있는가? ② 무릎과 허리를 펴고 내려가는가? ③ 시선은 전방을 주시하는가? ④ 올라올 때 호흡을 내쉬고 있는가?
백 익스텐션	① 매트에 배를 깔고 엎드려 있는가? ② 상체와 하체를 함께 올리고 있는가? ③ 호흡은 올리는 단계에 내쉬고 있는가?
바벨 밀리터리 프레스	① 반동 없이 얼굴 가까이 바닥과 수직으로 들어 올렸는가? ② 올리는 단계에서 팔꿈치를 이용하지 않고 운동하였는가? ③ 운동 시 주동근의 긴장을 유지했는가? ④ 내리는 단계 시 갑자기 힘을 빼지 않고 팔꿈치를 천천히 굽혔는가?
비하인드 넥 프레스	① 반동 없이 머리 뒤쪽 가까이 바닥과 수직으로 들어 올렸는가? ② 올리는 단계에서 팔꿈치를 이용하지 않고 운동하였는가? ③ 운동 시 주동근의 긴장을 유지했는가? ④ 내리는 단계 시 팔꿈치에 각도를 90도를 유지했는가?
덤벨 숄더 프레스	① 운동 중 덤벨이 움직이지 않도록 통제하였는가? ② 올리는 단계에서 팔꿈치를 이용하지 않고 운동하였는가? ③ 운동 시 주동근의 긴장을 유지했는가? ④ 내리는 단계 시 팔꿈치에 각도를 90도를 유지했는가?
덤벨 래터럴 레이즈	① 옆으로 올리는 동작 시 상체를 곧게 펴고 시선은 정면을 유지했는가? ② 덤벨을 잡은 손이 팔꿈치보다 아래에 있는가? ③ 몸통을 곧게 폈는가? ④ 올리는 단계에서 숨을 내쉬었는가? ⑤ 내리는 동작 시 몸통이 견고하게 지지하고 있는가?
덤벨 프런트 레이즈	① 위로 올리는 동작 시 상체를 곧게 펴고 시선은 정면을 유지했는가? ② 어깨보다 약간 높은 위치까지 팔을 들어 올렸는가? ③ 몸통을 곧게 폈는가? ④ 올리는 단계에서 숨을 내쉬었는가? ⑤ 내리는 동작 시 몸통이 견고하게 지지하고 있는가?
벤트 오버 래터럴 레이즈	① 상체를 구부린 자세에서 팔꿈치와 상완이 덤벨보다 높은 상태를 유지하고 있는가? ② 어깨보다 약간 높은 위치까지 팔을 들어 올렸는가? ③ 몸통을 곧게 펴고 무릎은 약간 구부린 자세를 유지했는가? ④ 모든 동작의 단계에서 몸의 반동을 이용하지 않았는가?

내용	평가 기준
바벨 프런트 레이즈	① 위로 올리는 동작 시 상체를 곧게 펴고 시선은 정면을 유지했는가? ② 어깨보다 약간 높은 위치까지 팔을 들어 올렸는가? ③ 몸통을 곧게 펴고 무릎은 약간 구부린 자세를 유지했는가? ④ 올리는 단계에서 숨을 내쉬었는가?
바벨 업라이트 로우	① 바벨을 들어 올렸을 때 팔꿈치가 어깨와 평행이 되었는가? ② 허리를 곧게 펴고 있는가? ③ 시선은 정면을 주시하고 있는가? ④ 오버 그립으로 바벨을 잡고 있는가?
덤벨 쉬러그	① 어깨너비로 서서 양손에 덤벨을 들고 있는가? ② 등을 곧게 펴고 있는가? ③ 천천히 어깨를 끌어올리고 내리는가?
바벨 쉬러그	① 어깨너비로 서서 바벨을 어깨너비 스탠다드 그립으로 잡았는가? ② 등을 곧게 펴고 있는가? ③ 천천히 어깨를 끌어올리고 내리는가?

[기초기술] 하체 | 복근 · 전신

내용	평가 기준
백 스쿼트	① 몸통과 바닥이 이루는 각도를 일정하게 유지하면서 서서히 앉았는가? ② 무게중심을 양발에 중앙 부분에 놓이게 했는가? ③ 대퇴가 바닥과 수평이 될 때까지 앉았는가? ④ 일어설 때 반동을 이용하거나 상체를 구부리지 않았는가? ⑤ 바벨이 승모근에 위치하고 있는가?
프런트 스쿼트	① 바벨은 쇄골과 어깨로 지탱하고 있는가? ② 가슴과 팔꿈치를 들고 허리는 꼿꼿이 세우고 있는가? ③ 무릎이 발끝을 넘지 않고 있는가? ④ 시선은 정면을 주시하고 있는가?
바벨 런지	① 앞으로 내딛는 다리의 발바닥이 바닥에 닿도록 했는가? ② 허리와 등을 곧게 편 상태로 유지하고 몸의 균형을 잡았는가? ③ 무릎이 발끝보다 나오지 않게 하였는가? ④ 올라오는 단계에서 숨을 내쉬었는가? ⑤ 동작 중 앞발과 무릎이 일직선을 유지하는가? ⑥ 바벨이 승모근에 위치하고 있는가?

내용	평가 기준
덤벨 런지	① 앞으로 내딛는 다리의 발바닥이 바닥에 닿도록 했는가? ② 허리와 등을 곧게 편 상태로 유지하고 몸의 균형을 잡았는가? ③ 무릎이 발끝보다 나오지 않게 하였는가? ④ 올라오는 단계에서 숨을 내쉬었는가? ⑤ 동작 중 앞발과 무릎이 일직선을 유지하는가? ⑥ 덤벨을 양손에 들고 덤벨이 흔들리지 않게 유지하는가?
시티드 카프 레이즈	① 앉은 상태로 발뒤꿈치를 최대한 들어 올리고 있는가? ② 발뒤꿈치가 지면에 닿기 전에 다시 올리는가?
힙 브릿지	① 천장을 바라보고 누워 양팔은 펴서 손바닥을 바닥에 대고 무릎은 세웠는가? ② 숨을 내쉬면서 엉덩이를 위로 올렸는가? ③ 동작 시 허리를 곧게 펴고 엉덩이에 긴장을 주고 있는가?
덩키 킥	① 엎드린 자세로 한쪽 다리의 허벅지가 수평이 되도록 들어 올리는가? ② 골반이 바닥과 수평이 되도록 유지하였는가? ③ 골반이 틀어지지 않도록 중심을 잡고 있는가?
바벨 힙 트러스트 (주동근: 둔근)	① 벤치에 등을 대고 무릎을 세워 누웠는가? ② 바벨이나 원판을 하복부 위에 올렸는가? ③ 바닥과 수평이 될 때까지 몸통을 올렸는가? ④ 몸통을 올리면서 호흡을 내쉬었는가?
힙 트러스트 (주동근: 하복부)	① 바닥에 등을 대고 누워서 두 팔을 몸통 옆 바닥에 밀착시켰는가? ② 두 다리를 펴고 수직으로 올렸는가? ③ 무릎을 핀 상태로 천정을 향해 힙과 발바닥을 똑바로 들어 올렸는가? ④ 하복부를 위로 올리면서 호흡을 내쉬었는가?
루마니안 데드리프트	① 바를 어깨너비 혹은 약간 넓게 잡고 있는가? ② 운동하는 동안 등이 굽지 않도록 곧게 편 자세를 유지하는가? ③ 올리는 동작 시 바벨이 대퇴부에 가까이 위치하여 올려지는가? ④ 내리는 동작에 시선은 정면을 향하고 있는가? ⑤ 내리는 동작에서 무릎이 고정되어 있는가?
스티프-레그드 데드리프트	① 척주기립근은 펴져 있는가? ② 고개는 들고 정면을 주시하며 동작을 실시하고 있는가? ③ 올리는 동작 시 바벨이 대퇴부에 가까이 위치하여 올려지는가? ④ 동작 수행 간 무릎의 관절은 구부러지지 않는가?
컨벤셔널 데드리프트	① 바를 어깨너비 혹은 약간 넓게 잡고 있는가? ② 바벨을 바닥에 완전히 내렸다가 올렸는가? ③ 운동하는 동안 등이 굽지 않도록 곧게 편 자세를 유지하는가? ④ 올리는 동작 시 바벨이 대퇴부에 가까이 위치하여 올려지는가?

내용	평가 기준
덤벨 사이드 벤드	① 덤벨을 옆구리에 밀착시키는가? ② 엉덩이가 앞뒤로 흔들리지 않게 통제하는가? ③ 덤벨이 몸에서 멀어지지 않도록 운동하고 있는가? ④ 엉덩이가 좌우로 과도하게 움직이지 않는가?
크런치	① 목을 고정된 상태에서 상체를 숙였는가? ② 양어깨가 바닥에 닿지 않을 정도까지 내렸는가? ③ 들어 올리는 단계에서 몸통의 반동을 이용하지 않았는가? ④ 양손을 머리에서 떨어트리지 않고 운동을 실시하였는가?
레그 레이즈	① 숨을 내쉬며 양발이 바닥과 90도를 이룰 때까지 올렸는가? ② 양어깨와 등 상부를 바닥과 밀착시켰는가? ③ 발끝이 바닥에 닿지 않을 정도까지 천천히 내렸는가? ④ 올리는 단계에 숨을 내쉬었는가?
오블리크 크런치	① 목이 고정된 상태에서 상체를 숙였는가? ② 양어깨가 바닥에 닿지 않을 정도까지 내렸는가? ③ 들어 올리는 단계에서 몸통의 반동을 이용하지 않았는가? ④ 손을 머리에서 떨어트리지 않고 운동을 실시하였는가?
시티드 니업	① 앉아서 상체를 고정시키고 무릎을 구부리는가? ② 발이 땅에 닿지 않게 운동하는가? ③ 발끝이 바닥에 닿지 않을 정도까지 천천히 내렸는가? ④ 올리는 단계에 숨을 내쉬었는가?
리버스 크런치	① 숨을 내쉬며 엉덩이가 바닥에서 떨어질 때까지 올렸는가? ② 양어깨와 등 상부를 바닥과 밀착시켰는가? ③ 발끝이 바닥에 닿지 않을 정도까지 천천히 내렸는가? ④ 올리는 단계에서 숨을 내쉬었는가? ⑤ 무릎 관절을 90도 구부리며 하는가?
V-싯업	① 다리와 상체를 동시에 올렸는가? ② 양다리와 양팔을 천천히 내렸는가? ③ 팔과 다리가 구부러지지 않고 펴져 있는가? ④ 올리는 단계에서 숨을 내쉬었는가?
와이드 스탠스 스쿼트	① 양발의 간격이 어깨너비보다 넓게 위치하고 있는가? ② 일어설 때 반동을 이용하거나 상체를 과하게 구부리지 않았는가? ③ 동작 실행 중 척추 전만을 유지하였는가? ④ 무릎의 방향과 발의 각도가 일치하는가?

내용	평가 기준
풀(딥) 스쿼트	① 양발의 간격이 어깨너비보다 좁게 위치하였는가? ② 일어설 때 반동을 이용하거나 상체를 과하게 구부리지 않았는가? ③ 엉덩이의 높이가 무릎보다 아래에 위치하도록 깊이 앉았는가? ④ 동작 실행 중 척추 전만을 유지하였는가?
플랭크	① 엎드린 자세에서 양팔의 전완부와 양발로 몸통을 지지하여 자세를 유지하였는가? ② 몸통을 일직선으로 유지하였는가? ③ 자세를 유지하는 동안 몸통이 흔들리지 않았는가?
사이드 플랭크	① 옆으로 누운 자세에서 한쪽 팔의 전완부와 한쪽 발로 몸통을 지지하여 자세를 취하였는가? ② 몸통을 일직선으로 유지하였는가? ③ 자세를 유지하는 동안 몸통이 흔들리지 않았는가?

[실전기술] 남자 | 보디빌딩 규정 포즈

1번 포즈
프런트 더블 바이셉스
Front Double Biceps

모델: 강경원 1999 Mr. Korea

동작 해설

- 선수는 심판을 향해 정면으로 서서 두 팔을 들어서 두 어깨와 수평을 이루고, 두 팔꿈치를 올려 든다. 두 손은 주먹을 쥔다.
- 이 포즈에서 제일 중요한 근육 부위는 이두박근과 전완근이다. 이두박근 부위의 근육을 힘껏 수축해야 한다.

평가 기준

① 이두박근과 전완근을 표현하고 있는가?
② 팔의 높이는 어깨보다 같거나 높게 하고 있는가?
③ 가슴이 들리고 가슴근육의 선을 표현하고 있는가?
④ 광배근을 표현하고 있는가?
⑤ 하체에 힘을 지속적으로 유지하여 대퇴근을 표현하고 있는가?

2번 포즈 **프런트 랫 스프레드** Front Lat Spread	동작 해설

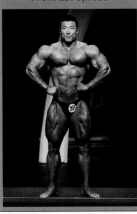

동작 해설

- 선수는 심판을 향해 정면으로 서서 두 손을 허리 쪽에 두고 광배근을 힘껏 편다.
- 동시에 선수는 반드시 전면 근육의 이완과 수축을 조정할 수 있어야 한다.

평가 기준

① 가슴근육의 수축을 표현하고 있는가?
② 하체에 힘을 지속적으로 유지하여 대퇴근을 표현하고 있는가?
③ 심판을 향해 정면으로 서서 발의 간격을 최대 15cm로 유지하고 있는가?

3번 포즈 **사이드 체스트** Side Chest

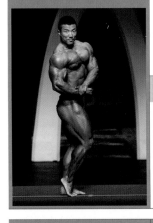

동작 해설

- 선수는 우측 또는 좌측의 자신 있는 가슴 근육 쪽을 선택하여 연기한다. 한쪽 다리를 굽혀 다른 쪽 발 앞으로 착지한다.
- 선수는 가슴을 제치고, 심판에게 보여지는 쪽 팔을 힘껏 꺾고, 이두박근을 수축하여 울퉁불퉁하게 한다. 동시에 다리의 근육을 수축한다. 특히 이두박근과 종아리 근육을 수축한다.

평가 기준

① 가슴을 들고 가슴 라인을 표현하고 있는가?
② 어깨와 이두근을 수축하여 표현하고 있는가?
③ 앞다리를 약간 구부려 대퇴이두근을 표현하고 있는가?
④ 하체를 수축하여 대퇴근을 표현하고 있는가?
⑤ 종아리를 수축하여 비복근을 표현하고 있는가?

4번 포즈 **백 더블 바이셉스** Back Double Biceps

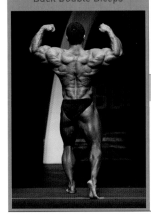

동작 해설

- 선수는 뒷모습이 심판에게 보이게 서서 두 팔과 팔목 부분을 전면 이두근 포즈 동작과 똑같이 한다.
- 한쪽 다리를 발 앞으로 착지하고, 발꿈치를 쳐든다.
- 팔과 어깨, 등 근육을 수축하고 허벅다리, 종아리도 힘껏 수축한다.

평가 기준

① 팔의 높이는 어깨보다 같거나 높게 하고 있는가?
② 등 근육을 수축하고 몸이 앞으로 구부러지지 않게 하고 있는가?
③ 한 다리를 뒤로 뻗어 슬와근을 표현하고 있는가?
④ 종아리를 수축하여 비복근을 표현하고 있는가?
⑤ 이두근과 삼각근을 수축하여 표현하고 있는가?

5번 포즈
백 랫 스프레드
Back Lat Spread

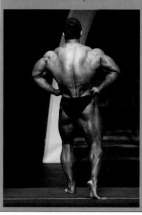

동작 해설

- 선수는 뒷모습이 심판에게 보이게 서서 두 손을 허리 쪽에 놓는다.
- 광배근을 가능한 한 힘껏 펴고, 종아리도 힘껏 수축한다.

평가 기준

① 등 근육을 잘 펴고 있는가?
② 등 모양이 V자가 되고 있는가?
③ 발의 간격을 최대 15cm로 유지한 채 두 다리를 곧게 편 상태로 근육을 수축하고 있는가?
④ 종아리를 수축하여 비복근을 표현하고 있는가?
⑤ 팔꿈치는 어깨보다 전방을 향하고 있는가?

6번 포즈
사이드 트라이셉스
Side Triceps

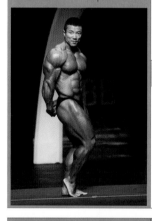

동작 해설

- 선수는 자신의 어느 한쪽 팔의 삼두 부분을 택하여 연기한다.
- 우측 또는 좌측으로 심판을 향해 서고 두 손을 몸 뒤쪽에 놓는다.
- 심판을 향한 쪽의 다리는 반드시 조금 굽혀 다른 쪽 발 앞으로 착지한다. 선수는 앞에 있는 손을 힘껏 수축하고 근육을 과시한다.

평가 기준

① 삼두근을 수축하여 표현하고 있는가?
② 가슴의 모양을 보여주고 있는가?
③ 심판과 가까운 쪽 다리의 무릎을 구부린 상태로 발을 지면 위에 두고, 다른 다리는 뒤로 뺀 채 무릎을 구부려 발가락으로 지탱하며 대퇴부와 비복근을 표현하고 있는가?
④ 전면·측면·후면 삼각근을 동시에 표현하고 있는가?

7번 포즈
앱도미널 앤 타이
Abdominal & Thighs

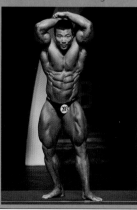

동작 해설

- 선수는 심판을 향해 정면으로 서서 한쪽 다리는 앞으로 빼고, 그다음 복부 근육을 수축하고 몸을 약간 앞으로 하며 손을 깍지 낀 채 머리 뒤로 올리는 동작을 취한다.
- 동시에 앞으로 뻗은 다리 근육을 수축한다.

평가 기준

① 손은 머리 뒤에 위치하고 있는가?
② 복부를 수축하여 복근을 표현하고 있는가?
③ 이두근을 수축하여 표현하고 있는가?
④ 대퇴근을 수축하여 표현하고 있는가?
⑤ 광배근을 수축하여 표현하고 있는가?

[실전기술] 여자 | 피지크 규정 포즈

1번 포즈
프런트 포즈
Front Pose

동작 해설

- 몸을 정면으로 서서 오른쪽 또는 왼쪽 다리를 바깥쪽으로 빼고 다리와 발은 일직선상에 둔다.
- 두 팔을 어깨높이까지 올린 다음 팔꿈치를 구부리고 손을 편 상태에서 손가락은 하늘을 향하게 한다.
- 전체적인 근육을 수축한다.

평가 기준

① 두 다리(오른쪽 또는 왼쪽 다리를 바깥쪽으로)와 발의 위치(일직선상)는 정확한가?
② 두 팔의 높이(어깨높이)와 팔꿈치가 구부리고 있는 동작이 정확한가?
③ 손과 손가락의 하늘을 향하고 있는가?
④ 최대한 많은 근육을 수축하고 있는가?

2번 포즈
사이드 체스트
Side Chest

동작 해설

- 선수는 왼팔 또는 오른팔 중 한쪽을 선택한다. 심판을 향해 왼쪽 또는 오른쪽으로 약간 비틀게 서서 배는 안으로 집어넣고 왼쪽 또는 오른쪽 무릎은 구부리지 않은 채로 다리를 앞쪽으로 곧게 펴서 발을 바닥에 내려놓는다.
- 오른쪽 또는 왼쪽 무릎은 살짝 구부리고 양팔은 신체 앞에 두어 팔꿈치와 손가락을 곧게 펴게 한 채로 손바닥이 아래를 보게 한 다음 양손을 같은 선상에 두거나 한 손을 다른 한 손 위에 올린다.
- 선수는 가슴근육, 상완 삼두근, 대퇴부 근육 및 비복근을 수축한다.

평가 기준

① 심판을 향해 오른쪽 또는 왼쪽으로 비틀게 서 있는가?
② 오른쪽 또는 왼쪽 무릎은 구부리지 않은 채로 다리를 곧게 펴고 있으며 왼쪽 또는 오른쪽 무릎은 살짝 구부리고 있는가?
③ 팔, 팔꿈치 손가락 및 손바닥의 자세 및 위치는 정확한가?
④ 가슴근육, 상완 삼두근, 대퇴사두근, 대퇴이두근 및 비복근을 수축하고 있는가?

모델: 정경진 2013 Ms. Korea

3번 포즈
백 포즈
Back Pose

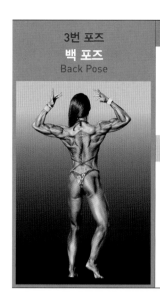

동작 해설

- 뒤돌아서서 프런트 포즈와 마찬가지로 팔을 구부리고 손을 편 상태로 한 발을 뒤에 위치하여 발가락으로 지탱한다.
- 선수는 삼각근, 등 상하부, 허벅지 및 비복근을 수축한다.

평가 기준

① 두 다리(한 발을 뒤에 위치하여 발가락으로 지탱)와 발의 위치는 정확한가?
② 두 팔의 높이(어깨높이)와 팔꿈치는 구부리고 있는 동작이 정확한가?
③ 손과 손가락의 하늘을 향하고 있는가?
④ 삼각근, 등 상하부, 대퇴이두근 및 비복근을 수축하고 있는가?

4번 포즈
사이드 트라이셉스
Side Triceps

동작 해설

- 선수는 왼팔 또는 오른팔 중 한쪽을 선택한다.
- 심판을 향해 왼쪽 또는 오른쪽 측면이 심판을 향하게 서서 심판을 바라보고 가슴은 바깥으로 복부는 안으로 집어넣은 상태로 두 팔을 등 뒤에 위치시키고 왼쪽 또는 오른쪽에 있는 손목을 오른쪽 또는 왼쪽 손으로 움켜잡는다.
- 왼쪽 또는 오른쪽의 팔꿈치, 손 및 손가락을 편 상태로 손바닥이 아래 지면과 평행이 되게 한다.
- 왼쪽 또는 오른쪽 무릎은 구부리지 않은 채로 다리를 곧게 펴서 발을 바닥에 내려놓으며 오른쪽 또는 왼쪽 무릎은 살짝 구부린다.

평가 기준

① 오른쪽 또는 왼쪽 측편이 심판을 향해 서 있는가?
② 팔을 등 뒤에 위치시켜 오른쪽 또는 왼쪽 손목을 왼쪽 또는 오른쪽 손으로 잡고 있으며 손과 손가락을 편 상태로 손바닥이 아래 지면과 평행하게 되어 있는가?
③ 오른쪽 또는 왼쪽 무릎을 구부리지 않고 다리를 곧게 펴서 바닥에 내려놓았으며 왼쪽 또는 오른쪽 무릎은 살짝 구부렸는가?
④ 상완삼두근, 가슴, 복부, 대퇴근부 및 비복근을 수축하고 있는가?

3 구술시험

구술시험은 대한보디빌딩협회에서 미리 준비한 자료를 통해 실시하며, 시험 응시자가 질문지를 뽑고 문제를 읽은 후 답변한다. 다양한 질문이 존재하며 보디빌딩과 관련된 협회 최신 규정, 종목 소개, 스포츠 인권, 웨이트 트레이닝, 과학적 지도방법, 규정 포즈, 응급처치, 싱활체육지도자의 개념에 관련한 질문 등을 한다. 총 5개의 문제에 답변해야 하는데 각 영역별로 골고루 문제가 출제되며, 태도는 시험에 임하는 자세와 신념에 관한 문제로 구성되어 있다.

질문을 받으면 길게 서술하는 것보다는 간단명료하게 요점만 답하는 것이 좋다. 정확한 답을 모르는 경우, 이리저리 둘러대기보다는 자신이 알고 있는 범위 내에서 질문과 관련된 사항을 간단하게 답해야 한다. 만약 관련 지식이 전무하여 그 질문에 대해서 모른다고 스스로 시인하면 시험에 떨어질 것을 각오해야 할 것이다.

다음에 소개할 내용들은 이 책을 읽는 독자가 실제 시험 현장에서 접할 수 있는 질문의 예시이다. 오직 철저한 연습과 준비만이 성공을 불러옴을 명심하고 하나하나 철저하게 대비할 수 있도록 한다. 시험의 취지 자체가 생활스포츠지도사를 선발하는 과정이므로 공통문제로는 생활스포츠지도사의 역할 및 프로그램의 작성 등 지도자가 해야 하는 역할에 대한 광범위한 질문이 이루어질 수 있다.

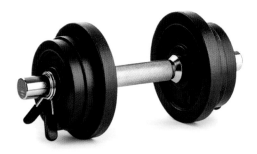

2020년 개정된 구술평가 영역

- 시행방법 : 규정 2문제(40점), 지도방법 2문제(40점), 태도(20점)
- 합격기준 : 70점 이상(100점 만점)

1·2급 생활스포츠지도사, 유소년, 노인스포츠지도사

영 역	배 점	분 야	내용
규정	40점	협회 최신 규정	경기인등록규정, 선수위원회규정, 심판위원회 규정
		종목소개 (운영, 규정, 진행)	보디빌딩, 클래식 보디빌딩, 남자 피지크, 클래식 피지크, 여자 피지크, 보디피트니스, 비키니피트니스
		스포츠 인권	스포츠 폭력 및 성폭력
		생활체육 개요	목적과 기능, Sports For All, Fitness 운동, Aerobics 운동, Wellness 운동
지도방법	40점	웨이트 트레이닝	기본자세, 훈련별·부위별 지도방법
		과학적 지도방법	운동영양학, 운동생리학
		규정 포즈	보디빌딩, 클래식보디빌딩, 남자피지크, 클래식 피지크, 여자 피지크, 보디피트니스, 비키니피트니스
		응급처치	First Aid & CPCR, 응급상황 대처요령
태도	20점	자세	복장, 용모, 자신감, 표현력, 이해도, 태도
		신념	체육의 이해, 지도력, 적극성

※ 위 내용은 구술 검정 준비에 도움을 주기 위한 범위이며, 위 내용 외에 더 추가로 범위를 선정하여 검정할 수 있음.

대한보디빌딩협회(KBBF) 최신 규정

1 경기인 등록 규정

- "경기인"은 선수, 지도자, 심판을 말한다.
- 협회는 연령에 기준을 두어 따라 각 부를 둔다.
- 스포츠공정위원회 규정위반 징계자의 경우 선수 등록할 수 없다.
- 심판과 지도자로 활동하고자 하는 사람은 매년 등록을 해야 한다.
- 경기인등록규정을 위반한 자는 1년 이상 5년 이하 출전 또는 자격정지가 된다.

2 선수위원회 규정

- 1차 조사기관 협회, 2차 조사기관 대한체육회
- 선수등록 규정을 위반한 사실이 인정될 경우 1~5년 활동 금지
- 폭력 · 성폭력 행위를 한 지도자는 1차 5년 이상, 2차 10년 이상, 3차 영구 제명
- 폭력 · 성폭력 행위를 한 선수는 1차 3년 이상, 2차 5년 이상, 3차 영구 제명

3 도핑방지 규정

- 도핑 행위를 한 선수는 일정 기간의 자격정지와 해당 경기와 관련된 일체의 메달, 점수, 포상, 경기 기록 등의 몰수 등 수반되는 획득 결과가 실효된다.
- 위반 1차 과징금: 일반 400만 원, 학생부 200만 원, 전국체전 1,000만 원
  2차 과징금: 일반 1,000만 원, 학생부 500만 원, 전국체전 1,500만 원
  3차 과징금: 1,500만 원, 전국체전 2,500만 원
  단, 영구자격 정지는 과징금을 부과하지 않는다.
- 또한 제재받은 선수의 실명이 1년 이상의 기간 동안 웹페이지에 게시되어, 일반인에게 공개된다.

4 심판위원회 규정

- 심판은 국제심판 A, B, C급, 국내심판 1급, 2급으로 구분한다.
- 본 협회는 심판에 대하여 매년 평가를 하여야 한다.
- 심판이 명백한 오심을 하거나 사회적으로 물의를 일으키고 품위를 손상시키는 등 징계 사유에 해당하는 언행을 할 경우 본 협회는 스포츠공정위원회 규정에 따라 처리한다.
- 오심 누적 시 심판 자격을 강등할 수 있으며 오심 횟수에 따라 심판 자격도 박탈된다.

5 경기력향상위원회 규정

- 경기력 향상 사업에 관한 사항을 조사, 연구, 심의한다.
- 국가대표 경기력 향상을 위한 기본계획을 수립한다.
- 우수소질 보유자를 발굴하고 육성한다.
- 올림픽 및 아시아경기대회 파견선수단 전형 추진 및 사후 평가에 관한 사항을 담당한다.
- 위원회 위원장, 부위원장, 위원은
  - 동일 대학 출신자 및 재직자가 재적 임원의 20%를 초과할 수 없다.
  - 회장의 친족은 위원이 될 수 없다.
  - 체육회 가맹 경기단체 등록선수는 위원이 될 수 없다.

6 스포츠 폭력 및 성폭력

- 스포츠 폭력은 선수, 지도자, 학부모, 관계자 등을 대상으로 구타, 감금, 협박, 강요, 갈취, 모욕, 따돌림 및 성폭력, 정보통신망을 이용한 음란폭력을 수반하는 행위를 말한다.
  - **예방법** : 어떠한 경우에도 폭력은 허용하지 않으며, 충분히 서로의 의견을 수렴하고, 인격이나 명예를 훼손하는 언행을 하지 않는다.
    공동생활에서 지도자와 선수가 생활규칙을 서로 협의하여 만들고, 반기별로 1회 이상 대면 또는 설문지나 이메일 등을 이용하여 폭력 여부를 점검한다.
  - **대처법** : 피해를 입은 사람의 안전 보호를 최우선, 증거 확보, 진위 파악, 연루된 사람에게 문제의 심각성과 재발 방지를 위한 교육을 실시한다.
- 스포츠 성폭력이란 지위나 힘의 차이를 이용하여 성적 자기 결정권을 침해하는 모든 성적 행위를 말하며, 강간, 성추행, 성희롱으로 구분한다.
  - **예방법** : 시각적·언어적·신체적 접촉을 항상 조심하며, 신체 접촉 시 반드시 동의를 구한다. 상담 시 공적인 공간을 활용한다.
  - **대처법** : 피해자는 성적 불쾌감과 수치심을 느낄 때는 즉시 알리고, 그 행위를 중단하도록 요구한다. 가해자는 신체접촉 시 고의가 아님을 분명히 밝히고 사과한다.
    운동부 내에서 발생한 사건은 반드시 피해자, 가해자, 목격자 등은 부모, 지도자, 학교, 스포츠인권센터, 수사기관 등 믿을 수 있는 사람이나 기관에 반드시 알린다.
- 스포츠윤리센터에 사법권을 부여한다.
- 코치를 위한 코치 디벨로퍼를 육성한다.
- 팀을 유지하면서 개선책을 마련한다.

7 종목 소개

보디빌딩

보디빌딩이란 스포츠는 정해진 포즈로 몸의 벌크, 데피니션, 세퍼레이션, 스트라이에이션 그리고 포징의 자유도를 가지고 몸을 표현하는 스포츠이다.

남자 라운드
- **예선 라운드** : 4개 규정 포즈로 구성(순서대로 1, 3, 4, 7)
  프런트 더블 바이셉스 / 사이드 체스트 / 백 더블 바이셉스 / 앱도미널 앤 타이
- **예선 1라운드** : 4개 규정 포즈(1, 3, 4, 7) 및 7개 규정 포즈 비교 심사
  프런트 더블 바이셉스 / 프런트 랫 스프레드 / 사이드 체스트
  백 더블 바이셉스 / 백 랫 스프레드 / 사이드 트라이셉스 / 앱도미널 앤 타이
- **결선 2라운드** : 7개 규정 포즈 및 포즈다운
  프런트 더블 바이셉스 / 프런트 랫 스프레드 / 사이드 체스트
  백 더블 바이셉스 / 백 랫 스프레드 / 사이드 트라이셉스 / 앱도미널 앤 타이
  포즈다운은 선수가 자신 있는 포즈를 실시
- **결선 3라운드** : 개인별 자유 포즈 심사 60초

피지크

보디빌딩과 다르게 트렁크가 아니라 반바지를 착용한다. 보디빌딩, 보디빌딩 클래식보다는 힘이 덜 들어가며, 포즈의 자유도가 매우 높고 하체를 심사하지 않는 것이 특징이다.

남자 라운드
- **예선 라운드** : 쿼터 턴 우향우 4번 실시
- **예선 1라운드** : 쿼터 턴(예선 라운드와 동일)
- **결선 2라운드** : 개인별 연기 및 쿼터 턴

여자 라운드
- **예선 라운드** : 4개 규정 포즈
  프런트 포즈 / 사이드체스트 / 백 포즈 / 사이드 트라이셉스
- **예선 1라운드** : 4개 규정 포즈, 쿼터 턴 및 규정포즈 비교 심사
- **결선 2라운드** : 규정 포즈 및 포즈다운
- **결선 3라운드** : 개인별 자유 포즈 심사 30초

보디빌딩 클래식

보디빌딩과 피지크의 중간 정도로 보디빌딩처럼 너무 힘이 들어가지도 않고, 피지크처럼 너무 자연스럽지도 않게 한다. 전체적인 대칭미를 심사하고, 단순체중으로만 나뉘는 게 아니라 키와 한계 체중을 고려하는 것이 특징이다.

> 남자 라운드
- **예선 라운드**   : 4개 규정 포즈
  프런트 더블 바이셉스 / 사이드 체스트 / 백 더블 바이셉스 / 앱도미널 앤 타이
- **예선 1라운드** : 4개 규정 포즈, 쿼터 턴 및 7개 규정 포즈 비교 심사
- **결선 2라운드** : 쿼터 턴, 7개 규정 포즈 및 포즈다운
- **결선 3라운드** : 개인별 자유 포즈 심사 60초

보디 피트니스

피지크만큼 근육이 크지 않고 선명한 세퍼레이션이나 혈관을 보이지 않으면서도 탄탄한 체격을 요구하며 여성미를 간직해야 하는 것이 특징이다.

> 여자 라운드
- **예선 라운드**   : 쿼터 턴(우향우 4번 실시)
- **예선 1라운드** : 쿼터 턴
- **결선 2라운드** : L–워킹 & 쿼터 턴

비키니 피트니스

지방 없는 탄탄한 몸이어야 하지만 너무 야위어도 안 되고 아름다운 피부색과 미모도 갖춰야 하는 것이 특징이며, 부드러움을 보여주기 위해 포징할 때 너무 힘을 주어서는 안 된다.

> 여자 라운드
- **예선 라운드**   : 쿼터 턴(우향우 4번 실시)
- **예선 1라운드** : 쿼터 턴
- **결선 2라운드** : L–워킹 & 쿼터 턴

생활스포츠지도사의 자질

1 생활체육 지도자의 역할 5가지

- 운동기능 전수
- 체력을 진단하여 운동 처방
- 생활체육의 조직적 체계적 활동 전개
- 전문적 기능과 지식 전달
- 체육시설 운영관리
- 체육에 대한 긍정적 인식 정착

2 생활체육 지도자의 자질 5가지

- 의사전달능력
- 활달하고 강인한 성격
- 공정성
- 자기통제력
- 투철한 사명감
- 도덕적 품성
- 칭찬의 미덕

3 생활체육 지도자의 원리

- 올바른 지식 전달
- 자발적 참여 유도
- 과학적 체계적 지도
- 개별적 차이를 고려하여 지도
- 생활체육 철학에 근거하여 지도

4 생활체육 지도자의 기능

- 구성원의 공유의식, 응집력, 동료의식 고양
- 적절한 프로그램 창조
- 개인과 집단의 목표 제시 및 확인
- 생활체육 활동조직

5 생활체육 지도의 원리

- 모든 사람이 참여할 수 있어야 한다는 평등성
- 참가자의 욕구를 반영하는 욕구반영성
- 다양한 프로그램을 개발해야 한다는 다양성
- 전문가에 의해 운영·관리되는 전문성
- 프로그램을 객관적으로 평가해야 한다는 평가성
- 프로그램 평가 후 보완해야 한다는 보완성
- 참여자가 더 쉽게 참여해야 한다는 편의성
- 더 많은 사람에게 보급되어야 한다는 전달성

- 자발적인 참여로 이뤄진다는 자발성
- 상호협력을 통해 사회적 관계를 개선한다는 사회성 등

6 생활체육의 사회적·심리적·신체적 기능

- **사회적 기능**: 사회 구성원이 조화를 이루어 살아가도록 사회화하여 사회 체제를 유지하고, 공동체 융화를 통해 국민화합을 이루는 기능을 한다. 올바른 규범을 학습하게 하고 사회적 생산성을 증진시킨다.
- **생리적 기능**: (운동량이 부족한 현대 사회인들에게) 적정량의 신체 활동을 제공함으로써 튼튼한 체력을 육성하게 한다. 성인병을 예방하고 질병 치료의 보조적인 역할을 한다.
- **심리적 기능**: 정서적 앙금을 발산하고, 연대 의식, 친밀감, 우애 등 친교의 감정을 유발한다. 정서적 균형을 유지하게 하며 자존감 형성에 도움을 준다.

7 생활체육 프로그램 구성요소

- 구체적 종목
- 장소 및 시설
- 참가자
- 재정
- 지도자
- 홍보계획

8 생활체육의 목표 5가지

- 건전한 여가생활의 선용
- 공동체 의식 향상
- 기초체력 향상
- 스트레스 해소
- 사회성 발달

9 생활체육 지도자의 유의사항 5가지

- 시간 준수
- 적절한 용어 사용
- 복장 유의
- 칭찬과 질책 분배
- 공정성

10 생활체육 프로그램 기획 단계

- 1단계 : 기관의 철학 이해
- 2단계 : 참가대상의 요구 조사
- 3단계 : 생활체육 프로그램의 목적, 목표 설정
- 4단계 : 프로그램 계획 / 5단계 : 프로그램 실행
- 6단계 : 프로그램 평가 / 7단계 : 프로그램 개선

생활스포츠지도사 1·2급

구술시험 예상문제

[규정] 협회 최신 규정

01. 컬러링(인공피부약) 사용법에 관해 설명하시오.

혈관을 확장시키는 핫스타프나 무색 오일, 컬러크림은 사용을 금지한다. 사용할 경우 출전 금지 혹은 감점 요인이 될 수 있다. 프로탄만 사용 가능하며 과도한 사용으로 인해 땀과 합쳐져 흘러내릴 때에는 감점 요인이 될 수 있다.

02. 대한보디빌딩협회 등록선수 규정에 포함되는 사람에 관해 설명하시오.

제2조(정의) 규정에서 사용하는 용어의 정의는 다음과 같다.

❶ '전문선수'는 협회의 전문선수로서 선수활동을 목적으로 등록한 사람을 말한다.

❷ '동호인선수'는 협회의 동호인선수로서 생활체육의 선수 활동을 목적으로 등록한 사람을 말한다.

❸ '선수'는 전문선수 또는 동호인선수로 등록한 사람을 말한다.

03. 경기인 등록규정에서 선수 활동을 목적으로 등록한 사람을 뭐라고 하는가?

전문선수

04. 경기인을 등록하는 이유에 관해 설명하시오.

선수·지도자·심판의 등록과 활동 등에 관한 기준과 절차를 정함으로써 건전하고 효율적인 선수 및 지도자·심판 육성과 우리나라 체육의 균형발전을 도모함을 목적으로 한다.

05. 대한보디빌딩 협회에서 생활체육을 증진시키려는 이유는 무엇인가?

국가발전과 국민의식 향상으로 건강한 삶이 관심사가 되고 있는 가운데, 생활스포츠 활성화의 중요성을 인식하고 전문 생활스포츠지도자의 양성으로 국민건강 생활에 일조할 수 있는 기회를 제공하고자 스포츠지도자의 자격 종목과 종류를 세분화하여 선발하고 있다.

06. 대한보디빌딩협회에 등록한 선수가 제한되는 것은?

타 사설 대회가 주관한 대회에 출전하는 것이 제한된다.

07. 심판의 주의사항에 대해 설명하시오.

❶ 알코올이 든 음료 섭취 금지
❷ 사진 촬영 금지
❸ 선수로 출전 금지
❹ 출전 선수 지도 금지

⑤ 옆 심판과 담화 금지

⑥ 타 심판의 심사 행위에 영향 금지

08. 도핑방지 제재 규정에 대해 설명하시오.

해당 경기에 관련된 일체의 매달, 점수, 포상, 경기기록 등이 몰수되고 제재받은 선수의 실명이 1년 이상 기간 웹페이지에 기재되어 일반인에게 공개된다. 세계 반도핑기구에서 한 번 양성으로 판명된 선수는 2년 동안 선수 자격이 정지되거나 영구 제명된다.

09. 국내 도핑관리 10단계를 설명하시오.

❶ 도핑검사 계획

❷ 검사관 배정

❸ 대상자 선정

❹ 선수통지 및 동반

❺ 시료제공 입회

❻ 도핑검사 서류작성

❼ 시료 운송

❽ 시료 분석

❾ 결과 관리

❿ 시료 장기보관

10. 국제 도핑검사 11가지에 관해 설명하시오.

검사대상자 선정 – 선수 통지 – 도핑관리실로 이동 – 시료 채취 용품 – 시료 제공 – 시료의 양 – 시료 나눠 담기 – 시료 봉인 – 비중 측정 – 도핑검사서 작성 – 시료 분석

11. 도핑 과징금에 관해 설명하시오.

● 첫 번째 위반 시에는 일반부 400만 원, 학생부는 200만 원, 전국체전 도핑방지 규정 위반 시에는 1,000만 원

● 두 번째 위반 시에는 일반부 1,000만 원, 학생부 500만 원, 전국체전 도핑방지 규정 위반 시에는 1,500만 원

● 세 번째 위반 시에는 1,500만 원, 전국체전의 경우 2,500만 원 과징금 부과

● 영구자격정지의 경우에는 과징금을 부과하지 않음.

12. 도핑 면책 3가지 단계에 관해 설명하시오.

① 도핑 검사서에 복용 약물 기재

② 승인 여부 명시

③ 도핑검사관에게 판정서 제시

[규정] 종목 소개 (운영 · 규정 · 진행)

01. 보디빌딩 복장 규정(남/여)에 대해 말하시오.

● 남자선수 복장

반드시 깨끗하고 점잖은 라인 두께가 1cm 이상인 팬티식 선수복을 착용

● 여자선수 복장

반드시 복부와 등 밑 부위의 근육이 나타나야 하고, 색상이 복잡하지 않으며 얌전한 비키니식 선수복을 착용

02. 남자 경기 규정 포즈 7가지를 말하시오.

❶ 프런트 더블 바이셉스 포즈

❷ 프런트 랫 스프레드 포즈

❸ 사이드 체스트 포즈

❹ 백 더블 바이셉스 포즈

❺ 백 랫 스프레드 포즈

❻ 사이드 트라이셉스 포즈

❼ 앱도미널 앤 타이 포즈

03. 여자 경기 규정 포즈 4가지를 말하시오.

❶ 프런트 포즈

❷ 사이드 체스트 포즈

❸ 백 포즈

❹ 트라이셉스 포즈

04. 보디빌딩 복장 규정 위반에 대해 말하시오.

- 선수들은 단색의 투명하지 않은 깔끔하고 단정한 경기 복장을 착용한다. 트렁크(trunk)의 색상, 섬유, 질감 및 스타일은 선수들의 재량으로 선택할 수 있다.

- 트렁크는 최소 대둔근의 3/4을 가려야 한다. 또한 전면은 덮어 가려져야 하고, 측면은 최소 1cm 폭이어야 한다. 트렁크 안에 패딩을 넣는 것은 금지된다.

05. 시합 무대의 컬러링에 대해 말하시오.

국제보디빌딩연맹은 지워질 수 있는 탄 및 브론저(bronzer)의 사용을 허용하지 않는다. 만약 간단하게 탄이 지워진다면, 선수는 무대로 들어갈 수 없다.

06. 컬러링 사용 위반에 대해 말하시오.

- 국제보디빌딩연맹은 지워질 수 있는 탄 및 브론저(bronzer)의 사용을 허용하지 않는다. 만약에 간단하게 탄이 지워진다면, 선수는 무대로 들어갈 수 없다. 예선 24시간 전에 사용한 인공 착색이나 셀프 태닝 제품은 허용된다.

- 전문적인 경기 태닝 방법은 (에어 브러시 & 캐빈 스프레이 태닝) 전문적인 회사나 자격이 있는 개인에게 받을 경우에 사용할 수 있다. 다른 사람이 선수들 몸에 발라주는 것에 관계 없이 광택, 광채, 윤이 나는 펄 및 황금빛 색의 사용은 엄격하게 금지되며, 사용하는 태닝 로션에 섞여 있어도 허용되지 않는다.

07. 보디빌딩의 심사규정에 대한 심판원의 주의 사항에 대해 3가지 이상 말하시오.

❶ 다른 심판원과 담화를 할 수 없다.

❷ 다른 심판원의 심판 결정에 의도적인 영향을 주어서는 안 된다.

❸ 참가 선수 누구라도 지도해서는 안 된다.

❹ 약물이나 음주 상태의 심판 판정 또는 심사하는 동안에는 절대로 알코올 함량이 있는 음료수를 마실 수 없다.

❺ 판정 진행 중에 사진 촬영을 할 수 없다.

08. 예선 시합 제1라운드의 경기방식에 대해 말하시오.

❶ 15명을 초과한 선수가 출전하게 되면 심판은 '예선 라운드(판정)-Elimination Round(Judges)'라고 적혀 있는 1번 양식에 참가번호 옆에 'X'를 표시함으로써 상위 15명의 선수를 선정한다. 예선 라운드의 진행이 필요한지의 여부는 IFBB 심판위원장이 결정한다.

❷ 통계원은 '예선 라운드(통계) - Elimination Round(Statisticians)'라고 적혀 있는 2번 양식에 심판들이 선택한 선수들을 옮겨 적고 난 후 상위 15명의 선수를 선정하기 위해서 심판들의 채점 점수를 집계한다.

❸ 2명 또는 그 이상 선수들의 점수가 동점으로 15등까지의 순위를 결정할 수 없다면 다시 무대 위로 올라가 4가지 규정 포즈를 실시하여 승패를 가린다.

❹ 오직 15명의 선수만 준결승(제1라운드)에 진출할 수 있다.

09. 결선 라운드의 경기방식에 대해 말하시오.

❶ 제2라운드(Round 2) : 규정 포즈 및 포즈다운

❷ 제3라운드(Round 3) : 개인별 자유 포즈

10. 도핑 테스트에 관해 설명하시오.

선수의 금지약물 복용 여부를 검사하는 것을 말한다.

11. 도핑 테스트 검사 방법에 관해 설명하시오.

상위입상자 또는 임의로 뽑은 선수의 소변을 채취해서 실시한다.

12. 도핑의 정의 및 도핑방지규정 위반에 대하여 말하시오.

- 도핑이란 세계반도핑규약 및 한국도핑방지규정에서 규정한 하나 또는 그 이상의 도핑방지규정 위반의 발생을 말한다.
- 도핑의 목적은 도핑방지규정 위반을 구성하는 상황 및 행위를 기술하는 데 있다. 도핑 사건의 청문은 그러한 특정 규정의 하나 또는 그 이상을 위반했다는 혐의를 근거로 진행된다.
- 심판은 소집된 관련 회의에 반드시 참석하여야선수 또는 기타 관계자는 도핑방지규정 위반과 금지목록에 포함된 약물 및 방법을 구성하는 것이 무엇인지를 알아야 할 책임을 진다.

13. 도핑방지규정 위반에 대해 말하시오.

경기력을 향상시킬 목적을 가지고 의도적으로 금지약물을 섭취하여 도핑 테스트 결과에서 금지약물에 대한 양성반응이 나타나는 경우 도핑방지 규정 위반이라고 한다.

14. '의도하지 않은 도핑'에 대해 말하시오.

- 또한 금지약물을 의도적으로 복용하지 않았음에도 불구하고 도핑 테스트 결과에서 금지약물이 검출되는 것을 이른바 '의도하지 않은 도핑'이라고 한다.
- 선수의 부주의 또는 실수로 자신도 모르게 섭취한 금지 약물이 도핑 테스트 결과 검출이 되는 경우를 대표적인 사례라 할 수 있으며 다음의 경우 주로 발생한다.
- 질병 및 부상의 치료 과정에서 선수가 도핑 테스트 대상자임을 밝히지 않고 의사에게 처방전을 받거나 처방전 없이 구매 가능한 의약품(감기약, 혈압약 등)을 복용한 뒤 도핑 테스트 결과에서 금지성분이 검출되는 경우를 말한다.

15. 보디빌딩 심판의 의무에 대해 말하시오.

- 심판은 경기 규칙을 절대로 준수하여야 한다.
- 심판은 공명정대한 판정을 하여야 한다.
- 심판은 판정에 대한 책임을 진다.
- 심판위원장은 직접 심사에 참여할 수 없으며 공정한 심사를 위하여 감시·감독한다.
- 심판은 소집된 관련 회의에 반드시 참석하여야 한다.

16. 도핑 사항과 도핑방지규정 위반의 사례를 각각 3가지씩 설명하시오.

- 도핑 사항: 금지약물을 사용하는 것, 금지약물을 사용 시도하는 것, 금지약물을 소지하는 것
- 도핑 방지 규정 위반: 실 채취를 거부하거나 회피하는 것, 금지약물 또는 금지방법의 부정 거래 혹은 부정 시도

17. 도핑 면책 방법에 관해 설명하시오.

치료를 목적으로 할 때, 수용이 가능한 정당한 사유가 있을 때, 경기력에 지장을 주지 않는 약물일 경우

18. 심판원의 등급에 따라 심사 가능한 범위에 관해 설명하시오.

- 1급: 국내심판자격 취득자로 전국규모의 경기 대회에서 심판 및 지역 규모의 경기 대회에서 심판위원으로 지명받을 수 있다.

- 2급: 국내 심판자격 취득자로 지역 규모의 경기 대회에서 심판으로 지명받을 수 있다.

19. 보디빌딩이 아시안 게임에 시범종목으로 채택된 연도와 장소는?

2002년 부산

20. 시합 무대 규정에 관해 설명하시오.

포즈대의 길이 6m 이상, 넓이 1.5m 이상, 높이 60cm 이상이어야 하며, 근육이 잘 비추어질 수 있도록 조명이 설치되어야 한다.
포즈대는 무대 중앙에 위치해야 하며 가로선과 중앙 라인을 표시한다. 단상의 정면에는 IBBF 로고가 붙어야 하며 바닥에는 카펫이 깔려야 한다. 카펫은 검정, 청색, 녹색만 허용한다.

21. 보디빌딩 복장 및 심사 경기 진행 방식에 관해 설명하시오.

복장
- 민무늬 단색의 트렁크, 둔부 3/4과 전면을 가리는 트렁크
- 자연 형태를 변형하는 것은 실격이며, 결혼반지 제외한 장신구는 실격 사유가 된다.

심사
- 근육의 벌크, 세퍼레이션, 데피니션 등을 평가한다.

경기 진행
- 예선: 4개 규정 포즈
- 1라운드: 4개 규정 포즈 및 7개 규정 포즈
- 2라운드: 7개 규정 포즈 및 포즈다운
- 3라운드: 60초간 개인별 자유 포즈

22. 예선 1라운드 경기 방식에 관해 설명하시오.

- 예선 라운드는 한 체급에 15명 이상의 선수가 출전할 경우 진행하며 4개 규정 포즈로 심사한다.

- 규정 포즈는 프런트 더블 바이셉스, 사이드 체스트, 백 더블 바이셉스, 앱도미널 앤 타이
- 1라운드는 한 체급에 6명 또는 그 이하의 선수가 출전하면 진행되지 않는다. 4개 규정 포즈 심사 후, 7개 규정 포즈 비교 심사로 최종 상위 6명이 결선 진출한다.

23. 2라운드 / 3라운드 결선의 경기 방식에 관해 설명하시오.

- 2라운드는 7개 규정 포즈 후, 조직위원회가 준비한 음악에 맞춰 30~60초간 포즈다운한다. 포즈다운은 점수에 반영되지 않는다.
- 3라운드는 개인이 선택한 음악에 맞추어 최대 60초간 개인별 자유 포즈를 실시한다. 자유 포즈에 규정 포즈가 반드시 포함되어야 한다.

24. 피지크 경기 방식에 관해 설명하시오.

남자 라운드
- 예선 라운드: 쿼터 턴 우향우 4번 실시
- 예선 1라운드: 쿼터 턴(예선 라운드와 동일)
- 결선 2라운드: 개인별 연기 및 쿼터 턴

여자 라운드
- 예선 라운드: 4개 규정 포즈(프런트 포즈 / 사이드체스트 / 백 포즈 / 사이드 트라이셉스)
- 예선 1라운드: 4개 규정 포즈, 쿼터 턴 및 규정 포즈 비교 심사
- 결선 2라운드: 규정 포즈 및 포즈다운
- 결선 3라운드: 개인별 자유 포즈 심사 30초

25. 보디빌딩 심사 기준에 관해 설명하시오.

근육 크기, 윤관, 선명도, 조화

26. 보디빌딩 경기 심사방법에 관해 설명하시오.

- 9명의 심판원 점수 중 제일 높은 점수와 낮은 점수를 제외한 중간 5개의 등위를 합친다.

- 9명의 심판원 중 유난히 점수의 차이가 나는 심판원은 사무장이 설명을 요구할 수 있다.

27. 여자 피지크 채점 방법에 관해 설명하시오.

- 과도한 근육과 근육의 선명도는 감점 요인이 된다.
- 근육의 스타일과 혈관, 선명도가 이전 여자 보디빌딩과 같거나 좋으면 감점된다.

28. 여자 피지크 심사 규정에 대해 설명하시오.

보디빌딩과 다르게 혈관이 과하게 두드러지거나 근육의 크기가 두드러져서는 안 되며, 미적인 우아함을 중요시한다. 피부색과 건강함을 주로 보는 종목이다.

29. 여자 피지크 감점 요인에 대해 설명하시오.

여자 피지크의 감점 요인은 큰 근육이거나 혈관이 크게 보여서는 안 된다. 즉 보디빌딩과 같은 근육의 크기나 혈관이 크게 보인다면 감점 요인이 되며, 피부톤이나 전체적인 균형 잡힌 건강미가 중요하다. 또한 셀룰라이트가 있어서는 안 된다.

30. 여자 피지크 쿼터 턴의 심사요건에 관해 설명하시오.

심판은 먼저 눈에 보이는 전반적인 선수의 체격을 평가해야 한다. 이 평가는 전체적인 체격을 고려해야 하며, 체격이 주는 일반적인 느낌을 시작으로 머리, 화장, 전반적인 근골격의 발달, 균형, 체격의 대칭적인 발달, 피부 및 피부색의 상태 및 무대 위에서의 자신감을 표현하는 능력, 침착함 및 우아함을 평가해야 한다.

31. 여자 비키니 쿼터 턴의 심사방법에 대해 설명하시오.

전체적인 신체 발달, 좌우 대칭, 균형, 피부톤 등을 고려하여 심사하며 무대에서의 자신감과 표현력도 매우 중요하다. 셀룰라이트가 있으면 감점 요인이며, 또한 이전 여자 보디빌딩 선수와 근육의 크기나 혈관의 선명도가 비슷해도 감점 요인이 된다.

32. 남자 피지크 복장 및 심사 경기 진행 방식에 관해 설명하시오.

복장
- 슬개골 위로 올라오는 단정한 반바지, 장신구는 보디빌딩과 동일

심사
- 무대 표현력, 근육의 균형 있는 발달, 피부톤
- 보디빌딩과 반대로 하체는 심사하지 않는다. (역삼각형 몸매 유리)
- 과도한 근육 및 과도한 선명도는 감점의 요인이 된다.

경기 진행
- 예선: 쿼터 턴
- 1라운드: 쿼터 턴
- 2라운드: 개인별 연기 및 쿼터 턴

33. 여자 피지크 복장 및 심사 경기 진행 방식에 관해 설명하시오.

복장
- 둔부 1/2을 가리고, 전면을 가리는 비키니(끈 비키니 금지)

심사
- 남자 피지크와 동일 + 여성미

경기 진행
- 예선: 1개 규정 포즈
- 1라운드: 4개 규정 포즈, 쿼터 턴 및 규정 포즈
- 2라운드: 규정 포즈 및 포즈다운
- 3라운드: 30초간 개별적 자유 심사

34. 보디빌딩 클래식 복장 및 심사 경기진행 방식에 대해 설명하시오.

복장
- 보디빌딩과 동일

심사
- 보디빌딩과 피지크의 중간으로 힘을 세게 주지도 약하게 주지도 않는다.
- 자연스러운 포즈와 대칭미

경기 진행
- 키와 한계체중을 고려해서 급을 나눈다.
- 예선: 4개 규정 포즈
- 1라운드: 4개 규정 포즈, 쿼터 턴 및 7개 규정 포즈
- 2라운드: 쿼터 턴 및 규정 포즈, 포즈다운
- 3라운드: 개인별 자유 포즈 60초

35. 피트니스 복장 및 심사 경기진행 방식에 대해 설명하시오.

복장
- 여자 피지크와 동일

심사
- 피지크 만큼 근육이 크지 않고 선명한 세퍼레이션, 미세한 혈관이 보이지 않는다.
- 탄탄한 체격과 여성미를 유지한다.

경기 진행
- 예선: 쿼터 턴
- 1라운드: 쿼터 턴
- 2라운드: L워킹 및 쿼터 턴

36. 비키니 피트니스 복장 및 심사 경기진행 방식에 대해 설명하시오.

복장
- 여자 피지크와 동일(둔부 1/3 이상 가리는 복장)

심사
- 군살 없는 탄탄한 몸매, 피부톤, 외모, 무대 표현력

- 포즈를 취할 때 부드러움을 위해 과한 힘을 주지 않는다.

경기 진행
- 예선: 쿼터 턴
- 1라운드: 쿼터 턴
- 2라운드: L워킹 및 쿼터 턴

37. 남자 보디빌딩 인정장소 및 연도는?

1970년 베오그라드 IFBB 총회

38. 여자 피지크 인정장소 및 연도는?

2012년 11월 11일 에콰도르 과야킬 IFBB 총회 공식 인정

39. 남자 피지크 인정장소 및 연도는?

2012년 11월 11일 에콰도르 과야킬 IFBB 총회 공식 인정

40. 여자 보디 피트니스 인정장소 및 연도는?

2002년 10월 27일 이집트 카이로 IFBB 총회 공식 인정

41. 남자 클래식 보디빌딩 인정장소 및 연도는?

2005년 중국 상하이 IFBB 총회 공식 인정

42. 남자 게임즈 클래식 보디빌딩 인정장소 및 연도는?

2016년 스페인 베니돔 IFBB 총회 공식 인정

43. 여자 비키니 피트니스 인정장소 및 연도는?

2010년 11월 7일 아제르바이잔 바쿠 IFBB 총회 공식 인정

[규정] 스포츠 인권

01. 폭력이란 무엇을 말하는가?

상해, 폭행, 감금, 협박, 약취, 유인, 명예훼손, 모욕, 공갈, 강요, 강제적인 심부름 및 성폭력, 따돌림, 정보통신망을 이용한 음란폭력 등에 의한 신체, 정신 또는 재산상의 피해를 수반하는 행위를 말한다.

02. 스포츠 폭력에 관해 설명하시오.

스포츠 폭력은 선수, 지도자, 학부모, 관리자 등을 대상으로 구타, 감금, 협박, 강요, 모욕, 따돌림 및 성폭력, 정보통신망을 이용한 음란폭력을 수반하는 행위를 말한다.

03. 성인지 감수성에 관해 설명하시오.

젠더 감수성이라고 하며, 성별에 따른 불평등 상황을 인식하고 성차별적 요소를 감지하는 감수성을 말한다.

04. 성 그루밍에 대해 설명하시오.

가해자가 피해자와의 친분을 쌓은 뒤 언어적·신체적·성적으로 착취하는 것을 말한다.

05. 스포츠 성폭력이란?

스포츠인이 자신의 지위나 권력을 이용하여 타인에게 상대방의 동의 없이 성적 자기결정권을 침해하는 것이다.

06. 성폭력 예방법에 대해 5가지 이상 설명하시오.

❶ 성적 굴욕감, 성적 수치심을 주면 안 된다.
❷ 신체접촉 시 반드시 동의를 구한다.
❸ 친밀감 표현으로 신체접촉 금지

❹ 신체를 접촉하는 기술지도 시 사전에 양해를 구한다.
❺ 상담은 공적인 장소에서 한다.
❻ 음담패설을 하지 않는다.

07. 성폭력, 성희롱, 강간에 관해 설명하시오.

● 성폭력은 성폭행과 성추행, 성희롱을 모두 포함한 전체적인 개념이다. 즉 성범죄 또는 성적 불이익을 모두 포함한다. 성폭행과 성추행은 물리적인 힘이 동원되는 경우다. 하지만 성희롱은 신체적인 접촉이 전혀 없는 말이나 행동 등으로 이루어진다.

● 이 중에서 성희롱, 성폭행, 성추행, 성폭력의 법적인 차이점은, 성희롱은 형사소송법에 해당하지 않으며 성추행과 성폭행만 형법에 해당한다. 이는 신체적·물리적 폭력 행위에 관련되기 때문이다.

08. 스포츠 폭력 예방법에 관해 설명하시오.

❶ 경기장 및 훈련장
· 어떠한 경우에도 폭력을 허용하지 않는다.
· 운동부 규율을 잡거나 훈련 목적으로 체벌이나 기합 또한 하지 않는다.
· 감당할 수 없을 정도의 신체적·정신적 고통을 주는 과도한 훈련 등은 하지 않는다.
· 지도자는 훈련이나 시합 과정에서 사전에 선수에게 연습 및 시합의 목표와 방법, 과정 등에 대하여 설명하고 충분한 의견을 수렴해야 한다.
· 지도자는 과학적이고 교육적인 지도 방법을 통하여 개인과 팀의 기량 및 경기력을 향상시키도록 노력하여야 한다.
· 인격이나 명예를 훼손하는 언행을 하지 않는다.

❷ **합숙 및 일상생활**

- 공동생활에서 지도자와 선수가 지켜야 할 생활규칙을 서로 협의하여 만들고 반드시 지켜야 한다.
- 폭력 등 고통을 줄 수 있는 일체의 행위를 하지 않는다.
- 공휴일에 정당한 이유 없이 선수를 등교하게 하지 않는다.
- 개별 선수 및 운동부 전체와 정기적인 대화 및 상담의 장을 마련하여야 한다.
- 반기별로 1회 이상 대면 또는 설문지나 이메일 등을 이용하여 폭력 발생 여부에 대하여 점검해야 한다.

09. 지도자가 되기 위해 받아야 할 교육은?

- 인권 교육
- 도핑방지 교육
- 성 교육
- 스포츠지도자 교육 등

[지도 방법] 응급처치

01. 일반적인 응급처치에 관해 설명하시오.

- 환자의 의식상태를 확인한 후, 특정인을 지목하여 119에 신고 후 안전한 곳으로 이동하여 응급요원에게 응급처치를 문의한다.
- 의식이 있는지, 환자의 호흡, 출혈 등을 확인하고, 2차 손상에 주의한다.
- 화상을 입었을 때는 옷을 제거하지 않으며, 쇼크 상태에서는 음식이나 물을 먹여서는 안 된다.

02. 출혈이 있는 환자의 응급처치에 관해 설명하시오.

- 내출혈: 환자를 눕히고 다리를 들어 보온을 유지한다.
- 외출혈: 상처 부위를 소독 후 압박하고, 상처 부위를 심장보다 높게 유지한다.

03. 심폐소생술의 4가지 순서를 설명하시오.

❶ 의식·호흡 확인
❷ 기도 확보
❸ 흉부 압박
❹ 인공호흡

04. 심폐소생술의 4가지 절차에 대해 설명하시오.

❶ 환자의 어깨를 두드려 의식을 확인한다.
❷ 한 사람을 지목하여 119에 먼저 신고한다.
❸ 흉부 압박을 분당 100~120회로 강하고 빠르게 30회, 기도 확보 후 인공호흡을 2회 실시한다.
❹ 119가 도착할 때까지 심폐소생술을 한다.

05. 출혈 시 처치 방법에 대해 설명하시오.

❶ 출혈 부위를 압박하고 드레싱 한다.
❷ 손상 부위를 심장보다 높게 올려준다.

06. 응급처치 시 일반적인 주의사항에 대해 말하시오.

- 부상자의 의식 여부를 확인하고 호흡곤란이나 호흡 정지, 맥박 정지, 심한 출혈의 유무를 먼저 확인하여 이에 대한 처치를 우선으로 시행한다.
- 부상자의 전신을 관찰하여 부상의 종류와 정도 등을 파악한다.
- 부상자의 얼굴이 창백하면 자리를 높여주고, 얼굴이 붉어져 있으면 머리를 높여준다.

07. 의식이 없는 환자의 응급처치에 대해 말하시오.

- 의식이 없는 환자에게는 먼저 기도를 확보하기 위해 입안을 닦아내서 기도를 막고 있는 이물질을 제거한다. 곧 이마를 눌러 머리를 뒤로 젖히고, 턱 끝에 손가락을 대서 턱을 위로 치켜들면 혀가 앞으로 나오게 되므로 혀가 뒤로 말려서 기도를 막는 일을 예방할 수 있다.
- 환자의 자발적인 호흡이 없는 경우에는 인공호흡을 시켜야 한다. 구조자가 힘차게 숨을 내쉬면서 환자의 폐로 공기를 불어 넣어준다. 맥박이 없는 경우에는 심장을 눌러 짜주어 혈액순환을 시켜주는 흉부압박법을 병행한다.

08. 의식이 있는 환자의 응급처치에 대해 말하시오.

- 먼저 환자를 격려하여 안심시킨 뒤 가장 편한 자세를 취하게 하고 보온에 유의한다.
- 전신을 관찰하여 외상, 출혈, 골절 등이 있는지 어느 부위에서 어느 정도인지를 확인한다. 좌우 양쪽을 비교해서 검사하면 부종이나 이상을 더욱 쉽게 판단할 수 있다.
- 필요한 경우가 아니면 환자를 이동시키지 않도록 한다.

09. 응급처치의 필요성에 대해 말하시오.

- 응급처치란 어떤 손상이나 질병이 생겼을 때 구급차나 의료진이 도착하기 전에 먼저 도움을 주거나 처치를 하는 것을 말한다.
- 예기치 않은 시간과 장소에서 갑작스럽게 발생하는 사고와 위험 속에서 신속하게 의료진의 도움을 받을 수 없을 때, 응급처치를 통해 생명을 구하고 현 상태에서 더 나빠지거나 부작용이 생기는 것을 예방하며, 빠르게 회복할 수 있도록 하여 자신과 이웃의 건강과 안전에 큰 도움을 줄 수 있다.

10. 흉부압박법에 대해 말하시오.

- 환자를 딱딱한 바닥에 눕힌 뒤 환자 옆에 무릎을 꿇고 앉는다.
- 인지와 중지로 환자의 갈비뼈 아래를 따라 복장뼈의 끝을 만진 뒤 중지를 대고 그 위에 인지를 댄다.
- 반대쪽 손바닥을 펴서 인지의 바로 위 복장뼈에 대어 흉부 압박을 시작한다.
- 한쪽 손바닥을 가슴에 대고 반대쪽 손을 펴서 그 위에 올려놓는다. 양손의 손가락을 깍지를 껴서 환자 복장뼈를 4~5cm 정도 깊이로 압박하고, 가슴이 원래 위치로 돌아오도록 한다.
- 분당 100회 정도의 속도로 압박을 되풀이한다.

11. 외부 출혈 시 응급처치방법에 대해 말하시오.

❶ 상처 부위를 노출한 뒤 깨끗한 헝겊을 대고 손으로 상처 부위를 힘껏 누른다.

❷ 손으로 압박한 상태에서 손상 부위를 올리고 받쳐준다.

❸ 손상 부위를 단단히 패드로 감아주며 사지의 혈액 공급이 차단되지 않게 주의한다.

❹ 구조 요청을 한 뒤 손상 부위와 다리를 올린 상태로 담요를 덮어 보온을 유지한다.

12. 응급처치가 중요한 이유에 대해 설명하시오.

- 사고 발생 시 긴급한 상황에서 응급처치는 생명과 직결되어 있다.
- 빠른 조치(골든타임)로 생명을 보호하고 2차 위험을 줄일 수 있기 때문이다.

[지도 방법] 웨이트 트레이닝

01. 트레이닝의 원리를 4가지 이상 말하시오.

- 과부하의 원리
- 점진성의 원리
- 계속성의 원리
- 개별성의 원리
- 자각성의 원리
- 특수성의 원리

02. 웨이트 트레이닝의 효과를 3가지 이상 설명하시오.

- 신체기능의 강화
- 기초체력 향상
- 유연성의 향상
- 근력과 심폐지구력 향상

03. 여성의 훈련방법은 남성과 비교하여 차이가 있을까?

일반적으로 근육매스를 증가하기라는 같은 목표라면 남성이나 여성이나 훈련방법은 동일하다. 중요한 것은 무거운 중량을 사용할 때는 올바른 운동 자세를 유지하는 것이다.

04. 준비운동의 필요성과 효과에 관해 설명하시오.

준비운동은 웜업으로서 준비운동을 통해서 체온을 높여 근수축력과 에너지 활성화에 도움이 되며, 운동 시에 부상도 예방해준다.

05. 웨이트 트레이닝의 순서에 관해 설명하시오.

웜업 - 웨이트 트레이닝 - 유산소 운동 - 정리운동을 추천한다. 큰 근육 운동 후 작은 근육 운동을 하고, 머신웨이트 후 프리웨이트를 실시한다.

06. 웨이트의 호흡법에 관해 설명하시오.

기본 호흡법은 힘이 들어갈 때(단축성 수축) 숨을 내뱉고 신장성 수축 시 숨을 들이마신다.

07. 복합관절운동과 단순관절운동에 대해 설명하시오.

복합관절운동은 두 개 이상의 관절이 상호 협력적으로 움직이는 동작으로 구성된 운동 방법이며, 단순관절운동은 하나의 관절이 움직이는 동작으로 구성하는 운동 방법이다.

08. 치팅 시스템(Cheating system)이란 무엇인가?

약간의 반동을 사용하여 반복횟수를 마치는 것이다.

09. 근육우선 훈련 원칙이란 무엇인가?

운동 초반, 충분한 체력이 있을 때 취약한 근육 부분에 대한 운동을 실시하는 트레이닝 방법이다.

10. 초과회복이란 무엇인지 설명하시오.

초과회복이란 본인의 트레이닝 역치를 넘어선 훈련 이후 충분한 휴식을 취하고 나면, 훈련 이전의 상태보다 향상된 체력 상태가 만들어지는 것을 말한다.

11. 근육 혼동시스템 훈련 원칙에 관해 설명하시오.

세트 횟수, 반복횟수, 운동 강도를 다양하게 제공함으로써 근육이 외부 자극에 계속해서 반응할 수 있도록 하는 훈련 원칙이다(외부 자극에 적응되지 않도록 함).

12. 아이소메트릭, 아이소토닉, 아이소키네틱에 관해 설명하시오.

- **아이소메트릭**(등척성 수축): 관절각의 변화 없이 근육이 수축하는 운동(철봉 매달리기)
- **아이소토닉**(등장성 수축): 관절각이 변화하면서 근육이 수축하는 운동(보디빌딩)
- **아이소키네틱**(등속성 수축): 관절각이 동일한 속도로 근육이 수축하는 운동(재활운동기구)

13. 기회의 창이란 무엇인가?

고강도 트레이닝을 완료한 후, 완료 후 30분까지 영양분 흡수에 대한 극대화 현상이 지속되는데, 이것을 '기회의 창'이라고 한다.

14. 저항운동 시 발생하는 지연성 근육통은 무엇인가?

근 통증에는 곧바로 생성되는 급성 근 통증과 2~3일 후에 나타나는 '지연된 근육통(D.O.M.S)'이 있는데, 운동 후 생성되는 피로물질인 젖산 때문으로 알려져 있다. 매일 운동하는 사람에게는 'DOMS(덤스)' 현상이 나타나지 않는다.

15. 점진적 과부하에 대해 설명하시오.

체력의 향상을 위해서 평상시 훈련 부하보다 더욱 강한 부하로 훈련을 하는 것을 말한다.

16. 피라미드 원칙에 대해 설명하시오.

비교적 가벼운 중량으로 시작하여 점차적으로 무거운 중량을 반복하는 훈련이다.

17. 커트 상태에 대해 설명하시오.

탄수화물 섭취를 줄여 체지방을 몸에서 최대한 제거하여 데피니션 효과를 극대화하는 것을 말한다.

18. 근육의 종류를 설명하시오.

- **심근**: 심장의 벽을 만드는 근육
- **평활근**: 심장을 제외한 신체 기관의 벽이나 혈관, 장, 방광, 자궁 등의 벽을 만드는 근육
- **골격근**: 신경계의 지배를 받는 근육으로 인체의 움직임에 실질적으로 사용되는 근육

19. 광배근을 강화하는 4가지 운동을 말하시오.

- 랫 풀 다운
- 친업
- 벤트 오버 로우
- 덤벨 로우

20. 하체 근육의 종류를 3가지 이상 말해보시오.

- 대퇴직근, 외측광근, 내측광근, 대퇴근막장근
- 치골근, 둔근
- 대퇴이두근, 반건양근, 반막양근
- 비복근, 가자미근 등

21. 디센딩 세트를 설명하시오.

중량을 점진적으로 낮추어 가면서 더 이상 반복할 수 없을 때까지 실시하는 트레이닝 방법이다.

22. 보디빌딩 시합 전 수분 보유를 최소화하기 위해 취하는 방법을 설명하시오.

대회 1~2주 전부터 물(수분)을 최대한 많이 섭취하여 체내에 쌓인 염분을 최대한 제거하고, 대회 12시간 전부터 물(수분)의 섭취를 중단하는 방법이다.

23. 척주기립근을 발달시키는 운동 3가지를 말해보시오.

- 데드리프트, 스티프-레그드 데드리프트
- 하이퍼 익스텐션(백 익스텐션)
- 굿모닝 엑스사이즈(바벨 굿모닝)

24. 슈퍼 세트법을 설명하시오.

길항관계에 있는 서로 다른 2가지 근육을 휴식 없이 운동하는 방법이다.

25. 트라이 세트법을 설명하시오.

3가지 종목을 휴식 없이 같은 부위에 운동하는 방법이다.

26. 자이언트 세트법을 설명하시오.

4~5가지 종목을 휴식 없이 같은 부위에 운동하는 방법이다.

27. 근육 펌핑에 대해 설명하시오.

근육 운동을 하면 근육에 에너지(영양소)와 산소 공급이 필요한데, 이를 위해 혈액이 근육 주위로 집중되어 근육이 순간적으로 부풀어 오르는 현상을 말한다.

28. 운동 후 단백질의 적절한 섭취 시기와 그 이유에 관해 설명하시오.

운동 후 단백질의 섭취는 30g 이상을 30분에서 1시간 이내로 섭취하는 것이 좋다. 그 이유는 운동 직후 근육이 회복되는 과정에서 아미노산이 근육의 생성에 사용되어야 하기 때문이다.

29. 서킷(순환) 트레이닝에 대해 설명하시오.

운동 간 휴식 없이 운동 종류를 유기적으로 바꿔가며 트레이닝하는 방법으로, 8~12 스테이션을 설치하여 쉬는 시간 없이 순환 훈련한다.

30. 유산소성 운동기구 2가지 이상 말해보시오.

- 트레드밀
- 자전거
- 사이클론
- 스테퍼

31. 신체에서 가장 큰 근육의 종류 세 가지와 그와 관련된 운동의 종류를 설명하시오.

- 가슴(대흉근): 벤치 프레스
- 등(광배근): 벤트 오버 로우
- 허벅지(대퇴사두근, 대퇴이두근): 스쿼트

32. 지방의 역할에 대해 설명하시오.

탄수화물과 함께 에너지를 내는 주요 물질이며, 장기를 보호해주고 체온을 유지하는 역할을 한다.

33. 복직근을 강화시키는 운동 4가지는?

- 행잉 레그 레이즈
- 크런치
- 리버스 크런치
- 싯업

34. 근수축에 대해 설명하시오.

근육은 신경의 자극을 통해 화학 반응을 일으키며, 그로 인해 열에너지 발생과 근 길이의 수축 작용이 일어난다. 이와 같은 신경의 자극을 통한 근육의 움직임을 근수축이라고 한다.

35. 1RM(One Repetition Maximum)이란?

한 번의 근수축으로 낼 수 있는 최대근력 또는 정확한 자세로 최대 무게를 1회 반복하는 것이다.

36. 대퇴이두근과 힙을 발달시킬 수 있는 운동은?

스티프-레그드 데드리프트와 레그 컬이 있다. 둔근은 대퇴이두근에서부터 연결되기 때문에 반드시 슬굴곡근의 강화와 함께 진행되는 것이 효과적이다.

37. 등이 굽은 사람을 위한 운동 방법은?

데드리프트와 백 익스텐션과 같이 하부 등을 강화할 수 있는 운동 동작을 한다.

38. 데피니션에 대해 설명하시오.

지방이 없이 근육이 섬세하게 갈라지는 근 선명도를 말한다.

39. 오버트레이닝이란 무엇인가?

오버트레이닝이란 지나친 의욕으로 운동의 양과 빈도 및 강도가 증가하고 이것이 휴식 없이 반복될 때, 신체 및 정신적인 손실이 생겨나는 것을 말한다. 근손실과 정신적 무력감 등의 증상이 나타난다.

40. 피라미드 운동법이란 무엇인가?

가벼운 무게, 즉 1RM의 50%의 가벼운 중량에서 시작하여 점차 중량을 늘려나가 최대중량까지 늘려나가는 운동 방법을 말한다.

41. 과부하 훈련 원칙이란 무엇인가?

근육의 발달을 위해 여태까지 익숙해져 있던 것보다 더 많은 자극이 근육에 주어져야 근육의 성장이 일어난다. 이런 훈련 자극은 중량, 운동량, 운동빈도, 휴식시간을 바꾸어 줌으로써 조절할 수 있다.

42. 파셜 무브먼트(부분 반복)란 무엇인가?

관절가동범위 전체를 사용하지 않고 부분적으로 트레이닝하는 경우를 말한다.

43. 피크 컨트렉션이란 무엇인가?

근육운동 시 정점에서 최대한 완전하게 긴장이 유지되도록 하는 것이다.

44. 컴파운드 세트란 무엇인가?

동일한 부위의 근육에 두 가지 운동을 하는 방법이다.

45. 이중분할 훈련 원칙이란 무엇인가?

하루에 두 번 나누어 서로 다른 부위의 근육을 훈련하는 방식

46. 삼중분할 훈련방식이란 무엇인가?

하루에 3번 나누어 각기 다른 부위의 근육을 훈련하는 방식. 많은 체력소모가 있으며 오버트레이닝의 위험성이 있다.

47. 그립의 종류 3가지 이상 말해보시오.

- 오버핸드 그립
- 언더핸드 그립
- 얼터네이트 그립
- 뉴트럴 그립
- 섬레스 그립
- 훅 그립

48. 와이드 그립이란 무엇인가?

바를 잡는 손의 위치가 넓은 경우

49. 내로우 그립이란 무엇인가?

바를 잡는 손의 위치가 좁을 경우

50. 언더 그립이란 무엇인가?

손의 위치가 바의 아래에서 잡으며 엄지손가락이 바깥으로 향하는 그립 형태(수피네이션)

51. 오버 그립이란 무엇인가?

손의 위치가 바의 위에서 잡으며 엄지손가락이 서로 마주 보게 향하는 그립 형태(프로네이션)

52. 리버스 그립이란 무엇인가?

한 손은 언더 그립, 다른 한 손은 오버 그립으로 잡는 그립 형태를 말한다.

53. 섬레스 그립이란 무엇인가?

주로 미는 동작에서 다섯 손가락을 모두 모아서 잡는 그립 형태이다.

54. 훅 그립이란 무엇인가?

엄지손가락을 집게손가락과 가운뎃손가락으로 누르면서 잡는 그립을 말한다.

55. 준비운동의 효과에 대해 설명하시오.

부상 예방, 관절의 가동범위 높임, 효소기능 촉진, 혈류 증가, 근육의 산소 유용성 높임, 경기에 대한 심리적 적응 등

56. 번즈란 무엇인가?

근육훈련 시 고반복으로 인한 근육의 타는 듯한 느낌을 말한다.

57. 세트 훈련법이란 무엇인가?

한 부위에 한 번만 훈련하는 것이 아니라 여러 번 나누어 한 가지 운동을 최소 2회 이상 나누어 훈련하는 방식을 말한다.

58. 플러싱 훈련법이란 무엇인가?

특정한 부위의 근육을 발달시키기 위해 혈액을 특정 부위에 보내는 훈련 방법. 이때 다른 부위 근육훈련은 하지 않는다.

59. 본능 훈련 원칙이란 무엇인가?

최고 난이도 훈련으로, 그날의 컨디션 상태에 따라 훈련 방식이나 근육 부위를 결정하는 운동법을 말한다.

60. 슈퍼 세트 훈련 원칙이란 무엇인가?

서로 길항되는 근육의 운동을 한 세트로 연속하여 훈련하는 방법이다.

61. 강제반복 훈련 원칙이란 무엇인가?

더 이상 반복을 수행할 수 없을 때 트레이닝 파트너의 도움을 받아 강제적으로 2~3회 더 반복을 수행하는 운동 방법을 말한다.

62. 디센딩 훈련 원칙이란 무엇인가?

점차적으로 고중량에서 저중량으로 중량을 내려가며 훈련하는 방식을 말한다.

63. 흡연이 운동수행 능력에 미치는 영향을 설명하시오.

- 기도저항 증가
- 산소량 감소
- 심폐기능 저하
- 지구력 감소 등

64. 알코올 섭취가 스포츠 경기력에 미치는 영향을 설명하시오.

- 반응시간 저하
- 평형성 저하
- 심혈관계 기능 저하
- 지구력 저하 등

65. 스트레칭의 목적을 말하시오.

- 근육 이완
- 근의 길이 신전
- 유연성 증대
- 부상 방지

66. 피하지방에 관해 설명하시오.

피부 아래 축적된 지방. 외관의 변화를 가져온다.

67. 내장지방에 관해 설명하시오.

내장 사이에 있는 지방. 겉으로는 잘 드러나지 않지만 과다하면 당뇨병, 고혈압 등을 유발한다.

68. 서킷 트레이닝으로 인한 신체의 반응 효과를 설명하시오.

유산소와 무산소를 겸하므로 심폐지구력과 근지구력을 향상시킨다.

69. 프리웨이트에 관해 설명하시오.

덤벨과 바벨로 하는 운동. 전신 근육 강화에 도움이 되고, 저렴한 비용으로 운동할 수 있으며 다양한 동작이 가능하다. 하지만 초보자가 시행하기 어렵고, 부상의 위험이 크다.

70. 머신웨이트에 관해 설명하시오.

헬스장에 있는 기구들로 운동하는 웨이트 트레이닝으로, 사용 방법이 쉬워 초보자가 쉽게 사용할 수 있으며, 부상위험이 낮고 원하는 근육의 자극이 쉽다. 하지만 개인차에 맞는 운동을 하기 어렵고 가동범위가 작다는 단점이 있다.

71. 머신과 프리웨이트의 차이점에 대해 설명하시오.

머신은 자세가 고정되어 다루기 편하다는 장점이 있다. 가동범위가 고정되어 있고 직접 저항을 느끼기 힘든 것이 단점이며, 프리웨이트는 가동범위가 자유롭고 직접 저항을 느낄 수 있다.

72. 땀에 관해 설명하시오.

운동 시 땀을 흘릴 때는 에너지 대사과정을 거쳐 체내지방 등을 태움으로 체지방 및 체중 감소 효과가 있다.

73. 무산소 운동이란 무엇인가?

산소를 사용하지 않고도 화학적 반응을 통하여 ATP를 재합성하여 사용할 수 있는 운동이다.

74. 무산소성 운동과 종류에 대해 설명하시오.

높은 강도에서 단시간 내에 이루어지는 운동을 말한다.
- 단거리 달리기(100, 200, 400m)
- 역도, 투포환, 웨이트 트레이닝 등

75. 유산소 운동에 관해 설명하시오.

편안한 호흡을 지속하면서 할 수 있는 운동. 산소를 이용하여 에너지를 만들어 사용하는 운동이다. 심장, 폐 기능을 향상시키며 혈관조직을 강하게 해준다. 유산소 운동을 효과적으로 하기 위해서는 운동 강도, 운동 지속시간, 운동 빈도 등을 고려하는 것이 좋다.

76. 유산소성 에너지 시스템을 활용하는 운동 종목을 아는 대로 말하시오.

- 중장거리 달리기(5,000m, 10,000m, 마라톤 등)
- 사이클
- 조깅
- 크로스컨트리
- 에어로빅 등

77. 체형의 종류와 특징에 관해 설명하시오.

- 외배엽: 몸이 마르고 왜소한 체형. 신진대사가 빠르고 체중이 잘 증가하지 않는다.
- 내배엽: 체지방이 많은 비만형 체형. 느린 신진대사로 체중 증가가 쉽다.
- 중배엽: 골격과 근육이 잘 발달되어 있는 체형. 근육질이 좋고 운동 효과가 빠르게 나타난다.

78. 세트, 랩에 관해 설명하시오.

한 가지 운동을 되풀이하는 방법을 말한다.
- 랩: 세트당 반복 횟수
- 세트: 운동 종류를 한 번 실시할 때

79. 근육에 관해 설명하시오.

골격근, 심근, 내장근으로 등으로, 의지에 따라 움직일 수 있는 수의근과 움직일 수 없는 불수의근으로도 나눌 수 있다.

80. 건에 관해 설명하시오.

근육을 뼈에 붙게 하는 힘줄

81. 인대에 관해 설명하시오.

뼈와 뼈를 잇는 끈 모양의 결합조직

82. 근수축에 관해 설명하시오.

- 등장성 수축: 동적 트레이닝. 근육 길이가 변하며 근력 사용
- 등척성 수축: 정적 트레이닝. 근육 길이의 변화 없이 근력 사용
- 등속성 수축: 운동 속도가 정해져 있는 상황에서 운동

83. 근비대에 관해 설명하시오.

근비대를 위한 적정강도는 1RM의 70~80% 세트 당 6~12회 3~5세트, 세트 당 휴식시간은 40~60초이며, 세트 당 짧은 휴식을 통한 근육의 질과 근비대를 만들어야 한다.

84. 근지구력에 관해 설명하시오.

오랜 시간 동안 지속적으로 근력을 쓸 수 있는 능력으로, 35~65% RM은 12~15회 1~3세트를 실시하였을 경우 가장 효과적이다.

85. 최대근력에 대해 설명하시오.

근육이 한 번에 최대로 낼 수 있는 힘으로, 85~95% RM은 3~6회 3~6세트를 실시하였을 경우 가장 효과적이다.

86. 순발력에 대해 설명하시오.

짧은 시간에 최대한의 힘을 낼 수 있는 능력으로, 30~60% RM은 3~6회 3세트를 실시하였을 경우 가장 효과적이다.

87. 스탠다드 그립에 관해 설명하시오.

어깨너비로 바를 주먹 쥐듯 잡는 그립

88. 얼터네이티드 그립에 관해 설명하시오.

한 손은 언더핸드, 한 손은 오버핸드 그립 형태로, 무거운 중량을 들어 올릴 때 사용한다.

89. 초급자 운동법에 관해 설명하시오.

기계 위주의 운동으로 부상을 예방하고 가슴, 복부, 허리, 넓적다리, 종아리, 팔 등 대근육 운동을 한다.

90. 중급자 운동법에 관해 설명하시오.

자신의 목표와 개인차에 맞는 운동 프로그램을 만든다. 오버트레이닝하지 않도록 주의하고 슈퍼 세트, 분할 훈련법을 이용한다.

91. 상급자 운동법에 관해 설명하시오.

근비대와 근력 향상을 목표로 트라이 세트, 자이언트 세트를 이용한다. 탄수화물과 칼로리 소비량을 제한하여 근육이 선명도를 높여준다.

92. 비만 운동법에 관해 설명하시오.

섭취보다 소비하는 에너지가 많도록 운동해야 하며, 유산소 위주의 운동으로 체지방을 낮춘다.

93. 당뇨 환자의 운동법에 관해 설명하시오.

장시간의 운동은 저혈당의 원인이 되므로 주의해야 하며, 운동 전·후의 혈당을 관찰한다. 근력보다는 유산소 위주로 한다.

94. 고혈압 운동법에 대해 설명하시오.

운동 전·후의 워밍업과 다운을 반드시 실시한다. 식단조절과 칼로리 소모 운동이 필요하며, 유산소 위주의 운동을 한다.

95. 성장기 학생의 운동법에 관해 설명하시오.

무리한 근력운동을 하면 성장판이 손상될 수 있으므로 적당한 근력운동과 유산소 운동을 한다.

96. 마른 사람 운동법에 관해 설명하시오.

소비보다 섭취 에너지가 많게 운동하며, 탄수화물 섭취를 늘리고 지방도 적절히 섭취한다. 유산소보다는 근력운동에 치중하여 근육의 무게를 올린다.

97. 노인 운동법에 대해 설명하시오.

가급적 앉아서 하는 운동법을 권한다. 운동은 일상생활과 유사한 동작으로 프로그램을 구성하는 것이 좋다.

98. 분할훈련 시스템에 관해 설명하시오.

신체를 부위별로 나누어 실시하는 운동법을 말한다.

99. 고립훈련에 관해 설명하시오.

목표가 되는 운동 부위만 고립시켜 운동하는 것이다.

100. 트레이닝 역치에 관해 설명하시오.

운동의 효과가 나타나는 일정한 수준

101. 스트레이딩에 대해 설명하시오.

치팅과 반대되는 개념으로, 반동 없이 정확한 자세로 운동을 하는 것이다.

102. 오버로드에 대해 설명하시오.

일반적으로 사용하던 부하보다 더 무거운 부하를 사용하는 것을 말한다.

103. 훈련하기 좋은 시간에 관해 설명하시오.

개인에 따라 다르지만, 일반적으로 점심 12시부터 오후 6시까지이다.

104. 점진성의 원리에 관해 설명하시오.

강도의 부하를 점진적으로 높여 운동능력의 한계를 높인다.

105. 반복성의 원리에 관해 설명하시오.

운동을 반복하여 효과를 나타낸다. 장기적인 효과를 위해 실시한다.

106. 개별성의 원리에 관해 설명하시오.

성별, 체력 등 개인의 특성에 맞추어 훈련하는 것이다.

107. 근육의 사이즈와 근력의 상관관계에 관해 설명하시오.

근육량과 근력은 상관관계가 있지만 정비례하지는 않는다.

108. 불수의근과 수의근에 관해 설명하시오.

수의근은 자신의 의지대로 움직일 수 있는 근육으로 골격근이 있다. 반면에 불수의근은 자신의 의지대로 움직일 수 없는 근육으로 심근, 평활근이 있다.

109. 스플릿에 관해 설명하시오.

분할하여 운동하는 시스템을 말한다.

110. 데피니션과 세퍼레이션에 대해 설명하시오.

- 데피니션은 근육의 선명두를 말하며, 체지방이 적을수록 선명하게 나타난다.
- 세퍼레이션은 근육의 분리도를 말하며, 삼각근과 삼각삼두근, 삼각이두근과 같이 근육이 명확히 분리되는 것을 말한다.

111. 데피니션을 선명하게 하기 위해서는 어떻게 해야 하는가?

데피니션은 지방 없이 근육이 섬세하게 갈라지는 근 선명도를 말하며, 데피니션을 위해서는 적당한 중량의 고반복 운동을 우선하는 경향이 있지만 수분 조절 식이요법과 유산소 운동으로 피하지방을 얇게 유지하는 것이 관건이다.

112. 행동 체력과 방위 체력이 무엇인지에 대해 설명하시오.

행동 체력
- 운동을 일으키는 힘: 근력 순발력
- 운동을 지속시키는 힘: 근지구력, 심폐지구력
- 운동을 조정하는 힘: 민첩성, 평형성, 유연성

방위 체력
- 질병과 환경의 변화를 극복하는 힘
- 환경의 변화와 질병에 견디는 힘
- 생리적 변화(배고픔, 갈증, 피로)에 견디는 힘
- 정신적 변화(긴장, 불안)에 견디는 힘

113. 시합 전 수분 조절 방법에 관해 설명하시오.

시합 1~2주 전부터 충분한 수분을 섭취하여 염분을 배출한 뒤 12시간 전부터는 단수하여 체내 수분을 제거한다.

114. 선 피로법에 대해 설명하시오.

단관절 운동을 통해 한가지 근육 부위를 먼저 운동하고 복합 다관절 운동을 수행하는 방법으로, 레그 익스텐션 후 스쿼트를 예로 들 수 있다.

115. 피라미드법에 대해 설명하시오.

저중량 고반복 횟수로 시작하여 고중량으로 갈수록 횟수를 줄여나가는 방법이 피라미드 세트법이다.

116. 상급자의 세트법에 대해 말하시오.

- 자이언트 세트
- 치팅
- 디센딩
- 강제반복
- 선피로

117. 컴파운드 세트, 슈퍼 세트의 정의와 두 세트의 차이점에 관해 설명하시오.

- 슈퍼 세트는 주동근과 길항근을 묶어서 한 번에 운동하는 방법으로 바벨 컬과 킥백을 예로 들 수 있다.
- 컴파운드 세트는 한 가지 부위에 두 가지 운동을 한 번에 시행하는 것으로, 벤치프레스 이후 덤벨 프레스를 하는 것을 예로 들 수 있다.

118. 트라이 세트와 자이언트 세트에 관해 설명하시오.

- 트라이 세트는 한 가지 부위의 운동을 수행할 때 세 가지의 운동을 한 번에 하는 것으로, 이 두에는 덤벨 컬, 바벨 컬, 케이블 컬과 같은 방법이 있다.
- 자이언트 세트는 한 가지 부위에 4~6가지 운동을 한 번에 수행하는 것으로, 대회 전 큰 집중력을 필요로 하는 운동이며, 중급자 이상이 수행하기에 좋은 세트 방법이다.

119. 스포츠 상해의 원인에 대해 말하시오.

- 스포츠로 인한 상해는 완전히 방지하기는 어려우며 다음과 같은 여러 가지 원인으로 인해 나타난다. 따라서 생활체육 지도자들은 상해

의 원인을 숙지하고 안전을 위해 세심한 관심과 지도를 기울여 미연의 사고와 상해를 예방하도록 노력해야 한다.

- 이외에도 ❶ 미숙한 기술 ❷ 지식의 부족 ❸ 자기과신 ❹ 준비운동 부족 ❺ 관리 불충분 ❻ 불충분하고 부적당한 복장 등이 있다.

120. 운동손상의 발생 요인에 대해 말하시오.

- 지나친 훈련 후에 충분한 휴식이 부족하거나 초기 손상에 대한 적절한 치료가 부족하게 되면 초기의 경미한 손상 위에 스트레스가 계속 가해지면서 손상의 정도가 심해지고 치료가 어려워져 손상이 심해지게 된다.
- 또한 잘못된 훈련방법으로 운동량을 너무 빨리 증가시키거나 운동 강도를 갑자기 높였을 때, 혹은 검증이 안된 새로운 훈련 기술을 무리하게 시도할 때에도 손상이 빈발한다.

121. 운동손상을 예방하기 위한 준비운동의 목적에 대해 말하시오.

- 하고자 하는 운동에 대해 몸을 준비시키는 것이 준비운동의 목적으로 운동의 종류에 따라 준비운동의 유형도 달라진다.
- 조깅이나 미용체조, 전체적인 스트레칭이나 특정 운동을 위한 특정 동작 등이 준비운동에 포함된다.
- 피로감을 느끼지 않을 정도로 약간의 땀이 날 만큼만 준비운동을 하는 것이 좋고, 15~30분 정도가 적당하다.
- 준비운동의 효과는 30~45분가량 지속되므로 너무 일찍 준비운동을 하지 않도록 한다.

122. 보디빌딩에 맞는 영양섭취 계획에 관해 설명하시오.

총칼로리 섭취량을 늘리고 양질의 식품을 하루 5~6끼에 나누어 꾸준히 섭취한다. 탄수화물, 단백질, 지방의 비율은 5 : 3 : 2 정도이며, 비타민과 미네랄도 충분히 섭취한다.

123. 보디빌딩 시합 전 수분 제한 방법에 대해 설명하시오.

피하지방의 수분을 제거하여 선명도를 높이고, 시합 전에 탄수화물과 수분 섭취를 통해 벌크업을 한다(로딩, 벤딩).

124. 트레이닝의 기본 원리를 말하시오.

과부하, 점진성, 반복성, 특이성, 개별성, 가역성의 원리

125. 트레이닝의 구성 요소를 말하시오.

운동 강도, 운동 시간, 운동 빈도, 운동 기간, 운동 방법

126. 근육 성장의 조건에 대해 3가지 이상 말하시오.

운동, 영양, 휴식, 호르몬

127. 보디빌딩의 효과에 대해 간략하게 말하시오.

기초체력 향상, 근력 향상, 골밀도 강화, 근비대, 신체기능 강화, 유연성 향상 등

[지도 방법] 과학적 지도 방법

01. 근섬유의 종류에 대해 말하시오.

속근(FT)과 지근(ST)섬유가 있으며, 근섬유의 색깔이 암적색인 것을 적근(red muscle)이라고 하고, 근섬유의 색깔이 백색인 것을 백근(white muscle)이라고 한다.

02. 웨이트 트레이닝의 운동의 생리학적 효과는 무엇인가?

근력, 근지구력 및 근파워의 증가가 있으며, 만성적인 트레이닝 결과로 근비대가 있게 된다. 또한 골밀도가 충실해지며, 인대, 건, 결체조직이 강해진다.

03. 3대 영양소를 말하시오.

탄수화물, 단백질, 지방

04. 테스토스테론은 무엇인가?

테스토스테론은 남성의 고환에서 생성되는 호르몬으로, 근육 성장과 골밀도를 돕고 2차 성징과도 밀접한 관련이 있다.

05. 지방의 역할에 관해 설명하시오.

탄수화물과 함께 에너지를 내는 주요 물질이며, 장기를 보호해주고 체온을 유지하는 역할을 한다.

06. 유청 단백질(whey protein)은 무엇인가?

보디빌더나 건강관리를 하는 사람들에게 가장 좋은 분말 형태의 단백질원이다.

07. 피로에 관해 설명하시오.

반복되는 정신적·육체적 작업에서 발생하는 심신 기능의 저하 상태

08. 탈수의 생리적인 영향 3가지 이상을 설명하시오.

근력 감소, 운동수행능력 감소, 낮은 산소 섭취, 혈장과 혈액용적 감소, 심장기능 감소, 간 글리코겐 고갈, 체내에서 손실

09. 도핑(doping)에 관해 설명하시오.

경기력을 향상시키기 위하여 의도적으로 약물을 복용하거나 비정상적인 방법으로 투여하는 것을 말한다.

10. 이화작용(카타볼릭)에 대해 설명하시오.

우리 몸에 저장된 영양소를 분해하여 에너지로 바꾸는 과정. 큰 분자의 물질이 작은 분자의 물질로 분해된다.

11. 동화작용(아나볼릭)에 대해 설명하시오.

이화작용과는 반대로 우리 몸에서 합성이 진행되는 과정(근육 생성). 작은 분자물질이 큰 분자물질로 합성되는 것을 말한다.

12. ATP에 대해 설명하시오.

Adenosine Tri-Phosphate의 약자로 인체에서 가장 많이 사용되는 화학적 에너지 저장 형태. 아데노신 3인산(세 개의 인산)의 유기화합물로 미토콘드리아 내막의 'ATP 합성 효소'라는 단백질에 의해 생성된다.

13. 무산소성 역치에 관해 설명하시오.

젖산 역치라고도 하며 젖산이 일정 운동 강도 이상을 넘어가면 급격하게 증가하는 것을 말한다. 이는 지방대사 효율을 볼 수 있는 지표이며 LT라고 부른다.

14. 스포츠 심장에 대해 설명하시오.

스포츠 심장이란 스포츠로 단련되어 심장의 크기가 비대해진 상태를 말한다. 스포츠를 할 때 많은 혈액량을 필요로 하므로 한번 뛸 때 많은 양의 혈액을 뿜어내며 기능적으로 우수한 심장을 의미한다.

15. 교감신경과 부교감신경에 관해 설명하시오.

- 교감신경은 에너지를 분해하여 바로 사용할 수 있도록 준비시킨다. 운동이나 긴급 상황에서 우리의 몸에 아드레날린을 분비한다. 기관과 혈관을 확장해 열을 내고 에너지를 사용하려고 하는 신경계이다.
- 부교감신경은 스트레스를 원상태로 돌리는 작용을 하며, 에너지 분해가 아닌 저장 형태로 교감신경과 반대되는 길항작용을 한다. 동공이 좁아지고 심장을 천천히 뛰게 하며 기관지를 좁게 하고, 혈액이나 위장관의 연동운동과 소화액 분비를 자극하며 차분하도록 하는 신경계이다.

16. 인터벌 트레이닝에 대해 설명하시오.

불완전 휴식을 이용한 트레이닝 방법으로, 본 운동을 한 후 휴식시간에 가벼운 조깅을 해서 완전한 휴식을 주지 않는 방식으로 진행하므로 체력을 증진시키는 데 탁월한 효과가 있다.

17. 체력의 개념에 대해 설명하시오.

- 체력이란 육체적 활동을 할 수 있는 힘이며, 외부 환경에 대해 견딜 수 있는 힘이다.
- 행동 체력과 방위 체력으로 나뉘며 행동 체력은 근지구력, 근력, 심폐지구력, 유연성, 순발력, 민첩성 등이 이에 해당한다.
- 방위 체력은 화학적·심리적 스트레스 등에 견뎌낼 수 있는 힘이다.

18. 지근과 속근에 대해 설명하시오.

- 지근은 ST섬유이자 적근이고, 속근은 FT섬유이자 백근이다.
- 적근은 미토콘드리아가 많고 장거리 운동에 적합하며, 피로도를 쉽게 느끼지 않는 근육이다. 또한 근육의 크기가 크지 않고 수축의 속도가 느린 편에 속한다.
- 반대로 속근, 백근은 피로도를 쉽게 느끼고, 단기간의 운동에 적합하며 폭발적인 수축을 한다. 또한 근육의 크기가 큰 편이고 수축의 속도가 상당히 빠른 편에 속한다.

19. 골격근이란 무엇인가?

골격근이란 수의근으로서 가로무늬를 띠고 있다. 이는 항상 한 가지 이상의 관절을 지나며, 두 가지의 뼈에 대해 기시와 정지를 갖고 있기 때문에 수축과 이완작용을 함으로써 하나 이상의 기능을 만들어내는 특징이 있다.

20. 뼈의 역할에 대해 2가지 이상 말해보시오.

- 지지작용
- 보호작용
- 조혈작용
- 무기질 저장소 역할

21. 수분의 역할에 관해 설명하시오.

혈액을 구성하는 중요 성분으로 영양소를 운반하고 체내 노폐물을 제거하며 체온조절, 대사산물의 배설, 감각기능 유지의 기능을 한다.

22. 탈수로 인한 증상에 관해 설명하시오.

탈수 현상이란 몸에서 수분이 빠져나가는 현상으로 현기증, 무기력증, 체온조절 상실, 운동능력 저하 등의 영향이 있다.

23. 탈수의 부작용에 관해 설명하시오.

어지럼증, 갈증, 구강건조증, 피로, 변비, 집중력 약화, 소변 감소 등이 있다.

24. 로책 상태에 대해 설명하시오.

일시적으로 호흡을 중단하고 힘을 쓰는 상태(최대근력을 발휘하는 상태)를 말하며, 인후를 막고 숨을 외부로 나가는 것을 억제하는 근육이 강하게 긴장하고 있는 상태이다.

25. 치팅(Cheating)에 대해 설명하시오.

더 이상 반복하기 힘든 운동시 더 많은 반복 수를 뽑아내기 위해, 운동강도를 더 하기 위해 반동을 이용하여 2~3회 더 반복할 수 있게끔 하는 기술이다.

26. 젖산이 생기는 이유에 관해 설명하시오.

무산소 운동을 할 경우 무산소 대사과정인 해당 과정 중 젖산이 생성된다. 에너지원인 탄수화물 중 포도당이 초성포도당이 되고, 초성포도당에서 젖산이라는 부산물이 생성되어 축적된다.

27. 운동손상 요인에 관해 설명하시오.

- 준비운동이 부족했을 때
- 지나친 훈련 후에 충분한 휴식이 부족했을 때
- 잘못된 훈련 방법으로 운동량을 증가시키거나 운동 강도를 높일 때
- 잘못된 자세로 장비나 기구를 사용했을 때
- 검증이 안 된 새로운 훈련 기술을 무리하게 시도할 때

28. 에너지 대사 시스템 3가지(유산소와 무산소 시스템 체계)에 대해 설명하시오.

무산소성 과정인 ATP-PCr(인원질과정)과 해당 과정, 유산소 과정의 세 가지가 있다. 짧은 시간 폭발적인 에너지를 내는 ATP-PCR 시스템은 크레아틴 인산을 사용한다. 그 이후에는 비교적 짧은 시간 운동 시 사용뇌는 해당 과정이 있는데 젖산이 생성된다 하여 젖산 과정이라고도 한다. 유산소성 과정은 장기간 운동 시 포도당과 지방을 에너지원으로 사용하여, 크랩스 회로와 전자전달계를 통해 에너지를 생산하는 과정이다.

29. 운동 전 당(류) 섭취 이유에 관해 설명하시오.

포도당이 움직임의 에너지원이 되며, 근육 내의 글리코겐을 충분히 확보하여 육체적 활동을 도울 수 있기 때문이다. 또한 금식 상태에서 운동할 경우 근육 글리코겐이 더 빨리 고갈되고 피로와 현기증을 유발할 수 있다.

30. 5대 영양소란 무엇인가?

탄수화물, 단백질, 지방, 비타민, 무기질

31. 6대 영양소란 무엇인가?

탄수화물, 단백질, 지방, 비타민, 무기질, 물

32. 비타민의 효능에 관해 설명하시오.

효소나 효소의 역할을 보조하는 조효소의 구성 성분이 되어 탄수화물·지방·단백질·무기질의 대사에 관여한다. 에너지 생산 시 화학반응을 조절하고 신체조직을 형성하거나 유지하는 반응에 관여한다. 예를 들어 비타민 A의 기능은 성장을 촉진하며 시력을 유지하고 비타민 B1은 신경조절, 당질 대사에 관여한다.

33. 지용성 비타민 5가지에 대해 설명하시오.

지용성 비타민이란 지방에 잘 녹는 비타민을 의미한다.

- 비타민A: 안구건조증이나 야맹증의 증상을 완화 및 치료하는 데 도움이 된다.
- 비타민D: 뼈에 도움이 되는 비타민으로 골다공

증과 구루병 증상 완화 및 치료에 도움이 된다.

- 비타민E: 말초순환기능 장애 및 갱년기 증상 완화에 도움이 된다.
- 비타민F: 피부 보호, 혈관 콜레스테롤 등 청소를 해주는 역할을 한다.
- 비타민K: 혈액응고질환을 예방 및 치료하는 데 도움이 된다.

34. 수용성 비타민에 대해 설명하시오.

물에 잘 녹는 비타민으로 B, C가 있다.

- 비타민B: 활성산소 억제, 피로회복, 항산화제 역할
- 비타민C: 결합조직, 지지조직 형성, 피부와 잇몸 건강 유지

35. 콜레스테롤에 대해 설명하시오.

콜레스테롤은 스테롤의 하나로서 모든 동물 세포의 세포막에서 발견되는 지질이며, 혈액을 통해 운반된다. HDL과 LDL이 있다.

- HDL: 고밀도 지질단백질로, LDL 콜레스테롤을 혈액에서 간으로 이동시켜 분해하고 폐기할 수 있다. 혈액 내 콜레스테롤 수치를 감소시켜 심장 질환의 위험을 감소시킨다.
- LDL: 저밀도 지질단백질로, 혈중 LDL 콜레스테롤이 너무 많으면 혈관 벽에 축적되어 혈관이 좁아지거나 뻣뻣해진다. 이는 혈류를 감소시키고 심장 마비 또는 뇌졸중의 위험을 증가시킬 수 있다.

36. HDL(콜레스테롤)이란?

HDL은 고밀도 지질 단백질로, 좋은 콜레스테롤이며 혈관 벽에 붙어있는 저밀도콜레스테롤(LDL)을 분해하는 기능을 한다. 주로 등푸른생선과 식물성 기름에 포함되어 있다.

37. 운동 전 카페인 섭취의 장점은 무엇인가?

지방 연소와 지구력 강화 수분 배출(이뇨 효과)

38. 카보 로딩(Carbohydrate loading)이란?

장시간의 운동을 요구하는 지구력 운동의 수행을 위해서 주 에너지원인 탄수화물을 인체 내에 축적하는 방법을 말한다.

39. 크레아틴에 대해 설명하시오.

크레아틴은 인체에서 고강도의 무산소 운동시 사람마다 차이가 있지만 보통 10~15초 정도로 짧게 사용되는 에너지이다. 근육 내 수분 보유를 유도하며 저항운동 시 힘이 늘어난다.

40. L-카르니틴(L-Carnitine)에 대해 말하시오.

필수 아미노산이면서 지방 연소를 극대화시켜 주는 성분이다.

41. 성장호르몬에 대해 설명하시오.

뇌하수체 전엽에서 분비되며 과다분비 시 말단비대증에 걸린다. 소아의 외소증 치료 목적으로 쓰이며, 운동선수들이 근비대와 체지방분해 등 경기력 향상을 목적으로 사용되기도 한다.

42. 아나볼릭스테로이드란 무엇인가?

도핑 물질로 단백질을 합성·동화시켜 근육의 힘과 양을 증가시킨다.

43. BCAA란 무엇인가?

루이신, 아이소루이신, 발린 세 가지 아미노산이 결합된 형태로 운동 전 또는 중간에 섭취하며, 근육운동 시 에너지원으로 쓰인다.

44. BCAA의 효능에 대해 설명하시오.

BCAA는 분지사슬아미노산이라고 하며, 필수 아미노산 중 3가지에 해당하는 류신, 이소류신, 발린이 들어있으며, 류신은 손상조직 치유, 뼈와 근육의 성장을 돕고 이소류신은 혈당 상승 억제를 돕는다. 발린의 경우 근육대사량 증가와 조직 재생을 돕는 기능을 한다.
필수 아미노산은 체내에서 합성이나 생성이 되지 않기 때문에 반드시 외부에서 음식으로 섭취해주어야 한다.

45. 보충제로서 아르기닌의 역할은?

혈압 조절 작용과 혈관 확장 효과가 있으며 성장호르몬 방출 촉진 작용이 있다.

46. 포화지방과 불포화 지방은 무엇인가?

포화지방은 붉은 고기에 함유되어 있으며 시간이 지나면 굳어지는 특징을 갖고 있어 몸에 해로운 지방을 말하고, 불포화 지방은 시간이 지나도 굳어지지 않으며 견과류에 함유되어 있고 몸에 이로운 지방을 말한다.

47. 기초대사량에 대해 설명하시오.

생물체가 생명을 유지하는데 필요한 최소 에너지량을 말한다. 특별한 활동 없이도 저절로 소비되는 칼로리이며, 성인 평균은 하루 1,440kcal다.

48. 체지방과 제지방의 차이는?

체지방은 몸속에 있는 지방을 말하며, 제지방은 체중에서 체지방량을 뺀 것이다.

49. 글리코겐에 관해 설명하시오.

우리 몸에서 사용되지 않는 글루코스가 글리코겐 형태로 우리 몸에 저장된다.

50. 글루코스에 관해 설명하시오.

탄수화물 대사의 중심적 화합물

51. 인슐린에 관해 설명하시오.

췌장에서 분비되어 혈액 속에서 포도당을 일정하게 유지하도록 하는 호르몬

52. 에스트로겐에 대해 설명하시오.

여성의 대표적인 성호르몬. 가슴 발달, 월경주기 등에 영향을 준다.

53. 수용성 비타민과 지용성 비타민에 관해 설명하시오.

수용성 비타민은 과다복용 시에 소변으로 배출이 되지만, 지용성 비타민은 과다복용 시 배출이 되지 않고 채내에 축적되어 과다복용 중독성을 일으킬 수 있다. 지용성 비타민은 비타민 A, D, E, F, K가 있다.

54. 에너지 시스템 3가지에 관해 설명하시오.

- ATP-PC 시스템: 이는 아데노신 3인산이 주로 사용되는 시스템이며, 3~5초 정도의 매우 짧은 시간 동안 폭발적인 운동을 할 때 사용되는 시스템이다.
- 젖산 시스템: 흔히 탄수화물을 주로 이용하는 시스템. TCA 사이클로 들어가지 못하고 젖산을 만들어내는 시스템으로 10~90초 정도의 운동 시간을 나타낸다. 이는 글리코겐 - 피루브산 - 젖산의 형태이며 무산소성 운동에 가깝고 고강도 운동시 사용되는 시스템이다.
- 유산소성 시스템: 5분 이상에서 주로 사용되는 에너지 시스템이다. 이는 TCA 사이클로 들어가서 사용되며 장기간의 유산소성 운동시 사용되는 시스템이다.

55. 체질량 지수의 계산 방법은?

체중/키의 제곱

56. 탈수의 생리학적인 영향에 대해 5가지 이상 설명하시오.

근 손실, 현기증, 무기력, 갈증, 운동기능 저하, 체온조절능력 상실

57. 글루타민에 대해 말하시오.

비필수 아미노산의 하나로 면역력을 높여주고 근육통과 피로를 해소해주는 성분으로 근손실을 방지하는 목적으로 복용한다.

58. 운동시 사용되는 에너지원의 순서는?

탄수화물 → 지방 → 단백질

59. 웨이트 트레이닝 시 사용되는 에너지원은 무엇인가?

탄수화물. 고갈 또는 부족 시 간 또는 근육에 저장된 글리코겐을 분해하여 에너지로 사용한다.

60. 운동 전 카페인 섭취의 효능은 무엇인가?

- 카페인은 각성제의 효과를 얻을 수 있으며 피로도를 줄여주고 민첩성 향상과 자신감을 증가시킨다. 중추신경을 흥분시켜 유산소 운동 시에는 지방을 최대한 활용해주며 고강도 운동 시에는 힘의 생성을 증가시키는 효과가 있다.
- 카페인의 부작용으로는 불안감이나 불면증 등을 초래할 수 있고, 이뇨작용을 일으킬 수도 있다.

61. 시합을 앞두고 체중 감량 시에 탄수화물을 꼭 섭취해야 하는 이유는 무엇인가?

인체를 움직이는 기본 에너지원이며, 부족 시 근손실, 근위축 현상이 나타나기 때문이다. 또한 글리코겐 로딩을 통해 근선명도나 근육의 사이즈를 증가시키는 방법으로 사용된다.

62. 여성이 남성처럼 근비대가 일어나지 않는 이유는 무엇인가?

여성은 남성과 같은 양의 테스토스테론을 분비하지 않기 때문이다.

63. 운동 중 수분 섭취가 필수적인 이유?

수분은 체온조절의 기능을 하며, 졸도, 현기증을 방지한다. 신진대사를 높이고 독소배출 효과가 있다.

64. 다이어트 프로그램을 구성할 때 유산소운동과 무산소운동을 같이 해야 하는 이유는 무엇인가?

유산소운동만 할 경우 체중이 감소할 때 지방과 근육이 같이 감소하고, 근육량의 감소는 기초 대사량의 감소를 초래하여 장기적 관점에서 건강을 해치며, 살찌기 쉬운 체질로 변해 요요현상을 일으키는 주원인이 되기 때문이다. 그러므로 무산소운동을 같이 하여 근육 손실을 최소화해야 한다.

[지도 방법] 생활스포츠지도사의 자질

01. 생활체육의 정의를 설명하시오.

신체활동을 일상생활의 일과로 생활함으로써 생활화하는 체육. 인간의 삶의 질적 향상이라는 이념 추구를 위하여 유아체육에서부터 아동체육, 청소년체육, 성인전기체육, 성인후기체육, 노인체육을 수직적으로 통합한 체육영역과 가정, 직장, 지역사회 및 상업시설을 중심으로 하여 이루어지는 모든 체육활동을 수평적으로 통합한 체육 영역을 총칭하는 광의의 체육 개념이다.

02. 생활체육의 필요성을 3가지 이상 설명하시오.

- 생활체육은 인간의 여가시간을 건설적·교육적으로 선용하는 기회를 제공하며 건전한 사회적 풍토를 조성하는 데 기여한다.
- 생활체육은 운동시간이 부족한 현대인들에게 필요한 적정량의 신체활동 기회를 제공하여 건강을 증진하고 강한 체력을 육성한다.
- 생활체육은 현대사회의 각종 병리현상으로 인하여 발생하는 걱정, 갈등, 열등감, 죄의식, 우울증 및 공격성을 해소시킬 수 있다.
- 생활체육은 팀워크, 공동체 의식 강화, 사회적 결속 등을 통하여 원만한 사회생활을 영위할 수 있도록 돕는다.

03. 생활체육의 기능을 생리적·심리적·사회적 측면으로 구분하여 설명하시오.

- 생리적 기능면에서 심장병이나 고혈압 등 성인병 예방과 치료에 도움이 된다.
- 심리적 기능면에서 체육활동은 일반적으로 긴장, 공격성 및 좌절과 같은 파괴 본능을 안전하면서도 효과적으로 방출하기 위한 수용력을 갖고 있다. 즉, 긴장 및 갈등의 해소에 도움이 된다. 또한, 체육활동은 강한 연대의식, 우애, 소속감, 친밀감의 감정을 유발할 수 있다.
- 사회적 기능면에서 생활체육은 사회구성원에게 그 사회의 생활 원리와 조화를 이루어 행동하며 살아가도록 사회화시킨다. 또한, 각기 다른 개성과 이해를 지닌 이질적인 개인을 공동체로 융화하여 화합시키는 기능을 지니고 있다.

04. 생활체육의 범위에 대해 설명하시오.

생활체육의 범위는 경기스포츠에서 대중스포츠에 이르는 다양한 신체활동 유형을 말한다. 생활체육의 특징은 대중 체육활동, 여가 체육활동, 사회·교육적 활동 등을 말한다.

05. 생활체육 지도의 원리를 5가지 이상 설명하시오.

- 생활체육의 철학적 기초에 의거하여 지도한다.
- 참가자에게 놀이 및 집단 활동에 대한 이론적 지식을 숙지시키고 참가자 개개인의 원만하고 건설적인 집단 활동 수행을 위하여 심리학 및 인간발달에 대한 기본지식과 원리를 습득하도록 지도한다.
- 참가자 욕구나 참가자 간의 개인차를 고려하여 지도한다.
- 생활체육 참가자 간의 경쟁과 협동의 역동적 상호관계를 유지하도록 지도한다.
- 보다 과학적이고 체계적인 생활체육 지도 기법을 활용하여 참가자를 효율적으로 지도한다.
- 생활체육 프로그램 지도 결과를 평가하고 사전에 주관단체에서 제시한 목표와 활동, 참가자의 요구사항 등 전반적인 활동 사항을 검토하여 지도에 반영한다.
- 생활체육을 통한 바람직한 사회가치 구현 방

안을 꾸준히 모색하며, 사회체육에 대한 철학과 도덕적 가치관을 일관되게 유지하면서 지도한다.
- 참가자들이 자발적으로 참가할 수 있도록 유도한다.
- 생활체육 참가자에게 다양한 생활체육 관련 정보를 전달한다.

06. 생활체육 지도의 목표를 5가지 이상 설명하시오.

- **탐구 능력 향상**
  생활체육 지도자는 새롭고 다양한 체육활동의 가치를 창출함으로써 참가자가 탐구심을 기를 수 있도록 촉진한다.
- **건강 증진**
  생활체육 지도자는 참가자의 신체적·정신적·사회적 건강을 유지 및 증진하는데 기여해야 한다.
- **사회관계 촉진**
  생활체육 지도자는 참가자 간에 원만한 유대관계를 유지하도록 도와주는 한편, 궁극적으로 더욱 바람직한 사회성을 함양하도록 유도한다.
- **지적 성장**
  생활체육 지도자는 참가자에게 새로운 경험, 호기심 충족, 그리고 새로운 도전의 기회에 대한 욕구를 자연스럽게 충족시킬 수 있도록 도와주어야 한다.
- **의사결정 능력과 독립심 배양**
  특히, 자연친화적 야외 체육활동은 자율적 행동과 외부 환경에 대한 적응 그리고 독립심을 기르는 데 유익하다.
- **건전 여가 선용의 기회 제공**
- **가족 유대관계 강화**
  생활체육 지도자는 가족 단위 참가를 유도함으로써 가족 유대 강화에 기여해야 한다.

- **환경의 중요성 인식**
  생활체육 지도자는 야외활동이나 자연친화적 체육활동을 통해 환경에 대한 정보 및 가치를 일깨워 줌으로써 환경오염 및 파괴를 방지하고 주변을 아름답게 가꾸는 자연보호 습관을 기르도록 유도한다.
- **협동 정신 강화**
  생활체육 지도자는 참가자 개개인에게 소속감을 느끼게 하고 타인을 존중하는 자세를 주지시켜 협동 정신을 배양하도록 돕는다.
- **시민 정신 육성**
  생활체육 지도자는 사회·문화의 학습과 이해를 통하여 참가자의 시민 정신을 함양시키도록 촉구한다.

07. 생활체육 지도자의 역할에 대하여 5가지 이상 제시하시오.

- 생활체육활동 목표의 설정
- 효율적인 지도 기법의 개발
- 생활체육 지도자 간의 인간관계 유지
- 생활체육 프로그램의 개발
- 생활체육 재정의 관리
- 생활체육활동용 기구의 효율적 운용
- 생활체육에 대한 연구 활동
- 지역사회와의 유대관계 형성 및 강화
- 안전사고 예방 및 시설 관리
- 활동 내용의 기록 및 문서 관리

08. 생활체육 지도자의 기능에 대하여 5가지 이상 설명하시오.

- 생활체육 지도자는 지도 활동을 통하여 동료의식 및 응집성을 강화한다.
- 생활체육 지도자는 개인 및 집단의 목표를 확인하여 제시한다.

- 생활체육 지도자는 목표 달성을 위한 방법 및 절차를 개발하여 제시한다.
- 생활체육 지도자는 생활체육 활동을 조직한다.
- 생활체육 지도자는 참가자의 동기를 유발한다.
- 생활체육 지도자는 생활체육활동 과업을 평가한다.
- 생활체육 지도자는 생활체육활동 집단을 대표한다.
- 생활체육 지도자는 생활체육 참가자의 성취도를 제고시킨다.
- 생활체육 지도자는 생활체육활동 집단의 긍정적 분위기를 조성한다.

09. 생활체육 지도자의 자질에 대하여 구체적으로 설명하시오.

- 의사전달 능력
  이를 위해서는 참가자의 관심 유도 및 유지, 의사전달 내용의 상세한 설명, 성실한 청취 태도 분위기가 조성되어야 한다.
  - 투철한 사명감
  투철한 사명감을 지닌 지도자는 참가자의 과도한 긴장이나 불안을 해소해 줌으로써 생산적 활동을 주도하고, 자발적 의지로 자신이나 집단의 목표를 성취하도록 유도한다.
- 활달하고 강인한 성격
  이는 생활체육 참가자에게 친근감 및 신뢰감을 형성시켜 주며 집단의 우호적 분위기 조성에 기여한다.
- 도덕적 품성
  이는 생활체육 참가자를 유인하는 하나의 매력으로 작용하며 참가자와 원만한 인간관계를 형성하도록 이끌어 준다.
- 칭찬의 미덕
  이는 참가자의 과제 수행에 대한 긍정적 동기 유발을 촉진한다.

- 공정성
  생활체육 지도자는 성, 연령, 교육수준, 지역, 사회계층, 운동기능 수준, 외모 등에 의한 편견 없이 참가자 모두를 평등하게 대우하고 지도해야 한다.

10. 생활체육 프로그램 계획 시 포함되어야 할 요인을 5가지 이상 제시하시오.

- 생활체육 참가자
- 생활체육 지도자
- 생활체육 장소 및 시설
- 생활체육 재정
- 생활체육활동 종목
- 생활체육 홍보
- 생활체육활동의 안정성

11. 생활체육 프로그램 계획의 원리에 대하여 5가지 이상 설명하시오.

- 평등성
  생활체육 프로그램 참가 기회는 연령, 성, 교육수준, 민족, 종교, 출신지역, 사회·경제적 지위와 관계없이 모든 사람에게 균등하게 제공되어야 한다.
- 창조성
  생활체육 프로그램은 건설적이고 창조적인 신체활동 기회를 제공하여야 한다.
- 다양성
  생활체육 프로그램은 참가자의 사회경제적 배경, 성장 배경, 그리고 운동기능 수준에 따라 다양한 활동 수준 및 형태로 제공되어야 한다.
- 욕구 반영
  생활체육 프로그램은 개인적·사회적 욕구가 반영되도록 계획되어야 한다.

- **효율성**

  생활체육 프로그램은 생활체육 관련 시설을 효율적으로 이용할 수 있도록 계획되어야 한다.

- **전문성**

  생활체육 프로그램은 일정 자격을 갖춘 전문가에 의해 개발, 운영, 평가되어야 한다.

- **홍보**

  생활체육 프로그램이 사회 전 구성원에게 적절한 대중매체 및 홍보수단을 통해 효과적으로 전달되어야 한다.

- **평가**

  생활체육 프로그램은 지속적·규칙적으로 평가되어 피드백 자료가 축적되어야 한다.

- **보완**

  생활체육 프로그램의 결과에 대한 평가에 따라 프로그램의 질적·양적 측면을 수정·보완함으로써 생활체육 프로그램을 발전시키고 그 가치를 높이도록 노력해야 한다.

12. 생활체육 프로그램의 기획 단계에 대하여 설명하시오.

- **프로그램 기획 철학 및 목적 이해**

  생활체육 프로그램의 기획은 단체의 철학에 기초해서 이루어지므로 생활체육 프로그램 계획자는 현행 프로그램이 단체의 철학 및 목적에 부합되는지, 그리고 단체의 철학을 구현하는 데 프로그램이 기여하고 있는지를 살펴보아야 한다.

- **요구 조사**

  참가자가 새롭고 즐거운 경험과 만족감을 얻을 수 있도록 참가자의 요구를 반영하는 절차를 거쳐야 한다.

- **프로그램 목적 및 목표 설정**

  생활체육 프로그램의 목적 설정은 프로그램 기획의 전 과정에서 추진해야 할 방향을 제시한다. 또한 목적을 달성하기 위해서는 구체적으로 성취해야 할 실천 내용을 수반하는데 이 것이 바로 목표이다.

- **생활체육 프로그램 계획**

  이는 프로그램 설계 및 계획서 작성 단계로 구분된다.

  먼저, 프로그램 설계는 프로그램 구성 요소를 확인하고 단계별 활동 시나리오를 계획하는 것으로서 프로그램 운영에 필요한 활동 시나리오를 개념화하고 우선순위를 결정하는 데 목적이 있다. 프로그램 계획서는 건물의 청사진이라고 할 수 있다.

  프로그램 계획서는 미래 프로그램 운영의 지침으로 이용되며, 설계 단계에서 발견되는 문제점을 실행 전에 바르게 교정하는 역할을 한다.

- **생활체육 프로그램 실행**

  실행에서 대부분의 시간을 소비하며, 물리적 공간 확보와 배열, 프로그램 광고, 참가자 등록, 지도자 구성 및 관리 등 주의를 기울여야 할 내용이 많다.

- **생활체육 프로그램 평가**

  이는 좁은 의미에서 이미 제시된 활동 목표에 대한 경험 효과를 측정하는 과정이며, 넓은 의미에서 프로그램 활동을 통하여 참가자와 지도자의 생활체육에 대한 가치, 태도 및 운동기능 수준의 변화를 판정하는 것이다.

[지도 방법] 유소년생활스포츠지도사

01. 유소년의 신체적·정신적 발달에 따른 운동 지도법에 관해 설명하시오.

신체적으로는 패턴이 고르지 않고 근골격계가 아직 완성되지 않았기 때문에, 무조건적인 고강도 운동보다는 중·저강도의 운동을 통해서 신체의 전체적인 발달을 도와야 한다. 부상 발생시 만성적인 질환으로 이어질 수 있기 때문에 충분한 스트레칭과 준비운동이 필요하다.

02. 유소년 운동 지도법에 관해 설명하시오.

유소년은 성장하는 시기이기 때문에 신체가 전체적으로 완벽하게 갖춰져 있지 않다. 심장의 경우에는 아직 약한 상태라 고강도 운동 시 심장이 무리하게 되어 심각한 손상을 초래할 수 있고, 근골격계 역시도 완성되어 있지 않기 때문에 부상을 초래할 수 있다. 중·저강도의 운동으로 자세 및 흥미 위주로 지도해야 한다.

03. 유소년의 신체적·정신적 변화에 따른 지도 방법에 대하여 말하시오.

가벼운 무게로 재미와 흥미를 유발해 주당 6일 또는 매일 최소 30~60분 이상 신체활동을 해야 하며, 구체적으로는 중강도에서 고강도 신체활동과 주당 3일 이상, 최소 20분 이상 실시해야 한다.

04. 유소년의 정신적인 지도 방법에 관해 설명하시오.

유소년은 정신적으로 크게 성장해 있지 않기 때문에 과도한 경쟁심이나 승부욕에 집착하지 않도록 하며, 흥미 위주로 지도해야 한다. 전체적으로 놀이 혹은 재미 위주로 프로그램을 제공하고, 협동심과 스포츠맨십을 기를 수 있도록 해야 한다.

05. 유소년 운동 지도 시 주의사항에 관해 설명하시오.

- 유소년기에는 과도한 운동은 성장에 방해를 줄 수 있으므로 피하는 것이 좋다. 무게를 중심으로 하는 운동보다 자기 체중을 이용한 운동으로 재미를 느끼게 해주면서 장기적이고 적당량의 운동을 하는 것이 성장에 도움을 준다. 또한 자세 조절 능력에 근거해야 하며, 부하에 근거해서는 안 된다.

- 집중력이 짧으므로 흥미, 놀이 위주로 지도해야 하며, 아이들이 산만해지면서 주변 환경에 의해 부상당할 수 있는 부분들은 미리 파악하여 정리하거나 유의해야 한다. 또한 유소년의 눈높이에 맞추어 쉬운 용어를 사용해야 하며, 설명 역시도 쉽게 해주어야 한다.

- 너무 어려운 프로그램은 흥미를 떨어뜨릴 수 있으므로 유소년의 수준에 맞추어서 프로그램을 계획해야 한다. 또한 강도가 높다면 아이들이 부상을 얻을 수 있기 때문에 중·저강도의 운동 프로그램을 계획해야 하며, 아이들이 충분한 휴식시간을 가질 수 있도록 한다.

06. 유소년과 성인의 훈련 시 차이점은 무엇인가?

- 유소년은 아직 심장 발달이 덜 되어있기 때문에 심박출량이 적어 안정할 때 심박수가 성인에 비해 높은 편이다. 그러므로 운동시 심장이 더 큰 자극을 받아 강도의 상승이 이루어지면 심박 수가 급격하게 증가할 수 있으므로, 강도의 증가는 아주 천천히 해야 한다.

- 근골격계의 패턴이 안정화되어 있지 않기 때문에 균형감각이나 근력이 상대적으로 떨어질 수 있다. 그러므로 중·저강도, 자세 위주로 지도해야 한다.

07. 유소년이 운동을 해야 하는 이유는?

현대에 와서 유소년 시기의 많은 아이들은 움직임과 활동량이 상당히 줄어들게 되어 그만큼 성인병으로 이어질 확률이 높고, 비만도가 나날이 늘어가는 추세다. 대표적으로 체육활동이 줄어든 이유가 가장 크며, 코로나 시국에 들어서면서 더욱 더 심화되고 있다. 운동을 통해서 활동량을 늘리면 자연스럽게 근육량이 증가하게 되고, 신진대사가 늘며 기초대사량을 증가시킬 수 있다. 또한 심혈관계 질환들을 예방할 수 있고, 아이들이 성장기에 운동하게 되면 균형감각이나 유연성 등을 늘리며 성장기에 큰 도움을 줄 수 있다.

08. 유소년에게 저항운동이 끼치는 영향은?

골격근량을 증가하고 뼈를 자극하여 성장기에 큰 도움이 된다. 저항운동을 통해서 심폐지구력, 근력, 근지구력을 자연스럽게 늘릴 수 있고 신체 전반적인 패턴이 고르게 증가하여 균형 잡힌 몸을 만들 수 있다.

09. 유소년기 저항운동의 효과에 대해 말하시오.

- 아동이 저항운동 프로그램에 규칙적으로 참여하면 근력 및 근지구력이 향상되는 것 외에도 건강 및 체력과 관련된 척도에 긍정적인 영향을 미칠 수 있다.

- 저항운동은 해부학적 및 심리 사회적 변인들을 긍정적으로 변화시킬 수 있고 스포츠 및 여가활동 시 상해를 감소시키며 운동 기술과 스포츠 수행력을 향상시킨다고 알려져 있으나 이런 주장에 명확한 증거는 부족한 실정이다.

- 가장 일반적인 오해로는 저항운동이 아동의 신장 발달을 저해할 수 있다는 것이다. 저항운동이 유전자형을 바꾸지는 못하지만 적절한 지침을 준수하는 가운데 저항운동을 한다면 어떠한 발달 단계에 있더라도 성장에 긍정적인 영향을 미칠 것으로 기대된다.

10. 유소년기 성장에 맞는 운동에 맞는 영양 섭취 방법에 대해 말하시오.

- 유소년기 성장을 위해서는 음식을 골고루 섭취하는 것이 가장 중요하다. 특히 단백질과 칼슘이 많이 함유된 음식을 섭취한다. 탄수화물 단백질 지방의 비율은 5대 3대 2가 적당하다. 아이들은 신진대사가 상당히 빠르기 때문에 운동 중간에 배고픔을 느낄 수 있어서 탄수화물을 간단히 섭취할 수 있도록 준비해준다면 도움이 된다.

- 특히 아침 식사는 꼭 먹는 습관을 들이고, 성장기에는 특히 굶지 않도록 유의해야 한다. 가능한 육식보다는 채식 위주로 먹게 되면 성호르몬 분비보다 성장호르몬의 분비를 촉진하며, 채식 위주의 식단은 성조숙증까지도 예방하거나 완화해주기 때문에 좋다.

- 일반적으로 패스트푸드나, 정크푸드, 탄산음료에 쉽게 노출되기 때문에 이렇게 칼로리가 높고 몸에 안 좋은 음식보다는 균형잡인 식단으로 일반식을 제공해야 하며, 무리한 다이어트도 성장에 방해되므로 피해야 한다.

11. 유소년 지도자의 역할 혹은 자질은?

- 유소년을 이해하고 사랑하는 마음과 봉사 정신, 인내심을 가져야 한다.

- 유소년에게 놀이와 운동을 통한 신체 발달, 사회성 발달을 유도해야 하며 칭찬의 미덕을 갖춰야 한다.

- 아이들에게 모범이 될 수 있는 도덕적 품성을 갖춰야 한다.

[지도 방법] 노인생활스포츠지도사

01. 노인의 신체적 변화에 관해 설명하시오.

노인의 경우에는 성호르몬이 감소되어 근육량이 줄어들고, 소화기관들도 마찬가지로 노화가 되면서 소화 흡수력이 상당히 떨어지게 된다. 또한 뼈는 약화되어 쉽게 부러질 수 있는 상황이거나 혹은 골다공증이 나타날 수도 있다. 체내에서 염증 유발 물질인 CRP 등이 나타나서 근육을 분해하거나 근합성을 방해하기도 한다.

02. 노인의 신체적·정신적 변화에 따른 지도 방법에 관해 설명하시오.

노인의 경우에는 노화가 진행됨에 따라 신체적으로 심혈관계 질환이나 골다공증, 당뇨병 등이 있을 수 있다. 그러므로 충분한 준비운동은 필수이며 탄성이 없는 준비운동 위주로 해야 한다. 또한 본 운동에서는 고강도 운동보다도 저강도의 체중을 이용한 맨몸운동을 해주는 것이 좋고, 충분한 휴식 또한 고려되어야 한다. 주변 환경에서는 다칠 수도 있는 부분들은 확실히 파악해두고 요소를 정리해주어야 한다.

03. 노화로 인한 근력 감소의 원인은 무엇인가?

성호르몬의 감소가 근육량을 저하시키고 근섬유가 노화되어 약화되며, 소화흡수기관의 노화로 인해 영양분을 체내에 쉽게 공급하기 어려워진다. 또한 염증 유발 물질인 CRP 등이 생겨서 근섬유 생성을 막고 단백 합성을 저해하기도 한다.

04. 노인이 보디빌딩 운동을 할 때 이점에 관해 설명하시오.

노인은 근육량이 감소하고 자연스럽게 근력이 떨어지는 시기를 겪게 되는데, 보디빌딩 운동을 통해서 근력을 유지하거나 증가시킬 수 있다.

보디빌딩 운동은 웨이트 트레이닝과도 일맥상통하기 때문에 골다공증 예방에도 큰 도움을 줄 수 있다. 또한 심혈관계 질환의 예방에도 도움이 된다.

05. 노인 저항운동 시 이점에 관해 설명하시오.

노인이 저항운동을 하면 심혈관계 질환인 고지혈증, 당뇨 등을 예방 및 완화할 수 있다. 또한 저하된 근력을 유지 및 증진시킬 수 있고 심폐지구력을 향상시킬 수 있다. 저항운동은 뼈 합성에도 도움이 되어 골다공증을 예방하거나 완화시키는 데 도움이 된다. 근력이 증진되거나 근육량이 증가되면 자존감 상승, 자신감 증가 등과 같은 심리적인 부분에도 좋다.

06. 노인의 영양 섭취 변화에 대해 말하시오.

노인이 되면 젊었을 때보다 활동이 더 적어진다. 이렇게 노인이 되면서 열량 요구가 감소되므로 열량은 적고 모든 영양소를 골고루 섭취할 수 있는 식습관 형성이 중요하다.

노인은 장기 수축과 기능 저하, 활동 감소로 인해 젊은 사람들에서 보다 에너지 요구가 적어지므로 열량 섭취도 감소되어야 한다. 에너지 요구량은 성인보다 10~20% 적은 양을 섭취하는 것이 필요하다. 하루에 남성 노인은 2,000cal, 여성 노인은 1,500cal 정도를 섭취하면 된다.

07. 노인의 보디빌딩 시 영양 섭취 방법을 설명하시오.

탄수화물 단백질 지방의 균형 있는 식단을 섭취해야 하며 비율은 5:3:2가 적당하다. 또한 노인의 경우에는 소화 흡수기관이 노화되어 섭취가 힘들 수 있으므로, 식물성 단백질 보충제나 동물성 단백질 보충제 중 가수분해가 된 단백질을 섭취할 경우 용이하게 소화 흡수시킬 수 있다. 또한 뼈가 많이 약해져 있기 때문에 칼슘을 추가로 섭취하면 더 좋다.

08. 노인에게 필요한 운동 방법과 운동량에 대해 설명하시오.

심폐기능 향상을 위해서는 고정식 또는 유동성이 적은 사이클, 수중운동, 손잡이가 있는 트레드밀 이용하여 주당 2~5일 최대 심박수 40~70% 수준으로 실시한다.

하루 운동량은 30~60분 정도 하고 저항 트레이닝은 주당 2~3일, 4~80% 강도에서 1~3세트 실시한다.

09. 노인의 운동지도 시 주의할 점에 대해 말하시오.

모든 진행은 자세조절 능력에 근거하여 서서히 이루어져야 하며 상세히 기록되어야 한다. 운동은 지지대가 없이 앉아서 하는 운동에서 서서 하는 운동으로 진행되어야 한다.

대상자들은 운동 전 반드시 호흡 교육을 통해 운동 시 정상적인 호흡 상태에서 운동할 수 있도록 한다. 만약 대상자들이 정적 스트레칭을 기피한다면 리드미컬한 활동이나 동적 스트레칭을 천천히 한다.

10. 노인 고혈압 환자의 지도 방법에 대해 설명하시오.

너무 춥거나 너무 더운 곳에서의 운동은 피하고, 고중량을 다루거나 호흡이 멈추는 운동은 삼가는 것이 좋다. 또한 이른 아침이나 식후에는 혈압이 일정량 이상 올라갈 수 있어서 해당 시간대에도 피하는 것이 좋다. 운동 중에는 항상 신체적인 상태나 강도를 질문해가며 운동 조절을 해야 하며, 유산소성 운동 위주로 해야 한다.

11. 노인 고혈압 환자의 운동 시 주의사항에 관해 설명하시오.

노인의 고혈압은 이른 아침이나 식후에 혈압이 일정 수준 이상 상승하기 때문에 해당 시간에는 운동을 피하는 것이 좋다. 또한 호흡이 멈추는 로책이 발생하는 운동들은 피하며, 유산소성 운동 위주로 수행해야 한다.

12. 노인 운동 지도사가 알아야 할 사항에 대해 2가지 이상 설명하시오.

의사소통 능력, 안전관리 및 시설관리, 노인 질병 질환에 대한 지식

13. 당뇨병 환자의 운동 방법에 관해 설명하시오.

주당 3~5회 하루 30분 이상 1시간 이내의 시간 동안 중 저강도의 유산소성 운동을 해야 한다.

14. 심근경색에 관해 설명하시오.

심장의 근육은 큰 관상동맥 3가지에 의해 유지되고 있는데, 이 관상동맥이 혈전증이나 연출(빠른 수축으로 인한 혈류의 막힘)로 인해서 혈류가 막혀 심장의 근육이 손상되는 것을 심근경색이라 한다. 이는 혈전증, 연축, 죽상경화증으로 인해 발생할 수 있으며 원인은 고혈압, 당뇨, 흡연 등에 의해 발생할 수 있다.

15. 협심증에 관해 설명하시오.

협심증이란 관상동맥 질환 중 근육이 많은 산소화 혈액이 있어야 할 때 공급받지 못하면 발생하는 현상이다. 가만히 서 있거나 걸어갈 때는 괜찮지만 갑작스레 뛸 때 많이 발생하게 된다. 혹은 쉬고 있을 때 관상동맥 경련으로 발생할 수도 있다. 이는 흉부 주변의 통증이나 답답함, 목, 팔 주변의 통증으로도 나타나기도 한다.

NEW 근육운동가이드

4판 1쇄 | 2023년 8월 31일
4판 5쇄 | 2024년 11월 4일
지 은 이 | 프레데릭 데라비에
옮 긴 이 | 정 구 중 · 이 창 섭
발 행 인 | 김 인 태
발 행 처 | 삼호미디어
등   록 | 1993년 10월 12일 제21-494호
주   소 | 서울특별시 서초구 강남대로 545-21 거림빌딩 4층
          www.samhomedia.com
전   화 | (02)544-9456
팩   스 | (02)512-3593

ISBN 978-89-7849-692-6 13510

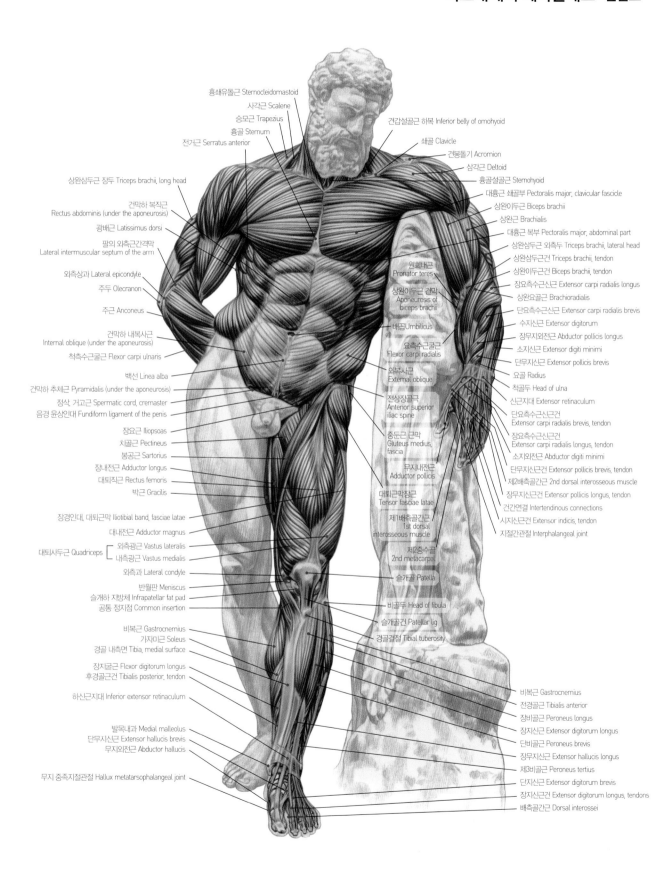

흉쇄유돌근 Sternocleidomastoid
사각근 Scalene
승모근 Trapezius
흉골 Sternum
전거근 Serratus anterior

상완삼두근 장두 Triceps brachii, long head
건막하 복직근
Rectus abdominis (under the aponeurosis)
광배근 Latissimus dorsi
팔의 외측근간격막
Lateral intermuscular septum of the arm
외측상과 Lateral epicondyle
주두 Olecranon
주근 Anconeus
건막하 내복사근
Internal oblique (under the aponeurosis)
척측수근굴근 Flexor carpi ulnaris
백선 Linea alba
건막하 추체근 Pyramidalis (under the aponeurosis)
정삭, 거고근 Spermatic cord, cremaster
음경 윤상인대 Fundiform ligament of the penis
장요근 Iliopsoas
치골근 Pectineus
봉공근 Sartorius
장내전근 Adductor longus
대퇴직근 Rectus femoris
박근 Gracilis
장경인대, 대퇴근막 Iliotibial band, fasciae latae
대내전근 Adductor magnus
대퇴사두근 Quadriceps [외측광근 Vastus lateralis
내측광근 Vastus medialis
외측과 Lateral condyle
반월판 Meniscus
슬개하 지방체 Infrapatellar fat pad
공통 정지점 Common insertion
비복근 Gastrocnemius
가자미근 Soleus
경골 내측면 Tibia, medial surface
장지굴근 Flexor digitorum longus
후경골근건 Tibialis posterior, tendon
하신근지대 Inferior extensor retinaculum
발목내과 Medial malleolus
단무지신근 Extensor hallucis brevis
무지외전근 Abductor hallucis
무지 중족지절관절 Hallux metatarsophalangeal joint

건갑설골근 하복 Inferior belly of omohyoid
쇄골 Clavicle
견봉돌기 Acromion
삼각근 Deltoid
흉골설골근 Sternohyoid
대흉근 쇄골부 Pectoralis major, clavicular fascicle
상완이두근 Biceps brachii
상완근 Brachialis
대흉근 복부 Pectoralis major, abdominal part
상완삼두근 외측두 Triceps brachii, lateral head
상완삼두근건 Triceps brachii, tendon
상완이두근건 Biceps brachii, tendon
장요측수근신근 Extensor carpi radialis longus
상완요골근 Brachioradialis
단요측수근신근 Extensor carpi radialis brevis
수지신근 Extensor digitorum
장무지외전근 Abductor pollicis longus
소지신근 Extensor digiti minimi
단무지신근 Extensor pollicis brevis
요골 Radius
척골두 Head of ulna
신근지대 Extensor retinaculum
단요측수근신근건
Extensor carpi radialis brevis, tendon
장요측수근신근건
Extensor carpi radialis longus, tendon
소지외전근 Abductor digiti minimi
단무지신근건 Extensor pollicis brevis, tendon
제2배측골간근 2nd dorsal interosseous muscle
장무지신근건 Extensor pollicis longus, tendon
건간연결 Intertendinous connections
시지신근건 Extensor indicis, tendon
지절간관절 Interphalangeal joint

원회내근
Pronator teres
상완이두근 건막
Aponeurosis of
biceps brachii
배꼽Umbilicus
요측수근굴근
Flexor carpi radialis
외복사근
External oblique
전상장골극
Anterior superior
iliac spine
중둔근 근막
Gluteus medius,
fascia
무지내전근
Adductor pollicis
대퇴근막장근
Tensor fasciae latae
제1배측골간근
1st dorsal
interosseous muscle
제2중수골
2nd metacarpal
슬개골 Patella
비골두 Head of fibula
슬개골건 Patellar lig
경골결절 Tibial tuberosity

비복근 Gastrocnemius
전경골근 Tibialis anterior
장비골근 Peroneus longus
장지신근 Extensor digitorum longus
단비골근 Peroneus brevis
장무지신근 Extensor hallucis longus
제3비골근 Peroneus tertius
단지신근 Extensor digitorum brevis
장지신근건 Extensor digitorum longus, tendons
배측골간근 Dorsal interossei

파르네세의 헤라클레스: 측면도

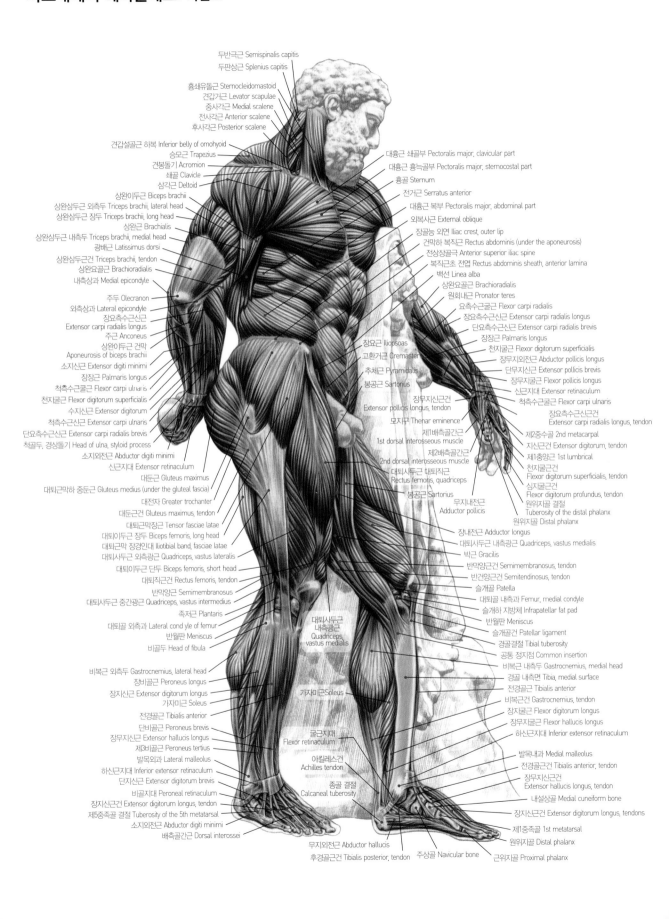

두반극근 Semispinalis capitis
두판상근 Splenius capitis

흉쇄유돌근 Sternocleidomastoid
견갑거근 Levator scapulae
중사각근 Medial scalene
전사각근 Anterior scalene
후사각근 Posterior scalene

견갑설골근 하복 Inferior belly of omohyoid
승모근 Trapezius
견봉돌기 Acromion
쇄골 Clavicle
삼각근 Deltoid
상완이두근 Biceps brachii
상완삼두근 외측두 Triceps brachii, lateral head
상완삼두근 장두 Triceps brachii, long head
상완근 Brachialis
상완삼두근 내측두 Triceps brachii, medial head
광배근 Latissimus dorsi
상완삼두근건 Triceps brachii, tendon
상완요골근 Brachioradialis
내측상과 Medial epicondyle

주두 Olecranon
외측상과 Lateral epicondyle
장요측수근신근
Extensor carpi radialis longus
주근 Anconeus
상완이두근 건막
Aponeurosis of biceps brachii
소지신근 Extensor digiti minimi
장장근 Palmaris longus
척측수근굴근 Flexor carpi ulnaris
천지굴근 Flexor digitorum superficialis
수지신근 Extensor digitorum
척측수근신근 Extensor carpi ulnaris
단요측수근신근 Extensor carpi radialis brevis
척골두, 경상돌기 Head of ulna, styloid process
소지외전근 Abductor digiti minimi
신근지대 Extensor retinaculum
대둔근 Gluteus maximus
대퇴근막하 중둔근 Gluteus medius (under the gluteal fascia)
대전자 Greater trochanter
대둔근건 Gluteus maximus, tendon
대퇴근막장근 Tensor fasciae latae
대퇴이두근 장두 Biceps femoris, long head
대퇴근막 장경인대 Iliotibial band, fasciae latae
대퇴사두근 외측광근 Quadriceps, vastus lateralis
대퇴이두근 단두 Biceps femoris, short head
대퇴직근건 Rectus femoris, tendon
반막양근 Semimembranosus
대퇴사두근 중간광근 Quadriceps, vastus intermedius
족저근 Plantaris
대퇴골 외측과 Lateral cond yle of femur
반월판 Meniscus
비골두 Head of fibula

비복근 외측두 Gastrocnemius, lateral head
장비골근 Peroneus longus
장지신근 Extensor digitorum longus
가자미근 Soleus
전경골근 Tibialis anterior
단비골근 Peroneus brevis
장무지신근 Extensor hallucis longus
제3비골근 Peroneus tertius
발목외과 Lateral malleolus
하신근지대 Inferior extensor retinaculum
단지신근 Extensor digitorum brevis
비골지대 Peroneal retinaculum
장지신근건 Extensor digitorum longus, tendon
제5중족골 결절 Tuberosity of the 5th metatarsal
소지외전근 Abductor digiti minimi
배측골간근 Dorsal interossei

대흉근 쇄골부 Pectoralis major, clavicular part
대흉근 흉능골부 Pectoralis major, sternocostal part
흉골 Sternum
전거근 Serratus anterior
대흉근 복부 Pectoralis major, abdominal part
외복사근 External oblique
장골능 외연 Iliac crest, outer lip
건막하 복직근 Rectus abdominis (under the aponeurosis)
전상장골극 Anterior superior iliac spine
복직근초 전엽 Rectus abdominis sheath, anterior lamina
백선 Linea alba
상완요골근 Brachioradialis
원회내근 Pronator teres
요측수근굴근 Flexor carpi radialis
장요측수근신근 Extensor carpi radialis longus
단요측수근신근 Extensor carpi radialis brevis
장장근 Palmaris longus
천지굴근 Flexor digitorum superficialis
장무지외전근 Abductor pollicis longus
단무지신근 Extensor pollicis brevis
장무지굴근 Flexor pollicis longus
신근지대 Extensor retinaculum
척측수근굴근 Flexor carpi ulnaris
장요측수근신근건
Extensor carpi radialis longus, tendon
제2중수골 2nd metacarpal
지신근건 Extensor digitorum, tendon
제1충양근 1st lumbrical
천지굴근건
Flexor digitorum superficialis, tendon
심지굴근건
Flexor digitorum profundus, tendon
원위지골 결절
Tuberosity of the distal phalanx
원위지골 Distal phalanx

장요근 Iliopsoas
고환거근 Cremaster
추체근 Pyramidalis
봉공근 Sartorius

장무지신근건
Extensor pollicis longus, tendon
모지구 Thenar eminence
제1배측골간근
1st dorsal interosseous muscle
제2배측골간근
2nd dorsal interosseous muscle
대퇴사두근 대퇴직근
Rectus femoris, quadriceps
봉공근 Sartorius
무지내전근
Adductor pollicis

장내전근 Adductor longus
대퇴사두근 내측광근 Quadriceps, vastus medialis
박근 Gracilis
반막양근건 Semimembranosus, tendon
반건양근건 Semitendinosus, tendon
슬개골 Patella
대퇴골 내측과 Femur, medial condyle
슬개하 지방체 Infrapatellar fat pad
반월판 Meniscus
슬개골건 Patellar ligament
경골결절 Tibial tuberosity
공통 정지점 Common insertion
비복근 내측두 Gastrocnemius, medial head
경골 내측면 Tibia, medial surface
전경골근 Tibialis anterior
비복근건 Gastrocnemius, tendon
장지굴근 Flexor digitorum longus
장무지굴근 Flexor hallucis longus
하신근지대 Inferior extensor retinaculum
발목내과 Medial malleolus
전경골근건 Tibialis anterior, tendon
장무지신근건
Extensor hallucis longus, tendon
내설상골 Medial cuneiform bone
장지신근건 Extensor digitorum longus, tendons
제1중족골 1st metatarsal
원위지골 Distal phalanx
근위지골 Proximal phalanx

대퇴사두근
내측광근
Quadriceps,
vastus medialis

가자미근 Soleus

굴근지대
Flexor retinaculum

아킬레스건
Achilles tendon

종골 결절
Calcaneal tuberosity

무지외전근 Abductor hallucis
후경골근건 Tibialis posterior, tendon
주상골 Navicular bone

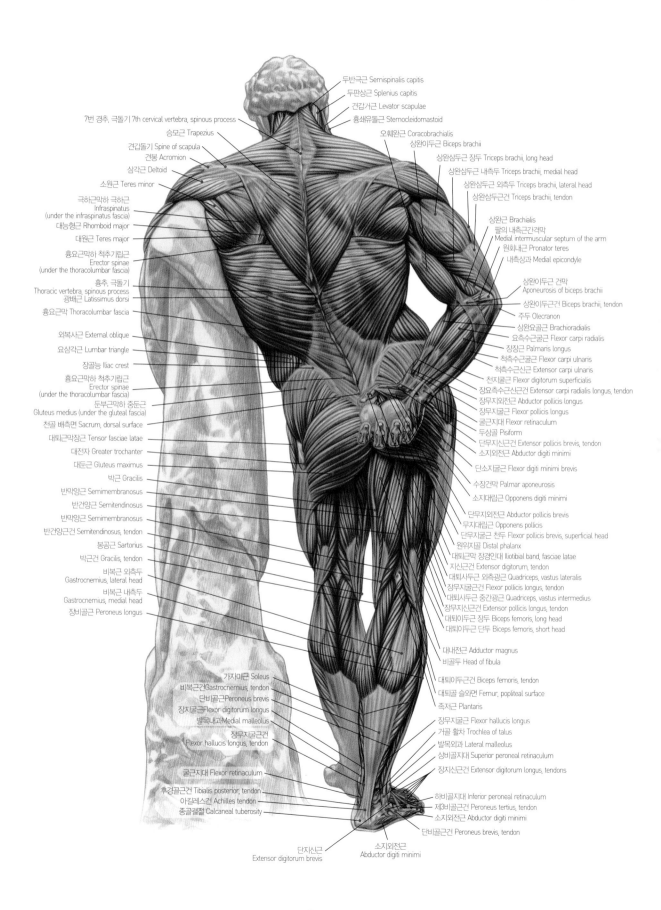

두반극근 Semispinalis capitis
두판상근 Splenius capitis
견갑거근 Levator scapulae
흉쇄유돌근 Sternocleidomastoid
오훼완근 Coracobrachialis
상완이두근 Biceps brachii
상완삼두근 장두 Triceps brachii, long head
상완삼두근 내측두 Triceps brachii, medial head
상완삼두근 외측두 Triceps brachii, lateral head
상완삼두근건 Triceps brachii, tendon
상완근 Brachialis
팔의 내측근간격막
Medial intermuscular septum of the arm
원회내근 Pronator teres
내측상과 Medial epicondyle
상완이두근 건막
Aponeurosis of biceps brachii
상완이두근건 Biceps brachii, tendon
주두 Olecranon
상완요골근 Brachioradialis
요측수근굴근 Flexor carpi radialis
장장근 Palmaris longus
척측수근굴근 Flexor carpi ulnaris
척측수근신근 Extensor carpi ulnaris
천지굴근 Flexor digitorum superficialis
장요측수근신근건 Extensor carpi radialis longus, tendon
장무지외전근 Abductor pollicis longus
장무지굴근 Flexor pollicis longus
굴근지대 Flexor retinaculum
두상골 Pisiform
단무지신근건 Extensor pollicis brevis, tendon
소지외전근 Abductor digiti minimi
단소지굴근 Flexor digiti minimi brevis
수장건막 Palmar aponeurosis
소지대립근 Opponens digiti minimi
단무지외전근 Abductor pollicis brevis
무지대립근 Opponens pollicis
단무지굴근 천두 Flexor pollicis brevis, superficial head
원위지골 Distal phalanx
대퇴근막 장경인대 Iliotibial band, fasciae latae
지신근건 Extensor digitorum, tendon
대퇴사두근 외측광근 Quadriceps, vastus lateralis
장무지굴근건 Flexor pollicis longus, tendon
대퇴사두근 중간광근 Quadriceps, vastus intermedius
장무지신근건 Extensor pollicis longus, tendon
대퇴이두근 장두 Biceps femoris, long head
대퇴이두근 단두 Biceps femoris, short head
대내전근 Adductor magnus
비골두 Head of fibula
대퇴이두근건 Biceps femoris, tendon
대퇴골 슬와면 Femur, popliteal surface
족저근 Plantaris
장무지굴근 Flexor hallucis longus
거골 활차 Trochlea of talus
발목외과 Lateral malleolus
상비골지대 Superior peroneal retinaculum
장지신근건 Extensor digitorum longus, tendons
하비골지대 Inferior peroneal retinaculum
제3비골근건 Peroneus tertius, tendon
소지외전근 Abductor digiti minimi
단비골근건 Peroneus brevis, tendon

7번 경추, 극돌기 7th cervical vertebra, spinous process
승모근 Trapezius
견갑돌기 Spine of scapula
견봉 Acromion
삼각근 Deltoid
소원근 Teres minor
극하근막하 극하근
Infraspinatus
(under the infraspinatus fascia)
대능형근 Rhomboid major
대원근 Teres major
흉요근막하 척추기립근
Erector spinae
(under the thoracolumbar fascia)
흉추, 극돌기
Thoracic vertebra, spinous process
광배근 Latissimus dorsi
흉요근막 Thoracolumbar fascia
외복사근 External oblique
요삼각근 Lumbar triangle
장골능 Iliac crest
흉요근막하 척추기립근
Erector spinae
(under the thoracolumbar fascia)
둔부근막하 중둔근
Gluteus medius (under the gluteal fascia)
천골 배측면 Sacrum, dorsal surface
대퇴근막장근 Tensor fasciae latae
대전자 Greater trochanter
대둔근 Gluteus maximus
박근 Gracilis
반막양근 Semimembranosus
반건양근 Semitendinosus
반막양근 Semimembranosus
반건양근건 Semitendinosus, tendon
봉공근 Sartorius
박근건 Gracilis, tendon
비복근 외측두
Gastrocnemius, lateral head
비복근 내측두
Gastrocnemius, medial head
장비골근 Peroneus longus

가자미근 Soleus
비복근건Gastrocnemius, tendon
단비골근Peroneus brevis
장지굴근Flexor digitorum longus
발목내과Medial malleolus
장무지굴근건
Flexor hallucis longus, tendon
굴근지대 Flexor retinaculum
후경골근건 Tibialis posterior, tendon
아킬레스건 Achilles tendon
종골결절 Calcaneal tuberosity

단지신근
Extensor digitorum brevis

소지외전근
Abductor digiti minimi

여성의 표층 및 심부 근육 해부도: 전면도

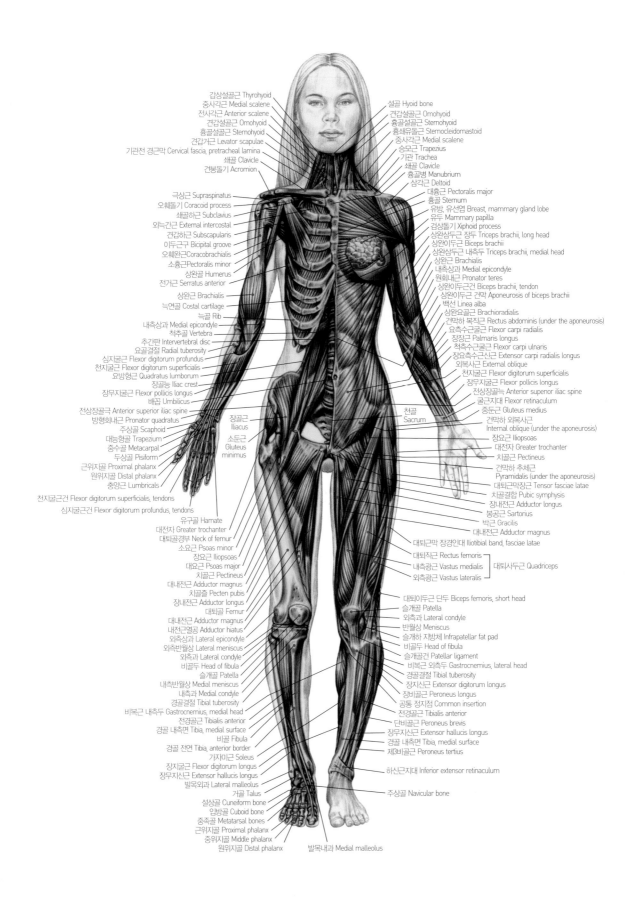

갑상설골근 Thyrohyoid
중사각근 Medial scalene
전사각근 Anterior scalene
견갑설골근 Omohyoid
흉골설골근 Sternohyoid
견갑거근 Levator scapulae
기관전 경근막 Cervical fascia, pretracheal lamina
쇄골 Clavicle
견봉돌기 Acromion

극상근 Supraspinatus
오훼돌기 Coracoid process
쇄골하근 Subclavius
외늑간근 External intercostal
견갑하근 Subscapularis
이두근구 Bicipital groove
오훼완근 Coracobrachialis
소흉근 Pectoralis minor
상완골 Humerus
전거근 Serratus anterior

상완근 Brachialis
늑연골 Costal cartilage
늑골 Rib
내측상과 Medial epicondyle
척추골 Vertebra
추간판 Intervertebral disc
요골결절 Radial tuberosity
심지굴근 Flexor digitorum profundus
천지굴근 Flexor digitorum superficialis
요방형근 Quadratus lumborum
장골능 Iliac crest
장무지굴근 Flexor pollicis longus
배꼽 Umbilicus
전상장골극 Anterior superior iliac spine
방형회내근 Pronator quadratus
주상골 Scaphoid
대능형골 Trapezium
중수골 Metacarpal
두상골 Pisiform
근위지골 Proximal phalanx
원위지골 Distal phalanx
충양근 Lumbricals

천지굴근건 Flexor digitorum superficialis, tendons
심지굴근건 Flexor digitorum profundus, tendons

유구골 Hamate
대전자 Greater trochanter
대퇴골경부 Neck of femur
소요근 Psoas minor
장요근 Iliopsoas
대요근 Psoas major
치골근 Pectineus
대내전근 Adductor magnus
치골즐 Pecten pubis
장내전근 Adductor longus
대퇴골 Femur
대내전근 Adductor magnus
내전근열공 Adductor hiatus
외측상과 Lateral epicondyle
외측반월상 Lateral meniscus
외측과 Lateral condyle
비골두 Head of fibula
슬개골 Patella
내측반월상 Medial meniscus
내측과 Medial condyle
경골결절 Tibial tuberosity
비복근 내측두 Gastrocnemius, medial head
전경골근 Tibialis anterior
경골 내측면 Tibia, medial surface
비골 Fibula
경골 전연 Tibia, anterior border
가자미근 Soleus
장지굴근 Flexor digitorum longus
장무지신근 Extensor hallucis longus
발목외과 Lateral malleolus
거골 Talus
설상골 Cuneiform bone
입방골 Cuboid bone
중족골 Metatarsal bones
근위지골 Proximal phalanx
중위지골 Middle phalanx
원위지골 Distal phalanx

장골근 Iliacus
소둔근 Gluteus minimus

발목내과 Medial malleolus

설골 Hyoid bone
견갑설골근 Omohyoid
흉골설골근 Sternohyoid
흉쇄유돌근 Sternocleidomastoid
중사각근 Medial scalene
승모근 Trapezius
기관 Trachea
쇄골 Clavicle
흉골병 Manubrium
삼각근 Deltoid
대흉근 Pectoralis major
흉골 Sternum
유방, 유선엽 Breast, mammary gland lobe
유두 Mammary papilla
검상돌기 Xiphoid process
상완삼두근 장두 Triceps brachii, long head
상완이두근 Biceps brachii
상완삼두근 내측두 Triceps brachii, medial head
상완근 Brachialis
내측상과 Medial epicondyle
원회내근 Pronator teres
상완이두근건 Biceps brachii, tendon
상완이두근 건막 Aponeurosis of biceps brachii
백선 Linea alba
상완요골근 Brachioradialis
건막하 복직근 Rectus abdominis (under the aponeurosis)
요측수근굴근 Flexor carpi radialis
장장근 Palmaris longus
척측수근굴근 Flexor carpi ulnaris
장요측수근신근 Extensor carpi radialis longus
외복사근 External oblique
천지굴근 Flexor digitorum superficialis
장무지굴근 Flexor pollicis longus
전상장골늑 Anterior superior iliac spine
굴근지대 Flexor retinaculum
중둔근 Gluteus medius
건막하 외복사근 Internal oblique (under the aponeurosis)
장요근 Iliopsoas
대전자 Greater trochanter
치골근 Pectineus
건막하 추체근 Pyramidalis (under the aponeurosis)
대퇴근막장근 Tensor fasciae latae
치골결합 Pubic symphysis
장내전근 Adductor longus
봉공근 Sartorius
박근 Gracilis
대내전근 Adductor magnus
대퇴근막 장경인대 Iliotibial band, fasciae latae

대퇴직근 Rectus femoris
내측광근 Vastus medialis   대퇴사두근 Quadriceps
외측광근 Vastus lateralis

대퇴이두근 단두 Biceps femoris, short head
슬개골 Patella
외측과 Lateral condyle
반월상 Meniscus
슬개하 지방체 Infrapatellar fat pad
비골두 Head of fibula
슬개골건 Patellar ligament
비복근 외측두 Gastrocnemius, lateral head
경골결절 Tibial tuberosity
장지신근 Extensor digitorum longus
장비골근 Peroneus longus
공통 정지점 Common insertion
전경골근 Tibialis anterior
단비골근 Peroneus brevis
장무지신근 Extensor hallucis longus
경골 내측면 Tibia, medial surface
제3비골근 Peroneus tertius

하신근지대 Inferior extensor retinaculum

주상골 Navicular bone

천골 Sacrum

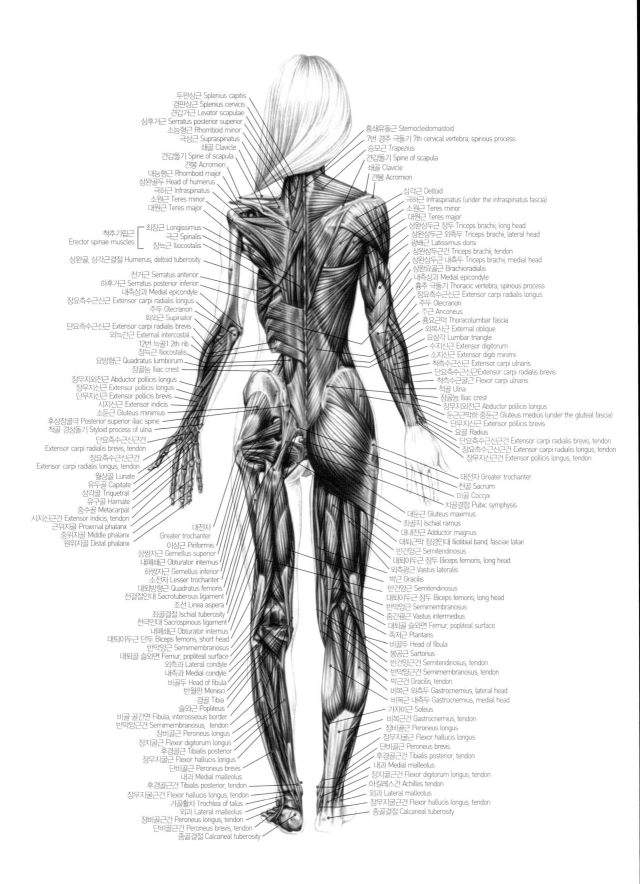

두판상근 Splenius capitis
경판상근 Splenius cervicis
견갑거근 Levator scapulae
상후거근 Serratus posterior superior
소능형근 Rhomboid minor
극상근 Supraspinatus
쇄골 Clavicle
견갑돌기 Spine of scapula
견봉 Acromion
대능형근 Rhomboid major
상완골두 Head of humerus
극하근 Infraspinatus
소원근 Teres minor
대원근 Teres major

최장근 Longissimus
극근 Spinalis
장늑근 Iliocostalis

척추기립근 Erector spinae muscles

상완골, 삼각근결절 Humerus, deltoid tuberosity

전거근 Serratus anterior
하후거근 Serratus posterior inferior
내측상과 Medial epicondyle
장요측수근신근 Extensor carpi radialis longus
주두 Olecranon
회외근 Supinator
단요측수근신근 Extensor carpi radialis brevis
외늑간근 External intercostal
12번 늑골1 2th rib
장늑근 Iliocostalis
요방형근 Quadratus lumborum
장골능 Iliac crest
장무지외전근 Abductor pollicis longus
장무지신근 Extensor pollicis longus
단무지신근 Extensor pollicis brevis
시지신근 Extensor indicis
소둔근 Gluteus minimus
후상장골극 Posterior superior iliac spine
척골 경상돌기 Styloid process of ulna
단요측수근신근건 Extensor carpi radialis brevis, tendon
장요측수근신근건 Extensor carpi radialis longus, tendon
월상골 Lunate
유두골 Capitate
삼각골 Triquetral
유구골 Hamate
중수골 Metacarpal
시지신근건 Extensor indicis, tendon
근위지골 Proximal phalanx
중위지골 Middle phalanx
원위지골 Distal phalanx

대전자 Greater trochanter
이상근 Piriformis
상쌍자근 Gemellus superior
내폐쇄근 Obturator internus
하쌍자근 Gemellus inferior
소전자 Lesser trochanter
대퇴방형근 Quadratus femoris
천결절인대 Sacrotuberous ligament
조선 Linea aspera
좌골결절 Ischial tuberosity
천극인대 Sacrospinous ligament
내폐쇄근 Obturator internus
대퇴이두근 단두 Biceps femoris, short head
반막양근 Semimembranosus
대퇴골 슬와면 Femur, popliteal surface
외측과 Lateral condyle
내측과 Medial condyle
비골두 Head of fibula
반월판 Menisci
경골 Tibia
슬와근 Popliteus
비골 골간연 Fibula, interosseous border
반막양근건 Semimembranosus, tendon
장비골근 Peroneus longus
장지굴근 Flexor digitorum longus
후경골근 Tibialis posterior
장무지굴근 Flexor hallucis longus
단비골근 Peroneus brevis
내과 Medial malleolus
후경골근건 Tibialis posterior, tendon
장무지굴근건 Flexor hallucis longus, tendon
거골활차 Trochlea of talus
외과 Lateral malleolus
장비골근건 Peroneus longus, tendon
단비골근건 Peroneus brevis, tendon
종골결절 Calcaneal tuberosity

흉쇄유돌근 Sternocleidomastoid
7번 경추 극돌기 7th cervical vertebra, spinous process
승모근 Trapezius
견갑돌기 Spine of scapula
쇄골 Clavicle
견봉 Acromion
삼각근 Deltoid
극하근 Infraspinatus (under the infraspinatus fascia)
소원근 Teres minor
대원근 Teres major
상완삼두근 장두 Triceps brachii, long head
상완삼두근 외측두 Triceps brachii, lateral head
광배근 Latissimus dorsi
상완삼두근건 Triceps brachii, tendon
상완삼두근 내측두 Triceps brachii, medial head
상완요골근 Brachioradialis
내측상과 Medial epicondyle
흉추 극돌기 Thoracic vertebra, spinous process
장요측수근신근 Extensor carpi radialis longus
주두 Olecranon
주근 Anconeus
흉요근막 Thoracolumbar fascia
외복사근 External oblique
요삼각 Lumbar triangle
수지신근 Extensor digitorum
소지신근 Extensor digiti minimi
척측수근신근 Extensor carpi ulnaris
단요측수근신근Extensor carpi radialis brevis
척측수근굴근 Flexor carpi ulnaris
척골 Ulna
장골능 Iliac crest
장무지외전근 Abductor pollicis longus
둔근근막하 중둔근 Gluteus medius (under the gluteal fascia)
단무지신근 Extensor pollicis brevis
요골 Radius
단요측수근신근건 Extensor carpi radialis brevis, tendon
장요측수근신근건 Extensor carpi radialis longus, tendon
장무지신근건 Extensor pollicis longus, tendon

대전자 Greater trochanter
천골 Sacrum
미골 Coccyx
치골결합 Pubic symphysis
대둔근 Gluteus maximus
좌골지 Ischial ramus
대내전근 Adductor magnus
대퇴근막 장경인대 Iliotibial band, fasciae latae
반건양근 Semitendinosus
대퇴이두근 장두 Biceps femoris, long head
외측광근 Vastus lateralis
박근 Gracilis
반건양근 Semitendinosus
대퇴이두근 장두 Biceps femoris, long head
반막양근 Semimembranosus
중간광근 Vastus intermedius
대퇴골 슬와면 Femur, popliteal surface
족저근 Plantaris
비골두 Head of fibula
봉공근 Sartorius
반건양근건 Semitendinosus, tendon
반막양근건 Semimembranosus, tendon
박근건 Gracilis, tendon
비복근 외측두 Gastrocnemius, lateral head
비복근 내측두 Gastrocnemius, medial head
가자미근 Soleus
비복근건 Gastrocnemius, tendon
장비골근 Peroneus longus
장무지굴근 Flexor hallucis longus
단비골근 Peroneus brevis
후경골근건 Tibialis posterior, tendon
내과 Medial malleolus
장지굴근건 Flexor digitorum longus, tendon
아킬레스건 Achilles tendon
외과 Lateral malleolus
장무지굴근건 Flexor hallucis longus, tendon
종골결절 Calcaneal tuberosity